国家卫生健康委员会住院医师规范化培训规划教材配套精选习题集

放射肿瘤科分册

U0284656

主　　编	王维虎　王俊杰　高献书

副主编　铁　剑　肖绍文　陈亚林　王　皓　李洪振　李永恒

编　　委（按姓氏笔画排序）

于会明　王　轩　王　皓　王之龙　王宏伟　王俊杰

王洪智　王晓航　王维虎　亓　昕　尤　静　石　晨

石安辉　冯仲苏　朱向高　刘　凌　刘伟欣　江　萍

孙　艳　苏　星　李　帅　李小凡　李双喜　李东明

李永恒　李忠武　李洪振　李夏南　李晓梅　杨　丹

肖绍文　吴　昊　余　荣　宋马小薇　张　敏　张丝媛

张扬子　陈亚林　郑宝敏　赵　丹　姜蕾蕾　秦尚彬

袁一迪　耿建昊　铁　剑　徐　博　高献书　曹　敏

崔传亮　董　昕　赖玉梅　蔡　勇

编写秘书　刘　萌

人民卫生出版社

·北　京·

图书在版编目（CIP）数据

国家卫生健康委员会住院医师规范化培训规划教材配套精选习题集．放射肿瘤科分册 / 王维虎，王俊杰，高献书主编 .—北京：人民卫生出版社，2022.10

ISBN 978–7–117–32661–2

Ⅰ.①国… Ⅱ.①王…②王…③高… Ⅲ.①放射医学 – 职业培训 – 习题集 Ⅳ.①R192.3–44

中国版本图书馆 CIP 数据核字（2021）第 272385 号

人卫智网	www.ipmph.com	医学教育、学术、考试、健康，购书智慧智能综合服务平台
人卫官网	www.pmph.com	人卫官方资讯发布平台

放射肿瘤科分册

Fangshe Zhongliuke Fence

主　　编：王维虎　王俊杰　高献书
出版发行：人民卫生出版社（中继线 010-59780011）
地　　址：北京市朝阳区潘家园南里 19 号
邮　　编：100021
E - mail：pmph @ pmph.com
购书热线：010-59787592　010-59787584　010-65264830
印　　刷：三河市延风印装有限公司
经　　销：新华书店
开　　本：787 × 1092　1/16　印张：19
字　　数：511 千字
版　　次：2022 年 10 月第 1 版
印　　次：2022 年 11 月第 1 次印刷
标准书号：ISBN 978-7-117-32661-2
定　　价：79.00 元

打击盗版举报电话：010-59787491　E-mail：WQ @ pmph.com
质量问题联系电话：010-59787234　E-mail：zhiliang @ pmph.com

出版说明

为了深入贯彻原国家卫生和计划生育委员会等7部门联合发布的《关于建立住院医师规范化培训制度的指导意见》文件精神,满足全国各地住院医师规范化培训的要求,在原国家卫生和计划生育委员会科教司的领导和支持下,人民卫生出版社于2014年组织编写并出版了住院医师规范化培训系列规划教材,反响较好。

为配合住院医师规范化培训结业考核的推行,满足广大学员自学、自测的需求,在对住院医师规范化培训基地进行全面、充分调研的基础上,人民卫生出版社组织编写了本套住院医师规范化培训规划教材配套精选习题集。

本套习题集共20种,作为住培规划教材的配套用书,二者均以《住院医师规范化培训内容与标准(试行)》和住院医师规范化培训专业理论考核大纲为依据,遵循科学、严谨、客观、规范的原则,以帮助读者实现"基本理论转化为临床实践、基本知识转化为临床思维、基本技能转化为临床能力"的三个转化,并顺利通过各科轮转及结业考试。

本套习题集严格按照实际考试的科目划分和题型分布进行编写,包含单项选择题(A1型题、A2型题、A3/A4型题)和不定项选择题(病例分析题),从不同角度(掌握、了解两个层级区别考题比例)围绕考核重点、难点帮助读者巩固、复习、检验所学知识,考前自测、考查和反馈复习成果。公共理论和专业理论涵盖各科目考核大纲所有知识点,帮助读者随学随测、强化记忆;重点和难点内容附详细解析,全面分析考点、答题思路和方法,帮助读者更有针对性地提高临床技能、开拓诊疗思维。模拟试卷全面模拟考试真题,针对考生临考备战进行综合性巩固。针对住院医师临床工作的特殊性,本套习题集将同时出版电子书,有助于学员在更多的场景下,利用碎片化时间随时阅读和练习。下载"人卫"APP,搜索本书,购买后即可在APP中畅享阅读。

为了能够有效复习,建议分为四个阶段进行。第一阶段:加强日常学习。勤翻住培规划教材,制订符合自身复习时间的计划表,可根据大纲按章节进行。第二阶段:多做本套习题。通过大量试题的反复检验,可高效筛查出易错、易混知识点。第三阶段:查漏补缺。当复习完成一遍之后,对所学知识进行回顾、反思,抓住重点、难点和自己的薄弱点,做到有的放矢。第四阶段:模拟练习。在复习接近尾声时,做模拟试卷,培养心理上的自我承受意识及学习上举一反三、触类旁通的能力,尽可能熟悉考试题型、题量、分值比例、出题思路等关键要素。

鉴于时间仓促和编写人员水平有限,本套习题集内容难免有不当或遗漏之处,诚请各位读者批评指正。读者使用本套习题集时如有任何问题或建议,欢迎及时反馈(电子邮箱:jiaocaidiaoyan@163.com)。

题型介绍

全国住院医师规范化培训理论考核试题全部采用客观选择题形式,目前题型分为 Ⅰ 型题(单选题,为 A1、A2 型题)、Ⅱ 型题(共用题干单选题,为 A3/A4 型题)和 Ⅳ 型题(不定项选择题,为案例分析题)三大类。考生在答题前应仔细阅读题型说明,以便在考试时能顺利应答。

单选题(A1、A2 型题)

由一个题干和五个备选答案组成,题干在前,选项在后。选项 A、B、C、D、E 中只有 1 个为正确答案,其余均为干扰答案。干扰答案可以部分正确或完全不正确,考生在回答本题型时需对备选答案进行比较,找出最佳的或最恰当的备选答案,排除似是而非的选项。

例如:二尖瓣狭窄患者最常见的早期症状为

    A. 阵发性夜间呼吸困难   B. 端坐呼吸

    C. 咯血   D. 劳力性呼吸困难

    E. 声音嘶哑

共用题干单选题(A3/A4 型题)

以叙述一个以单一患者或家庭为中心的临床情境,提出 2~6 个相互独立的问题,问题可随病情的发展逐步增加部分新信息,每个问题只有 1 个正确答案,以考查临床综合能力。答题过程是不可逆的,即进入下一问后不能再返回修改所有前面的答案。

例如:(1~4 题共用题干)

患者,男性,40 岁。1 年来进行性心悸、气短、腹胀、下肢水肿。体格检查:一般状况好,血压 130/90mmHg;颈静脉怒张;心脏叩诊浊音界向两侧扩大,心尖搏动及第一心音减弱,心尖部有 3/6 级收缩期杂音,心率 100 次 /min,律齐,双肺底湿啰音;肝肋下 4cm,脾未及;双下肢水肿(+)。心电图示完全性右束支传导阻滞。

1. 该病例最可能的诊断是

    A. 风湿性心脏病、二尖瓣关闭不全   B. 高血压心脏病

    C. 冠心病伴乳头肌功能不全   D. 扩张型心肌病

    E. 缩窄性心包炎

2. 该病例主要与下列疾病相鉴别的是

    A. 心包积液   B. 冠心病

    C. 限制型心肌病   D. 缩窄性心包炎

    E. 肥厚型心肌病

3. 为进一步确诊应进行的检查是

A. 动态心电图　　　　　　　　　　　B. 胸部 X 线片

C. 超声心动图　　　　　　　　　　　D. 心肌酶谱

E. 红细胞沉降率

4. 下列治疗措施中，**不适合**用于该患者的药物是

A. 钙通道阻滞剂　　　　　　　　　　B. 利尿剂

C. 硝酸盐类制剂　　　　　　　　　　D. β 受体阻滞剂

E. 血管紧张素转化酶抑制剂

不定项选择题（案例分析题）

案例分析题是一种模拟临床情境的串型不定项选择题，用以考查考生在临床工作中所应该具备的知识、技能、思维方式和对知识的综合应用能力。侧重考查考生对病情的分析、判断及其处理能力，还涉及对循证医学的了解情况。考生的答题情况在很大程度上与临床实践中的积累有关。

试题由一个病例和多个问题组成。开始提供一个模拟临床情境的病例，内容包括患者的性别、年龄（诊断需要时包括患者的职业背景）、就诊时间点、主诉、现病史、既往疾病史和有关的家族史。其中主要症状不包括需体格检查或实验室检查才可得到的信息。随后的问题根据临床工作的思维方式，针对不同情况应该进行的临床任务提出。问题之间根据提供的信息可以具有一定的逻辑关系，随着病程的进展，不断提供新的信息，之后提出相应的问题。

案例分析题每个提问的备选答案至少 6 个，正确答案及错误答案的个数不定（≥1）。考生每选对一个正确答案给 1 个得分点，选错一个扣 1 个得分点，直至扣至本问得分为 0，即不会得负分。案例分析题的答题过程是不可逆的，即进入下一问后不能再返回修改所有前面的答案。

例如：患者，男性，66 岁。因"嗜睡、意识模糊 4h 并两次抽搐后昏迷"来院急诊。近 1 周因受凉后发热、咳嗽，经当地卫生院静脉滴注葡萄糖液及肌内注射庆大霉素等治疗 3d 后，出现乏力、口干、多饮多尿等症状并日渐加剧。体格检查：体温 38.8℃，脉搏 108 次/min，血压 150/110mmHg。肥胖体形，唇舌干燥，皮肤弹性差，无面瘫体征，颈无抵抗，左下肺可闻及湿啰音。

提问 1：急诊先重点检查的项目有

A. 血清钾、钠、氯、钙　　　　　　　B. 腰椎穿刺脑脊液检查

C. 血气分析　　　　　　　　　　　　D. 尿糖

E. 血脂　　　　　　　　　　　　　　F. 血糖

提问 2：急诊应作出的判断是

A. 重度昏迷　　　　　　　　　　　　B. 糖尿病酮症酸中毒昏迷

C. 糖尿病高渗性无酮症性昏迷　　　　D. 脑血管意外

E. 糖尿病乳酸性酸中毒昏迷　　　　　F. 2 型糖尿病

提问 3：目前急诊应作出的处理是

A. 静脉滴注 5% 葡萄糖液

B. 静脉滴注 5% 碳酸氢钠液

C. 静脉滴注 0.9% 氯化钠液或 0.45% 氯化钠液

D. 静脉滴注 1.87% 乳酸钠液

E. 应用 20% 甘露醇脱水

F. 皮下注射胰岛素

提问 4：下一步治疗应作出的调整有

A. 皮下注射胰岛素控制血糖　　　　　B. 皮下注射低精蛋白锌胰岛素控制血糖

C. 按糖尿病要求控制饮食　　　　　　D. 口服磺脲类降血糖药

E. 口服双胍类降血糖药　　　　　　　F. 静脉滴注胰岛素

前　言

自 2013 年住院医师规范化培训相关文件颁布以来,各地住院医师规范化培训得到了长足的发展。为进一步落实 2017 年 7 月国务院办公厅印发《关于深化医教协同进一步推进医学教育改革与发展的意见》及"全国医学教育改革发展工作会议"的精神,人民卫生出版社组织编写了住院医师规范化培训配套精选习题集,本书为该系列丛书之一。

本书参照《住院医师规范化培训内容与标准(试行)》、住院医师规范化培训结业理论考核大纲进行编写。内容包含公共理论、专业相关基础理论知识、专业基础理论知识、临床常见病诊疗规范、基本技能、模拟试卷及答案,紧密贴合住院医师规范化培训理论考核要点。临床常见病诊疗内容细分为 7 部分,包括头颈部肿瘤、胸部肿瘤、腹部肿瘤、乳腺癌、淋巴瘤、妇科肿瘤、软组织肉瘤。本书的编委均为放射肿瘤科临床和教学教经验丰富的医生,精心组织,认真编写,确保每道题的准确性和规范性,以期规范而系统地帮助放射肿瘤科住院医师掌握基本知识和技能,提高其临床水平。

本书涉及内容广泛、编者众多,虽已制定编写标准保证试题风格及深度、广度的统一,但难免会有疏漏之处,望读者为本书的再版精进给予指导建议,在此深表感谢。

王维虎　王俊杰　高献书

2021 年 11 月

目 录

第一篇 公 共 理 论

第二篇 专 业 理 论

第三篇 基本技能

第四篇 模拟试卷及答案

第一篇　公共理论

第一章　政策法规

第一节　卫生法基本理论

【A1 型题】

1. 我国卫生法有以下几种表现形式,除了
   A. 宪法
   B. 卫生法律、法规、规章
   C. 技术性法规
   D. 国际卫生条约
   E. 政府红头文件

   【答案】E
   【解析】卫生法渊源主要形式:①宪法;②卫生法律;③卫生行政法规;④卫生部门规章;⑤地方性卫生法规和地方政府卫生规章;⑥卫生自治条例与单行条例;⑦特别行政区有关卫生事务的规范性法律文件;⑧卫生标准;⑨国际卫生条约。

2. 组成法律规范结构的是
   A. 假定、处理、制裁
   B. 假定、处分、制裁
   C. 确定、处理、制裁
   D. 假定、处理、裁决
   E. 假定、处理、司法

   【答案】A

3. 卫生法律关系是指卫生法所调整的国家机关、企事业单位、社会团体之间,它们的内部机构以及与公民之间在卫生管理和医疗卫生预防保健服务过程中所形成的
   A. 命令和执行关系　　B. 权利和义务关系
   C. 指挥和义务关系　　D. 指导和管理关系
   E. 权利和服从关系

   【答案】B

   【解析】卫生法律关系是卫生法旨在保障个人和社会健康,调整不平等主体间和平等主体间权利义务关系的结果。

4. 卫生法律关系的主体,在卫生法律关系中
   A. 享有权利并承担义务
   B. 享有权利不承担义务
   C. 不享有权利只承担义务
   D. 既不享有权利也不承担义务
   E. 以上都不是

   【答案】A
   【解析】卫生法律关系的内容是指卫生法律关系主体依法享有的卫生权利和承担的卫生义务。

5. 卫生行政法律关系的行政主体的义务表现为以下几方面,除了
   A. 对相对人违法行为承担法律责任
   B. 依法行使法律所赋予的职权
   C. 接受被管理者的监督
   D. 为公民提供咨询服务
   E. 接受全体公民监督其执法

   【答案】A
   【解析】卫生义务是卫生法律关系中的义务主体依照卫生法规定,为了满足权利主体某种利益而为一定行为或者不为一定行为的必要性。它包含三层含义:①义务主体应当依据卫生法的规定,为一定行为或者不为一定行为,以便实现权利主体的某种利益;②义务主体负有的义务是在卫生法规定的范围内为一定行为或者不为一定行为,对于权利主体超出法定范围的要求,义务主体不承担义务;③卫生义务是一种法定义务,受到国家强制力的约束,如果义务主体不履行或者不适当履行,就要承担相应的法律责任。

6. 对以下行政行为提起行政诉讼,人民法院受理,除了
   A. 拒绝颁发许可证
   B. 拒绝履行保护财产权的职责

C. 发布有普遍约束力的决定

D. 侵犯个体医疗机构的经营自主权

E. 违法要求经营者履行义务

【答案】C

7. 目前,我国卫生法多涉及的民事责任的主要承担方式是

  A. 恢复原状   B. 赔偿损失

  C. 停止侵害   D. 消除危险

  E. 支付违约金

【答案】B

【解析】民事责任的承担方式有停止侵害、排除障碍、消除危险、返还财产、恢复原状、修理、重做、更换、赔偿损失、支付违约金、消除影响、恢复名誉、赔礼道歉,其中最主要的是赔偿损失。

8. 我国现行卫生标准的部标准可适用于

  A. 全国范围内各部门各地区

  B. 全国卫生专业范围内

  C. 局部地区卫生专业范围

  D. 企业单位

  E. 以上都不是

【答案】B

9. 下列各项,**不属于**卫生法制定基本原则的是

  A. 公平原则

  B. 遵循宪法原则

  C. 依照法定权限和程序的原则

  D. 坚持民主立法的原则

  E. 从实际出发的原则

【答案】E

【解析】应注意与卫生法的基本原则相区别,卫生法的基本原则主要有五个方面:卫生保护原则、预防为主原则、公平原则、保护社会健康原则、患者自主原则。

10. 卫生法律是由

  A. 国务院制定

  B. 国家卫生健康委员会制定

  C. 国家卫生健康委员会提出草案,经国务院批准

  D. 全国人大常委会制定

  E. 地方政府制定,经国务院批准

【答案】D

【解析】狭义,由全国人民代表大会及其常务委员会制定、颁发的卫生法律,其包括卫生基本法律和基本法以外的卫生法律。广义,除了狭义外,还包括其他国家机关依照法定程序制定、颁布的卫生法规和卫生规章等,也包括宪法和其他部门法中有关卫生内容的规定。

第二节　医疗机构管理法律制度

【A1 型题】

1. ( )依据当地《医疗机构设置规划》及《医疗机构管理条例》细则审查和批准医疗机构的设置

  A. 省、自治区、直辖市人民政府卫生行政部门

  B. 市级人民政府卫生行政部门

  C. 县级人民政府卫生行政部门

  D. 乡镇人民政府卫生行政部门

  E. 村级人民政府卫生行政部门

【答案】C

2. 申请设置医疗机构**除外**下列哪种情形,不予批准

  A. 不符合当地《医疗机构设置规划》

  B. 设置人不符合规定的条件

  C. 不能提供满足投资总额的资信证明

  D. 投资总额不能满足各项预算开支

  E. 医疗机构选址合理

【答案】E

3. 《设置医疗机构批准书》的有效期,由( )规定

  A. 省、自治区、直辖市人民政府卫生行政部门

  B. 市级人民政府卫生行政部门

  C. 县级人民政府卫生行政部门

  D. 乡镇人民政府卫生行政部门

  E. 村级人民政府卫生行政部门

【答案】A

4. 床位在一百张以上的综合医院、中医医院、中西医结合医院、民族医医院以及专科医院、疗养院、康复医院、妇幼保健院、急救中心、临床检验中心和专科疾病防治机构的校验期为

  A. 1 年   B. 3 年   C. 5 年

  D. 7 年   E. 9 年

【答案】B

5. 医疗机构门诊病历的保存期不得少于

  A. 5 年   B. 10 年   C. 15 年

  D. 20 年   E. 25 年

【答案】C

6. 医疗机构住院病历的保存期不得少于

    A. 15 年   B. 20 年   C. 25 年

    D. 30 年   E. 35 年

【答案】D

7. 医疗机构有下列情形之一的,登记机关可以责令其限期改正

    A. 发生重大医疗事故

    B. 连续发生医疗事故,不采取有效防范措施

    C. 连续发生原因不明的同类患者死亡事件,同时存在管理不善因素

    D. 管理混乱,有严重事故隐患,可能直接影响医疗安全

    E. 省、自治区、直辖市卫生行政部门规定的其他情形

【答案】B

第三节　执业医师法律制度

【A1 型题】

1. 《中华人民共和国执业医师法》规定,医师在执业活动中应履行的义务之一是

    A. 在注册的执业范围内,选择合理的医疗、预防、保健方案

    B. 从事医学研究、学术交流,参加专业学术团体

    C. 参加专业培训,接受继续医学教育

    D. 努力钻研业务,更新知识,提高专业水平

    E. 获得工资报酬和津贴,享受国家规定的福利待遇

【答案】D

【解析】医师在执业活动中履行下列义务:①遵守法律、法规,遵守技术操作规范;②树立敬业精神,遵守职业道德,履行医师职责,尽职尽责为患者服务;③关心、爱护、尊重患者,保护患者的隐私;④努力钻研业务,更新知识,提高专业技术水平;⑤宣传卫生保健知识,对患者进行健康教育。所有选项中只有选项D是医师履行的义务之一,注意B和C选项从事医学研究和接受继续教育属于医师的权利。

2. 《中华人民共和国执业医师法》规定,在医疗、预防、保健机构中试用期满一年,具有以下学历者可以参加执业医师资格考试

    A. 高等学校医学专业本科以上学历

    B. 高等学校医学专业专科学历

    C. 取得助理执业医师执业证书后,具有高等学校医学专科学历

    D. 中等专业学校医学专业学历

    E. 取得助理执业医师执业证书后,具有中等专业学校医学专业学历

【答案】A

【解析】具有下列条件之一的,可以参加执业医师资格考试:①具有高等学校医学专业本科以上学历,在执业医师指导下,在医疗、预防、保健机构中试用期满一年的;②取得执业助理医师执业证书后,具有高等学校医学专科学历,在医疗、预防、保健机构中工作满两年的;具有中等专业学校医学专业学历,在医疗、预防、保健机构中工作满五年的。故本题选A。

3. 医师中止执业活动两年以上,当其中止的情形消失后,需要恢复执业活动的,应当经所在地的县级以上卫生行政部门委托的机构或者组织考核合格,并依法申请办理

    A. 准予注册手续   B. 中止注册手续

    C. 注销注册手续   D. 变更注册手续

    E. 重新注册手续

【答案】E

【解析】中止医师执业活动两年以上的,当其中止的情形消失后,需要恢复执业活动的,应当经所在地的县级以上卫生行政部门委托的机构或者组织考核合格,并依法申请办理重新注册。故本题选E。

4. 对医师的业务水平、工作成绩和职业道德状况,依法享有定期考核权的单位是

    A. 县级以上人民政府

    B. 县级以上人民政府卫生行政部门

    C. 受县级以上人民政府卫生行政部门委托的机构或者组织

    D. 医师所在地的医学会或者医师协会

    E. 医师所在的医疗、预防、保健机构

【答案】C

【解析】根据《中华人民共和国执业医师法》第四章第三十一条 受县级以上人民政府卫生行政部门委托的机构或者组织应当按照医师执业标准,对医师的业务水平、工作成绩和职业道德状况进行定期考核。对医师的考核结果,考核机构应当报告准予注册的卫生行政部门备案。所有选项,只有选项C符合,故本题选C。

5. 《中华人民共和国执业医师法》规定对考核不合格的医师,卫生行政部门可以责令其暂停执业活动,并接受培训和继续医学教育。暂停期限是3个月至

    A. 5个月   B. 6个月   C. 7个月

    D. 8个月   E. 9个月

【答案】B

【解析】对考核不合格的医师,县级以上人民政府卫生行政部门可以责令其暂停执业活动3~6个月,并接受培训和继续医学教育。暂停执业活动期满,再次进行考核,对考核合格的,允许其继续执业;对考核不合格的,由县级以上人民政府卫生行政部门注销注册,收回医师执业证书。本题选B。

6. 某县医院妇产科医师计划开展结扎手术业务,按照规定参加了相关培训,培训结束后,有关单位负责对其进行了考核并颁发给相应的合格证书,该有关单位是指
　　A. 地方医师协会
　　B. 所在医疗保健机构
　　C. 国家卫生健康委员会
　　D. 地方医学会
　　E. 地方卫生行政部门

【答案】E

【解析】从事婚前医学检查、实行结扎手术和妊娠手术的人员以及从事家庭接生的人员,必须经过县级以上地方人民政府卫生行政部门的考核,并取得相应的合格证书。

7. 医师在执业活动中**不属于**应当履行的义务是
　　A. 宣传普及卫生保健知识
　　B. 尊重患者隐私权
　　C. 人格尊严、人身安全不受侵犯
　　D. 努力钻研业务,及时更新知识
　　E. 爱岗敬业,努力工作

【答案】C

【解析】根据《中华人民共和国执业医师法》第三章第二十二条　医师在执业活动中履行下列义务:
　　(一)遵守法律、法规,遵守技术操作规范;
　　(二)树立敬业精神,遵守职业道德,履行医师职责,尽职尽责为患者服务;
　　(三)关心、爱护、尊重患者,保护患者的隐私;
　　(四)努力钻研业务,更新知识,提高专业技术水平;
　　(五)宣传卫生保健知识,对患者进行健康教育。

选项C人格尊严、人身安全不受侵犯属于医师享有的权利,选项A、B、D、E皆是医师的义务。

8. 医师在执业活动中,违反《中华人民共和国执业医师法》规定,有下列行为之一的,由县级以上人民政府卫生行政部门给予警告或者责令暂停六个月以上一年以下执业活动;情节严重的,吊销其医师执业证书
　　A. 未经批准开办医疗机构行医的
　　B. 未经患者或家属同意,对患者进行实验性临床医疗的

　　C. 在医疗、预防、保健工作中造成事故的
　　D. 不参加培训和继续教育的
　　E. 干扰医疗机构正常工作的

【答案】B

【解析】《中华人民共和国执业医师法》第三十七条　医师在执业活动中,违反本法规定,有下列行为之一的,由县级以上人民政府卫生行政部门给予警告或者责令暂停六个月以上一年以下执业活动;情节严重的,吊销其执业证书;构成犯罪的,依法追究刑事责任:
　　(一)违反卫生行政规章制度或者技术操作规范,造成严重后果的;
　　(二)由于不负责任延误急危患者的抢救和诊治,造成严重后果的;
　　(三)造成医疗责任事故的;
　　(四)未经亲自诊查、调查,签署诊断、治疗、流行病学等证明文件或者有关出生、死亡等证明文件的;
　　(五)隐匿、伪造或者擅自销毁医学文书及有关资料的;
　　(六)使用未经批准使用的药品、消毒药剂和医疗器械的;
　　(七)不按照规定使用麻醉药品、医疗用毒性药品、精神药品和放射性药品的;
　　(八)未经患者或者其家属同意,对患者进行实验性临床医疗的;
　　(九)泄露患者隐私,造成严重后果的;
　　(十)利用职务之便,索取、非法收受患者财物或者牟取其他不正当利益的;
　　(十一)发生自然灾害、传染病流行、突发重大伤亡事故以及其他严重威胁人民生命健康的紧急情况时,不服从卫生行政部门调遣的;
　　(十二)发生医疗事故或者发现传染病疫情,患者涉嫌伤害事件或者非正常死亡,不按规定报告的。

本题所有选项只有选项B符合第(八)款,故本题选B。

9. 医师医疗权的权利**不包括**
　　A. 获得报酬　　　　B. 医学处置
　　C. 出具证明文件　　D. 选择医疗方案
　　E. 医学检查

【答案】A

【解析】医师在执业活动中享有下列权利:医师在执业活动中享有注册的执业范围内,进行医学诊查、疾病调查、医学处置、出具相应的医学证明文件,选择合理的医疗、预防、保健方案的权利。所有选项中只有获得报酬不包括在内,故本题选A。

10. 在医疗活动中,医务人员应当如实向患者告知病情、医疗措施、医疗风险,这是
　　A. 医务人员的权利
　　B. 医务人员的义务
　　C. 医务人员的职业道德

D. 患者的权利

E. 患者的义务

【答案】B

【解析】根据《中华人民共和国执业医师法》第二十六条 医师应当如实向患者或者其家属介绍病情，但应注意避免对患者产生不利后果。医师进行实验性临床医疗，应当经医院批准并征得患者本人或者其家属同意。这属于医务人员应当切实履行的一些告知义务，故本题选B。

11. 对急危患者，医师应该采取的救治措施是

A. 积极措施　　　　B. 紧急措施

C. 适当措施　　　　D. 最佳措施

E. 一切可能的措施

【答案】B

【解析】根据《中华人民共和国执业医师法》第二十四条 对急危患者，医师应当采取紧急措施进行诊治；不得拒绝急救处置。故本题选B。

12. 医师的下列行为**不属于**违法违规的是

A. 违反技术操作规范

B. 延误救治

C. 拒绝以其他医院的检验结果为依据出具诊断证明书

D. 未经患者同意实施实验性临床医疗

E. 泄露患者隐私

【答案】C

【解析】根据《中华人民共和国执业医师法》第二十三条 医师实施医疗、预防、保健措施，签署有关医学证明文件，必须亲自诊查调查，并按照规定及时填写医学文书，不得隐匿、伪造或者销毁医学文书及有关资料。医师不得出具与自己执业范围无关或者与执业类别不相符的医学证明文件。而拒绝以其他医院的检验结果为依据出具诊断证明书是正确的行为，不属于违法违规。故本题选C。其他选项皆属于违法违规。

13. 未经有关部门批准，医师擅自开办诊所，卫生行政部门可采取的措施**不包括**

A. 没收违法所得

B. 责令赔偿患者损失

C. 没收药品、器械

D. 吊销执业证书

E. 取缔

【答案】B

【解析】根据《中华人民共和国执业医师法》第三十九条 未经批准擅自开办医疗机构行医或者非医师行医的，由县级以上人民政府卫生行政部门予以取缔，没收其违法所得及其药品、器械，并处十万元以下的罚款；对医师吊销其执业证书；给患者造成损害的，依法承担赔偿责任；构成犯罪的，依法追究刑事责任。

所有选项中只有责令赔偿患者损失不包括在内，故本题选B。

14. 执业医师是指在医疗机构中的

A. 从业人员

B. 执业的医务人员

C. 经注册的医务人员

D. 取得医师资格的医务人员

E. 取得医师资格并经注册的执业医务人员

【答案】E

【解析】医师包括执业医师和执业助理医师，指依法取得执业医师资格或者执业助理医师资格，经注册在医疗、预防、保健机构中执业的专业医务人员。选项E较为完整地定义了执业医师的概念，而其他答案均有所欠缺。故本题选E。

15. 医师拒绝按照其他医院的检验结果开处方，应

A. 不受处罚　　　　B. 受纪律处罚

C. 受党纪处罚　　　D. 受行政处罚

E. 受司法处罚

【答案】A

【解析】未经医师亲自诊查、调查，签署诊断、治疗、流行病学等证明文件或者有关出生、死亡等证明文件的，将由县级以上人民政府卫生行政部门给予医师警告或者责令暂停六个月以上一年以下执业活动；情节严重的，吊销执业证书；构成犯罪的，依法追究刑事责任。所以说，某医师拒绝按照其他医院检验结果开处方的行为是正确的，不受处罚。故本题选A。

16. 医师跨省调动工作，需申请办理变更执业注册手续时，应

A. 向原注册管理部门申请

B. 向拟执业地注册管理部门申请

C. 向原或拟执业地任何一个注册管理部门申请

D. 先向原注册管理部门申请，再向拟执业地注册管理部门申请

E. 先向拟执业地注册管理部门申请，再向原注册地管理部门申请

【答案】B

【解析】根据《中华人民共和国执业医师法》第二章第十七条 医师变更执业地点、执业类别、执业范围等注册事项的，应当到准予注册的卫生行政部门依照本法第十三条的规定办理变更注册手续。故应向拟执业地注册管理部门申请。

17. 对于涂改、伪造病历资料的医务人员，卫生行政部门可给予的行政处罚**不包括**

A. 行政处分　　　　B. 纪律处分

C. 吊销执业证书　　D. 吊销资格证书

E. 赔偿患者损失

【答案】E

【解析】根据《中华人民共和国执业医师法》第五章第三十七条　隐匿、伪造或者擅自销毁医学文书及有关资料的医师将由县级以上人民政府卫生行政部门给予警告或者责令暂停六个月以上一年以下执业活动;情节严重的,吊销执业证书;构成犯罪的,依法追究刑事责任。所有选项中只有"赔偿患者损失"不包括在内,故本题选 E。

【A2 型题】

1. 某医师,在去年 8 月至今年 6 月的执业活动中,为了从个体推销商手中得到好处,多次使用未经批准的药品和消毒药剂,累计获得回扣 8 205 元。根据《中华人民共和国执业医师法》的规定,应当依法给予该医师的行政处罚是

A. 警告

B. 责令暂停 9 个月执业活动

C. 罚款 1 万元

D. 吊销执业证书

E. 没收非法所得

【答案】D

【解析】《中华人民共和国执业医师法》第五章第三十七条　医师在执业活动中,违反本法规定,有下列行为之一的,由县级以上人民政府卫生行政部门给予警告或者责令暂停六个月以上一年以下执业活动;情节严重的,吊销其执业证书;构成犯罪的,依法追究刑事责任。本题该医师属于其中的第(十)款:利用职务之便,索取、非法收受患者财物或者牟取其他不正当利益的,应给予吊销执业证书。故本题选 D。

2. 中等卫校毕业生林某,在乡卫生院工作,2000年取得执业助理医师执业证书。他要参加执业医师资格考试,根据《中华人民共和国执业医师法》规定,应取得执业助理医师执业证书后,在医疗机构中工作满

A. 六年　　　　B. 五年　　　　C. 四年

D. 三年　　　　E. 两年

【答案】B

【解析】根据《中华人民共和国执业医师法》第二章第九条　具有下列条件之一的,可以参加执业医师资格考试:

(一)具有高等学校医学专业本科以上学历,在执业医师指导下,在医疗、预防、保健机构中试用期满一年的;

(二)取得执业助理医师执业证书后,具有高等学校医学专科学历,在医疗、预防、保健机构中工作满两年的;具有中等专业学校医学专业学历,在医疗、预防、保健机构中工作满五年的。

本题林某属于第九条第(二)款的情况,故选 B。

3. 黄某 2010 年 10 月因医疗事故受到吊销医师执业证书的行政处罚,2012 年 9 月向当地卫生行政部门申请重新注册。卫生行政部门经过审查决定对黄某不予注册,理由是黄某的行政处罚自处罚决定之日起至申请注册之日止不满

A. 一年　　　　B. 两年　　　　C. 三年

D. 四年　　　　E. 五年

【答案】B

【解析】根据《中华人民共和国执业医师法》第十五条　有下列情形之一的,不予注册:

(一)不具有完全民事行为能力的;

(二)因受刑事处罚,自刑罚执行完毕之日起至申请注册之日止不满两年的;

(三)受吊销医师执业证书行政处罚,自处罚决定之日起至申请注册之日止不满两年的;

(四)有国务院卫生行政部门规定不宜从事医疗、预防、保健业务的其他情形的。

受理申请的卫生行政部门对不符合条件不予注册的,应当自收到申请之日起三十日内书面通知申请人,并说明理由。申请人有异议的,可以自收到通知之日起十五日内,依法申请复议或者向人民法院提起诉讼。本题黄某属于第十五条第(三)款的情况,故本题选 B。

第四节　医疗事故与损害法律制度

【A1 型题】

1. 《医疗事故处理条例》将医疗事故分为四级,它们是根据

A. 对患者人身造成的损害程度

B. 医疗事故的责任

C. 患者病情严重程度

D. 医疗事故的定性

E. 患者患病的病种情况

【答案】A

【解析】《医疗事故处理条例》第四条　根据对患者人身造成的损害程度,医疗事故分为四级。

2. 因抢救急危患者,未能及时书写病历的,有关医务人员应当在抢救结束后几小时内据实补记,并加以注明

A. 3 小时　　B. 6 小时　　C. 9 小时

D. 12 小时　　E. 24 小时

【答案】B

【解析】《医疗事故处理条例》第八条　医疗机构应当按照国务院卫生行政部门规定的要求,书写并妥善保管病历资料。因抢救急危患者,未能及时书写病历的,有关医务人员应当在抢救结束后6小时内据实补记,并加以注明。

3. 发生医疗事故争议情况,封存和启封病历等资料时应

　A. 有医患双方在场

　B. 有第三方公证人在场

　C. 有医疗事故鉴定委员会专家在场

　D. 有卫生行政部门有关人员在场

　E. 经请卫生行政部门批准后

【答案】A

【解析】《医疗事故处理条例》第十六条　发生医疗事故争议时,死亡病例讨论记录、疑难病例讨论记录、上级医师查房记录、会诊意见、病程记录应当在医患双方在场的情况下封存和启封。封存的病历资料可以是复印件,由医疗机构保管。

4. 当事人对首次医疗事故技术鉴定不服的,可以自收到首次医疗事故技术鉴定结论之日起几日内向所在地卫生行政部门提出再次鉴定的申请

　A. 5 日　　B. 10 日　　C. 15 日

　D. 20 日　　E. 25 日

【答案】C

【解析】《医疗事故处理条例》第二十二条　当事人对首次医疗事故技术鉴定结论不服的,可以自收到首次鉴定结论之日起15日内向医疗机构所在地卫生行政部门提出再次鉴定的申请。

5. 当事人自知道或者应当知道其身体健康受到损害之日起(　)年内,可以向卫生行政部门提出医疗事故争议处理申请

　A. 0.5　　B. 1　　C. 1.5

　D. 2　　E. 2.5

【答案】B

【解析】《医疗事故处理条例》第三十七条　发生医疗事故争议,当事人申请卫生行政部门处理的,应当提出书面申请。申请书应当载明申请人的基本情况、有关事实、具体请求及理由等。当事人自知道或者应当知道其身体健康受到损害之日起1年内,可以向卫生行政部门提出医疗事故争议处理申请。

6. 医疗事故赔偿的项目有

　A. 7 项　　B. 8 项　　C. 9 项

　D. 10 项　　E. 11 项

【答案】E

【解析】《医疗事故处理条例》第五十条　医疗事故赔偿的项目包括11项,具体为:医疗费、误工费、住院伙食补助费、陪护费、残疾生活补助费、残疾用具费、丧葬费、被抚养人生活费、交通费、住宿费、精神损害抚慰金等,并较为明确地规定了上述赔偿项目的计算标准和计算办法。

7. 调整医疗活动中医患双方权利和义务,保障医患双方合法权益得以实现的具体卫生行政法规是

　A.《中华人民共和国食品卫生法》

　B.《医疗事故处理条例》

　C.《麻醉药品管理办法》

　D.《中华人民共和国传染病防治法》

　E.《中华人民共和国药品管理法》

【答案】B

【解析】《医疗事故处理条例》是国务院2002年4月4日颁布的条例。制定的目的是正确处理医疗事故,保护患者和医疗机构及其医务人员的合法权益,维护医疗秩序,保障医疗安全,促进医学科学的发展。

8.《医疗事故处理条例》开始施行的日期为

　A. 2002 年 4 月 4 日

　B. 2002 年 9 月 1 日

　C. 2003 年 4 月 4 日

　D. 2002 年 2 月 20 日

　E. 2003 年 9 月 1 日

【答案】B

【解析】最新的条例于2002年2月20日国务院第55次常务会议通过,于2002年9月1日起公布施行,共计七章六十三条。

9. 当事人对首次医疗事故技术鉴定结论有异议,申请再次鉴定的,卫生行政部门应当自收到之日起7日内,交由什么组织再次鉴定

　A. 地、市级地方医学会

　B. 省、自治区、直辖市地方医学会

　C. 中华医学会

　D. 人民法院

　E. 以上均不是

【答案】B

【解析】《医疗事故处理条例》第三十九条　当事人对首次医疗事故技术鉴定结论有异议,申请再次鉴定的,卫生行政部门应当自收到申请之日起7日内交由省、自治区、直辖市地方医学会组织再次鉴定。

10. 医疗机构内死亡的,尸体应立即移放太平间。死者尸体存放时间一般**不超过**多长时间

A. 1周　　　B. 2周　　　C. 3周

D. 4周　　　E. 5周

【答案】B

【解析】《医疗事故处理条例》第十九条　患者在医疗机构内死亡的,尸体应当立即移放太平间。死者尸体存放时间一般不得超过2周。逾期不处理的尸体,经医疗机构所在地卫生行政部门批准,并经同级公安部门备案后,由医疗机构按照规定进行处理。

11. 下列选项中哪种情形**不属于**医疗事故

　　A. 在紧急情况下为抢救垂危患者生命而采取紧急措施造成不良后果的

　　B. 在医疗活动中由于患者病情异常或者患者体质特殊而发生医疗意外的

　　C. 无过错输血感染造成不良后果的

　　D. 经患者同意,对患者实行实验性诊疗发生不良后果

　　E. 以上都不是医疗事故

【答案】E

【解析】《医疗事故处理条例》第三十三条　有下列情形之一的,不属于医疗事故:

　　(一)在紧急情况下为抢救垂危患者生命而采取紧急医学措施造成不良后果的;

　　(二)在医疗活动中由于患者病情异常或者患者体质特殊而发生医疗意外的;

　　(三)在现有医学科学技术条件下,发生无法预料或者不能防范的不良后果的;

　　(四)无过错输血感染造成不良后果的;

　　(五)因患方原因延误诊疗导致不良后果的;

　　(六)因不可抗力造成不良后果的。

12. 医疗纠纷需进行尸检,尸检时间应在死后

　　A. 12小时内　　　　B. 24小时内

　　C. 36小时内　　　　D. 48小时内

　　E. 72小时内

【答案】D

【解析】《医疗事故处理条例》第十八条　患者死亡,医患双方当事人不能确定死因或者对死因有异议的,应当在患者死亡后48小时内进行尸检;具备尸体冻存条件的,可以延长至7日。尸检应当经死者近亲属同意并签字。

13. 发生重大医疗过失行为,医疗机构应当在规定的时限向当地卫生行政部门报告,重大医疗过失行为是指下列哪种情形

　　A. 造成患者一般功能障碍

　　B. 造成患者轻度残疾

　　C. 造成患者组织损伤导致一般功能障碍

　　D. 造成患者明显人身损害的其他后果

　　E. 导致3人以上人身损害后果

【答案】E

【解析】《医疗事故处理条例》第十四条　发生医疗事故的,医疗机构应当按照规定向所在地卫生行政部门报告。发生下列重大医疗过失行为的,医疗机构应当在12小时内向所在地卫生行政部门报告:

　　(一)导致患者死亡或者可能为二级以上的医疗事故;

　　(二)导致3人以上人身损害后果;

　　(三)国务院卫生行政部门和省、自治区、直辖市人民政府卫生行政部门规定的其他情形。

14. 事故赔偿被抚养人的生活费时,正确的是

　　A. 不满16周岁的,抚养到16岁

　　B. 不满16周岁的,抚养到18岁

　　C. 年满16周岁但无劳动能力的,抚养30年

　　D. 60周岁以上的,不超过20年

　　E. 70周岁以上的,不超过10年

【答案】A

【解析】《医疗事故处理条例》第五十条　以死者生前或者残疾者丧失劳动能力前实际抚养且没有劳动能力的人为限,按照其户籍所在地或者居住地居民最低生活保障标准计算。对不满16周岁的,抚养到16周岁;对年满16周岁但无劳动能力的,抚养20年;但是,60周岁以上的,不超过15年;70周岁以上的,不超过5年。

15. 进行医疗事故赔偿调解的依据是

　　A. 卫生行政部门作出的医疗事故技术鉴定结论报告

　　B. 卫生行政部门审核的、依照条例规定作出的医疗事故鉴定技术结论

　　C. 双方当事人自行协商解决的医疗事故技术鉴定报告结论

　　D. 双方当事人有争议的医疗事故鉴定结论

　　E. 卫生行政部门作出的鉴定结论

【答案】B

【解析】《医疗事故处理条例》第四十八条　已确定为医疗事故的,卫生行政部门应医疗事故争议双方当事人请求,可以进行医疗事故赔偿调解。调解时,应当遵循当事人双方自愿原则,并应当依据本条例的规定计算赔偿数额。经调解,双方当事人就赔偿数额达成协议的,制作调解书,双方当事人应当履行;调解不成或者经调解达成协议后一方反悔的,卫生行政部门不再调解。

16.《医疗事故处理条例》规定,医院对参加事故处理的患者近亲属交通费、误工费和住宿费的损失赔偿人数**不超过**

　　A. 2人　　　B. 3人　　　C. 4人

　　D. 5人　　　E. 6人

【答案】A

【解析】《医疗事故处理条例》第五十一条　参加医疗事故处理的患者近亲属所需交通费、误工费、住宿费,

参照本条例第五十条的有关规定计算,计算费用的人数不超过2人。医疗事故造成患者死亡的,参加丧葬活动的患者的配偶和直系亲属所需交通费、误工费、住宿费,参照本条例第五十条的有关规定计算,计算费用的人数不超过2人。

17. 医疗事故的要件之一是
　　A. 直接故意　　　　B. 间接故意
　　C. 过失　　　　　　D. 意外事件
　　E. 以上均不对
【答案】C
【解析】《医疗事故处理条例》第二条　本条例所称医疗事故,是指医疗机构及其医务人员在医疗活动中,违反医疗卫生管理法律、行政法规、部门规章和诊疗护理规范、常规,过失造成患者人身损害的事故。

18. 重大医疗过失行为,例如导致3人以上人身损害后果,医疗卫生机构应当在几小时内向所在地卫生行政部门报告
　　A. 6小时内　　　　B. 8小时内
　　C. 12小时内　　　D. 24小时内
　　E. 48小时内
【答案】C
【解析】《医疗事故处理条例》第十四条　发生重大医疗过失行为的,医疗机构应当在12小时内向所在地卫生行政部门报告。

19. 医疗事故的责任主体是依法取得
　　A. 大学毕业证书的医学院校毕业生
　　B. 医学教育资格的机构
　　C. 医疗机构执业许可证的机构
　　D. 考试合格资格的考生
　　E. 医学临床研究资格的机构
【答案】C
【解析】《医疗事故处理条例》第六十条　本条例所称医疗机构,是指依照《医疗机构管理条例》的规定取得《医疗机构执业许可证》的机构。

20. 对事故所作首次鉴定结论不服的,当事人申请再次鉴定的时限应是
　　A. 收到首次鉴定结论之日起20日后
　　B. 收到首次鉴定结论之日起15日内
　　C. 收到首次鉴定结论之日起30日后
　　D. 收到首次鉴定结论之日起10日内
　　E. 收到首次鉴定结论之日起15日后
【答案】B
【解析】《医疗事故处理条例》第二十二条　当事人对首次医疗事故技术鉴定结论不服的,可以自收到首次鉴定结论之日起15日内向医疗机构所在地卫生行政部门提出再次鉴定的申请。

第五节　母婴保健法律制度

【A1型题】

1. 母婴保健技术服务**不包括**
　　A. 有关母婴保健的科普宣传、教育和咨询
　　B. 婚前医学检查
　　C. 产前诊断和遗传病诊断
　　D. 助产技术
　　E. 内、外科诊疗
【答案】E

2. 孕妇有下列情形之一的,医师**不必**对其进行产前诊断
　　A. 羊水过多或者过少的
　　B. 胎儿发育异常或者胎儿有可疑畸形的
　　C. 孕早期接触过可能导致胎儿先天缺陷的物质的
　　D. 有遗传病家族史或者曾经分娩过先天性严重缺陷婴儿的
　　E. 初产妇年龄不满35岁
【答案】E

3. 严禁采用技术手段对胎儿进行性别鉴定,对怀疑胎儿可能为伴性遗传病,需要进行性别鉴定的,由(　　)指定的医疗、保健机构按照国务院卫生行政部门的规定进行鉴定
　　A. 省、自治区、直辖市人民政府卫生行政部门
　　B. 市级人民政府卫生行政部门
　　C. 县级人民政府卫生行政部门
　　D. 乡镇人民政府卫生行政部门
　　E. 村级人民政府卫生行政部门
【答案】A

4. 没有条件住院分娩的,应当由经(　　)许可并取得家庭接生员技术证书的人员接生
　　A. 省、自治区、直辖市人民政府卫生行政部门
　　B. 市级人民政府卫生行政部门
　　C. 县级人民政府卫生行政部门
　　D. 乡镇人民政府卫生行政部门
　　E. 村级人民政府卫生行政部门
【答案】C

5. 国家推行( )喂养
 A. 母乳 B. 混合
 C. 母乳代用品 D. 配方奶
 E. 纯牛奶
 【答案】A

6. 当事人对婚前医学检查、遗传病诊断、产前诊断结果有异议,需要进一步确诊的,可以自接到检查或者诊断结果之日起( )向所在地县级或者设区的市级母婴保健医学技术鉴定委员会提出书面鉴定申请
 A. 7日内 B. 10日内
 C. 15日内 D. 20日内
 E. 25日内
 【答案】C

7. 母婴保健医学技术鉴定委员会应当自接到鉴定申请之日起( )作出医学技术鉴定意见,并及时通知当事人
 A. 15日内 B. 20日内
 C. 25日内 D. 30日内
 E. 35日内
 【答案】D

8. 当事人对母婴保健医学技术鉴定意见有异议的,可以自接到鉴定意见通知书之日起( )向上一级母婴保健医学技术鉴定委员会申请再鉴定
 A. 7日内 B. 10日内
 C. 15日内 D. 20日内
 E. 25日内
 【答案】C

9. 母婴保健医学技术鉴定委员会进行医学鉴定时须有( )以上相关专业医学技术鉴定委员会成员参加
 A. 3名 B. 5名 C. 7名
 D. 9名 E. 11名
 【答案】B

第六节 传染病防治法律制度

【A1型题】

1. 《中华人民共和国传染病防治法》规定的乙类传染病有
 A. 鼠疫 B. 流行性感冒

 C. 艾滋病 D. 风疹
 E. 霍乱
 【答案】C
 【解析】甲类传染病是指:鼠疫、霍乱。乙类传染病是指:传染性非典型肺炎、艾滋病、病毒性肝炎、脊髓灰质炎、人感染高致病性禽流感、麻疹、流行性出血热、狂犬病、流行性乙型脑炎、登革热、炭疽、细菌性和阿米巴性痢疾、肺结核、伤寒和副伤寒、流行性脑脊髓膜炎、百日咳、白喉、新生儿破伤风、猩红热、布鲁氏菌病、淋病、梅毒、钩端螺旋体病、血吸虫病、疟疾。丙类传染病是指:流行性感冒、流行性腮腺炎、风疹、急性出血性结膜炎、麻风病、流行性和地方性斑疹伤寒、黑热病、棘球蚴病、丝虫病,除霍乱、细菌性和阿米巴性痢疾、伤寒和副伤寒以外的感染性腹泻病。选项C属于乙类传染病,故本题选C。

2. 《中华人民共和国传染病防治法》规定,国家对传染病实行的方针与管理办法是
 A. 预防为主,防治结合,统一管理
 B. 预防为主,防治结合,分类管理
 C. 预防为主,防治结合,划区管理
 D. 预防为主,防治结合,分片管理
 E. 预防为主,防治结合,层级管理
 【答案】B
 【解析】根据《中华人民共和国传染病防治法》第二条 国家对传染病防治实行预防为主的方针,防治结合、分类管理、依靠科学、依靠群众。故本题选B。

3. 对从事传染病预防、医疗、科研的人员以及现场处理疫情的人员,为了保障其健康,他们所在单位应当根据国家规定采取
 A. 防治措施和强制治疗措施
 B. 防治措施和强制隔离措施
 C. 防治措施和医疗保健措施
 D. 防治措施和追踪调查措施
 E. 防治措施和紧急控制措施
 【答案】C
 【解析】根据《中华人民共和国传染病防治法》第六十四条 对从事传染病预防、医疗、科研、教学、现场处理疫情的人员,以及在生产、工作中接触传染病病原体的其他人员,有关单位应当按照国家规定,采取有效的卫生防护措施和医疗保健措施,并给予适当的津贴。故本题应选C。

4. 在自然疫源地和可能是自然疫源地的地区兴办的大型建设项目开工前,建设单位应当申请当地卫生防疫机构对施工环境进行
 A. 环保调查 B. 卫生调查
 C. 卫生资源调查 D. 环境资源调查
 E. 危害因素调查

【答案】B

【解析】根据《中华人民共和国传染病防治法》第二十八条 在国家确认的自然疫源地计划兴建水利、交通、旅游、能源等大型建设项目的,应当事先由省级以上疾病预防控制机构对施工环境进行卫生调查。建设单位应当根据疾病预防控制机构的意见,采取必要的传染病预防、控制措施。故本题选B。

5. 对传染病病人或疑似传染病病人污染的场所和物品,医疗保健机构应当及时采取

  A. 封闭场所并销毁物品

  B. 强制隔离治疗

  C. 必要的卫生处理

  D. 报告上级卫生行政机关处理

  E. 提请卫生防疫部门处理

【答案】C

6. 属于乙类传染病,但采取甲类传染病预防和控制措施的疾病是

  A. 新生儿破伤风

  B. 梅毒

  C. 百日咳

  D. 传染性非典型性肺炎

  E. 白喉

【答案】D

【解析】对乙类传染病中传染性非典型肺炎、炭疽中肺炭疽和人感染高致病性禽流感,采取《中华人民共和国传染病防治法》中甲类传染病的预防、控制措施。

7. 国家对传染病菌种毒种的采集、保藏、携带、运输和使用实行的管理方式是

  A. 分类管理   B. 行业管理

  C. 专项管理   D. 集中管理

  E. 分层管理

【答案】A

【解析】对可能导致甲类传染病传播的以及国务院卫生行政部门规定的菌种、毒种和传染病检测样本,确需采集、保藏、携带、运输和使用的,实行分类管理,建立健全严格的管理制度。须经省级以上人民政府卫生行政部门批准。

8. 下列属于《中华人民共和国传染病防治法》规定的乙类传染病的是

  A. 鼠疫

  B. 流行性感冒

  C. 人感染高致病性禽流感

  D. 黑热病

  E. 霍乱

【答案】C

【解析】根据《中华人民共和国传染病防治法》,甲类传染病是指:鼠疫、霍乱。乙类传染病是指:传染性非典型肺炎、艾滋病、病毒性肝炎、脊髓灰质炎、人感染高致病性禽流感、麻疹、流行性出血热、狂犬病、流行性乙型脑炎、登革热、炭疽、细菌性和阿米巴性痢疾、肺结核、伤寒和副伤寒、流行性脑脊髓膜炎、百日咳、白喉、新生儿破伤风、猩红热、布鲁氏菌病、淋病、梅毒、钩端螺旋体病、血吸虫病、疟疾。丙类传染病是指:流行性感冒、流行性腮腺炎、风疹、急性出血性结膜炎、麻风病、流行性和地方性斑疹伤寒、黑热病、棘球蚴病、丝虫病,除霍乱、细菌性和阿米巴性痢疾、伤寒和副伤寒以外的感染性腹泻病。故选项C属于乙类传染病,本题选C。

9. 医疗机构在发现甲类传染病时,对疑似病人在明确诊断前,应在指定场所进行

  A. 访视   B. 留验

  C. 单独隔离治疗 D. 医学观察

  E. 就地诊验

【答案】C

【解析】医疗机构发现甲类传染病时,应当及时采取下列措施:①对病人、病原携带者,予以隔离治疗,隔离期限根据医学检查结果确定;②对疑似病人,确诊前在指定场所单独隔离治疗;③对医疗机构内的病人、病原携带者、疑似病人的密切接触者,在指定场所进行医学观察和采取其他必要的预防措施。故本题选C。

10. 传染病暴发、流行时,县级以上地方人民政府应当

  A. 宣布疫区

  B. 限制或者停止集市、集会

  C. 停业、停工、停课

  D. 临时征用房屋、交通工具

  E. 立即组织力量防治,切断传播途径

【答案】E

【解析】根据《中华人民共和国传染病防治法》第四十二条 传染病暴发、流行时,县级以上地方人民政府应当立即组织力量,按照预防、控制预案进行防治,切断传染病的传播途径,必要时,报经上一级人民政府决定,可以采取下列紧急措施并予以公告:

(一)限制或者停止集市、影剧院演出或者其他人群聚集的活动;

(二)停工、停业、停课;

(三)封闭或者封存被传染病病原体污染的公共饮用水源、食品以及相关物品;

(四)控制或者扑杀染疫野生动物、家畜家禽;

(五)封闭可能造成传染病扩散的场所。

故本题选E。

11. 发生传染病流行时,县级以上地方政府有权在本行政区域内

  A. 调集各级各类医疗、防疫人员参加疫情控制工作

B. 停工、停业、停课

C. 封锁甲类或按甲类传染病管理的传染病疫区

D. 封锁跨省、自治区、直辖市的疫区

E. 宣布疫区

【答案】B

12. 为查找传染病原因,医疗机构依法对疑似传染病病人尸体进行解剖,应当

A. 有病人死亡前签署的同意尸检的书面意见

B. 征得死者家属同意并签字

C. 征得死者家属同意

D. 选择性告知死者家属

E. 告知死者家属

【答案】E

【解析】根据《中华人民共和国传染病防治法》第四十六条 患甲类传染病、炭疽死亡的,应当将尸体立即进行卫生处理,就近火化。患其他传染病死亡的,必要时,应当将尸体进行卫生处理后火化或者按照规定深埋。为了查找传染病原因,医疗机构在必要时可以按照国务院卫生行政部门的规定,对传染病病人尸体或者疑似传染病病人尸体进行解剖查验,并应当告知死者家属。故本题选E。

13. 对于住院的甲型肝炎病人使用过的卫生洁具,医疗机构应当采取的措施是

A. 销毁

B. 彻底清洗

C. 必要的卫生处理

D. 请卫生行政机关处理

E. 请防疫机构处理

【答案】C

【解析】根据《中华人民共和国传染病防治法》第二十七条 对被传染病病原体污染的污水、污物、场所和物品,有关单位和个人必须在疾病预防控制机构的指导下或者按照其提出的卫生要求,进行严格消毒处理;拒绝消毒处理的,由当地卫生行政部门或者疾病预防控制机构进行强制消毒处理。故本题选C。

14. 有权对拒绝隔离治疗的霍乱病人采取强制措施的机构是

A. 医疗机构

B. 防疫机构

C. 公安机关

D. 卫生行政部门

E. 政府综合执法机构

【答案】C

【解析】医疗机构发现甲类传染病时,应当及时采取下列措施:①对病人、病原携带者,予以隔离治疗,隔离期限根据医学检查结果确定;②对疑似病人,确诊前在指定场所单独隔离治疗;③对医疗机构内的病人、病原携带者、疑似病人的密切接触者,在指定场所进行医学观察和采取其他必要的预防措施。拒绝隔离治疗或者隔离期未满擅自脱离隔离治疗的,可以由公安机关协助医疗机构采取强制隔离治疗措施。故本题选C。

15.《中华人民共和国传染病防治法》规定,有关单位应当根据国家规定,对以下人员采取有效的防护措施和医疗保健措施

A. 从事传染病预防的人员以及在生产、工作中接触传染病病原体的其他人员

B. 从事传染病预防、医疗的人员

C. 从事传染病预防、医疗、科研的人员

D. 医疗、教学的人员,以及在生产、工作中接触传染病病原体的其他人员

E. 从事传染病预防、医疗、科研、教学的人员,以及在生产、工作中接触传染病病原的其他人员

【答案】E

【解析】《中华人民共和国传染病防治法》第六十四条 对从事传染病预防、医疗、科研、教学、现场处理疫情的人员,以及在生产、工作中接触传染病病原体的其他人员,有关单位应当按照国家规定,采取有效的卫生防护措施和医疗保健措施,并给予适当的津贴。

16. 除《中华人民共和国传染病防治法》规定以外的其他传染病,根据其暴发、流行情况和危害程度,需要列入乙类、丙类传染病的,由哪个部门决定并予以公布

A. 国务院公安部门

B. 国务院卫生行政部门

C. 国务院畜牧兽医部门

D. 国务院办公厅

E. 国务院司法部门

【答案】B

【解析】《中华人民共和国传染病防治法》第三条 国务院卫生行政部门根据传染病暴发、流行情况和危害程度,可以决定增加、减少或者调整乙类、丙类传染病病种并予以公布。

17. 卫生行政部门工作人员依法执行职务时,应当不少于

A. 两人　　　　B. 3人

C. 4人　　　　D. 5人

E. 6人

【答案】A

【解析】《中华人民共和国传染病防治法》第五十六条 卫生行政部门工作人员依法执行职务时,应当不少于两人,并出示执法证件,填写卫生执法文书。卫生执法文书经核对无误后,应当由卫生执法人员和当事人签名。当事人拒绝签名的,卫生执法人员应当注明情况。

【A2 型题】

1. 患儿刘某,因发热 3 日到县医院就诊,门诊接诊医生张某检查后发现刘某的颊黏膜上有科氏斑,拟诊断为麻疹。张某遂嘱患儿刘某的家长带刘某去市传染病医院就诊。按照《中华人民共和国传染病防治法》的规定,张某应当

　　A. 请上级医生会诊,确诊后再转诊

　　B. 请上级医生会诊,确诊后隔离治疗

　　C. 向医院领导报告,确诊后由防疫部门进行转送隔离

　　D. 向医院领导报告,确诊后对刘某就地进行隔离

　　E. 在规定时间内,向当地防疫机构报告

【答案】E

【解析】责任疫情报告人发现甲类传染病和乙类传染病中人感染高致病性禽流感、非典型病原体肺炎、肺炭疽的病人、病原携带者和疑似传染病人时,应于 2 小时内向发病地的卫生防疫机构报告。发现乙类和丙类传染病应在 12 小时内当地防疫机构报告。故选 E。

2. 甲县某养鸡场发生高致病性禽流感疫情。其相邻养鸡场场主杨某因舍不得灭杀种鸡,便趁夜晚驾车将数十只种鸡运往位于乙县的表哥家藏匿,但在途经乙县、丙县和丁县交界处时,被丁县动物防疫部门截获。遂将车上的种鸡在丁县全部灭杀以及无害化处理。在与杨某的交涉中,丁县动物防疫人员发现杨某体温高、不断咳嗽,随后便通知了上述各县疾病预防控制部门。对于杨某进行医学观察的场所应选择在

　　A. 甲县　　　　　　B. 乙县

　　C. 丙县　　　　　　D. 丁县

　　E. 上级市

【答案】D

【解析】疑似甲类或乙类中的某些传染病病人在明确诊断前,应就地进行医学观察。根据题干,防疫人员现怀疑杨某患有“人禽流感”,故应就地(丁县)进行医学观察,故选 D。

第七节 药品及处方管理法律制度

【A1 型题】

1. 医疗机构配制制剂,应是本单位临床需要而市场上没有供应的品种,并须经所在地哪个部门批准后方可配制

　　A. 省级卫生行政部门

　　B. 省级药品监督管理部门

　　C. 县级卫生行政部门

　　D. 地市级药品监督管理部门

　　E. 省级工商行政管理部门

【答案】B

【解析】根据《中华人民共和国药品管理法》第七十六条 医疗机构配制的制剂,应当是本单位临床需要而市场上没有供应的品种,并应当经所在地省、自治区、直辖市人民政府药品监督管理部门批准;但是,法律对配制中药制剂另有规定的除外。医疗机构配制的制剂应当按照规定进行质量检验;合格的,凭医师处方在本单位使用。经国务院药品监督管理部门或者省、自治区、直辖市人民政府药品监督管理部门批准,医疗机构配制的制剂可以在指定的医疗机构之间调剂使用。医疗机构配制的制剂不得在市场销售。选项 B 符合题目要求,本题选 B。

2. 医疗机构从事药剂技术工作必须配备

　　A. 保证制剂质量的设施

　　B. 管理制度

　　C. 检验仪器

　　D. 相应的卫生条件

　　E. 依法经过资格认定的药师或者其他药学技术人员

【答案】E

【解析】《中华人民共和国药品管理法》第六十九条 医疗机构应当配备依法经过资格认定的药师或者其他药学技术人员。非药学技术人员不得直接从事药剂技术工作。故本题选 E。

3. 医疗机构在药品购销中暗中收受回扣或者其他利益,依法对其给予罚款处罚的机关是

　　A. 卫生健康主管部门

　　B. 药品监督管理部门

　　C. 工商行政管理部门

　　D. 市场监督管理部门

　　E. 中医药管理部门

【答案】D

【解析】根据《中华人民共和国药品管理法》第一百四十一条 药品上市许可持有人、药品生产企业、药品经营企业或者医疗机构在药品购销中给予、收受回扣或者其他不正当利益的，药品上市许可持有人、药品生产企业、药品经营企业或者代理人给予使用其药品的医疗机构的负责人、药品采购人员、医师、药师等有关人员财物或者其他不正当利益的，由市场监督管理部门没收违法所得，并处三十万元以上三百万元以下的罚款；情节严重的，吊销药品上市许可持有人、药品生产企业、药品经营企业营业执照，并由药品监督管理部门吊销药品批准证明文件、药品生产许可证、药品经营许可证。故本题选 D。

4. 下列**不属于**药品的是
   A. 抗生素　　　　　　B. 血液
   C. 疫苗　　　　　　　D. 血液制品
   E. 血清
   【答案】B
   【解析】药品是指用于预防、治疗、诊断人的疾病，有目的地调节人的生理功能并规定有适应证或功能主治、用法和用量的物质，包括中药材、中药饮片、中成药、化学原料药及其制剂、抗生素、生化药品、放射性药品、血清、疫苗、血液制品和诊断药品等。血液不属于药品。故选 B。

5. 医疗机构必须配备药学技术人员，配备的这类人员应是依法经过
   A. 学历认定　　　　　B. 资历认定
   C. 资格认定　　　　　D. 资质认定
   E. 执业认定
   【答案】C
   【解析】详见【A1 型题】第 2 题。故选 C。

6. 执业医师处方权的取得方式是
   A. 被医疗机构聘用后取得
   B. 在注册的执业地点取得
   C. 在上级医院进修后取得
   D. 医师资格考试合格后取得
   E. 参加卫生行政部门培训后取得
   【答案】B
   【解析】经注册的执业医师在执业地点取得相应的处方权。进修医师由接收进修的医疗机构对其胜任本专业工作的实际情况进行认定后授予相应的处方权。故本题选 B。

7. 医疗机构药剂人员调配处方时的**错误**行为是
   A. 处方须经过核对，对所有药品不得擅自更改
   B. 处方所列药品缺货时用同类药品代用
   C. 对有配伍禁忌的处方，应当拒绝调配
   D. 对有超剂量的处方，应当拒绝调配

E. 必要时，经处方医师更正或者重新签字，方可调整
   【答案】B
   【解析】医疗机构的药剂人员调配处方，必须经过核对，对处方所列药品不得擅自更改或代用。对有配伍禁忌或者超剂量的处方，应当拒绝调配；必要时，经处方医师更正或者重新签字，方可调配。根据上述，A、C、D、E 的行为都是正确行为，故选 B。

8. 每次开处方，每张处方所包含的药品种类上限为
   A. 5 种　　　　　B. 3 种　　　　　C. 6 种
   D. 4 种　　　　　E. 7 种
   【答案】A
   【解析】门诊处方一般上限：当日有效，3 天效期，5 种药物，7 日用量，慢性注明延长用量。故本题选 A。

9. 可授予特殊使用级抗菌的药物处方权的医务人员是
   A. 主治医师　　　　　　B. 住院医师
   C. 乡村医生　　　　　　D. 副主任医师
   E. 实习医生
   【答案】D
   【解析】具有高级专业技术职务任职资格的医师，可授予特殊使用级抗菌药物处方权。故本题选 D。

10. 医师开具处方**不能**使用
    A. 药品通用名称
    B. 复方制剂药品名称
    C. 新活性化合物的专利药品名称
    D. 药品的商品名或曾用名
    E. 国家卫生健康委员会公布的药品习惯名称
    【答案】D
    【解析】《处方管理办法》第十七条 医师开具处方应当使用经药品监督管理部门批准并公布的药品通用名称、新活性化合物的专利药品名称和复方制剂药品名称。医师开具院内制剂处方时应当使用经省级卫生行政部门审核、药品监督管理部门批准的名称。医师可以使用由国家卫生健康委员会公布的药品习惯名称开具处方。

11. 处方开具当日有效。特殊情况下需延长有效期的，由开具处方的医师注明有效期限，但有效期最长**不得**超过
    A. 2 天　　　　　B. 3 天　　　　　C. 4 天
    D. 5 天　　　　　E. 6 天
    【答案】B
    【解析】《处方管理办法》第十八条 处方开具当日有效。特殊情况下需延长有效期的，由开具处方的医师注明有效期限，但有效期最长不得超过 3 天。

12. 对已确认发生严重不良反应的药品,可以采取停止生产、销售、使用的紧急控制措施的是

    A. 地方人民政府和药品监督管理部门

    B. 国务院或者省级人民政府的药品监督管理部门

    C. 药品监督管理部门及其设置的药品检验机构

    D. 药品监督管理部门及其设置的药品检验机构的工作人员

    E. 药品生产、经营企业和医疗机构的药品检验机构或者人员

【答案】B

【解析】《中华人民共和国药品管理法》第八十一条　对已确认发生严重不良反应的药品,由国务院药品监督管理部门或者省、自治区、直辖市人民政府药品监督管理部门根据实际情况采取停止生产、销售、使用等紧急控制措施,并应当在五日内组织鉴定,自鉴定结论作出之日起十五日内依法作出行政处理决定。

13. 药品的生产企业、经营企业、医疗机构违反《中华人民共和国药品管理法》规定,给药品使用者造成损害的

    A. 依法承担赔偿责任

    B. 依法给予行政处分

    C. 依法给予行政处罚

    D. 依法追究刑事责任

    E. 不予行政处罚

【答案】A

【解析】《中华人民共和国药品管理法》第一百四十四条　药品上市许可持有人、药品的生产企业、药品经营企业或者医疗机构违反本法规定,给用药者造成损害的,依法承担赔偿责任。

【A2 型题】

1. 某患者到省人民医院就医,接诊医师在诊治过程中,使用了一种新上市的抗生素,致使该患者出现了严重不良反应。按照《中华人民共和国药品管理法》的规定,该医院应当向有关部门报告。接受报告的部门是

    A. 国家工商行政管理部门

    B. 省级药品监督管理部门和卫生行政部门

    C. 国家药品监督管理部门

    D. 国务院卫生行政部门

    E. 国家中医药管理部门

【答案】B

【解析】当药品生产企业、药品经营企业、医疗机构发现可能与用药有关的严重不良反应时,在 24 小时内应向当地省、自治区、直辖市药品监督管理部门和卫生行政部门报告。

2. 某县药品监督管理部门接到某药店将保健食品作为药品出售给患者的举报后,立即对该药店进行了查处,并依照《中华人民共和国药品管理法》的规定,将其销售给患者的保健食品认定为

    A. 按假药论处的药

    B. 假药

    C. 劣药

    D. 食品

    E. 按劣药论处的药

【答案】B

【解析】假药:药品所含成分与国家药品标准规定的成分不符;以非药品冒充药品或者以他种药品冒充此种药品。按假药论处:国务院药品监督管理部门规定禁止使用的;依照本法必须批准而未经批准生产、进口,或者依照本法必须检验而未经检验即销售的;变质的;被污染的;使用依照本法必须取得批准文号而未取得批准文号的原料药生产的;所标明的适应证或者功能主治超出规定范围的。

3. M 药厂销售代表在和某医院几名医师达成协议后,医师在处方时使用 M 药厂生产的药品,并按使用量的多少收受了药厂给予的提成。事情曝光以后,对 M 药厂按《中华人民共和国药品管理法》的有关规定处理;对于医师的错误行为,有权决定给予处分、没收违法所得的部门是

    A. 药品监督管理部门

    B. 工商行政管理部门

    C. 医师协会

    D. 消费者权益保护协会

    E. 卫生健康主管部门

【答案】E

【解析】根据《中华人民共和国药品管理法》第一百四十二条　医疗机构的负责人、药品采购人员、医师、药师等有关人员收受药品上市许可持有人、药品生产企业、药品经营企业或者代理人给予的财物或者其他不正当利益的,由卫生健康主管部门或者本单位给予处分,没收违法所得;情节严重的,还应当吊销其执业证书。故本题选 E。

4. F 药厂销售代表和某医院多名医师约定,医师在处方时使用 F 药厂生产的药品,并按使

用量的多少给予提成。事情曝光以后,按《中华人民共和国药品管理法》的规定,对F药厂可以作出行政处罚的部门是
A. 市场监督管理部门
B. 工商行政管理部门
C. 税务管理部门
D. 医疗保险部门
E. 卫生健康主管部门
【答案】A
【解析】根据《中华人民共和国药品管理法》第一百四十一条　药品上市许可持有人、药品生产企业、药品经营企业或者医疗机构在药品购销中给予、收受回扣或者其他不正当利益的,药品上市许可持有人、药品生产企业、药品经营企业或者代理人给予使用其药品的医疗机构的负责人、药品采购人员、医师、药师等有关人员财物或者其他不正当利益的,由市场监督管理部门没收违法所得,并处三十万元以上三百万元以下的罚款;情节严重的,吊销药品上市许可持有人、药品生产企业、药品经营企业营业执照,并由药品监督管理部门吊销药品批准证明文件、药品生产许可证、药品经营许可证。故本题选A。

5. 李某为中度慢性疼痛患者,医师开具第一类精神药品控制缓解制剂为其治疗,根据《处方管理办法》,每张处方用药量的最多天数是
A. 15　　　　B. 3　　　　C. 5
D. 7　　　　E. 10
【答案】A
【解析】为门(急)诊癌症疼痛患者和中、重度慢性疼痛患者开具的麻醉药品、第一类精神药品注射剂,每张处方不得超过3日常用量;控制缓释剂,每张处方不得超过15日用量。故本题选A。

6. "献血大王"刘某,在过去的7年间,献血总量已达5600ml。快满50周岁的刘某告诉记者,如果身体一直保持健康状态,他满55周岁以前,还可争取无偿献血
A. 7次　　　　B. 8次　　　　C. 9次
D. 10次　　　　E. 11次
【答案】D
【解析】根据《中华人民共和国献血法》第九条　血站对献血者必须免费进行必要的健康检查;身体状况不符合献血条件的,血站应当向其说明情况,不得采集血液。献血者的身体健康条件由国务院卫生行政部门规定。血站对献血者每次采集血液量一般为200ml,最多不得超过400ml,两次采集间隔不少于六个月。严格禁止血站违反前款规定对献血者超量、频繁采集血液。接下来的5年内,由于两次采集间隔不少于六个月,刘某还可以无偿献血10次,故本题选D。

7. 某村发生一起民居垮塌事故,重伤者9人,急送乡卫生院抢救。市中心血站根据该院用血要求,急送一批无偿献血的血液到该院。抢救结束后,尚余900ml血液,该院却将它出售给另一医疗机构。根据《中华人民共和国献血法》规定,对于乡卫生院的这一违法行为,县卫生局除了应当没收其违法所得外,还可以对其处以罚款
A. 十万元以下　　　　B. 五万元以下
C. 三万元以下　　　　D. 一万元以下
E. 五千元以下
【答案】A
【解析】根据《中华人民共和国献血法》第十八条,有下列行为之一的,由县级以上地方人民政府卫生行政部门予以取缔,没收违法所得,可以并处十万元以下的罚款;构成犯罪的,依法追究刑事责任:①非法采集血液的;②血站、医疗机构出售无偿献血的血液的;③非法组织他人出卖血液的。故本题选A。

第八节　血液管理法律制度

【A1 型题】

1. 《医疗机构临床用血管理办法》经原卫生部部务会议审议通过,施行时间为
A. 2008 年 8 月 1 日　　B. 2009 年 8 月 1 日
C. 2010 年 8 月 1 日　　D. 2011 年 8 月 1 日
E. 2012 年 8 月 1 日
【答案】E

2. 医疗机构的储血设施应当保证运行有效,全血、红细胞的储藏温度应当控制在2~6℃,同一患者一天申请备血量达到或超过1600ml的,由具有中级以上专业技术职务任职资格的医师提出申请,科室主任核准签发后,报(　　)批准,方可备血
A. 医务部门　　　　　B. 护理部门
C. 门诊部门　　　　　D. 院办部门
E. 院感部门
【答案】A

3. 申请输血应由经治医师逐项填写《临床输血申请单》,由(　　)核准签字,连同受血者血样于预定输血日期前送交输血科(血库)备血。

A. 住院医师 B. 主治医师

C. 副主任医师 D. 主任医师

E. 科主任

【答案】B

4. 肝素抗凝的主要机制是

A. 抑制凝血酶原的激活

B. 抑制因子X的激活

C. 促进纤维蛋白吸附凝血酶

D. 增强抗凝血酶Ⅲ活性

E. 抑制血小板聚集

【答案】D

5. 急性失血输血合理的是

A. 失血量达到总血容量的20%,输浓缩红细胞及全血

B. 失血量达到总血容量的35%,只输浓缩红细胞

C. 失血量达到总血容量的15%,输浓缩红细胞

D. 失血量低于总血容量的20%可考虑不输血

E. 失血量达到总血容量的55%只输浓缩红细胞及全血

【答案】D

6. 原卫生部何年何月颁发的《临床输血技术规范》

A. 2001年2月 B. 2000年6月

C. 2002年8月 D. 2003年6月

E. 2003年8月

【答案】B

7. 交叉配血的血样标本必须是输血前( )天内的

A. 2 B. 3 C. 5

D. 7 E. 9

【答案】B

8. 一次输血**不应**超过

A. 8小时 B. 4小时 C. 2小时

D. 6小时 E. 5小时

【答案】B

9. 我国健康公民自愿献血的年龄是

A. 18~50周岁 B. 20~60周岁

C. 18~60周岁 D. 18~55周岁

E. 20~55周岁

【答案】D

10. 献血者每次采集血液量和两次采集间隔为

A. 献血者每次采集血液量一般为200ml,最多不超过400ml,两次采集时间不得少于3个月

B. 献血者每次采集血液量一般为400ml,两次采集间隔不少于6个月

C. 献血者每次采集血液量一般为200ml,两次采集间隔不少于3个月

D. 献血者每次采集血液量一般为200ml,最多不超过400ml,两次采集间隔不少于6个月

E. 献血者每次采集血液量一般为200ml,最多不超过400ml,两次采集间隔不少于9个月

【答案】D

第九节 突发公共卫生事件的应急处理条例

【A1型题】

1. 在突发公共卫生事件应急处理工作中,有关单位和个人不配合有关专业技术人员调查、采样、技术分析和检验的,对有关责任人给予

A. 警告

B. 吊销执照

C. 降级或者撤职的纪律处分

D. 行政处分或者纪律处分

E. 追究刑事责任

【答案】D

【解析】根据《突发公共卫生事件应急条例》第五十一条 在突发事件应急处理工作中,有关单位和个人未依照本条例的规定履行报告职责,隐瞒、缓报或者谎报,阻碍突发事件应急处理工作人员执行职务,拒绝国务院卫生行政主管部门或者其他有关部门指定的专业技术机构进入突发事件现场,或者不配合调查、采样、技术分析和检验的,对有关责任人员依法给予行政处分或者纪律处分;触犯《中华人民共和国治安管理处罚条例》,构成违反治安管理行为的,由公安机关依法予以处罚;构成犯罪的,依法追究刑事责任。故本题选D。

2. 医疗机构发现发生或者可能发生传染病暴发流行时,应当

A. 在1小时内向所在地县级人民政府卫生行政主管部门报告

B. 在2小时内向所在地县级人民政府卫生

17

行政主管部门报告

  C. 在4小时内向所在地县级人民政府卫生行政主管部门报告

  D. 在6小时内向所在地县级人民政府卫生行政主管部门报告

  E. 在8小时内向所在地县级人民政府卫生行政主管部门报告

【答案】B

【解析】国家建立突发事件应急报告制度。国务院卫生行政主管部门制定突发事件应急报告规范，建立重大、紧急疫情信息报告系统。突发事件监测机构、医疗卫生机构和有关单位发现有下列情形之一的，应当在2小时内向所在地县级人民政府卫生行政主管部门报告；接到报告的卫生行政主管部门应当在2小时内向本级人民政府报告，并同时向上级人民政府卫生行政主管部门和国务院卫生行政主管部门报告。县级人民政府应当在接到报告后2小时内向设区的市级人民政府或者上一级人民政府报告；设区的市级人民政府应当在接到报告后2小时内向省、自治区、直辖市人民政府报告。省、自治区、直辖市人民政府应当在接到报告1小时内，向国务院卫生行政主管部门报告。国务院卫生行政主管部门对可能造成重大社会影响的突发事件，应当立即向国务院报告：①发生或者可能发生传染病暴发、流行的；②发生或者发现不明原因的群体性疾病的；③发生传染病菌种、毒种丢失的；④发生或者可能发生重大食物和职业中毒事件的。

3.《突发公共卫生事件应急条例》规定，医疗卫生机构应当对传染病做到

  A. 早发现、早观察、早隔离、早治疗

  B. 早报告、早观察、早治疗、早康复

  C. 早发现、早报告、早隔离、早治疗

  D. 早发现、早报告、早隔离、早康复

  E. 早预防、早发现、早治疗、早康复

【答案】C

【解析】根据《突发公共卫生事件应急条例》第四十二条 有关部门、医疗卫生机构应当对传染病做到早发现、早报告、早隔离、早治疗，切断传播途径，防止扩散。故本题选C。

4. 对流动人口中的传染性非典型肺炎病人、疑似病人处理的原则是

  A. 就地控制、就地治疗、就地康复

  B. 就地隔离、就地治疗、就地康复

  C. 就地控制、就地观察、就地治疗

  D. 就地隔离、就地观察、就地治疗

  E. 就地观察、就地治疗、就地康复

【答案】D

【解析】根据《突发公共卫生事件处理条例》第

四十一条 对传染病暴发、流行区域内流动人口，突发事件发生地的县级以上地方人民政府应当做好预防工作，落实有关卫生控制措施；对传染病病人和疑似传染病病人，应当采取就地隔离、就地观察、就地治疗的措施。故本题选D。

5. 教育部所属综合大学的附属医院发现脊髓灰质炎疫情，应当报告的部门是

  A. 国家教育行政部门

  B. 国家卫生行政部门

  C. 国家疾病预防控制机构

  D. 所在地的政府卫生行政部门

  E. 所在地的疾病预防控制机构

【答案】E

【解析】传染病疫情报告是属地管理。教育部所属综合大学的附属医院发现脊髓灰质炎疫情，应当向所在地的疾病预防控制机构报告，故本题选E。

6.《突发公共卫生事件应急条例》(国务院376号令)公布实施的日期为

  A. 2003年5月9日 B. 2002年5月9日

  C. 2002年9月5日 D. 2003年9月5日

  E. 2001年5月9日

【答案】A

【解析】《突发公共卫生事件应急条例》由中华人民共和国国务院于2003年5月9日发布，自公布之日起施行。共六章五十四条。

7. 突发公共卫生事件应急处理指挥部根据突发事件应急处理的需要，可以对以下哪些环节采取控制措施

  A. 食物   B. 食物和水源

  C. 水源和交通   D. 交通

  E. 水源

【答案】B

【解析】《突发公共卫生事件应急条例》第三十四条 突发事件应急处理指挥部根据突发事件应急处理的需要，可以对食物和水源采取控制措施。

8. 对新发现的突发传染病，国家卫生健康委员会根据危害程度、流行强度，依法及时宣布为

  A. 法定传染病   B. 甲类传染病

  C. 乙类传染病   D. 丙类传染病

  E. 丁类传染病

【答案】A

【解析】《突发公共卫生事件应急条例》第三十条 国务院卫生行政主管部门对新发现的突发传染病，根据危害程度、流行强度，依照《中华人民共和国传染病防治法》的规定及时宣布为法定传染病；宣布为甲类传染病的，由国务院决定。

9. 突发事件应急工作应当遵循什么方针
   A. 统一领导,分级负责
   B. 预防为主,常备不懈
   C. 反应及时,措施果断
   D. 依靠科学,加强合作
   E. 现场处理,监督检查

【答案】B

【解析】《突发公共卫生事件应急条例》第五条 突发事件应急工作,应当遵循预防为主、常备不懈的方针,贯彻统一领导、分级负责、反应及时、措施果断、依靠科学、加强合作的原则。

10. 全国突发事件应急预案应当包括
   A. 突发事件应急处理指挥部的组成和相关部门的职责
   B. 突发事件信息的收集、分析、报告、通报制度
   C. 突发事件应急处理技术和监测机构及其任务
   D. 突发事件预防、现场控制,应急设施、设备、救治药品和医疗器械以及其他物资和技术的储备与调度
   E. 以上均包括

【答案】E

【解析】《突发公共卫生事件应急条例》第十一条 全国突发事件应急预案应当包括以下主要内容:
   (一)突发事件应急处理指挥部的组成和相关部门的职责;
   (二)突发事件的监测与预警;
   (三)突发事件信息的收集、分析、报告、通报制度;
   (四)突发事件应急处理技术和监测机构及其任务;
   (五)突发事件的分级和应急处理工作方案;
   (六)突发事件预防、现场控制,应急设施、设备、救治药品和医疗器械以及其他物资和技术的储备与调度;
   (七)突发事件应急处理专业队伍的建设和培训。

第二章　医学伦理学

第一节　医学伦理学的理论基础和规范体系

【A1 型题】

1. 医学伦理学基本理论**不包括**
   A. 生命神圣论　　　B. 后果论
   C. 美德论　　　　　D. 道义论
   E. 人权论
   【答案】E

2. 医学伦理学发展到生命伦理学阶段,其理论基础的核心是
   A. 生命神圣论
   B. 美德论
   C. 义务论
   D. 生命质量与生命价值论
   E. 人道论
   【答案】D
   【解析】生命伦理学是根据道德价值和原则,对生命科学和卫生保健领域内的人类行为进行系统研究的科学,是对传统医学伦理学的继承和发展,它是围绕改进生命和提高生命质量而展开的有关人类行为的各种伦理问题的概括。

3. 下列哪一个**不属于**医学伦理学的理论基础
   A. 生命价值论　　　B. 美德论
   C. 义务论　　　　　D. 社会论
   E. 公益论
   【答案】D

4. 关于公益原则,**错误**的是
   A. 当前利益与长远利益兼顾
   B. 局部利益与个体利益兼顾

C. 与公正原则相辅相成
   D. 以公共利益不受损害为前提
   E. 以整体利益、长远利益为重
   【答案】B
   【解析】公益论的内容:兼容观、兼顾观(任何医疗行为都应该兼顾到社会、个人、集体的利益)、社会效益观。

5. 生命神圣论的积极意义**不包括**
   A. 对人的生命的尊重
   B. 推行医学人道主义,反对非人道的医疗行为
   C. 反对不平等的医疗制度
   D. 合理公正地分配卫生资源
   E. 实行一视同仁的医德规范
   【答案】D
   【解析】①尊重患者的生命,是医学人道主义最基本的或最根本的思想,医者应当珍重生命,尊重人的价值,尽力救治患者;②尊重患者的人格,患者具有正常人的权利也具有一些特殊的权利,是提高医疗质量及效果的必须要求;③尊重患者的平等,医疗中应当尽量排除非医疗因素,让每个患者都能人道地、平等地实现医疗目的;④尊重患者的生命价值,要求重视患者的生命质量和价值。

6. 下列有关公益论的表述,**不正确**的是
   A. 科学公益
   B. 后代公益
   C. 医疗群体公益
   D. 绝大多数人的利益
   E. 少数人的利益
   【答案】E
   【解析】公益论的内容:兼容观、兼顾观(任何医疗行为都应该兼顾到社会、个人、集体的利益)、社会效益观。

7. 生命质量的衡量标准**不包括**
   A. 个体生命健康程度

B. 个体生命德才素质

C. 个体生命优化条件

D. 个体生命治愈希望

E. 个体生命预期寿命

【答案】C

【解析】生命质量的衡量标准：①主要质量指人体的身体和智力状态；②根本质量指生命的目的、意义及人在社会、道德上的相互作用；③操作质量指利用智商、诊断学的标准来测量智能、生理方面的人性质量。而个体生命优化条件不属于上述范畴。

8. 下面关于公益论作用的表述，**不正确**的是

　　A. 公正合理地解决医疗活动中出现的各种利益矛盾

　　B. 使医疗活动为人类的整体利益服务

　　C. 改善人体的生存环境

　　D. 促进医学科学的发展

　　E. 消除卫生资源的浪费现象

【答案】E

【解析】公益论就是从社会和全人类的长远利益出发，公正合理地解决医疗活动中出现的各种利益矛盾，使医疗活动不仅有利于患者个体，还有利于群体和后代，有利于社会，有利于人类生存环境的改善，有利于医学科学的发展。

9. 医院以医学人道主义精神服务于人类社会，主要表现的是

　　A. 经济效益　　　　B. 社会效益

　　C. 功利并重　　　　D. 功利主义

　　E. 优化效益

【答案】B

【解析】医学人道主义在医学活动中，特别是在医患关系中表现出来的同情和关心患者、尊重患者的人格与权利、维护患者的利益，珍视人的生命价值和质量的伦理思想和权利观念。

10. 下列**不属于**公益论原则的是

　　A. 人人享有最基本的医疗权利

　　B. 当发生个体利益与群体利益矛盾时，以群体利益为重

　　C. 当发生局部利益与整体利益矛盾时，以整体利益为重

　　D. 当发生眼前利益与长远利益矛盾时，以长远利益为重

　　E. 当发生个人与社会之间的矛盾时，以社会利益为重

【答案】A

【解析】公益论根据行为是否以社会公共利益为直

接目的而确定道德规范的伦理理论。公益论认为确定的道德规范必须直接有利于人类的共同利益。

11. 医学伦理学的学科性质属于

　　A. 医德学　　　　　B. 元伦理学

　　C. 规范伦理学　　　D. 应用伦理学

　　E. 道德哲学

【答案】D

12. 现代生命伦理学面对的矛盾、悖论乃至道德冲突，本质上源于

　　A. 新的科技成果在医疗卫生领域特别是临床上的应用

　　B. 生命科学与技术的进步

　　C. 社会对医学评价标准的全面化提升

　　D. 社会传统文化与科技成果广泛运用之间矛盾的反映

　　E. 科学主义和市场经济的挑战

【答案】D

13. 道德义务是一种自觉自愿的行为，而法律义务具有的特性是

　　A. 约束性　　　　　B. 强制性

　　C. 非强制性　　　　D. 广泛性

　　E. 技术性

【答案】B

14. "只有当那些最需要卫生保健体系的人能从中得益，卫生保健体系的不平等才情有可原"体现的伦理学理论是

　　A. 德性论　　　B. 道义论　　　C. 正义论

　　D. 功利论　　　E. 后果论

【答案】C

15. 道德最显著的特征是

　　A. 继承性　　　B. 实践性　　　C. 自律性

　　D. 他律性　　　E. 客观性

【答案】C

16. 医学伦理最突出的特征是

　　A. 实践性、继承性　　B. 时代性、人道性

　　C. 人道性、全人类性　D. 全人类性、继承性

　　E. 人道性、实践性

【答案】C

17. 生命伦理学研究的主要内容是

　　A. 义务公平　　　　B. 公益论

　　C. 公平理论　　　　D. 生命道德理论

　　E. 生命科学

【答案】D

18. 医学与医学伦理学的关系是
    A. 医学实践活动是医学伦理学产生的结果
    B. 医学实践活动是医学伦理学的尺度和方式
    C. 医学道德是医学工作者实现人类健康服务的保障
    D. 只要技术过硬就能够实现全心全意为人民健康服务的目的
    E. 在现代医学科学研究中医学道德服从医学成果
    【答案】C

19. 当代医学科学研究和创新的"双刃剑"效应是指
    A. 当代医学科学研究和创新带来了医学的进步
    B. 当代医学科研研究和创新带来了道德的进步
    C. 当代医学科研和创新促进了人类健康
    D. 当代医学科学研究和创新可能用于危害人类健康
    E. 当代医学科学研究和创新既有用于促进人类健康的价值又有用于危害人类健康的可能
    【答案】E

20. 以下关于"不伤害"原则的表达不正确的是
    A. 无损伤
    B. 尽可能避免身体的伤害
    C. 尽可能避免生理的伤害
    D. 尽可能避免心理的伤害
    E. 尽可能避免经济上的损失
    【答案】A

21. 医学伦理的"有利"原则不包括
    A. 努力使患者受益
    B. 关心患者的客观利益和主观利益
    C. 选择受益最大、伤害最小的行动方案
    D. 努力预防或减少难以避免的伤害
    E. 把患者的利益看得高于一切
    【答案】E

22. 医学伦理的"尊重"原则不包括
    A. 尊重患者及其家属的自主性或决定
    B. 尊重患者的一切主观意愿
    C. 治疗要获得患者的知情同意
    D. 保守患者的秘密
    E. 保守患者的隐私
    【答案】B

23. 要尊重患者的医疗自主权,其中自主权内容不包括
    A. 自我选择
    B. 按个人意愿服药
    C. 依照个人意愿自我管理
    D. 自我决策
    E. 自由行动
    【答案】B

24. 尊重患者的医疗自主权,以下哪种情况医方做主才是合理的
    A. 患者昏迷、病情危急
    B. 患者将治疗权全权授予医生
    C. "无主"患者(身边无任何人)需要急救,而本人不能行使自主权
    D. 患者有对他人和社会有危害的疾病,有不合理的要求
    E. 早期癌症患者坚持不接受治疗
    【答案】B

25. 保护患者的隐私权,其内容不包括
    A. 目前健康状况　　B. 既往病史资料
    C. 自杀企图　　　　D. 身体私密部位
    E. 医疗自主
    【答案】C

26. 对隐私权的保护不是无限制的、绝对的,以下需要对隐私权公开的情况,不包括
    A. 保护隐私权和公共利益相冲突
    B. 保护隐私权和公民合法知情权相冲突
    C. 保护隐私权和国家法律相冲突
    D. 保护隐私权和他人健康相冲突
    E. 保护隐私权和医院利益相冲突
    【答案】E

【A2 型题】

1. 某医院曾曝出过一起"死者眼球丢失案"。经查,死者眼球是一位专攻角膜移植的眼科医生为了抢救两名将要失明的患者而盗走的。这位医生擅自进入该医院的太平间,摘取了一位死者的双侧眼球,很快给一位氨水烧伤的患者施行了手术,使之复明。同时还将另外一个角膜移植给一位老人,治好了她

的眼疾。基于该案例,下列描述合乎伦理的是

A. 仅以医学行为后果作为评判行为正当与否的依据,有时难以具有充分的说服力

B. 医学行为的后果是医学行为正当与否的唯一依据

C. 医学行为的动机是医学行为正当与否的唯一依据

D. 医学行为只要符合义务的原则要求就是正当的

E. 以上选项都不对

【答案】A

2. 2000 年 6 月,美、英、日、法、德、中六国公布人类基因组序列图的"工作框架图"绘出。这将为人类疾病的本原、新药的设计、新治疗方法的产生提供重要依据。同时人们也担心这一成果如果用于危害人类研究,其后果是不可设想的。上述情况表达的最主要思想是

A. 科学技术进步的力量是无穷的

B. 道德在科学技术进步面前是无能为力的

C. 现代医学科学发展需要医学道德把关

D. 医学道德制约了医学科学的发展

E. 基因科学的发展是解决人类全部健康问题的根本

【答案】C

第二节 医患关系伦理

【A1 型题】

1. 下列关于良好医患关系的重要性,不包括

A. 提高患者的社交能力

B. 提高患者对医务人员的信任度

C. 有利诊断、治疗得到顺利实现

D. 造就医患之间良好的心理气氛

E. 本身就是一种治疗手段

【答案】A

【解析】第一,良好的医患关系是医疗活动顺利开展的必要基础。例如从诊断方面看,医患之间没有充分的交往,医生就往往采集不到确切的病史资料。从治疗方面看,患者遵从医嘱是治疗成功的关键。第二,融洽的医患关系会造就良好的心理气氛和情绪反应。对于患者来说,不仅可消除疾病所造成的心理应激,而且可以

从良好的情绪反应所致的躯体效应中获益。对于医生来说,从这种充满生气的医疗活动中亦可得到更多的心理上的满足,即良好的医患关系本身就是一种治疗的手段,它不仅可以促进患者的康复,而且对医生的心理健康也是必需的。

2. 下列不属于医务人员非语言沟通技巧的是

A. 语调   B. 目光

C. 身体姿势   D. 表情

E. 文字暗示

【答案】E

【解析】非语言沟通是指医务人员通过仪表、体态、面部表情、眼神、声调、手势、抚触、距离等非语言特性沟通方式与患者进行信息交流,在沟通中可以达到支持、补充和深化语言表达的效果。

3. 下列会直接影响医务人员与患者进行语言沟通的是

A. 声调   B. 手势

C. 谈话地点   D. 关闭式谈话

E. 以上均不是

【答案】D

4. 医患冲突的结果,可能造成

A. 患者的被动 - 攻击行为

B. 患者不遵从医嘱

C. 患者难以公开谈出自己的需要

D. 患者的情绪不好

E. 以上情况均有可能发生

【答案】E

5. 医患间交往障碍的原因,医生方面可能有

A. 对患者的病痛缺乏同情心

B. 以是否有科研价值对待患者

C. 关心对方能否给自己带来物质利益

D. 情绪不稳

E. 以上原因均有可能

【答案】E

【解析】主要是有的人虽有较高的技术,但缺乏医德修养,有的人甚至两者都缺乏。他们在诊治过程中对患者的病痛缺乏应有的同情和责任感,对患者态度冷淡、漠不关心、厌烦甚至鄙视,以权威、救世主自居。在医务工作中,对患者以是否有"治疗价值"或"科研价值"的标准去对待。只注意自己"提高技术"而不关心患者的疾苦;对常见病、多发病不是马虎地诊治,就是一推了之。有些医务人员因受社会上的不良影响,以对方能否给自己带来某种物质利益或获得某种方便来确定医患关系,导致医患关系的紧张。

6. 在患者处于急性感染但无意识障碍的情况下,通常采用的医患关系模式是

A. 共同参与型　　　B. 指导 - 合作型
C. 主动 - 被动型　　D. 父母与婴儿式
E. 以上均不是
【答案】B

【解析】指导 - 合作型的医患关系模式中,患者有一定意志要求,需要医师帮助,并愿意合作。他们常常把医师置于权威性位置,医师也自觉或不自觉地在防治过程中使用自己的权威,发挥其指导作用,这是目前最常见的医患关系模式,主要适用于急性疾病和外科手术恢复期。在这类模式中,医患双方产生各种心理的相互作用。医师以恩赐者自居,患者对医师的过度依赖都对医患关系有很大影响,有时可能延缓康复过程。因此,随着急性疾病发生的减少,这类模式的应用也将减小。

7. 对大多数慢性病患者,帮助患者自助属于哪种医患关系模式
　　A. 共同参与型　　　B. 指导 - 合作型
　　C. 主动 - 被动型　　D. 父母与婴儿式
　　E. 以上均不是
【答案】A

【解析】指导 - 合作型的要点是医生告诉患者做什么,患者缺乏较多的主动性和能力;也相当于父母与儿童式的关系。在主动 - 被动型的医患关系中患者的主动性和能力则更低。故医生帮助患者自助的医患关系属共同参与型。

8. 随着病情的变化,医患关系可以
　　A. 一直保持不变
　　B. 由主动 - 被动型转化为指导 - 合作型
　　C. 由主动 - 被动型转化为共同参与型
　　D. 最终都要进入共同参与型
　　E. 由一种模式转向另一种模式
【答案】E

9. 医务人员职业道德**不要求**
　　A. 无私的奉献
　　B. 崇高的爱情
　　C. 利他精神
　　D. 把患者的痛苦看得高于一切
　　E. 以上均不是
【答案】B

10. 医务人员职业要求其情绪主要是
　　A. 积极而稳定　　　B. 爱憎分明
　　C. 心境平和　　　　D. 悲喜有节制
　　E. 永远快乐
【答案】A

11. 对医务人员记忆力的主要要求是
　　A. 记忆的准备性　　B. 记忆的持久性

C. 记忆的专一性　　D. 记忆的敏捷性
E. 记忆的准确性
【答案】E

12. 心理品质是指
　　A. 遗传的心理素质
　　B. 一个人的情绪和行为体系
　　C. 一个人独特的精神面貌
　　D. 一个人的认知、情感、意志和行为活动的有机结合
　　E. 良好的气质
【答案】D

13. 萨斯和荷伦德提出的医患关系基本模式是
　　A. 主动 - 被动型、共同参与型
　　B. 主动型、共同参与型
　　C. 被动型 - 主动型、共同参与型
　　D. 主动 - 被动型、指导 - 合作型、共同参与型
　　E. 主动 - 被动型、指导 - 配合型
【答案】D

【解析】①主动 - 被动型:是一种传统的医患关系类型,这种模式在现代医学实践中普遍存在,如外科、麻醉、抗菌治疗。这一模型适用于急诊治疗、严重创伤、大出血或休克昏迷等。②指导 - 合作型:是一种现代医患关系基础的模型。医患间存在着相互作用,患者因某些症状,如急性感染,主动寻求医生帮助。医生则告诉患者做什么,并期望患者对指令性的治疗服从、合作。医生不喜欢患者提问题或表示异议,或不履行应该接受的医嘱。这种关系虽然患者有了一定的地位和主动性,但在总体上医患的权利还是不平等的。③共同参与型:医生和患者有近似相等的权利和地位,医生帮助患者治疗,几乎所有的心理治疗均属于这种模式,大多数慢性病也适用这种模式。这种模型就参与者双方而言,比上述两种模型需要更为复杂的心理要求。

14. 医患沟通的伦理准则是
　　A. 尊重　　　　　　B. 有利
　　C. 公正　　　　　　D. 诚信
　　E. 以上均是
【答案】E

【解析】医患沟通的伦理准则:尊重、有利、公正、诚信。

15. 医患沟通的伦理意义是
　　A. 实践"人是目的"的伦理价值
　　B. 发挥道德情感的传递作用
　　C. 推动人道主义精神的发展
　　D. 促进医患双方道德境界的提升
　　E. 以上均是
【答案】E

【解析】医患沟通的伦理意义:①实践"人是目的"的伦理价值;②发挥道德情感的传递作用;③推动人道主义精神的发展;④促进医患双方道德境界的提升。

16. 现代医学实践中医患关系的常用模式是

    A. 主动 - 被动型模式

    B. 指导 - 合作型模式

    C. 指导 - 参考型模式

    D. 共同参与型模式

    E. 相互协作型模式

【答案】B

【解析】现代医学实践中医患关系的常用模式是指导 - 合作型模式。

17. 医患纠纷增多的原因

    A. 医疗体制改革相对于市场经济发展的滞后

    B. 医院管理的缺陷

    C. 医务人员的服务态度

    D. 媒体的推波助澜

    E. 以上均是

【答案】E

【解析】医患纠纷增多的原因:①医疗体制改革相对于市场经济发展的滞后;②医院管理的缺陷;③医务人员的服务态度;④患者缺乏理性态度;⑤媒体的推波助澜。

18. 医患关系的意义包括

    A. 有利于医学事业的发展

    B. 共同维护患者利益和社会利益

    C. 相互信任、支持与协作

    D. 相互学习与竞争

    E. 彼此平等和相互尊重

【答案】A

【解析】医患关系的意义包括:①有利于医学事业的发展;②有利于发挥医院的整体效应而提高各项工作的效率;③有利于建立和谐的医患关系;④有利于医务人员成才。

19. 良好医患关系的建立有利于

    A. 增强尊重患者的权利的意识

    B. 建立协调医患关系的组织

    C. 确立公正的社会舆论导向

    D. 普及医学、伦理学、法律知识

    E. 以上均是

【答案】E

【解析】良好医患关系的建立,有利于:①增强尊重患者的权利的意识,这主要是针对医方而言,因为患方属于弱势群体,其权益更易受到侵害;②建立协调医患关系的组织,如医院伦理委员会会很好的协调医患关

系;③确立公正的社会舆论导向,一种公正的舆论导向对于建设良好的医患关系十分重要,因为公众的行为方式极易受到社会舆论的引导;④普及医学、伦理学、法律知识,患者由于医学知识和伦理、法律的欠缺,容易造成医患关系中的被动,医务人员的伦理、法律知识也很缺乏,从而导致对患者权益的忽视和在一些伦理困境中的不知所措。医学、伦理、法律知识的广泛普及,必定是建立理想医患关系的必由之路。

20. 改善医患关系的措施包括

    A. 提高专业技术、品德修养、尊重患者权利等

    B. 尊重医务人员和医院的规章制度,普及医学伦理法律知识,积极配合治疗

    C. 完善医疗制度,规范医院的管理,完善卫生补偿体制

    D. 建立协调医患关系的组织

    E. 以上均是

【答案】E

【解析】改善医患关系的措施包括:

①医方:提高专业技术、品德修养,尊重患者权利等;②患方:尊重医务人员和医院的规章制度,普及医学伦理法律知识,积极配合治疗;③加快卫生体制改革:完善医疗制度、规范医院的管理、完善卫生补偿体制;④建立协调医患关系的组织;⑤确立公正的社会舆论导向。

21. 医患双方都具有独立人格,要求医师做到

    A. 不伤害患者

    B. 从各方面关心患者

    C. 患者是上帝

    D. 平等对待患者

    E. 以上均不是

【答案】D

【解析】首先医患双方具有独立人格的前提是具有平等的关系,所以医生要做到平等对待患者。

22. 医患之间正常的信托关系应该建立于

    A. 上下级关系

    B. 契约关系

    C. 社会主义医德关系和法制关系

    D. 亲属关系

    E. 以上均不是

【答案】C

【解析】医患之间的信任关系表现为:一方面患者对医方的信任,把自己的健康和生命交付给医务人员和医院,相信医方能负起这一重责;另一方面医生也信任患者,相信患者对病情的诉说是真实的,患者是尊医的、是能配合医疗的。这种信任关系在法制社会里,应该明显地带有法制关系性质,但不是抽象的法律关系。医患之

间的法律关系是医生(医院)与患者双方对有关患者医疗问题达成的一种约定,即医患之间确立、变更、终止医疗民事权利的协议或诺言。医患之间的这种法律关系属性是重要且必需的,但不同于一般的契约关系,既没有订立一般契约的那种程序和条款,也没有考虑经济指标。所以,这种法律约束在医患关系中应位于次要地位,医患关系仍应以伦理道德关系为主。

23. 下列哪项**不属于**正确处理医务人员之间关系的意义
    A. 有利于医学事业的发展
    B. 有利于医院整体效益的发挥
    C. 有利于医务人员的成长
    D. 有利于建立和谐的医患关系
    E. 有利于共同对付患者及其家属

【答案】E
【解析】正确处理医务人员之间关系的意义:①有利于医学事业的发展;②有利于发挥医院的整体效应而提高各项工作的效率;③有利于建立和谐的医患关系;④有利于医务人员成才。

24. 确切地说,按规定积极参加会诊,这一做法最能体现的正确处理医务人员之间关系的意义和道德原则是
    A. 有利于建立和谐的医患关系;共同维持社会公益
    B. 有利于医院集体力的发挥;彼此独立、互相支持和帮助
    C. 有利于加深朋友之谊;彼此信任、礼尚往来
    D. 有利于分担风险;彼此独立、相互支持和帮助
    E. 有利于医院集体力量的发挥;彼此信任、礼尚往来

【答案】B

25. 医生和患者所采取沟通方式,哪项**不属于**非语言沟通
    A. 面部表情　　　B. 说话声调
    C. 书面通知　　　D. 身体姿态
    E. 眼神手势

【答案】C
【解析】非语言沟通指不以自然语言为载体进行信息传递,而是以人的仪表、服饰、动作、神情等非语言信息作为沟通媒介进行的信息传递。

26. 非语言沟通方法有3种:动态的、静态的和副语言。下列哪项属于副语言
    A. 手势

B. 仪表
C. 语调
D. 医院的导诊牌
E. 医生和患者之间的空间距离

【答案】C
【解析】"狭义的副语言"指有声现象,如说话时气喘、嗓子沙哑、整句话带鼻音、某个字音拉得很长、压低嗓音、说话不连贯等。

27. 医患沟通的意义中**不包括**
    A. 是医学目的的需要
    B. 是提高医生技术水平的需要
    C. 是临床治疗的需要
    D. 是医学人文精神的需要
    E. 是医疗诊断的需要

【答案】B
【解析】在医疗市场竞争日趋激烈的社会背景下,加强与患者的沟通,充分尊重患者的知情权、选择权,能使患者积极支持、配合医疗工作,减少不必要的医患纠纷。①医患沟通是医疗诊断的需要;②医患沟通是医学发展的需要;③医患沟通是减少纠纷的需要;④医患沟通是双向性的。

28. 患者的知情同意权主要体现在
    A. 医生的技术水平
    B. 对自己健康的维护
    C. 医生的主要诊治手段
    D. 医院的各项规章制度
    E. 自己承担的社会责任

【答案】C

29. 患者的权利中**不包括**
    A. 经济免责权　　　B. 平等医疗权
    C. 疾病认知权　　　D. 法律诉讼权
    E. 知情同意权

【答案】A
【解析】患者的权利包括基本医疗权、疾病认知权、知情同意权、保护隐私权、监督医疗权、免除一定的社会责任权、要求赔偿权。而经济免责权不属于上述范畴。

30. 下列各项中**不属于**医患之间非技术关系的是
    A. 道德关系　　　B. 利益关系
    C. 价值关系　　　D. 经济关系
    E. 法律关系

【答案】D
【解析】医患之间的非技术性关系是:道德关系、利益关系、价值关系、法律关系、文化关系。

31. 在诊疗过程中医务人员之间、专业相互之间和科室相互之间通力协作、密切配合和团结一致,共同为患者的康复而努力,该诊疗伦理原则是
    A. 整体性原则　　B. 协同一致的原则
    C. 最优化原则　　D. 知情同意原则
    E. 病人为中心原则
    【答案】B

32. 保守患者的秘密,其实质是
    A. 尊重患者自主　　B. 不伤害患者自尊
    C. 保护患者隐私　　D. 医患双方平等
    E. 人权高于一切
    【答案】A

33. 医务人员应当对患者保守的医疗秘密是
    A. 患者的病情
    B. 患者的医疗方案
    C. 患者的性别
    D. 医务人员的家庭住址
    E. 医院及医务人员的特色、特长
    【答案】D

34. 医疗活动中最基本、最重要的人际关系是
    A. 医患关系
    B. 医疗团体与社会的关系
    C. 医护关系
    D. 医际关系
    E. 护患关系
    【答案】A

35. 医患关系是契约关系,表明
    A. 医患关系不是民事法律关系
    B. 医患之间是平等的
    C. 医患关系的主体是来就诊的患者
    D. 医患关系是患者出于无奈与医务人员及医疗机构结成的
    E. 医患关系的客体是社会
    【答案】B

36. 医患关系的性质是
    A. 医患关系是一般的契约关系
    B. 医患关系是纯粹的信托关系
    C. 医患关系是在信托关系基础上的契约关系
    D. 医患关系是信托关系就不是契约关系
    E. 医患关系是契约关系就不是信托关系
    【答案】C

37. 患者的自主性取决于
    A. 医患之间的契约关系
    B. 医患之间的经济关系
    C. 医患之间的政治关系
    D. 医患之间的亲疏关系
    E. 医患之间的工作关系
    【答案】A

38. 在医患交往中,强调维护患者权益取决于
    A. 患者在信托关系中居于弱势地位
    B. 患者在信托关系中有明确要求
    C. 患者在信托关系中居于强者地位
    D. 医师对患者的承诺
    E. 医师对患者的关心
    【答案】A

39. 构成医患信托关系的根本前提是
    A. 患者求医行为中包含对医师的信任
    B. 患者在医患交往中处于被动地位
    C. 医师是"仁者"
    D. 现代医学服务是完全可以信赖的
    E. 医患交往中加入一些特殊因素
    【答案】A

40. 为维护医患之间相互信任的关系,医师必须做到但应除外的是
    A. 主动赢得患者信任
    B. 珍惜患者的信任
    C. 对患者所提要求言听计从
    D. 努力消除误解
    E. 对患者出现的疑虑尽量澄清
    【答案】C

41. 患者的权利受到关注的社会背景是
    A. 人的权利意识、参与意识增强和对人的本质的进一步认识
    B. 医患间医学知识的差距逐渐缩小
    C. 对人的本质有了进一步认识
    D. 意识到医源性疾病的危害
    E. 世界性的医患关系冷漠化
    【答案】A

42. 在医疗过程中,医生的医疗权应该
    A. 服从医院的发展
    B. 服从患者的权利
    C. 服从社会公益
    D. 服从医院行政领导
    E. 服从家属的意愿
    【答案】B

43. 尊重患者的疾病认知权需要一定的前提是
    A. 不影响医务人员与家属的关系
    B. 不让患者难过
    C. 不影响医患关系的确立
    D. 不影响医生治疗方案的选择
    E. 不加重患者的心理负担和影响治疗效果
    【答案】E

44. 患者的道德义务有
    A. 保持健康和恢复健康
    B. 在医师指导下接受和积极配合医生诊疗
    C. 帮助医务人员工作
    D. 服从医院的行政领导
    E. 要求家属帮助护士工作
    【答案】B

45. 当患者对医生所实施的诊治手段有质疑时，医生必须详细介绍，在患者愿意时才能继续进行，这属于患者的
    A. 平等医疗权   B. 疾病认知权
    C. 知情同意权   D. 社会责任权
    E. 保护隐私权
    【答案】C

46. 患者的权利**不包括**
    A. 基本医疗权   B. 自我决定权
    C. 知情同意权   D. 要求保密权
    E. 保管病志权
    【答案】E

47. 患者义务应**除外**
    A. 完全听从医师的安排
    B. 如实提供病情信息
    C. 认真执行医嘱
    D. 不将疾病传播他人
    E. 尊重医师及其劳动
    【答案】A

48. 下列关于患者享有平等医疗权利的表述，**错误**的是
    A. 公民享有生命健康权
    B. 对所有患者都应一视同仁
    C. 对患者的要求都予以满足
    D. 患者享有的医疗保健权在实现时是受条件限制的
    E. 应充分给患者提供医疗信息
    【答案】C

49. 对患者知情同意权的做法中，**错误**的是
    A. 婴幼儿患者可以由监护人决定
    B. 对某些特殊急诊抢救视为例外
    C. 无家属承诺，即使患者本人知情同意也不能给予手术治疗
    D. 做到完全知情
    E. 做到有效同意
    【答案】C

50. 患者在诊治过程中**不能**拒绝
    A. 治疗   B. 公开病情
    C. 手术   D. 实验
    E. 遵守医院制度
    【答案】E

51. 患者下列义务中应该经其同意后才能合理履行的是
    A. 如实提供病情
    B. 尊重医务人员的劳动
    C. 避免将疾病传播给他人
    D. 遵守住院规章
    E. 支持医学生实习和发展医学
    【答案】E

52. 医患关系出现物化趋势的最主要原因是
    A. 医学高技术手段的大量应用
    B. 医院分科越来越细，医生日益专科化
    C. 医生工作量加大
    D. 患者对医生的信任感降低
    E. 患者过多依赖医学高技术的检测手段
    【答案】A

53. 现代诊疗过程中医生越来越依赖于辅助检查所得的指标和数据，医生和患者的直接交流因此减少。这反映出医患关系出现
    A. 民主化趋势   B. 物化趋势
    C. 法制化趋势   D. 分化趋势
    E. 商品化趋势
    【答案】B

54. 共同参与型的医患关系中
    A. 医生有绝对的权威，患者无条件的配合医生
    B. 医生相对主动，患者相对被动
    C. 医生和患者共同商讨病案并决定治疗方案
    D. 患者的主动性大于医生的主动性
    E. 现实中不存在
    【答案】C

55. 医患双方都具有独立人格,要求医师做到
    A. 不伤害患者
    B. 从各方面关心患者
    C. "患者是上帝"
    D. 平等对待患者
    E. 关心患者心理需求
    【答案】D

56. 下列对医际关系伦理意义的描述,**不准确**
    的是
    A. 有利于医学事业发展
    B. 有利于医务人员成才
    C. 有利于取得更高的经济收益
    D. 有利于医院集体力量的发挥
    E. 有利于建立和谐的医患关系
    【答案】C

57. 正确处理医际关系的原则是
    A. 根据职务、职称不同,区别对待
    B. 根据学历、职务的高低,分配发展机会
    C. 彼此信任,互相协作和监督
    D. 互相尊重,"井水不犯河水"
    E. 相互尊重,坚持独立,注重自我发展
    【答案】C

58. 下列处理医际关系的原则,**不正确**的是
    A. 彼此平等、互相尊重
    B. 彼此独立、互相支持和帮助
    C. 彼此协作,力争最大经济效益
    D. 彼此信任,相互协作和监督
    E. 相互学习,共同提高和发挥优势
    【答案】C

【A2 型题】

1. 患者李某,女,26 岁,未婚,体检中发现左侧
   乳房有肿块来院治疗。经医生诊断后拟进行
   手术治疗,但患者十分担心手术后会影响今
   后生活质量,医生积极解释,消除了患者的心
   理负担,在征得患者家属同意的情况下,进行
   手术且手术顺利,患者及家属都很满意。本
   案例集中体现了尊重患者的
   A. 基本医疗权
   B. 知情同意权
   C. 疾病认知权
   D. 提出问题并要求医生解答的权利
   E. 监督医疗过程的权利
   【答案】B

2. 因车祸受重伤的男子被送去医院急救,因没
   带押金,医生拒绝为患者办理住院手续。当
   患者家属拿来钱时,已错过了抢救最佳时机,
   患者死亡。本案例违背了患者权利的
   A. 享有自主权
   B. 享有知情同意权
   C. 享有保密和隐私权
   D. 享有基本的医疗权
   E. 享有参与治疗权
   【答案】D

3. 甲医师发现邻病房乙医师的诊治失误后,及
   时反映给主管部门。这体现了正确处理医务
   人员之间关系的道德原则是
   A. 共同维护社会公益
   B. 共同维护患者利益
   C. 开展正当竞争
   D. 全心全意为人民服务
   E. 以上都不是
   【答案】B

4. 某医师为不得罪同事,将患者严格区分为
   "你的"和"我的",对其他医生所负责的患者
   一概不闻不问,即使同事出现严重失误,也是
   如此。这种做法违反了正确处理医务人员之
   间关系的道德原则
   A. 彼此平等、互相尊重
   B. 彼此独立、相互支持和帮助
   C. 彼此信任、互相协作和监督
   D. 彼此独立、相互协作和监督
   E. 彼此平等、互相协作和监督
   【答案】C

5. 一位女医生对患者说话声调柔和、目光亲切、
   讲话时面带微笑,说明她在下列哪一方面做
   得好
   A. 语言沟通和非语言沟通
   B. 语言沟通技巧
   C. 非语言沟通技巧
   D. 目光沟通
   E. 以上都不是
   【答案】C
   【解析】医患交往的两种形式:语言形式的交往和非
   语言形式的交往。前者顾名思义,是用语言传递信息,
   后者包括语调、表情等。依题意,这位女医生是非语言
   形式的交往做得好。

第三节 生物医学研究伦理

【A1 型题】

1.《涉及人的生物医学研究伦理审查办法》已于 2016 年 9 月 30 日经国家卫生计生委委主任会议讨论通过,自( )起施行
   A. 2016 年 9 月 30 日　B. 2016 年 10 月 1 日
   C. 2016 年 11 月 1 日　D. 2016 年 12 月 1 日
   E. 2017 年 1 月 1 日
   【答案】D

2. 伦理委员会的委员应当从生物医学领域和伦理学、法学、社会学等领域的专家和非本机构的社会人士中遴选产生,人数不得少于( )人,并且应当有不同性别的委员,少数民族地区应当考虑少数民族委员
   A. 3　　　　　B. 5　　　　　C. 7
   D. 9　　　　　E. 11
   【答案】C

3. 伦理委员会委员任期
   A. 2 年　　　　B. 3 年　　　　C. 4 年
   D. 5 年　　　　E. 6 年
   【答案】D

4. 医疗卫生机构应当于每年( )前向备案的执业登记机关提交上一年度伦理委员会工作报告
   A. 1 月 31 日　　　B. 2 月 28 日
   C. 3 月 31 日　　　D. 4 月 30 日
   E. 5 月 31 日
   【答案】C

5. 伦理委员会作出决定应当得到伦理委员会全体委员的( )同意,伦理审查时应当通过会议审查方式,充分讨论达成一致意见
   A. 二分之一以上　　B. 三分之二以上
   C. 五分之三以上　　D. 七分之四以上
   E. 九分之五以上
   【答案】A

6. 对已批准实施的研究项目,伦理委员会应当指定委员进行跟踪审查,跟踪审查包括
   A. 是否按照已通过伦理审查的研究方案进行试验
   B. 研究过程中是否擅自变更项目研究内容
   C. 是否发生严重不良反应或者不良事件
   D. 是否需要暂停或者提前终止研究项目
   E. 以上都是
   【答案】E

第四节 医学道德的评价、监督和修养

【A1 型题】

1. 医德修养的根本途径和方法是
   A. 自我批评　　　　B. 自我反思
   C. 见贤思齐　　　　D. 接受患者监督
   E. 与医疗实践结合
   【答案】E
   【解析】与医疗实践相结合是医德修养的根本途径和方法,具体是从以下三个方面做起:①要坚持在为人民健康服务的医疗实践中认识主观世界,改造主观世界;②要坚持在医疗实践中检验自己的品德,自觉地进行自我教育,自我锻炼,提高自己医学修养;③要随着医疗实践的发展,使自己的认识不断提高,医学道德修养不断深入。

2. 医学道德修养的范畴包括
   A. 意志、情操、仪表、品行
   B. 举止、仪表、意志、情感
   C. 情操、信念、习惯、举止
   D. 情操、举止、仪表、品行
   E. 仪表、品行、情操、信念
   【答案】D
   【解析】医德修养包括医疗实践中所形成的情操、举止、仪表和品行等。

3. 医学道德教育的过程**不包括**
   A. 提高道德意识
   B. 培养医德情感
   C. 锻炼医德意志
   D. 鉴定医德信念
   E. 进行自我教育和自我锻炼
   【答案】E
   【解析】医学道德教育的过程包括提高医德认识、培养医德情感、锻炼医德意志、坚定医德信念以及养成医德行为习惯。

4. 医学道德的意义**不包括**
   A. 有助于形成医务人员的内在品质
   B. 有助于培养医务人员的人文素养和道德情操

C. 有助于促进医学科学工作发展

D. 是将医学道德原则和规范转化为内心信念的重要环节

E. 是确保维护社会公益的原则

【答案】E

【解析】医学道德教育的意义包括：①有助于形成医务人员的内在品质，是把医学和规范转化为内心信念的重要一环；②有助于培养医务人员的人文素养和道德情操，是形成良好医德医风的重要环节；③有助于培养高素质的医学人才，是促进医学科学工作发展的重要措施。

5. 正确把握医德评价依据的观点是

A. 动机论

B. 手段论

C. 效果论

D. 目的论

E. 动机与效果、目的与手段辩证统一论

【答案】E

【解析】正确把握医德评价依据的观点：①在医学道德评价上，我们应该坚持哲学上的动机与效果辩证统一的观点，即必须从效果上去检验动机，又要从动机上去看待效果，对具体情况做具体分析。②一般情况下目的决定手段，手段服从目的，没有目的的手段是毫无意义的。同时，没有一定的手段相助，目的也是无法实现的。在评价医务人员的医德行为时，不仅要看其目的是否正确，还要看其是否选择了恰当的手段。

6. 医学道德评价的标准包括

A. 疗效标准、社会标准、科学标准

B. 舆论标准、价值标准、疗效标准

C. 科学标准、社会标准、舆论标准

D. 科学标准、疗效标准、价值标准

E. 社会标准、价值标准、舆论标准

【答案】A

【解析】医学道德评价标准有疗效标准、社会标准、科学标准。

7. 对医德评价的意义理解有误的是

A. 表明评价者个人的喜好

B. 形成健康的医德氛围

C. 调节医学人际关系

D. 有助于将外在医德规范内化为医务人员的信念

E. 有助于指导医务人员选择高尚的医德行为

【答案】A

【解析】医德评价是医务人员行为、医疗卫生保健单位活动的监视器和调节器；维护医德原则、规范和准则

的重要保障；使医德原则、规范和准则转化为医务人员行为和医疗卫生保健单位活动的中介和桥梁。

8. 医德品质构成的基本要素是

A. 内心信念   B. 社会舆论

C. 传统习俗   D. 真诚信仰

E. 科学标准

【答案】A

【解析】内心信念是指医务人员发自内心地对道德义务的深刻认识、真诚信仰和强烈的责任感，是医务人员对自己行为进行善恶评价的内在动力，是医德品质构成的基本要素，也是医德评价的重要方式。

9. 对医务人员在医德修养方面提倡"慎独"，不正确的是

A. "慎独"是古代儒家用语，是封建社会道德特有的范畴

B. "慎独"是道德修养的方法

C. "慎独"是指个人在独处无人监督时，仍能坚持道德原则和道德信念

D. "慎独"是中性名词，在今天使用它可以有崭新的内容和含义

E. 医德修养是有层次的，提倡"慎独"，是希望医务人员的医德修养达到更高境界

【答案】A

10. 医学评价中最普遍、最具有影响力的方式是

A. 内心信念   B. 社会舆论

C. 传统习俗   D. 真诚信仰

E. 科学标准

【答案】B

【解析】社会舆论是指公众对某种社会现象、行为和事件的看法和态度，即公众的认识。社会舆论可以形成一种强大的精神力量，调整人们的道德行为，指导人们的道德生活，适宜的评价最普遍、最具有影响力的方式，在医德评价中起着重要作用。

11. 市场经济条件下加强医学伦理教育的必要性主要取决于

A. 公正分配医药卫生资源的要求

B. 实现医疗活动道德价值的要求

C. 协调医际关系的要求

D. 合理解决卫生劳务分配问题的要求

E. 正确处理市场经济对医学服务正负双重效应的要求

【答案】E

12. 医德修养的内容不包括

A. 学习医疗卫生体制改革文件，进行政策修养

B. 学习科学的医学伦理学理论,进行医德理论修养

  C. 在医疗实践中以医德原则和规范要求自己,进行医德规范认同修养

  D. 以正确的医德思想战胜错误的医德思想,进行医德情感和信念修养

  E. 实践正确的医德认识,进行医德品质和习惯修养

【答案】A

13. 应大力宣传医务人员中的先进人物和先进事迹,所根据的医德教育原则是

  A. 目的性原则

  B. 理论联系实际原则

  C. 正面引导原则

  D. 因人施教原则

  E. 实践性原则

【答案】C

14. 医德的维系手段是

  A. 强制性力量 B. 非强制力量

  C. 卫生法纪 D. 经济奖惩

  E. 行政处罚

【答案】B

15. 医德评价方式**不包括**

  A. 正式社会舆论 B. 非正式社会舆论

  C. 传统习俗 D. 内心信念

  E. 卫生行政仲裁

【答案】E

16. 医学道德评价一般分为

  A. 自我评价与非自我评价

  B. 社会评价

  C. 内心信念

  D. 传统习俗

  E. 社会评价与他人评价

【答案】A

17. 原中华人民共和国卫生部颁布的《医务人员医德规范及实施办法》的精神是

  A. 对患者一视同仁

  B. 文明礼貌服务

  C. 廉洁行医

  D. 为患者保守隐私

  E. 实行社会主义人道主义

【答案】E

18. 临床医师应尽的道德义务中,首要和根本的是

  A. 对同事的义务 B. 对医院的义务

  C. 对医学的义务 D. 对社会的义务

  E. 对患者的义务

【答案】E

19. 对"慎独"最正确的理解是

  A. 无人监督时注意不违背医德

  B. 别人无法监督时注意不违背医德

  C. 有错误思想干扰时注意加以抵制

  D. 坚持从小事上点点滴滴做起

  E. 坚持医德修养的高度自觉性、坚定性、一贯性

【答案】E

20. 评价医德行为善恶的根本标准是

  A. 患者的个人意见

  B. 患者家属的意见

  C. 新闻媒体的认定

  D. 有利于患者康复、有利于医学发展、有利于人类生存环境的改善

  E. 社会主义医德规范体系

【答案】D

第二篇　专业理论

第一章　专业相关基础理论知识

第一节　心　内　科

【A1 型题】

1. 左心室衰竭首先引起组织器官的继发病变是
   - A. 槟榔肝
   - B. 腹壁静脉曲张
   - C. 脾淤血,肿大
   - D. 脑淤血,水肿
   - E. 肺淤血,水肿

   【答案】E
   【考点】心力衰竭

2. 冠状动脉粥样硬化的好发部位
   - A. 左前降支
   - B. 左旋支
   - C. 右冠状动脉
   - D. 左冠脉主干
   - E. 对角支

   【答案】A
   【考点】冠心病

3. 继发性高血压病因**不包括**
   - A. 肾动脉狭窄
   - B. 嗜铬细胞瘤
   - C. 原发性醛固酮增多症
   - D. 钠盐摄入过多
   - E. 库欣综合征

   【答案】D
   【考点】高血压

【A2 型题】

1. 患者,女,25岁,已婚。婚后妊娠8个月,心悸、气短1个月。查体:皮肤黏膜无发绀,颈静脉充盈,心脏扩大,心率115次/min,心尖部可闻及收缩期杂音。本患者最大可能的诊断是
   - A. 风湿性心脏病
   - B. 先天性心脏病

   - C. 心肌炎
   - D. 特发性心肌病
   - E. 围产期心肌病

   【答案】E
   【解析】患者青年女性,妊娠8个月;目前查体:心脏扩大,心尖部可闻及收缩期杂音。围产期心肌病多发生于妊娠前后,以心脏扩大为基本特征,以充血性心力衰竭为主要临床表现。故答案选E。
   【考点】心肌炎与心肌病

2. 患者,女,16岁,活动后心悸、气短、胸闷2周。患者1个月前受凉感冒,发热1周,近2周来稍事活动即感心悸、气短、胸闷不适,夜间需高枕卧位。查体:体温37.2 ℃,脉搏120次/min,呼吸26次/min,血压98/62mmHg;面色苍白,口唇无发绀,颈静脉无怒张,两肺底散在少量湿啰音,心界扩大,心率120次/min,律齐,心音低钝,可闻及第三心音并形成奔马律,心尖部可闻及3/6级收缩期吹风样杂音。本患者最大可能的诊断是
   - A. 急性风湿热
   - B. 风湿性心脏病
   - C. 急性心肌炎
   - D. 迁延性肺炎
   - E. 特发性扩张型心肌病

   【答案】C
   【解析】本例患者病史存在流感样前驱症状,有发热、胸闷、气短等相关症状;目前可闻及第三心音及心尖部杂音。故答案选C。
   【考点】心肌炎与心肌病

3. 患者,女,28岁,患者诊断游走性四肢关节炎10余年,近1年来出现劳力性心悸、气短,下肢水肿。查体:面颊暗红,颈静脉怒张,心脏扩大,心尖部可闻及收缩期和舒张期杂音,肝大,下肢水肿。本患者最大可能的诊断是
   - A. 先天性心脏病
   - B. 风湿性心肌炎

C. 风湿性心脏病二尖瓣狭窄合并关闭不全

D. 急性风湿热

E. 扩张型心肌病

【答案】C

【解析】风湿性心脏病二尖瓣狭窄合并关闭不全症状主要以肺循环淤血为主。患者会有劳力性呼吸困难，随着疾病进展，逐渐发展为右心衰竭，表现为下肢水肿。本例患者青年女性，既往游走性关节炎史。近1年劳力性心悸、气短、下肢水肿，心尖部可闻及杂音，故答案选C。

【考点】常见瓣膜病

4. 患者，男，32岁，诊断为风湿性心脏病，重度二尖瓣狭窄伴轻度关闭不全，心功能Ⅱ~Ⅲ级，超声心动图显示二尖瓣口开放面积0.8cm²。为该患者推荐的首选治疗方法是

A. 内科药物治疗

B. 外科行人工机械二尖瓣置换术

C. 经皮穿刺二尖瓣球囊扩张成形术

D. 外科二尖瓣分离术

E. 外科行二尖瓣生物瓣置换术

【答案】C

【解析】二尖瓣狭窄合并关闭不全的治疗主要是针对病因治疗。如果是风湿性心脏病所致，一般情况下需要行二尖瓣手术。二尖瓣瓣口面积小于1.0cm²时，即为重度狭窄。本例患者为风湿性心脏病，重度二尖瓣狭窄伴轻度关闭不全，故答案选C。

【考点】常见瓣膜病

5. 患者，男，66岁，患者发作性心前区疼痛病史10余年，曾在医院检查诊断为冠状动脉粥样硬化性心脏病，三支血管病变。1个月前行左前降支近端支架植入术，术后服用氯吡格雷和阿司匹林双联抗血小板治疗，1周前因胃部不适而自行停服阿司匹林。此次于夜间凌晨2时左右突发剧烈胸痛，大汗淋漓，约30分钟后突然意识不清，送医院后确诊死亡。本患者最可能的致死原因是

A. 卒中

B. 冠状动脉粥样硬化斑块破裂致急性心肌梗死

C. 左前降支支架血栓形成致急性心肌梗死

D. 冠状动脉粥样硬化病变进展致病情加重

E. 主动脉夹层动脉瘤破裂

【答案】C

【解析】因支架属异物，故支架植入术后为避免局部血栓形成，需服用抗凝及抗血小板药物，患者不应私自

减量或停用，以免造成冠状动脉再狭窄及血栓形成。本例患者既往冠心病病史多年，1个月前行左前降支支架植入术，术后3周自行停服阿司匹林抗血小板治疗。故答案选C。

【考点】急性冠脉综合征

6. 患者，男，65岁，既往高血压病史20余年，间歇发作劳力性心前区疼痛4年，因症状不严重未到医院诊治。近日自觉发作频繁且较以往严重，服硝酸甘油后症状可缓解，但反复发作遂到医院就诊。本患者最大可能的诊断是

A. 肋间神经痛   B. 肌纤维组织炎

C. 稳定型心绞痛   D. 不稳定型心绞痛

E. 急性心肌梗死

【答案】D

【考点】冠心病

7. 患者，男，35岁，风湿性心脏病二尖瓣狭窄病史10年以上，近日突发心悸。查体：脉律不齐，听诊心率102次/min，心律绝对不整齐，心音强弱不等，心尖部可闻及舒张期杂音。心电图提示，P波消失，以大小不等的f波代之，RR间期不匀齐。本患者最大可能的诊断是

A. 正常心率   B. 心房颤动

C. 心房扑动   D. 房性心动过速

E. 频发房性期前收缩

【答案】B

【解析】引发心房颤动的疾病包括风湿性心脏病、冠心病等。常见症状为心悸、头晕，听诊心律不齐、心音强弱不等，心电图特点是P波消失，代以f波，RR间期不规则。故答案选B。

【考点】常见瓣膜病

【A3/A4 型题】

（1~2题共用题干）

患者，男，20岁，因"发热20日，心悸、气促、乏力5日"入院。查体：体温37.9℃，血压130/90mmHg，两肺细湿啰音，心界扩大，心尖可闻及第三心音，心率128次/min，下肢水肿。血CK、CK-MB增高。

1. 此患者**不考虑**的诊断是

A. 病毒性心肌炎   B. 感染性心内膜炎

C. 家族性心肌病   D. 结核性心包炎

E. 心肌心包炎

【答案】D

【考点】心肌炎与心肌病

2. 以下治疗**错误**的是
   A. 常规剂量利尿剂
   B. 常规剂量洋地黄
   C. 扩张容量血管药
   D. 降低血管阻力药
   E. 扩张容量及降低血管阻力药物
   【答案】B
   【解析】结核性心包炎多为不明原因发热伴大量心包积液。根据本例患者描述，应首先排除此诊断。对洋地黄中毒或过敏的心肌病患者绝对禁止使用洋地黄，对以舒张功能障碍的心肌病的心力衰竭，洋地黄效果不佳。
   【考点】心肌炎与心肌病

(3~5 题共用题干)

患者，男，47 岁，突发呼吸困难 1 小时，半夜来急诊。查体：烦躁不安，皮肤口唇发绀，大汗，咳粉红色泡沫痰，血压 150/95mmHg，两肺满布哮鸣音和湿啰音。

3. 对上述病例的给氧措施，正确的是
   A. 间断低流量(1L/min)加消泡剂
   B. 持续低流量(1L/min)加消泡剂
   C. 间断高流量(6L/min)加消泡剂
   D. 持续高流量(6L/min)加消泡剂
   E. 先生理盐水超声雾化吸入后再吸氧
   【答案】D
   【考点】急性冠脉综合征

4. 对于上述病例，以下处理正确的是
   A. 在急诊室详细问诊，全面查体后，予适当治疗
   B. 立即行胸部 X 线片检查后予以治疗
   C. 收住院，查明病因后予以适当治疗
   D. 立即心电图检查，药物治疗，再详细问诊、查体及辅助检查
   E. 收住院后予以治疗
   【答案】D
   【考点】急性冠脉综合征

5. 关于此患者的病因，**不考虑**的是
   A. 急性重症心肌炎
   B. 急性广泛心肌梗死
   C. 严重二尖瓣狭窄
   D. 急性二尖瓣腱索断裂
   E. 高血压危象
   【答案】E
   【解析】患者中年男性，呼吸困难，烦躁不安，皮肤口

唇发绀，咳粉红色泡沫痰，双肺满布哮鸣音，初步考虑为急性冠脉综合征可能性大。接诊时应立即行心电图检查、药物治疗，之后再详细问诊。应给予持续高流量吸氧加消泡剂。高血压危象通常短时间内血压急剧升高(一般 >180/120mmHg)，同时伴明显头痛、头晕、视物模糊等表现，本例患者与此不符，故不考虑。
   【考点】急性冠脉综合征

(6~8 题共用题干)

患者，男，50 岁，因"头晕"来诊。查体：血压 150/50mmHg，心尖搏动在锁骨中线外 1cm，心尖有轻度舒张期隆隆样杂音，有开放拍击音，主动脉瓣区呼气时有舒张期杂音，向心尖区传导，心率 70 次/min，律齐，肺(−)，股动脉可闻血管枪击音。

6. 此患者导致心功能减退的基本原因是
   A. 心肌收缩力下降
   B. 左室前负荷加重
   C. 左室后负荷加重
   D. 右室前负荷加重
   E. 心脏舒张受限
   【答案】B
   【考点】常见瓣膜病

7. 关于此患者的预后判断，最正确的选项是
   A. 代偿期短，易导致心力衰竭
   B. 代偿期长，一旦失代偿预后差
   C. 失代偿后尚可维持很多年
   D. 较单纯二尖瓣病变更易发生心房颤动
   E. 舒张压越低预后越好
   【答案】B
   【考点】常见瓣膜病

8. 此患者最必要的辅助检查是
   A. 动态心电图
   B. 活动平板负荷试验
   C. 心脏核素检查
   D. 多普勒超声心动图
   E. 心血管造影
   【答案】D
   【解析】本例患者心脏搏动显著下移，听诊可闻及舒张期杂音及周围血管征，考虑主动脉瓣关闭不全可能大。首选性超声心动图检查以明确诊断。本病预后代偿期长。
   【考点】常见瓣膜病

(9~12 题共用题干)

患者，女，45 岁，因"发现心脏杂音 20 年，近半年来劳力性心悸，气短"入院。查体：血压 110/70mmHg，心界扩大，心率 132 次/min，律不

齐,第一心音强弱不等,脉短绌,心尖 3/6 级全收缩期杂音,向腋下传导,有轻度舒张期隆隆样杂音,肺底湿啰音。

9. 此患者最确切的诊断是

　　A. 二尖瓣脱垂、反流

　　B. 二尖瓣狭窄、关闭不全

　　C. 主动脉瓣狭窄、二尖瓣狭窄

　　D. 梗阻性肥厚型心肌病

　　E. 室间隔缺损

【答案】B

【考点】常见瓣膜病

10. 此患者首要治疗为

　　A. 洋地黄　　　　　B. β 受体阻滞剂

　　C. 奎尼丁　　　　　D. 维拉帕米(异搏定)

　　E. 硝酸甘油

【答案】A

【考点】常见瓣膜病

11. 此患者经治疗病情好转后,如果同意手术治疗,最必要的检查是

　　A. 心电图

　　B. 动态心电图

　　C. 活动平板负荷试验

　　D. 多普勒超声心动图

　　E. 心脏核素检查

【答案】D

【考点】常见瓣膜病

12. 仔细心脏听诊,此患者最易听到

　　A. 第三心音

　　B. 第四心音

　　C. 第二心音分裂

　　D. A2 亢进

　　E. 奥斯汀·弗林特(Austin Flint)杂音

【答案】C

【解析】本例患者劳力性心悸病史,听诊心尖部收缩期杂音,轻度舒张期隆隆样杂音,考虑二尖瓣狭窄、关闭不全可能性大。

【考点】常见瓣膜病

第二节 呼吸内科

【A1 型题】

1. 慢性支气管炎最主要的并发症是

　　A. 肺气肿、肺心病　　　B. 支气管扩张

　　C. 肺出血　　　　　　　D. 肺脓肿

　　E. 肺炎

【答案】A

【考点】慢性支气管炎

2. 肺心病心力衰竭时可出现以下常见症状和体征,**除了**

　　A. 颈静脉怒张　　　　　B. 尿少

　　C. 水肿　　　　　　　　D. 咳粉红色泡沫痰

　　E. 肝大和压痛

【答案】D

【考点】肺心病

3. 对诊断慢性阻塞性肺疾病(COPD)最有意义的检查是

　　A. 血气分析:$PaO_2<60mmHg$,$PaCO_2>50mmHg$

　　B. 肺功能:$FEV_1/FVC<60\%$,最大通气量实测值 / 预计值 <60%

　　C. 桶状胸

　　D. 胸部 X 线片提示肺透亮度增加,肋间隙增宽

　　E. 心电图呈低电压

【答案】B

【考点】慢性阻塞性肺疾病

【A2 型题】

1. 患者,男,75 岁,确诊慢性阻塞性肺疾病 5 年,平时不规律用药。咳嗽、咳痰伴呼吸困难加重 5 日,伴食欲缺乏。既往:高血压 10 年。入院查体:脉搏 108 次 /min,呼吸 22 次 /min,血压 140/90mmHg,嗜睡,口唇发绀,双肺可及大量痰鸣音,心律齐,$P2>A2$,腹部(−),双下肢轻度可凹形水肿。入院后查动脉血气:$pH\ 7.20$,$PaO_2\ 45mmHg$,$PaCO_2\ 85mmHg$,$HCO_3^-\ 27mmol/L$(不吸氧)。此患者最恰当的处理措施为

　　A. 鼻导管高流量吸氧

　　B. 储氧面罩低流量吸氧

　　C. 无创呼吸机辅助通气

　　D. 气管插管,呼吸机辅助通气

　　E. 气管切开,呼吸机辅助通气

【答案】D

【解析】患者慢性阻塞性肺疾病病史数年,本次发病出现咳嗽、咳痰及呼吸困难加重,伴有嗜睡症状,结合动脉血气分析结果,诊断慢性阻塞性肺疾病急性加重、肺性脑病、Ⅱ型呼吸衰竭、失代偿期呼吸性酸中毒,因此需呼吸机辅助迅速改善患者肺通气。但患者嗜睡,存在无

创呼吸机辅助通气相对禁忌,故除外 C。而紧急气管切开主要用于喉源性呼吸困难,如喉头水肿等,故最佳治疗方案为 D。

【考点】慢性阻塞性肺疾病

2. 患者,女,32 岁,间断咳嗽、喘憋 3 个月,伴流涕、鼻塞,经多种抗生素效果不佳。胸部 X 线片(−);血常规:白细胞计数 $7.8 \times 10^9/L$,中性粒细胞百分比 78%,嗜酸性粒细胞百分比 8%。支气管舒张试验:阳性。查体:呼吸 22 次/min,口唇无发绀,双肺可闻及中等量呼气相哮鸣音,心律齐,双下肢不肿。下列治疗措施比较恰当的是
   A. 静脉滴注三代头孢类抗生素
   B. 静脉滴注糖皮质激素
   C. 口服氯苯那敏(扑尔敏)+ 氨茶碱
   D. 规律吸入糖皮质激素 + 短效 β_2 受体激动剂
   E. 规律吸入短效 β_2 受体激动剂

【答案】D

【解析】患者年轻女性,以间断咳嗽、喘憋,伴流涕、鼻塞为主要临床症状,抗生素治疗效果不佳。胸部 X 线片(−),血常规嗜酸性粒细胞百分比 8%,支气管舒张试验:阳性。查体双肺可闻及中等量呼气相哮鸣音,诊断支气管哮喘急性发作期、轻度。支气管哮喘急性发作期治疗为每日定时吸入糖皮质激素,出现症状可吸入短效 β_2 受体激动剂。

【考点】支气管哮喘

3. 患者,男,65 岁,慢性咳嗽、咳痰 20 年,活动耐力下降 5 年。3 年前急性前壁心肌梗死,心功能不全,予硝酸酯类及利尿剂等药物保守治疗。6 小时前因"呼吸困难、喘息"急诊就诊,实验室检查示:pH 7.40,$PaCO_2$ 60mmHg,PaO_2 62mmHg,HCO_3^- 37mmol/L,Na^+ 140mmol/L,CL^- 90mmol/L。该患者酸碱平衡状态为
   A. 代偿性呼吸性酸中毒
   B. 代偿性代谢性碱中毒
   C. 呼吸性酸中毒合并代谢性碱中毒
   D. 慢性呼吸性酸中毒
   E. 呼吸性碱中毒、代谢性碱中毒合并代谢性酸中毒

【答案】C

【考点】呼吸衰竭/酸碱平衡

4. 患者,女,38 岁,低热 4 日,咳嗽,咳白痰,痰中带血丝。查体:双肺未闻及明显干湿啰音。胸部 X 线片:右肺淡片状阴影。最恰当的处理是

   A. 痰找结核分枝杆菌
   B. 痰培养
   C. 抗感染治疗 2 周后复查
   D. 抗结核治疗
   E. 肺 CT 平扫

【答案】C

【解析】据患者急性起病,咳嗽、咳痰伴发热症状,以及胸部 X 线片,临床初步诊断急性支气管肺炎,首选抗生素治疗,疗程 7~14 日,抗生素治疗后给予复查评估。

【考点】急性支气管肺炎,治疗后复查除外肿瘤

5. 患者,男,48 岁,发热伴咳嗽、咳黄痰 5 日。外院胸部 X 线片示左下肺感染,予盐酸莫西沙星抗感染 3 日,患者仍发热,体温 39℃,白细胞计数 $16.3 \times 10^9/L$,复查胸部 X 线片如图 2-1 所示。该患者治疗效果欠佳的原因最可能为

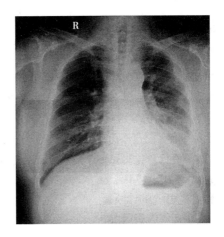

图 2-1　胸部 X 线片

   A. 抗生素耐药
   B. 抗生素疗程不够
   C. 合并肺炎旁胸腔积液
   D. 诊断错误,为非感染性疾病
   E. 为结核感染

【答案】C

【解析】肺炎治疗效果欠佳时原因需考虑合并肺炎旁胸腔积液、合并肺脓肿、病原菌抗生素耐药、非感染性疾病等。该例患者胸部 X 线表现,符合合并肺炎旁胸腔积液,可考虑胸腔穿刺明确胸腔积液性质。

【考点】胸腔积液

6. 患者,男,30 岁,1 周前发热、全身酸痛、咽痛。血常规:白细胞计数 $5.3 \times 10^9/L$,中性粒细胞百分比 58%,淋巴细胞百分比 31%。2 日前体温 39℃,咳嗽、咳黄痰。查体:左下肺可闻及湿

啰音,心律齐;复查血常规,白细胞计数 12.8×10^9/L,中性粒细胞百分比 91%;胸部 X 线片示左下肺渗出影。该患者最可能的病原体是

A. 支原体　　　　　B. 流感嗜血杆菌

C. 金黄色葡萄球菌　D. 肺炎链球菌

E. 军团菌

【答案】C

【解析】支原体、军团菌干咳、少痰,流感嗜血杆菌咳砖红色胶冻样痰,肺炎链球菌咳铁锈色痰,金黄色葡萄球菌咳黄脓痰。该患者初始起病症状、血常规提示流行性感冒,后出现细菌性肺炎表现,而流感后常继发金黄色葡萄球菌,故答案选 C。

【考点】急性支气管肺炎

【A3/A4 型题】

(1~2 题共用题干)

患者,男,60 岁,间断咳嗽、咳痰 40 年,伴喘息 10 年,加重 5 日,无发热。既往:高血压,过敏性鼻炎;不吸烟。查体:一般情况可,双肺散在哮鸣音,双肺底少量湿啰音。心律齐。双下肢不肿。胸部 X 线片:双下肺纹理增粗。血常规:白细胞计数 5.6×10^9/L,中性粒细胞百分比 75%,嗜酸性粒细胞百分比 10%。支气管舒张试验:FEV_1 改善率 11%(220ml),舒张后 FEV_1 占预计值 82%,FEV_1/FVC 75%。

1. 此患者最可能的诊断是

A. 慢性支气管炎

B. 慢性阻塞性肺疾病

C. 支气管哮喘

D. 支气管扩张症

E. 心功能不全

【答案】C

【解析】患者咳嗽、咳痰伴喘息病史数十年,既往合并过敏性鼻炎,且不吸烟,查体双肺散在哮鸣音;参考血常规及支气管舒张试验;符合支气管哮喘诊断。

【考点】支气管哮喘

2. 最适合此患者的治疗方案是

A. 口服糖皮质激素

B. 口服茶碱缓释片

C. 按需吸入短效 β_2 受体激动剂

D. 规律吸入长效 β_2 受体激动剂

E. 规律吸入糖皮质激素 + 按需吸入短效 β_2 受体激动剂

【答案】E

【解析】支气管哮喘急性发作期治疗:①轻度,每日定时吸入糖皮质激素,出现症状可吸入短效 β_2 受体激动剂;②中度,每日定时吸入糖皮质激素,规则吸入短效 β_2 受体激动剂;③重度及危重度,静脉滴注糖皮质激素,吸入短效 β_2 受体激动剂及静脉滴注茶碱类药物。

【考点】支气管哮喘

(3~4 题共用题干)

患者,女,42 岁,间断咳嗽、咳痰 8 年。患者多于冬季出现咳嗽、咳黄脓痰,严重时伴有发热、痰中带血,口服或静脉滴注抗生素后可好转;每年 2~3 次。4 日前患者再次出现发热、咳嗽、咳黄绿色痰,量较多,剧烈咳嗽时痰中带鲜血丝,活动时感憋气。既往史:体健,1 岁时患麻疹肺炎,已愈。查体:体温 38.0℃,双下肺闻及湿啰音,心律齐,未及杂音,双下肢不肿。血常规:白细胞计数 11.5×10^9/L,中性粒细胞百分比 87%,血红蛋白 113g/L,血小板计数 145×10^9/L。C 反应蛋白 82mg/L。胸部 CT 如图 2-2。

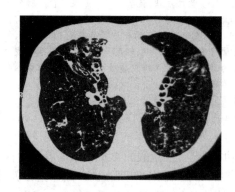

图 2-2　胸部 CT

3. 针对该患者应选择的药物是

A. 静脉滴注哌拉西林 / 他唑巴坦

B. 静脉滴注头孢呋辛

C. 静脉滴注莫西沙星

D. 静脉滴注阿奇霉素

E. 口服四联抗结核药

【答案】A

【解析】幼年患麻疹肺炎,反复出现咳嗽、咳脓痰症状,偶有痰中带血,符合支气管扩张症状,结合胸部 CT 检查结果(右肺中叶、左肺下叶多发支气管扩张,支气管管壁增厚,周围可见多发实性结节及斑片状磨玻璃密度灶),临床初步诊断支气管扩张合并感染。支气管扩张患者气道内经常存在铜绿假单胞菌长期定植,感染急性期使用的抗生素抗菌谱应覆盖铜绿假单胞菌,而头孢呋

辛、莫西沙星、阿奇霉素均无抗假单胞菌作用,因此答案为 A。

【考点】支气管扩张

4. 患者经上述治疗病情好转,为预防频繁发作可给予的药物是

A. 规律吸入氟替卡松(辅舒酮)

B. 口服孟鲁司特钠(顺尔宁)

C. 口服茶碱缓释片

D. 口服小剂量红霉素

E. 口服小剂量糖皮质激素

【答案】D

【解析】目前研究发现,长期口服阿奇霉素或红霉素、克拉霉素可减少支气管扩张患者痰量和急性加重次数,不良事件无明显增加。因此国内外指南推荐,长期小剂量口服大环内酯类药物可作为预防支气管扩张患者反复急性加重(每年≥3 次)的首选治疗,其机制可能是大环内酯类药物具有免疫调节作用。

【考点】支气管扩张

(5~6 题共用题干)

患者,男,66 岁,间断咳嗽、喘憋 20 年,外院曾诊断为"COPD、支气管哮喘"。平时规律吸入:噻托溴铵粉吸入剂(思力华)、1 吸 /d,布地奈德 /氟莫特罗粉吸入剂(信必可),2 吸 /12h;口服:茶碱缓释片、0.1g/12h,孟鲁司特钠(顺尔宁)10mg,每晚 1 次。患者近 3 日感冒后憋气较前加重,今日凌晨突然憋醒。

5. 该患者最应采取的措施

A. 立即吸入噻托溴铵粉吸入剂 1 吸

B. 立即吸入硫酸沙丁胺醇吸入气雾剂

C. 立即服茶碱缓释片 1 片

D. 立即服孟鲁司特钠 1 片

E. 高流量吸氧

【答案】B

【解析】急性加重应该选择快速起效的短效 β_2 受体激动剂,如硫酸沙丁胺醇气雾剂治疗。

【考点】COPD、支气管哮喘

6. 该患者经上述治疗憋气无明显缓解,急诊就诊。查体:喘憋貌,P 103 次 /min,R 32 次 /min,SpO_2 92%,双肺闻及呼气相哮鸣音,心律齐,A2>P2,未及杂音,双下肢不肿。为缓解患者憋气最恰当的治疗措施是

A. 面罩吸氧

B. 布地奈德吸入

C. 反复使用吸入性 SABA

D. 氨溴索注射液雾化吸入

E. 氨茶碱 0.25g 快速静脉推注

【答案】C

【解析】沙丁胺醇是短效 β_2 受体激动剂,起效快,可快速缓解憋气症状。2020 年国内指南"反复使用吸入性SABA 是治疗急性发作最有效的方法,在第 1 小时可每20 分钟吸入 4~10 喷,随后根据治疗反应,轻度急性发作可调整为每 3~4 小时吸入 2~4 喷,中度急性发作每 1~2小时重复吸入 6~10 喷。也可以采用雾化吸入 SABA 和SAMA 雾化溶液,每 4~6 小时 1 次"。

【考点】COPD、支气管哮喘

(7~8 题共用题干)

患者,男,65 岁,呼吸困难 5 日,咳嗽,痰中带血块,无发热。既往:COPD 6 年,未规律治疗,发现肾癌 2 个月,已化疗一个疗程。入院查体:脉搏102 次 /min,呼吸 22 次 /min,血压 120/80mmHg,双肺呼吸音低,未闻及啰音,心律齐,P2>A2,腹部(−),双下肢可凹形水肿。血常规:白细胞计数 $7.9 \times 10^9/L$,血红蛋白 170g/L,血小板计数$234 \times 10^9/L$;动脉血气:pH 7.46,$PaCO_2$ 35mmHg,PaO_2 60mmHg,HCO_3^- 21mmol/L(不吸氧)。胸部X 线片如图 2-3。

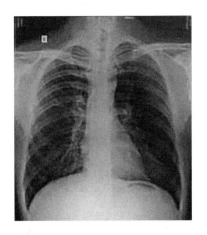

图 2-3 胸部 X 线片

7. 为明确诊断应首先进行的检查是

A. 超声心动图

B. CT 肺动脉造影(CTPA)

C. 肺通气灌注扫描

D. 肺功能

E. D- 二聚体检测

【答案】B

【解析】患者存在恶性肿瘤、化疗等血栓形成和栓塞的高危因素,出现呼吸困难伴咯血;查体:心率、呼吸频率增快,P2>A2,双下肢水肿,动脉血气提示低氧血症伴呼吸性碱中毒,胸部X线片提示左肺透亮度增高,不除外左肺栓塞导致左肺肺血减少可能。因此,临床高度怀疑急性肺栓塞(简化Wells评分5分)。对于临床评估高度可能患者,建议直接行确诊检查,如CTPA。故答案B。

【考点】肺栓塞

8. 入院后患者呼吸困难逐渐加重,并出现胸痛,首先考虑下列哪项药物治疗

    A. 抗生素静脉滴注

    B. 糖皮质激素静脉滴注

    C. 低分子量肝素皮下注射

    D. 静脉滴注氨茶碱

    E. 吗啡皮下注射

【答案】C

【解析】肺栓塞三联征为呼吸困难、胸痛、咯血,结合患者症状、体征及相关检查,考虑肺栓塞可能性大,首选治疗为抗凝治疗。

【考点】肺栓塞

(9~11题共用题干)

患者,男,18岁,因"呼吸困难逐渐加重数小时"急诊就诊。既往有哮喘病史,未规律用药,过去的1年中2次住院治疗。查体:脉搏120次/min,呼吸36次/min,血压110/60mmHg;神志清楚,不吸氧时的SpO_2%为92%,双肺呼吸音减低,右肺为著,散在哮鸣音。给予沙丁胺醇和异丙托溴铵气雾剂、泼尼松龙以及高流量吸氧后,症状未缓解。

9. 首先应行的检查是

    A. 动脉血气分析　　　B. 心电图

    C. 胸部X线片　　　　D. CTPA

    E. 肺功能

【答案】C

【解析】年轻男性,突发呼吸困难,查体双肺呼吸音低,右肺为著,给予沙丁胺醇和异丙托溴铵气雾剂、泼尼松龙以及高流量吸氧后,症状未缓解,应警惕气胸可能,需要行胸部X线片检查明确原因,故答案选C。

【考点】气胸

10. 胸部X线片如图2-4,提示

    A. 右侧气胸　　　B. 左肺下叶实变

    C. 左肺下叶不张　D. 右肺上叶实变

    E. 肺栓塞

【答案】A

【解析】年轻男性,突发呼吸困难并加重趋势,查体右肺呼吸音低,胸部X线片提示外凸弧形的细线条状

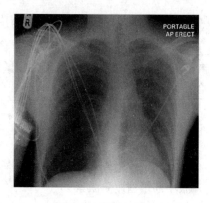

图2-4　胸部X线片

阴影,线外透亮度增高,无肺纹理,纵隔向健侧移位,临床初步诊断右侧气胸,故答案选A。

【考点】气胸

11. 接下来首先进行的治疗为

    A. 给予患者高流量吸氧并收入院

    B. 对气胸侧进行穿刺抽气

    C. 胸腔引流管闭式引流

    D. 呼吸机辅助通气

    E. 外科胸腔镜手术治疗

【答案】C

【解析】首发症状较轻,闭合性气胸、病情稳定,可考虑保守治疗;患者呼吸困难呈进行性加重,喘息伴低氧血症,且胸部X线片提示纵隔向健侧移位,考虑张力性气胸可能,治疗需要胸腔引流管闭式引流,故答案选C。

【考点】气胸

第三节　消化内科

【A1型题】

1. 下列疾病中一般不会出现血淀粉酶升高的是

    A. 胃十二指肠穿孔　B. 胆囊炎和胆石症

    C. 急性阑尾炎　　　D. 急性胰腺炎

    E. 急性肠梗阻

【答案】C

【考点】血淀粉酶的临床意义

2. 结核性腹膜炎的分型不包括

    A. 干酪型　　　B. 渗出型　　　C. 粘连型

    D. 播散型　　　E. 混合型

【答案】D

【考点】结核性腹膜炎临床表现

3. 关于慢性胰腺炎时腹痛发生的机制,下列说法错误的是

A. 胆管扩张

B. 胆汁刺激肠道

C. 胰管高压或胰实质内高压

D. 胰腺周围神经损伤

E. 中枢神经重塑及疼痛增敏

【答案】B

【考点】慢性胰腺炎发病机制

【A2 型题】

1. 患者,男,40 岁,间断上腹痛 5 年,近 5 日呕吐伴腹胀,呕吐物为宿食。查体:上腹部膨隆并可见胃型及蠕动波,有固定压痛。最可能的诊断是

A. 缺血性结肠炎

B. 胃黏膜脱垂

C. 急性胃肠炎

D. 消化道溃疡合并幽门梗阻

E. 胆囊炎和胆石症

【答案】D

【考点】消化道溃疡的诊断

2. 患者,女,50 岁,既往有肝硬化病史。1 周前出现言语不清,1 日前出现昏迷。查体:巩膜黄染,心肺正常,腹水征阳性。实验室检查:总胆红素 40μmol/L,血氨 185μmol/L,丙氨酸转氨酶(ALT)90U/L, 血糖(GLU)5.9mmol/L, 尿素氮(BUN)6.5mmol。首要治疗为

A. 5% 葡萄糖液 + 谷氨酸钠

B. 5% 葡萄糖液 + 胰岛素

C. 5% 葡萄糖液 + 精氨酸

D. 5% 葡萄糖液 + 呋塞米

E. 5% 葡萄糖液 + 还原谷胱甘肽

【答案】C

【考点】肝性脑病的治疗

3. 患者,男,30 岁,饮酒后情绪激动,出现腹痛向肩胛部放射,伴呕吐。查体:血压 90/65mmHg 脉搏 120 次 /min,全腹压痛、反跳痛、肌紧张,肠鸣音消失。白细胞计数 22×10^9/L,中性粒细胞百分比 69%,淋巴细胞百分比 11%,血清淀粉酶 410U,血钙 1.8mmol/L。该患者最可能的诊断是

A. 急性梗阻性化脓性胆管炎

B. 急性出血坏死型胰腺炎

C. 溃疡病急性穿孔

D. 急性化脓性阑尾炎

E. 绞窄性肠梗阻

【答案】B

【考点】急性出血坏死型胰腺炎的诊断

4. 患者,男,52 岁,近期出现腹泻呈水样便,有脓血,伴下坠及里急后重。下列检查中患者**不宜**进行的是

A. 便常规检查　　　B. 腹部 X 线片

C. 腹部超声　　　　D. 腹部 CT

E. 钡剂灌肠造影

【答案】E

【考点】腹泻的辅助检查

5. 患者,女,42 岁,既往有胃溃疡病史。24 小时内吐咖啡样物约 100ml,并排柏油样稀便 1 000ml。查体:面色苍白,肢体湿冷,脉搏 120 次 /min,血压 60/40mmHg。最佳处理为

A. 立即输血输液　　B. 应用升压药

C. 应用碳酸氢钠　　D. 应用右旋糖酐

E. 急诊手术

【答案】A

【考点】消化道出血的治疗

【A3/A4 型题】

(1~3 题共用题干)

患者,男,38 岁,酗酒后出现上腹部剧痛,伴恶心、呕吐、腹胀。查体:脉搏 120 次 /min,血压 80/50mmHg,腹膨隆,肠鸣音减弱。实验室检查:血钙 1.45mmol/L,PaO_2 50mmHg,血糖 13.54mmol/L。

1. 该患者最可能的诊断为

A. 溃疡合并穿孔　　B. 机械性肠梗阻

C. 急性化脓性胆囊炎　D. 重症急性胰腺炎

E. 急性心肌梗死

【答案】D

【解析】重症急性胰腺炎症状包括高热、弥漫性腹膜炎、麻痹性肠梗阻、休克、低血钙等。

【考点】胰腺炎的诊断

2. 该患者最首要的治疗措施

A. 抗生素抗感染

B. 胃肠减压

C. 补充血容量

D. 内镜下胰管括约肌切开术

E. 给予生长抑素

【答案】C

【解析】重症急性胰腺炎出现休克时首要治疗原则是补充血容量、维持生命体征平稳等。

【考点】胰腺炎的治疗

3. 最可能的并发症为

A. 急性腹膜炎

B. 腹腔脓肿形成

C. 消化道出血

D. 急性呼吸窘迫综合征

E. 胰性脑病

【答案】D

【解析】重症急性胰腺炎可继发多器官功能衰竭,急性呼吸窘迫综合征为常见并发症。

【考点】胰腺炎的治疗

(4~6题共用题干)

患者,男,42岁,突发呕血500ml,为鲜血,并伴有柏油样便200ml。查体:脾大,肋下2cm;实验室检查乙型肝炎表面抗原(HBsAg)阳性。

4. 最可能的诊断是

A. 白血病

B. 胃癌

C. 急性胃炎

D. 消化性溃疡

E. 食管静脉曲张破裂出血

【答案】E

【解析】乙型肝炎表面抗原(HBsAg)阳性、脾大、上消化道出血,均支持乙肝肝硬化继发食管静脉曲张破裂出血的诊断。

【考点】消化道出血的诊断

5. 查体**不可能**出现

A. 腹水   B. 肝掌

C. 蜘蛛痣   D. 颈静脉怒张

E. 肝大,质软

【答案】E

【解析】肝硬化体征包括腹水、脾大、肝掌、蜘蛛痣、颈静脉怒张等,但肝脏体积变小、质硬。

【考点】肝硬化体征

6. 为明确出血原因,宜进行

A. 胸部X线检查   B. 食管钡剂透视

C. 胃镜检查   D. 肝功能检查

E. 腹CT检查

【答案】C

【解析】乙肝肝硬化继发食管静脉曲张破裂出血可以在胃镜下治疗止血。

【考点】消化道出血的诊断

(7~9题共用题干)

患者,女,68岁,既往:有胆囊结石10余年。12小时前进食较多油腻食物,10小时前出现腹痛、恶心、呕吐。查体:体温36.7℃,血压135/65mmHg,左上腹压痛、无反跳痛,墨菲征阳性,肠鸣音减弱,血清淀粉酶943U/L。

7. 根据以上情况,诊断首先考虑

A. 食物中毒

B. 胆石症并胆道感染

C. 急性胰腺炎

D. 麻痹性肠梗阻

E. 消化性溃疡穿孔

【答案】C

【解析】胆囊结石是胆源性胰腺炎的主要病因,需鉴别胆道感染和胰腺炎。

【考点】急性胰腺炎的诊断

8. 12小时后症状未缓解,考虑出血坏死型胰腺炎,下列**不符合**的选项是

A. 血糖16mmol/L

B. 血清淀粉酶降至55U/L

C. 血清钙2.7mmol/L

D. 出现脐周皮肤青紫

E. 外周血白细胞计数19×10^9/L

【答案】C

【解析】出血坏死性胰腺炎是重症胰腺炎,在治疗过程中出现高热、弥漫性腹膜炎、麻痹性肠梗阻、休克等。选项中的血清钙水平未达到重症标准。

【考点】出血坏死型胰腺炎的诊断

9. 治疗方面,下列**不适当**的是

A. 给予生长抑素

B. 立即给予镇痛药物缓解腹痛,如吗啡等

C. 可应用喹诺酮类抗生素

D. 选用抑制胰酶活性的药物,如抑肽酶

E. 禁食、禁水、胃肠减压

【答案】B

【解析】治疗原则包括禁食禁水、胃肠减压、肠内营养、广谱高效抗生素、生长抑素和生长激素联合疗法等。镇痛通常使用山莨菪碱和哌替啶,不建议使用吗啡。

【考点】出血坏死型胰腺炎的治疗

(10~12题共用题干)

患者,男,35岁。既往:患有溃疡性结肠炎4年,既往应用激素治疗,病情平稳后行柳氮磺吡啶治疗并逐渐减量至2g/d。2周前自行停药。1周

前进食海鲜后出现发热、腹胀、腹泻、便血。大便10~15次/d,伴里急后重、便鲜血,量5~10ml。查体:体温39℃,贫血貌,心率120次/min,左下腹反跳痛,肠鸣音减弱0~1次/min,余心肺未见明显异常。

10. 对判断患者病情轻重最有帮助的检查组合是

    A. 大便次数、心率、核周型抗中性粒细胞胞质抗体(p-ANCA)、C反应蛋白、血红蛋白

    B. 心率、体温、便常规、便培养、腹部超声

    C. 体温、便常规、大便次数、血白蛋白、血白细胞

    D. 大便次数、心率、体温、血红蛋白、血沉

    E. 体温、心率、C反应蛋白、血沉、腹部超声

【答案】D

【解析】溃疡性结肠炎可分为轻、中、重度。无全身症状、腹部压痛、包块与梗阻者为轻度;有腹痛、腹泻及全身症状和并发症为重度;介于两者间为中度。

【考点】溃疡性结肠炎的辅助检查

11. 下列说法**不正确**的是

    A. 虽然患者腹泻严重,但是目前应慎用地芬诺酯等止泻药

    B. 应警惕低血钾的发生

    C. 患者腹胀,肠鸣音减弱,做结肠镜检查时应警惕中毒性巨结肠的发生

    D. 患者本次复发病情偏重,应禁食并给予静脉营养以控制病情

    E. 患者发热,考虑为进食海鲜后肠道感染导致,应用抗生素并将柳氮磺吡啶加重至4g/d,不能使用激素,以免感染播散

【答案】E

【解析】治疗包括对症支持治疗和药物治疗,药物包括激素。

【考点】溃疡性结肠炎的治疗

12. 检查发现患者血红蛋白75g/L,血沉55mm/h,结肠镜示全结肠病变,此患者正确的诊断是

    A. 溃疡性结肠炎、慢性持续型、全结肠型、重型、活动期

    B. 溃疡性结肠炎、慢性复发型、全结肠型、重型、活动期

    C. 溃疡性结肠炎、暴发型、全结肠型、中型、活动期

    D. 溃疡性结肠炎、暴发型、全结肠型、重型、活动期

    E. 溃疡性结肠炎、中型、活动期

【答案】B

【解析】溃疡性结肠炎临床分型包括初发型、慢性复发型、慢性持续型和暴发型。病情程度分型为轻度、中度、重度。根据病变范围分为直肠炎、直肠乙状结肠炎、左半结肠炎、广泛性结肠炎以及全结肠炎。临床活动性分为活动期和缓解期。

【考点】溃疡性结肠炎的诊断

【案例分析题】

案例:患者,男,10岁,1周前出现食欲减退、恶心、呕吐,活动减少,伴有发热,体温在37~39℃之间,近3日出现"尿黄"来医院就诊。出生时注射过乙型肝炎疫苗。查体:巩膜黄染,肝肋下1.5cm,脾未触及。实验室检查:ALT 986U/L,总胆红素(TBIL)143.5μmol/L。

提问1:为进一步明确诊断,该患者应首先进行的检查是

    A. 抗-HAV免疫球蛋白G(IgG)

    B. 乙型肝炎五项

    C. 抗-HAV免疫球蛋白M(IgM)

    D. 肺炎支原体抗体

    E. 胸部X线片

    F. HCV抗体

【答案】BCF

【解析】从该患者的发病经过及实验室检查结果来看,应首先考虑病毒性肝炎的可能。所以需首先完善肝炎病毒标志物的检查,抗-HAV IgM是近期感染的标志;该患儿出生时曾注射过乙型肝炎疫苗,是否产生表面抗体不明确,所以也应检查乙型肝炎病毒标志物以除外急性乙型肝炎。

【考点】病毒性肝炎的鉴别诊断

提问2:该患者最可能的诊断为

    A. EB病毒(EBV)感染、中毒性肝脏损伤

    B. 急性胃肠炎

    C. 急性乙型肝炎

    D. 急性甲型肝炎

    E. 药物性肝炎

    F. 自身免疫性肝炎

【答案】D

【解析】甲型肝炎是儿童急性肝炎最常见的原因,所以该患者最可能的诊断为急性甲型肝炎。

【考点】儿童急性肝炎的类型

提问3:该患者可给予的治疗包括

    A. 还原型谷胱甘肽

    B. 维生素C

    C. 甘草酸二铵(甘利欣)

    D. 拉米夫定

    E. 干扰素

    F. 利巴韦林

【答案】ABC

【解析】急性甲型肝炎的治疗以休息、保肝、对症治疗为主,不需抗病毒治疗。

【考点】急性肝炎的治疗

第四节 感 染 科

【A1 型题】

1. 关于细菌性食物中毒的特点,下列说法**错误**的是

    A. 未进食者不发病

    B. 没有人传染人的现象

    C. 中毒原因排除后不再有新病例发生

    D. 夏秋季节发生较多

    E. 多不伴有发热

【答案】E

【考点】细菌性食物中毒

2. 关于流行性出血热的临床特点,下列说法正确的是

    A. 出血热潜伏期一般1周左右

    B. 临床表现主要包括发热、出血、心功能不全

    C. 少尿期与低血压期常有明显的界限

    D. 病后有持久免疫力

    E. 临床经过按顺序分为发热期、少尿期、低血压休克期、多尿期及恢复期

【答案】C

【考点】流行性出血热的临床表现

【A2 型题】

1. 患者,女,18岁,刺激性咳嗽伴低热、食欲减退、盗汗一月余。查体:消瘦,左颈部可触及肿大淋巴结,质韧、活动、无压痛,左肺呼吸音稍弱,胸部X线片示"哑铃像"。诊断首先考虑的是

    A. 原发型肺结核

    B. 浸润型肺结核

    C. 结核性渗出性胸膜炎

    D. 慢性纤维空洞型肺结核

    E. 血行播散型肺结核

【答案】A

【考点】肺结核的诊断

2. 患者,男,28岁,左上肺结核治愈后1年半,出现右肺结核性渗出性胸膜炎,治疗应选

    A. 乙胺丁醇、链霉素、对氨基水杨酸

    B. 异烟肼、链霉素、青霉素

    C. 链霉素、异烟肼、利福平

    D. 乙胺丁醇、利福平、对氨基水杨酸

    E. 异烟肼、链霉素、对氨基水杨酸

【答案】C

【考点】肺结核的治疗

3. 患者,男,9岁,持续发热10日,1日前出现嗜睡,颈项强直,全身抽搐。脑脊液检查:颅内压 200mmHg,脑脊液(CSF)白细胞计数 $450 \times 10^6/L$,多核细胞百分比60%,单核细胞百分比40%,糖 4.0mmol/L,氯化物 120mmol/L,蛋白 0.60g/L。根据上述临床表现,最可能的诊断是

    A. 流行性脑脊髓膜炎 B. 化脓性脑膜脑炎

    C. 隐球菌性脑膜炎   D. 流行性乙型脑炎

    E. 结核性脑膜炎

【答案】D

【考点】流行性乙型脑炎的诊断

4. 患者,女,65岁,既往:肺结核病史20余年,未行规范治疗。胸部X线片示:肺内有多个厚壁空洞,壁厚 0.5~1cm,周围可见钙化,纵隔变窄,双侧胸膜肥厚。该患者的诊断是

    A. 浸润型肺结核

    B. 结核性胸膜炎

    C. 血行播散型肺结核

    D. 慢性纤维空洞型肺结核

    E. 结核球

【答案】D

【考点】肺结核的诊断

5. 患者,男,19岁,发热、乏力、左侧胸痛4周,干咳1周。胸部X线片示左侧胸腔积液,结合胸腔积液实验室检查诊断为左侧结核性胸膜炎。治疗方案为2SHRZ/7HR,早期加用泼尼松辅助治疗。应用泼尼松的目的是

A. 防止病灶播散

B. 发挥抗炎作用

C. 预防发生其他部位的结核

D. 替代治疗

E. 减轻毒性症状,促进胸腔积液吸收

【答案】E

【考点】结核性胸膜炎的治疗

6. 某工厂部分工人傍晚相继出现发热、腹痛、呕吐、腹泻,大便为黄色水样便,部分患者大便中有黏液脓血。出现症状的工人中午均在厂食堂就餐。最可能的诊断为

A. 细菌性食物中毒

B. 非细菌性食物中毒

C. 霍乱

D. 肉毒毒素中毒

E. 细菌性痢疾

【答案】A

【考点】细菌性食物中毒的诊断

7. 患者,男,28岁,确诊肺结核,肺内有空洞性病变。最符合的X线表现是

A. 空洞周围大片渗出条索影

B. 厚壁空洞、偏心

C. 空洞内壁凹凸不平

D. 厚壁空洞伴有液平面

E. 空洞壁光整,周围有卫星灶

【答案】B

【考点】肺结核的诊断

【A3/A4 型题】

(1~3 题共用题干)

患者,女,50岁,3个月前因直肠癌行直肠低位前切除术(Dixon手术),术中输血600ml,术后40余天出现乏力、食欲减退。肝功能 ALT 310U,AST 190U,SB 18μmol/L,血 HBsAb(+)。

1. 首先应考虑的诊断为

A. 甲型肝炎　　　　　B. 乙型肝炎

C. 丙型肝炎　　　　　D. 丁型肝炎

E. 戊型肝炎

【答案】C

【解析】输血是丙型肝炎最常见的传播途径。

【考点】病毒性肝炎的诊断

2. 为做病原学诊断,应重点进行的检查是

A. 甲型肝炎 IgM 抗体(HAV-IgM)

B. 乙型肝炎病毒感染血清标志物(乙型肝炎五项)

C. 抗丙型肝炎病毒(HCV)抗体及抗 HCV-RNA

D. 丁型肝炎抗原测定(HDVAg)

E. 抗戊型肝炎病毒 IgM 抗体(HEV-IgM)

【答案】C

【解析】丙型肝炎的主要诊断依据是抗丙型肝炎病毒(HCV)抗体及抗 HCV-RNA 检测。

【考点】病毒性肝炎的诊断

3. 如无有效治疗,本病例最后结局可能为

A. 自愈　　　　　B. 慢性 HCV 携带者

C. 肝硬化　　　　D. 肝衰竭

E. 肝癌

【答案】E

【解析】丙型肝炎是肝癌的高危因素。

【考点】病毒性肝炎的预后

(4~6 题共用题干)

患者,女,6岁,夏季,急起持续高热6日,意识障碍伴抽搐1日。查体:昏迷,无皮疹,瞳孔等圆等大,光反应迟钝,颈抵抗明显,肝脾不大;膝反射亢进,巴宾斯基征阳性,克尼格征阳性。血红蛋白 12g/L,白细胞计数 16.0×10⁹/L,中性粒细胞百分比 90%,淋巴细胞百分比 20%。

4. 本例最可能的诊断是

A. 结核性脑膜炎

B. 钩端螺旋体病(脑膜脑炎型)

C. 中毒性菌痢

D. 流行性乙型脑炎

E. 化脓性脑膜炎

【答案】D

【解析】流行性乙型脑炎有严格的季节性,夏秋季。临床特点为起病急、高热、头痛、呕吐、意识障碍、抽搐、病理反射及脑膜刺激征阳性等。

【考点】流行性乙型脑炎的诊断

5. 拟行腰椎穿刺,但患儿出现抽搐,测血压 120/80mmHg,此时最好的处理措施是

A. 使用降压药后行腰椎穿刺

B. 注射地西泮后行腰椎穿刺

C. 注射苯巴比妥后行腰椎穿刺

D. 输注甘露醇 + 地西泮后行腰椎穿刺

E. 不需处理,可立即行腰椎穿刺

【答案】D

【解析】流行性乙型脑炎的实验室检查包括血常规、脑脊液检查和血清学检查。腰椎穿刺是重要检查手段，但前提是降低颅内压和镇静。

【考点】流行性乙型脑炎的治疗

6. 如果脑脊液检查支持病毒性中枢神经系统感染，此时最主要的治疗措施是
    A. 提高免疫力治疗
    B. 营养支持治疗为主
    C. 抗生素治疗,预防感染
    D. 抗病毒治疗
    E. 降温、止痉、脱水等综合治疗

【答案】E

【解析】流行性乙型脑炎的治疗尚无特效药物,临床主要是积极的对症支持治疗,维持体内水和电解质平衡,重点处理好高热、抽搐、控制脑水肿和呼吸衰竭等危重症状。

【考点】流行性乙型脑炎的治疗

(7~9题共用题干)

患者,男,28岁,因患有免疫性疾病长期应用糖皮质激素及免疫抑制剂。近3周出现发热伴咳嗽、咳痰。查体:体温37.6℃,两肺无干湿啰音,胸部X线片示左上肺野絮状影,边界模糊,伴有空洞,血沉40mm/h,第1小时末,结核菌素试验(PPD)(−)。

7. 诊断应首先考虑
    A. 支气管扩张
    B. 肺脓肿
    C. 慢性纤维空洞型肺结核
    D. 韦格纳肉芽肿
    E. 浸润型肺结核

【答案】E

【解析】糖皮质激素及免疫抑制剂是高危因素,亚急性病程、低热、典型的影像学表现均支持浸润型肺结核的诊断。

【考点】浸润型肺结核的诊断

8. 对结核菌素试验结果的解释,**错误**的是
    A. 阴性可排除结核病
    B. 阳性表示结核感染
    C. 免疫抑制者诊断价值受影响
    D. 弱阳性可提示卡介苗交叉反应
    E. 强阳性支持结核诊断

【答案】A

【解析】结核菌素试验阳性可以诊断结核,但阴性不能排外诊断。

【考点】浸润型肺结核的诊断

9. 早期发现该病最有效的方法是
    A. X线检查　　　　B. 纤维支气管镜检查
    C. 血沉测定　　　　D. 痰菌检查
    E. 结核菌素试验

【答案】A

【解析】浸润型肺结核最有效的筛查方法是X线检查。

【考点】浸润型肺结核的的诊断

(10~12题共用题干)

患者,男,55岁,长年嗜酒,黄疸1月余,有皮肤瘙痒,粪便色浅,进食尚可,肝右肋下2cm、质中等、无压痛,脾无肿大,血清总胆红素325μmol/L,丙氨酸转氨酶(ALT)170U/L,碱性磷酸酶(ALP)910U/L,HBsAg(+)

10. 考虑初步诊断为
    A. 急性黄疸性肝炎,HBsAg阳性
    B. 亚急性重症肝炎,HBsAg阳性
    C. 慢性重症肝炎,HBsAg阳性
    D. 淤胆型肝炎,HBsAg阳性
    E. 酒精性肝炎伴乙型肝炎病毒感染

【答案】D

【解析】淤胆型肝炎是指病毒性肝炎以肝内淤胆为主要表现的一种特殊临床类型,可发生于急性、慢性、重性肝炎及肝炎后肝硬化患者。主要临床特征为黄疸较深,持续时间长,可伴有全身皮肤瘙痒,大便颜色浅或灰白,而消化道症状及乏力等表现相对较轻。

【考点】肝炎的诊断和鉴别诊断

11. 有关该病的特点,下列说法**错误**的是
    A. 具有"三分离"特征
    B. 血清胆汁酸浓度明显升高
    C. 尿胆原明显减少或消失
    D. 甲、乙、戊型肝炎均可引起
    E. 常伴有蜘蛛痣、肝掌及肝功能损害等改变

【答案】E

【解析】淤胆型肝炎具有"三分离"特征,血清胆汁酸浓度明显升高,尿胆原明显减少或消失。病原学甲、乙、戊型肝炎均可引起。本病不继发于肝硬化,无肝硬化相关体征。

【考点】肝炎的诊断和鉴别诊断

12. 下列**不属于**该病治疗用药的是
    A. 生长抑素　　　　B. 熊去氧胆酸
    C. 苯巴比妥　　　　D. 肾上腺皮质激素
    E. 胰高血糖素

【答案】A

【解析】淤胆型肝炎主要是通过药物治疗缓解黄疸等症状。药物治疗：熊去氧胆酸保持细胞膜稳定性，减轻乏力、腹泻、瘙痒症状；苯巴比妥为酶诱导剂，促进胆汁酸分泌，增加胆汁流量，利胆退黄；肾上腺皮质激素非特异抗炎，增加胆汁流量，促进胆汁排泄；胰高血糖素，增加胆汁流量，促进胆汁排泄。

【考点】肝炎的治疗

（13~15题共用题干）

患者，男，10岁，因"发热、头痛、呕吐14小时，昏迷3小时"入院。查体：体温40℃，脉搏140次/min，呼吸28次/min，血压140/80mmHg，浅昏迷，呼之不应，压眶有反应，瞳孔直径<2mm，对光反应迟钝，周身皮肤可见瘀点、瘀斑，颈强直(+)，克尼格征(+)，布鲁辛斯基征(+)，巴宾斯基征(+)。血常规：白细胞计数18×10⁹/L，中性粒细胞百分比90%，淋巴细胞百分比10%。

13. 该患者最可能的诊断是

    A. 中毒性痢疾

    B. 化脓性脑膜炎

    C. 流行性脑脊髓膜炎，普通型

    D. 流行性脑脊髓膜炎，暴发型脑膜脑炎型

    E. 流行性脑脊髓膜炎，暴发型混合型

【答案】D

【解析】此题主要考查流行性脑炎的临床表现及实验室检查。患儿疾病特点为急骤起病，发热伴头痛、呕吐，迅速出现昏迷；查体可见皮肤瘀点、瘀斑，脑膜刺激征阳性，锥体外系征阳性；血常规白细胞及中性粒细胞升高，发病为流行性脑脊髓膜炎发病季节，所以最可能的诊断为流行性脑脊髓膜炎暴发型脑膜脑炎型。

【考点】流行性脑炎的临床表现及实验室检查

14. 以下处理不正确的是

    A. 立即腰椎穿刺，以明确诊断

    B. 大剂量青霉素静脉滴注

    C. 20%甘露醇脱水

    D. 氢化可的松静脉滴注

    E. 呋塞米静脉输入

【答案】A

【解析】此题主要考查腰椎穿刺的禁忌证。患者有脑水肿、颅内高压表现，立即行腰椎穿刺检查，可能造成脑疝，应脱水治疗后再行腰椎穿刺检查。

【考点】腰椎穿刺的禁忌证

15. 除病原治疗外，目前最重要的治疗措施是

    A. 山莨菪碱大剂量静脉注射

    B. 肝素抗凝治疗

    C. 肾上腺皮质激素减轻中毒症状及脑水肿

    D. 20%甘露醇脱水

    E. 气管切开，正压呼吸

【答案】D

【解析】此题主要考查流行性脑脊髓膜炎暴发型脑膜脑炎型的抢救治疗。治疗除病原学治疗外，最重要的是脱水降颅内压，主要应用药物为甘露醇。

【考点】流行性脑脊髓膜炎暴发型脑膜脑炎型的抢救治疗

【案例分析题】

案例：患者，男，35岁，因"发热伴乏力、恶心15日"入院。15日前无明显原因出现发热，当时体温38.6℃左右，伴乏力、恶心，未呕吐，食欲减退、厌油，轻度腰痛，无头痛及眼眶痛；体温逐渐增高，今日最高达39.7℃，伴畏寒，无寒战，伴尿量减少，尿色加深；1日前曾有血压下降，血压88/53mmHg，补液治疗后升至正常。既往：2年前曾患梅毒，已治愈。否认不洁注射史及不洁性生活史。患者居所周围有老鼠活动。查体：体温38.9℃，脉搏115次/min，血压121/78mmHg，呼吸24次/min，一般状态差，神清。患者颜面部无充血，周身未见皮疹及出血点，右肘部注射处可见1cm×1.5cm瘀斑，浅表未触及肿大淋巴结，结膜无充血，巩膜无黄染，口唇无青紫，咽部充血，双侧扁桃体无肿大；听诊双肺呼吸音清，未闻及干湿啰音，心律齐，未闻及杂音；腹软，胃区压痛，无反跳痛及肌紧张，肝脾肋下未触及，Murphy征可疑阳性，肝区叩痛阳性，肾区叩痛阴性，移动性浊音阴性，双下肢无水肿。辅助检查：血常规示白细胞计数6.1×10⁹/L，中性粒细胞百分比86.5%，红细胞计数4.4×10⁹/L，血红蛋白126g/L，血小板计数30×10⁹/L。尿常规：隐血(++)，尿蛋白(+++)，白细胞17个/HP。肝功能：白蛋白(ALB)29.7g/L，丙氨酸转氨酶(ALT)194U/L，天冬氨酸转氨酶(AST)379U/L，总胆红素(TBIL)12.9μmol/L。凝血功能基本正常。肝胆脾超声：脾稍大，胆囊壁水肿。胸部X线片未见异常。

提问1：患者入院时初步诊断为流行性出血热，除此疾病外，可能性最大的疾病是

    A. 伤寒   B. 败血症

    C. 肺炎   D. 上呼吸道感染

    E. 急性肝炎   F. 中毒性菌痢

【答案】B

【解析】患者持续高热,伴有明显全身中毒症状,有肝、肾损害,出现休克,血小板下降,应考虑败血症可能。伤寒常有相对缓脉、反应迟钝、表情淡漠、嗜酸性粒细胞减少等表现。患者胸部 X 线片正常,不支持肺炎诊断。上呼吸道感染不致引起如此严重的全身症状。而患者发热热度高,持续时间长,相对来讲,消化道症状轻,肝脏损害轻,不支持急性肝炎。部分中毒性菌痢患者虽可无明显腹痛、腹泻,可出现感染性休克表现,但多见于儿童,外周血白细胞升高,不支持。

【考点】败血症的诊断与鉴别诊断

提问2:患者 HIV 抗体确证试验阳性,血细菌培养回报可见马尔尼菲青霉菌生长,应进行的处理是

    A. 高效抗反转录病毒治疗

    B. 抗真菌治疗

    C. 升白治疗

    D. 对症退热

    E. 支持治疗

    F. 青霉素治疗

    G. 骨髓细菌培养

    H. 肝素抗凝治疗

【答案】ABDE

【解析】患者 HIV 抗体确证试验阳性,血细菌培养回报可见马尔尼菲青霉菌生长,考虑患者处于艾滋病期,需进行高效抗反转录病毒治疗。患者现出现机会性感染,真菌败血症,应进行抗真菌治疗。患者目前 CD4 T 淋巴细胞数目减少与 HIV 感染破坏有关,不能通过应用升白治疗而长期改善。患者 2 年前患梅毒,已治愈,目前不必应用青霉素治疗。患者虽有穿刺部位瘀斑,血小板下降,但目前凝血功能正常,诊断弥散性血管内凝血(DIC)依据不足,暂时不必应用肝素抗凝治疗。

【考点】真菌诊断及 DIC 诊断标准

提问3:患者经抗真菌治疗体温逐渐降至正常,自觉症状好转;复查肝功能基本正常,血常规血小板升至正常,白细胞仍低,查 T 细胞亚群,CD4⁻ T 淋巴细胞计数 52 个 /mm³。以下必须的处理是

    A. 骨髓细胞学检查

    B. 应用复方磺胺甲噁唑

    C. 拉米夫定单用抗病毒治疗

    D. 联合三种药物抗病毒治疗

    E. 应用升白素(G-CSF)升白治疗

    F. 定期复查 HIV-RNA 及 T 淋巴细胞亚群

【答案】BDF

【解析】患者治疗后血小板升高至正常,白细胞低,CD4⁻T 淋巴细胞低与 HIV 感染有关,骨髓细胞学检查不

是必需的。患者 CD4⁻T 淋巴细胞计数 <0.2×10⁹/L,应预防性应用复方磺胺甲噁唑减少出现肺孢子菌肺炎可能。患者现为艾滋病期,应联合抗病毒治疗。定期复查 HIV-RNA 及 T 淋巴细胞亚群了解治疗效果。

【考点】艾滋病的治疗

第五节 肿瘤内科

【A1 型题】

1. 以下免疫组化标志物支持肺腺癌的是

    A. TTF-1   B. CD10   C. CK5/6

    D. S-100   E. P63

【答案】A

【解析】肺腺癌的典型的免疫组化指标为 TTF-1。

【考点】肺腺癌的免疫组化指标

2. 以下分子标志物对阿来替尼(alectinib)有疗效预测价值的是

    A. *C-MET* 扩增   B. *ROS1*

    C. *ALK* 融合基因   D. *EGFR T790M* 突变

    E. *EGFR 19del*

【答案】C

【解析】肺癌靶向治疗的治疗靶点为 *ALK* 融合基因,对阿来替尼有疗效预测价值。

【考点】肺癌靶向治疗的治疗靶点

3. 非小细胞肺癌 *EGFR* 最常见的突变位点为

    A. L858R   B. T790M   C. p.L861Q

    D. p.G719X   E. 19del

【答案】E

【解析】此题主要考查肺癌靶向治疗的治疗靶点 *EGFR* 的常见突变位点为 19del。

【考点】肺癌靶向治疗的治疗靶点

4. 人乳头瘤病毒(HPV)感染与下列哪种类型淋巴瘤的发病风险相关

    A. 胃黏膜相关淋巴组织淋巴瘤

    B. 结外边缘带淋巴瘤

    C. 血管免疫母 T 细胞淋巴瘤

    D. 滤泡性淋巴瘤

    E. 间变性大细胞淋巴瘤

【答案】A

【解析】此题主要考查胃黏膜相关淋巴组织淋巴瘤的致病因素——HPV 感染。

【考点】胃黏膜相关淋巴组织淋巴瘤的致病因素

5. 下列哪种淋巴瘤的生物学行为具备侵袭性

    A. 浆细胞瘤

    B. 脾边缘区淋巴瘤

C. NK/T 细胞淋巴瘤

D. 小 B 细胞淋巴瘤

E. 滤泡性淋巴瘤

【答案】C

【考点】侵袭性淋巴瘤

6. 目前推荐使用 PET/CT 评价疗效的淋巴瘤亚型为

A. NK/T 细胞淋巴瘤

B. MALT 淋巴瘤

C. 弥漫大 B 细胞淋巴瘤（DLBCL）

D. 外周 T 细胞淋巴瘤

E. 滤泡性淋巴瘤

【答案】C

【考点】淋巴瘤的影像学评估

7. 下列对三阴性乳腺癌的描述,正确的是

A. 不易出现远处转移,局部复发率高

B. 占乳腺癌 40%~50%

C. 更常见内脏转移如脑膜、脑、肝、肺转移

D. 化疗效果好,预后好

E. 首选铂类为主的治疗药物

【答案】C

【考点】三阴性乳腺癌的临床特点

8. 胃肠间质瘤患者 *C-Kit* 基因突变类型中,对甲磺酸伊马替尼治疗反应最佳的突变是

A. 外显子 9　　　　B. 外显子 11

C. 外显子 13　　　　D. 外显子 17

E. 外显子 21

【答案】B

【解析】此题主要考查胃肠间质瘤的常见基因突变: *C-Kit* 突变。

【考点】胃肠间质瘤的常见 *C-Kit* 突变与疗效的关系

9. 以下哪项**不是** II 期结肠癌根治术后复发的高危因素

A. 脉管癌栓阳性

B. 低分化腺癌,微卫星高度不稳定（MSI-H）

C. 肿瘤侵犯至浆膜外

D. 区域淋巴结清扫数目少于 12 个

E. 肠梗阻

【答案】B

【考点】高危 II 期结肠癌的危险因素

【A2 型题】

1. 患者,男,59 岁,肺腺癌术后 9 个月,出现多发肺转移,骨转移,应完善的基因检测**不包括**

A. *EGFR*　　　B. *ALK*　　　C. *MET*

D. *BRAF*　　　E. *ROS1*

【答案】C

【考点】肺癌常见的治疗靶点

2. 患者,女,53 岁,无吸烟病史。肺部 CT 示:右肺中叶占位,伴同侧纵隔淋巴结肿大,CT 引导下肺穿刺结果显示:肺腺瘤。目前患者尚需完成的检查**不包括**

A. 头颅 MRI　　　B. 腹部、盆腔 CT

C. 气管镜检查　　　D. 基因学分型

E. 骨扫描

【答案】C

【考点】肺癌术前分期检查

3. 患者,男,43 岁,诊断为小细胞肺癌,纵隔淋巴结转移,恶性胸腔积液,EP 方案化疗 4 周期,部分缓解（PR）,近期出现肿瘤进展,出现四肢近端肌肉无力,并逐渐加重,可能的原因为

A. 低钠血症

B. 脑转移

C. 甲状腺功能亢进

D. 副肿瘤综合征

E. 骨转移压迫神经

【答案】D

【考点】小细胞肺癌副肿瘤综合征

4. 患者,男,35 岁,CT 示多发胸膜增厚,伴胸腔积液,CT 引导下穿刺病理示:胸膜间皮瘤。首选的一线化疗方案是

A. 吉西他滨 + 顺铂

B. 异环磷酰胺 + 顺铂 + 阿霉素

C. 阿霉素 + 异环磷酰胺

D. 异环磷酰胺 + 顺铂 + 达卡巴嗪

E. 培美曲塞 + 顺铂

【答案】E

【考点】胸膜间皮瘤化疗

5. 患者,男,54 岁,诊断为弥漫大 B 细胞淋巴瘤。一线化疗 2 周期,评效检查示:颈部淋巴结原为 2cm×3cm,现为 1cm×2cm;腹部 CT:肝结节,原为 3cm×5cm,现为 3cm×5cm。患者的疗效评价应为

A. SD（病情稳定）　　　B. PD（疾病进展）

C. CR（完全缓解）　　　D. PR（部分缓解）

E. 无法评价

【答案】A

【考点】肿瘤的疗效评价

6. 患者,女,56岁,诊断为弥漫大B细胞淋巴瘤,免疫组化示:CD10(−),Bcl-6(+),MUM-1(−)。患者的诊断为
   A. NGCB
   B. GCB
   C. 皮肤B细胞淋巴瘤
   D. 非特指型弥漫大B细胞淋巴瘤
   E. 以上均不是
   【答案】B
   【考点】淋巴瘤的病理分型

7. 患者,男,40岁,因"不规则发热3月余,伴纳减、消瘦、盗汗"入院。查体:巩膜轻度黄染,颈部3枚花生仁大小淋巴结,质硬无压痛,右侧腹股沟可触及肿大淋巴结1枚,2cm×2cm,脾肋下2cm。实验室检查:血红蛋白79g/L,血清总胆红素50μmol/L,结合胆红素12μmol/L,尿胆原1:160(+),尿胆红素(−)。患者最可能的诊断是
   A. 急性黄疸性肝炎
   B. 淋巴瘤肝内浸润
   C. 淋巴瘤胆道浸润
   D. 淋巴结压迫胆总管
   E. 淋巴瘤合并自身免疫性溶血性黄疸
   【答案】E
   【考点】淋巴瘤诊断

8. 患者,女,30岁,因"中上腹疼痛3个月,间歇黑便1周"来诊。无其他不适,胃镜检查见胃窦部5cm×6cm溃疡型肿块。查体:浅表淋巴结不肿大,肝脾肋下未及。胸部X线片、腹腔CT及骨髓涂片均无异常发现。随后行胃大部切除术,手术后病理示:大量淋巴结细胞浸润,CD20(+)。患者的诊断首先考虑
   A. 淋巴瘤　　　B. 胃癌
   C. 胃溃疡　　　D. 胃转移瘤
   E. 胃黑色素瘤
   【答案】A
   【考点】淋巴瘤诊断

9. 患者,女,30岁,间歇发热伴左颈部包块2个月,发病以来体重减轻5kg。颈淋巴结活检见结构破坏,有中性粒细胞、嗜酸性粒细胞、浆细胞、淋巴细胞及组织细胞浸润,并见大量Reed-Sternberg细胞。骨髓中亦有少量相同细胞浸润。患者目前的治疗方案应选择

   A. DA　　　B. CHOP　　　C. ABVD
   D. VDP　　　E. COP
   【答案】C
   【考点】淋巴瘤治疗

10. 患者,女,30岁,其母患乳腺癌,其姐35岁时因转移性卵巢癌去世,患者拟行相关基因检测,排查自身肿瘤风险。为其推荐进行的基因检测为
   A. *BRCA-1*　　　B. *HER-2*　　　C. *ECFR*
   D. *NRAS*　　　E. *BRAF*
   【答案】A
   【考点】乳腺癌的致病原因

11. 患者,女,51岁,右乳腺癌改良根治术后,AC方案辅助治疗,1年后出现肺转移。一线化疗方案首选
   A. 以紫杉类药物为基础方案
   B. CMF方案
   C. 以卡培他滨为基础方案
   D. FEC方案
   E. T-DM1
   【答案】A
   【考点】乳腺癌的化疗原则

12. 患者,女,35岁,右乳腺癌改良根治术后3年,发现肝转移1个月。经全面辅助检查,CT示右锁骨上多个淋巴结肿大,较大者1.6cm×1.3cm,右肺下叶基底段1个结节影,大小为2cm×1.4cm。经两周期化疗后再行CT检查,CT示右锁骨上淋巴结较前缩小,现1.0cm×0.8cm,右肺下叶基底段结节较前缩小,现为1.7cm×1.0cm。按照RECIST1.1版实体瘤评效标准,患者总体疗效评价为
   A. PR　　　B. CR　　　C. SD
   D. PD　　　E. 无法评效
   【答案】C
   【考点】肿瘤的临床疗效评价

13. 患者,女,46岁,4年前行右乳腺癌改良根治术,术后病理示:2cm,浸润性导管癌,2级,腋窝淋巴结转移6/20;免疫组化:ER(−),PR(−),HER-2(+++),Ki-67(+50%)。该患者乳腺癌分子分型为
   A. LuminaL A型
   B. LuminaL B(HER-2阴性)型
   C. LuminaL B(HER-2阳性)型

D. HER-2 过表达型

E. 三阴性

【答案】D

【考点】乳腺癌的临床分型

14. 患者,女,45 岁。乳腺癌根治术后 4 年,术后行 EC×4 周期序贯紫杉醇 + 曲妥珠单抗治疗 4 周期,辅助曲妥珠单抗治疗 1 年。1 周前,CT 发现多发肝转移,穿刺病理示:腺癌,考虑乳腺癌转移;免疫组化:ER(−),PR(−),HER-2(+++),Ki-67(+60%)。该患者一线治疗首选

A. 曲妥珠单抗 + 多西他赛

B. 帕妥珠单抗 + 曲妥珠单抗 + 多西他赛

C. T-DM1

D. 拉帕替尼 + 多西他赛

E. 拉帕替尼 + 曲妥珠单抗 + 多西他赛

【答案】B

【考点】三阴性乳腺癌的临床治疗

15. 患者,女,46 岁,乳腺癌改良根治术。术后病理示:2cm,浸润性导管癌,2 级,腋窝淋巴结转移 6/20;免疫组化:ER(−),PR(−),HER-2(+++)。下列说法正确的是

A. HER-2 阳性乳腺癌占 20%~30%,预后好

B. HER-2 阳性转移性乳腺癌,曲妥珠单抗治疗时间为 1 年

C. HER-2 阳性转移性乳腺癌,易出现内脏转移

D. HER-2 阳性转移性乳腺癌,曲妥珠单抗治疗失败后,不能再进行曲妥珠单抗治疗

E. HER-2 阳性转移性乳腺癌,辅助治疗不应选用曲妥珠单抗

【答案】C

【考点】乳腺癌临床特点

16. 患者,女,54 岁,乳腺癌骨转移病史,近期出现全身软弱、倦怠、昏睡、木僵、精神失常、心律失常。以下最可能的原因为

A. 肾功能不全　　B. 高钙血症

C. 心功能不全　　D. 脑转移

E. 低钠血症

【答案】B

【考点】乳腺癌肿瘤并发症

17. 患者,女,65 岁,乳腺癌,肺转移。3 周期多西他赛方案化疗后,白细胞计数 $2.3 \times 10^9/L$,

中性粒细胞计数 $1.2 \times 10^9/L$。根据 NCI-CTC 3.0,该不良反应的分级为

A. 1 级　　　　　　B. 2 级

C. 3 级　　　　　　D. 4 级

E. 无法区分

【答案】B

【考点】乳腺癌肿瘤化疗副作用

18. 患者,女,43 岁,诊断为乳腺癌根治术后,$T_3N_1M_0$,HER-2 阳性,术后辅助曲妥珠单抗治疗时间为

A. 9 周　　　B. 6 个月　　　C. 1 年

D. 2 年　　　E. 5 年

【答案】C

【考点】乳腺癌肿瘤靶向治疗

19. 患者,女,45 岁,胃食管结合部肿瘤,病理示低分化腺癌,HER-2(+++),完善全身检查示肺转移。以下可选择的靶向药物为

A. 曲妥珠单抗　　　B. 贝伐单抗

C. 阿西替尼　　　　D. 利妥珠单抗

E. T-DM1

【答案】A

【考点】胃癌的靶向治疗进展

20. 患者,男,56 岁,左半结肠癌根治术后Ⅲ期。以下辅助化疗不考虑的方案为

A. Xelox 方案

B. FOLFIRI 方案

C. FOLFOX 方案

D. 单药卡培他滨方案

E. 临床试验

【答案】B

【考点】结肠癌术后辅助治疗原则

21. 患者,女,48 岁,诊断为结肠癌Ⅳ期,肺转移,应用 FOLFIRI 方案治疗,化疗后出现心悸、多汗、腹部疼痛。应首先考虑

A. 上消化道出血

B. 急性胆碱能综合征

C. 肠道穿孔

D. 急性心肌梗死

E. 肠梗阻

【答案】B

【考点】结肠癌常用化疗药物的副作用

22. 患者,女,60 岁,胰腺癌,腹腔多发转移,可选择的化疗药物不包括

A. 单药吉西他滨　　B. 白蛋白紫杉醇

C. 多西他赛　　　　　D. 替吉奥

E. 伊立替康

【答案】C

【考点】晚期胰腺癌的治疗

23. 患者,女,35 岁,胃大弯侧肿瘤。病理活检示:印戒细胞癌,Lauren 分型:弥漫型。以下描述正确的是

A. 病灶局限,不易发生转移

B. HER-2 阳性率低

C. 化疗敏感,治疗效果好

D. 发病前常有明显的癌前病变

E. 发病与环境因素密切相关

【答案】B

【考点】胃癌病理生理特征

24. 患者,男,55 岁,胃中分化腺癌。术后病理示:病灶侵及固有肌层,未见淋巴结转移。决定患者需要进行术后辅助化疗的高危因素是

A. 淋巴血管浸润,神经浸润

B. HER-2(+++)

C. 术前病灶出血

D. Lauren 分型为肠型

E. Ki-67>50%

【答案】A

【考点】胃癌术后高危因素

25. 患者,男,45 岁,进食哽噎,可进软食,行胃镜检查示食管中段占位。活检病理示:食管鳞状细胞癌,完善分期检查,示肿瘤浸润食管全层,与胸主动脉分界不清,纵隔及锁骨上多发淋巴结肿大,患者目前的治疗应选择

A. 紫杉为主方案的化疗

B. 化疗 + 择期行姑息放疗

C. 根治性放疗

D. 免疫治疗

E. 最佳支持治疗

【答案】B

【考点】进展期食管癌治疗

【A3/A4 型题】

(1~2 题共用题干)

患者,女,65 岁,既往无烟酒嗜好。右肺中叶占位,右纵隔淋巴结肿大。完善头颅 MRI、胸腹盆 CT、ECT 分期检查,未见转移。行右肺中叶切

除术 + 右纵隔淋巴结清扫术,术后病理示:肺腺癌,4cm,侵犯胸膜,右纵隔淋巴结(1/7)转移。

1. 根据美国癌症联合委员会(AJCC)肿瘤分期第 7 版,患者目前的分期为

A. ⅢA 期　　　B. ⅢB 期　　　C. ⅣA 期

D. ⅡB 期　　　E. ⅡA 期

【答案】B

【考点】肺癌的 AJCC 分期

2. 术后应接受的辅助治疗为

A. 辅助化疗 + 辅助放疗

B. 吉非替尼

C. 帕博利珠单抗(pembrolizumab)

D. 伊匹单抗(ipilimumab)

E. 观察

【答案】A

【考点】肺癌术后辅助治疗的指南推荐

(3~5 题共用题干)

患者,男,60 岁,诊断左肺下叶小细胞肺癌,局限期,纵隔淋巴结转移。

3. 首选的治疗方案是

A. 全身化疗　　　　　B. 手术切除

C. 胸部放疗　　　　　D. 化疗 + 同步放疗

E. 靶向治疗

【答案】D

【考点】小细胞肺癌局限期的治疗选择

4. 该患者一线共行依托泊苷 + 顺铂方案化疗 6 周期,其中第 3~4 周期行同步放疗,6 周期评定为部分缓解。下一步治疗考虑

A. 预防性全脑放疗　　B. 继续原方案化疗

C. 手术切除　　　　　D. 定期复查

E. 胸部放疗

【答案】A

【考点】小细胞肺癌脑预放的指征

5. 该患者在停止上述治疗 3 个月后出现头面部水肿,憋气,考虑最可能出现的情况是

A. 新发脑转移

B. 上腔静脉综合征

C. 心力衰竭

D. 抗利尿激素异常分泌综合征

E. 肺栓塞

【答案】B

【考点】上腔静脉综合征的临床表现

（6~8 题共用题干）

患者，女，52 岁，诊断右肺上叶腺癌 $T_2N_2M_1$，Ⅳ期，纵隔淋巴结转移，腰 3 椎体转移，*EGFR L858* 突变，ALK（Ventana）阴性。

6. 该患者的全身治疗应首选

    A. *EGFR* 抑制剂　　　B. ALK 抑制剂

    C. 化疗　　　　　　　D. 腰椎放疗

    E. 双膦酸盐

    【答案】A

    【考点】肺癌的靶向治疗

7. 该患者一线口服吉非替尼治疗 13 个月后，右肺上叶病灶明显增大，肿物长径由 4cm 增至 10cm，下一步建议是

    A. 继续吉非替尼口服

    B. 口服厄洛替尼治疗

    C. 肺内病灶射频消融

    D. 气管镜或肺穿刺活检

    E. ALK 抑制剂

    【答案】D

    【考点】肺癌靶向治疗后的二次活检

8. 患者气管镜活检病理结果显示肺低分化腺癌，*EGFR* 21 号外显子突变，*EGFR* 20 号外显子突变，患者突发双下肢无力，伴双下肢感觉减退，可能的治疗方案**不包括**

    A. 甘露醇脱水　　　　B. 骨水泥治疗

    C. 化疗　　　　　　　D. 奥希替尼

    E. 局部放疗

    【答案】C

    【考点】肺癌骨转移的姑息治疗

（9~11 题共用题干）

患者，女，56 岁，右颈部淋巴结无痛性肿大，伴发热，最高体温 38.6℃，盗汗，体重下降 15kg。行右颈部淋巴结切除，活检病理：弥漫大 B 细胞淋巴瘤；免疫组化：CD20（+）。浅表超声：右腹股沟可见 5cm×2cm 大小低回声淋巴结。腹部 CT 可见腹膜后 5cm×3cm 大小淋巴结。骨髓检查及脑脊液检查未见异常。

9. 患者目前分期为

    A. ⅢB　　　　　　　B. ⅢA

    C. ⅡA　　　　　　　D. ⅡB

    E. 以上都不是

    【答案】A

【解析】此题主要考查淋巴瘤的分期。

【考点】淋巴瘤的临床分期

10. 该患者的国际预后指数（IPI）评分是

    A. 1 分　　　　B. 2 分　　　　C. 4 分

    D. 6 分　　　　E. 0 分

    【答案】A

    【考点】淋巴瘤的预后评分

11. 该患者一线治疗应该选择的方案是

    A. R-CHOP　　　　　B. ABVD

    C. BEACOPP　　　　 D. GVD

    E. ICE

    【答案】A

    【考点】弥漫大 B 细胞淋巴瘤的治疗原则

（12~15 题共用题干）

患者，男，30 岁，饮酒后皮肤瘙痒，CT 示纵隔淋巴结肿大，行穿刺活检，活检病理：爆米花样细胞，CD20（+），CD30（–），CD15（–）

12. 患者目前考虑的诊断为

    A. 弥漫大 B 细胞淋巴瘤

    B. 滤泡性淋巴瘤

    C. 霍奇金淋巴瘤

    D. NK/T 细胞淋巴瘤

    E. 外周 T 细胞淋巴瘤

    【答案】C

    【考点】霍奇金淋巴瘤的病理诊断

13. 为进一步明确分期，患者应完善的检查是

    A. 淋巴结超声　　　　B. 腹部 CT

    C. 骨髓穿刺　　　　　D. 肿瘤标志物

    E. 盆腔 CT

    【答案】D

    【考点】霍奇金淋巴瘤的分期

14. 患者完善检查，影像学检查（浅表超声）示：左锁骨上可见 1.5cm×2.0cm 大小低回声淋巴结。余未见异常。患者目前分期为

    A. Ⅲ期　　　　　　　B. Ⅱ期

    C. Ⅰ期　　　　　　　D. Ⅳ期

    E. 以上都不是

    【答案】B

    【考点】霍奇金淋巴瘤的分期

15. 该患者一线治疗应该选择的方案是

    A. R-CHOP　　　　　B. ABVD

    C. BEACOPP　　　　 D. GVD

    E. ICE

【答案】B

【考点】霍奇金淋巴瘤的治疗原则

(16~20题共用题干)

患者,女,34岁,2周前行左乳区段切除＋腋窝淋巴结清扫术。术后病理示:3cm,浸润性导管癌,2级,切缘均阴性,腋窝淋巴结转移4/21;免疫组化:ER(＋70%),PR(－),HER-2(＋),Ki-67(＋10%)

16. 该患者乳腺癌分子分型为

　　A. LuminaL A 型

　　B. LuminaL B（HER-2 阴性)型

　　C. LuminaL B（HER-2 阳性)型

　　D. HER-2 过表达型

　　E. 三阴性

【答案】A

【考点】乳腺癌临床分型

17. 该患者辅助化疗方案首选

　　A. 剂量密集 AC 序贯 T

　　B. AC 序贯 T 三周方案

　　C. TC 方案

　　D. FEC 方案

　　E. CMF 方案

【答案】A

【考点】乳腺癌的术后辅助化疗原则

18. 该患者术后 AJCC 分期为

　　A. ⅡA 期　　　B. ⅡB 期　　　C. ⅢA 期

　　D. ⅢB 期　　　E. ⅢC 期

【答案】C

【考点】乳腺癌的 AJCC 分期

19. 该患者有关术区的局部治疗,应选择

　　A. 不需要进行辅助放疗

　　B. 保乳术后单独进行辅助放疗

　　C. 辅助化疗结束后,再进行辅助放疗

　　D. 淋巴结转移4个,局部复发风险高,应先进行辅助放疗,再进行辅助化疗

　　E. 辅助放疗可以和辅助化疗同步进行

【答案】BC

【考点】乳腺癌的术后辅助放疗原则

20. 该患者辅助内分泌治疗首选

　　A. 他莫昔芬

　　B. 药物性卵巢功能抑制

　　C. 药物性卵巢功能抑制＋他莫昔芬

　　D. 药物性卵巢功能抑制＋芳香化酶抑制剂

　　E. 药物性卵巢功能抑制＋氟维司群

【答案】D

【考点】乳腺癌的术后辅助内分泌治疗原则

(21~23题共用题干)

患者,女,50岁,上腹部不适 3 个月。胃镜检查示:胃窦占位;病理活检示:低分化腺癌;超声内镜考虑浸润深度至浆膜下;CT 示胃周淋巴结肿大 2.0cm × 1.5cm;余检查未见异常。

21. 该患者目前可能的分期为

　　A. $T_3N_2M_0$　　　B. $T_3N_1M_0$　　　C. $T_2N_1M_0$

　　D. $T_4N_1M_0$　　　E. $T_4N_2M_0$

【答案】B

【考点】胃癌的分期

22. 该患者目前最佳治疗选择为

　　A. 胃镜下肿瘤切除＋术后辅助治疗

　　B. 全身化疗＋靶向治疗

　　C. 新辅助化疗＋手术治疗

　　D. 免疫治疗

　　E. 最佳支持治疗

【答案】C

【考点】胃癌的新辅助治疗及手术治疗

23. 患者行胃癌根治术,术中应清扫淋巴结的数目为

　　A. 12　　　　B. 9　　　　C. 10

　　D. 15　　　　E. 8

【答案】D

【考点】胃癌的手术原则

第六节　肿　瘤　外　科

【A1 型题】

1. 下列**不属于**肿瘤外科"无瘤"操作原则的选项是

　　A. 避免直接碰触肿瘤组织

　　B. 使用湿纱布包裹覆盖

　　C. 接触肿瘤组织的器械应妥善处理

　　D. 肿瘤探查时由无瘤区开始

　　E. 锐性分离,避免撕扯肿瘤

【答案】B

【解析】应使用干纱布/治疗巾包裹肿瘤。

【考点】肿瘤外科的"无瘤"操作原则

2. 下列情况**不属于**胃癌 T 分期中的"T_{4b}"的是

　　A. 侵犯肝脏　　　　　B. 侵犯膈肌

C. 侵犯食管　　　　D. 侵犯胆囊

E. 侵犯后腹膜

【答案】C

【解析】胃癌沿着消化道方向的侵犯不属于T_{4b}，包括食管、十二指肠。

【考点】胃癌T分期相关规定及胃周器官的毗邻关系

3. 关于胃癌淋巴结转移及清扫的临床意义，**不正确**的是

  A. 胃癌淋巴结转移数目与预后相关

  B. 胃癌淋巴结清扫可降低局部淋巴结复发率

  C. 胃癌手术均需进行淋巴结清扫

  D. 胃癌淋巴结清扫数目一定程度上反映手术质量

  E. 胃癌淋巴结清扫范围决定手术难度及术后并发症

【答案】C

【解析】根据不同的临床分期，胃癌淋巴结清扫策略不同。淋巴结阴性的早期胃癌手术可不行淋巴结清扫。

【考点】胃癌淋巴结清扫的临床意义

4. 直肠全系膜切除的含义**不包含**

  A. 完整清扫肠系膜下血管根部淋巴结

  B. 直视下在骶前间隙中进行锐性分离

  C. 保持盆筋膜脏层的完整无损

  D. 肿瘤远端直肠系膜的切除不少于5cm或切除全系膜

  E. 肠管切除至少距肿瘤远端2cm

【答案】A

【解析】肠系膜下血管根部淋巴结清扫不在直肠全系膜切除的范围内。

【考点】直肠全系膜切除的含义

5. 巴雷特食管（Barrett食管）与下述哪种病变的发生有关

  A. 食管溃疡　　　　B. 食管慢性炎症

  C. 食管鳞状细胞癌　D. 食管腺癌

  E. 食管憩室

【答案】D

【解析】食管癌高危因素

6. 决定原发性乳腺癌预后最重要的因素是

  A. 原发肿瘤大小

  B. 激素受体状况

  C. 肿瘤细胞病理分级

  D. 区域淋巴结是否转移

  E. 患者年龄

【答案】D

【考点】乳腺癌预后影响因素

7. 胰腺癌最常发生的部位是

  A. 全胰腺　　　　　B. 胰头

  C. 胰颈　　　　　　D. 胰体

  E. 胰尾

【答案】B

【解析】此题主要考查胰腺癌诊断掌握情况，胰腺癌最常发生的部位是胰腺头部。

【考点】常见胰腺肿瘤诊断

8. 胰腺癌行标准胰十二指肠切除术切除范围**不包括**的脏器是

  A. 胰头（含钩突）　B. 胆囊

  C. 十二指肠　　　　D. 肝总管

  E. 远端胃

【答案】D

【解析】此题主要考查胰腺癌手术原则，胰十二指肠切除范围包括胰头（含钩突）、胆囊、十二指肠、胆总管、远端胃、上段空肠。

【考点】常见肿瘤手术原则

9. 原发性肝癌根治性切除标准**不包括**

  A. 术中肝静脉、门静脉、胆管以及下腔静脉未见肉眼癌栓

  B. 切缘 <1cm，切除肝断面组织学检查无肿瘤细胞残留

  C. 术中见肝癌侵犯邻近脏器，但整块切除，术后切缘阴性

  D. 术后2个月行超声、CT、MRI（必须有其中两项）检查未发现肿瘤病灶

  E. 术前AFP升高，术后2个月AFP定量测定水平在正常范围

【答案】C

【解析】此题主要考查原发性肝癌根治性手术标准。术中判断标准：①肝静脉、门静脉、胆管以及下腔静脉未见肉眼癌栓；②无邻近脏器侵犯，无肝门淋巴结或远处转移；③肝脏切缘距肿瘤边界>1cm，如切缘<1cm，但切除肝断面组织学检查无肿瘤细胞残留，即切缘阴性。术后判断标准：①术后2个月行超声、CT、MRI（必须有其中两项）检查未发现肿瘤病灶；②如术前甲胎蛋白（AFP）升高，则要求术后2个月AFP定量测定，其水平在正常范围（极个别患者AFP降至正常的时间超过2个月）。

【考点】原发性肝癌手术原则

10. 胆囊息肉的手术适应证**不包括**

  A. 胆囊多发息肉，3~5mm

  B. 合并胆囊结石

C. 年龄大于 50 岁,连续超声检查提示胆囊息肉进行性增大

D. 胆囊底直径 3cm 息肉

E. 有明显症状,无精神因素、胃十二指肠和其他胆道疾病

【答案】A

【解析】此题主要考查胆囊肿瘤手术适应证。胆囊息肉切除适应证:有明显症状,在排除精神因素、胃十二指肠和其他胆道疾病后考虑手术。无明显症状,以下情况考虑手术:直径超过 1cm 单发病变、年龄超过 50 岁连续超声检查发现增大,腺瘤样息肉或基底宽大,合并胆囊结石或胆囊壁增厚。

【考点】胆囊肿瘤手术适应证

【A2 型题】

1. 患者,男,80 岁,上腹部痛伴食欲减退、恶心、呕吐、进行性消瘦 6 个月。胃镜检查发现胃壁弥漫增厚,黏膜凹凸不平,表面有出血坏死,胃腔扩张受限,胃大量潴留。病理活检:胃黏膜不典型增生。腹部 CT:肝脏多发实性占位性病灶,少量腹水,大网膜增厚。目前诊断治疗措施不正确的是

A. 联合化疗

B. 肝脏占位穿刺活检

C. 胃肠减压、洗胃

D. 营养支持、对症处理

E. 腹腔镜探查

【答案】A

【考点】晚期胃癌患者临床处置

2. 患者,男,65 岁,间断便血半年,停止肛门排气、排便 5 天。既往高血压病史 5 年,糖尿病 12 年。腹部查体:腹部明显膨隆,全腹压痛,未触及包块,叩诊鼓音,可闻及气过水音,肠鸣音亢进。腹部 X 线片可见多个气液平面。直肠指诊距肛缘 5cm 触及环周肿物,质硬,不活动,有接触性出血,合理的外科手术方式为

A. 直肠低位前切除　　B. 腹会阴联合切除

C. Hartmann 术　　D. 回肠造口术

E. 乙状结肠造口术

【答案】E

【考点】直肠癌合并肠梗阻的外科处理原则

3. 患者,男,70 岁,间断左上腹痛 10 年,空腹时明显。上腹胀痛伴呕吐 1 日,吐后症状缓解。

无烟酒嗜好。查体:左上腹压痛,振水音阳性。可能的诊断是

A. 慢性胆囊炎急性发作

B. 溃疡病穿孔

C. 急性肠炎

D. 胃溃疡伴幽门梗阻

E. 慢性胰腺炎

【答案】D

【考点】急腹症的临床表现及鉴别诊断

4. 患者,女,26 岁,间断上腹痛 1 年,发现下腹包块 1 周。既往:体健。母亲患胃癌及乳腺癌,舅舅患胃癌。体格检查:上腹轻压痛,盆腔可及肿块,活动好无压痛。针对该患者最重要的检查是

A. 腹部 CT　　　　B. 盆腔超声

C. 胃镜检查　　　　D. 肠镜检查

E. 乳腺超声

【答案】C

【考点】青年胃癌患者的临床表现及检查手段

5. 患者,女,82 岁,间断排便困难 1 年,停止排气排便 2 日。既往:高血压 15 年,2 个月前诊断急性心肌梗死。查体:腹部膨隆,全腹压痛,无反跳痛,未及包块,无移动性浊音。腹盆 CT:肝多发结节伴强化,乙状结肠占位,肠系膜多发肿大淋巴结,近端肠腔扩张。合理的处置措施为

A. 结肠造口　　　　B. 回肠造口

C. 乙状结肠癌切除　　D. 全身化疗

E. 乙状结肠支架植入

【答案】E

【考点】结肠梗阻患者临床处理原则

6. 女性,55 岁,乏力、食欲减退、上腹不适 1 年,间断呕吐咖啡色样物、黑便 3 个月。胃镜见广泛黏膜增厚粗大,伴多发浅溃疡,病理活检非霍奇金淋巴瘤。腹部 CT:胃壁弥漫增厚,胃周多发肿大淋巴结。血红蛋白 5g/L。目前合理的处理措施是

A. 纠正贫血后行全胃切除

B. 纠正贫血后行全身化疗

C. 急诊行全胃切除 + 淋巴结清扫

D. 内镜检查 + 内镜下止血

E. 介入栓塞止血

【答案】A

【解析】胃淋巴瘤的手术指征为出血、梗阻、穿孔。

该患者反复上消化道出血史,提示保守治疗无效,存在手术指征。

【考点】胃淋巴瘤处理原则

7. 患者,女,40 岁,月经期间出现乳房胀痛 1 年,无乳头溢液、溢血。查体:双侧乳房可及多发肿块、大小不一、质韧、活动度可、轻压痛。首先考虑的疾病是

A. 乳房纤维瘤　　　　B. 乳房脂肪瘤

C. 乳腺癌　　　　　　D. 乳管内乳头状瘤

E. 乳房囊性增生病

【答案】E

【考点】乳腺肿物临床表现及鉴别诊断

8. 患者,女,42 岁,右侧乳头刺痒感,伴乳晕发红、糜烂、溢液 1 个月。查体:双侧乳头红肿、内陷,溢液。乳腺未及明显肿块,腋窝未及肿大淋巴结,乳头溢液涂片检查见癌细胞。该患者最可能的诊断是

A. 髓样癌　　　　　　B. 乳头湿疹样癌

C. 鳞状细胞癌　　　　D. 大汗腺癌

E. 黏液细胞癌

【答案】B

【考点】乳头湿疹样癌的临床表现

9. 患者,女,30 岁,发现颈部肿块 1 个月,肿块增大伴疼痛 3 日。甲状腺核素扫描提示甲状腺右叶"冷结节"。目前诊断考虑

A. 结节性甲状腺肿

B. 单纯性甲状腺肿

C. 甲状腺囊腺瘤伴囊内出血

D. 高功能甲状腺瘤

E. 甲状腺癌

【答案】C

【考点】甲状腺结节的临床表现及鉴别诊断

10. 患者,女,40 岁,发现甲状腺结节,穿刺活检病理为甲状腺乳头状癌。颈部超声显示甲状腺右叶结节 3.5cm,双侧未探及肿大淋巴结。合理的治疗方式为

A. 系统化疗 + 口服甲状腺素

B. 右叶甲状及峡部切除 + 左叶大部切除 + 口服甲状腺素

C. 双侧甲状腺全切 + 口服甲状腺素

D. 双侧甲状腺全切 + 颈部淋巴结清扫

E. 放射性碘治疗

【答案】B

【考点】甲状腺乳头状癌的治疗原则

11. 患者,男,40 岁,确诊胃窦癌。在行远端胃癌根治术过程中**不需要**处理的解剖结构是

A. 胃结肠韧带　　　　B. 肝十二指肠韧带

C. 脾结肠韧带　　　　D. 胃胰皱襞

E. 脾膈韧带

【答案】E

【解析】胃癌根治术中需要处理胃周韧带及血管,除去脾膈韧带,上述结构均需在远端胃癌手术中进行解剖。

【考点】胃周解剖及胃癌根治手术范围

12. 患者,男,22 岁,进食哽噎感伴胸骨后烧灼痛 1 年,偶伴呕吐胃内容物。上消化道钡剂显示食管下段呈鸟嘴样,该患者最可能的诊断是

A. 食管憩室　　　　　B. 食管炎

C. 食管良性肿瘤　　　D. 贲门失弛缓症

E. 食管癌

【答案】D

【考点】食管疾病的上消化道钡剂影像特点

13. 患者,女,47 岁。体检发现乙型肝炎,来院进一步完善 CT 检查提示肝右叶 4cm 肿物,肿物动脉期云絮样强化、中心低密度,门静脉期肿物中心强化,延迟期强化范围进一步扩大。该患者最有可能的诊断是

A. 原发性肝癌

B. 原发性肝内胆管细胞癌

C. 肝血管瘤

D. 转移性肝癌

E. 肝腺瘤

【答案】C

【解析】此题主要考查原发性肝癌鉴别诊断。肝血管瘤影像表现动脉期可为周边强化或云絮状强化,延迟显像为向心性填充。

【考点】常见肿瘤诊断及鉴别诊断

14. 患者,男,56 岁,因"右上腹胀痛,伴食欲下降及间断低热 3 个月"就诊。既往酗酒 35 年,门诊检查乙型肝炎表面抗原及丙型肝炎抗体阴性,甲胎蛋白(AFP)56ng/L;外院行 MRI 平扫检查提示肝萎缩,形态不规则,肝右叶见多发肿物,最大 3cm,T_1 稍低信号 T_2 稍高信号,胰腺质地不均匀。该患者最有可能的诊断是

A. 肝血管瘤　　　　　B. 原发性肝癌

C. 肝腺瘤　　　　　　D. 肝血管肉瘤

E. 胰腺癌肝转移

【答案】B

【解析】此题主要考查原发性肝癌诊断，肝癌高危因素包括肝炎、酗酒各种原因引起的肝硬化。肝癌 MRI 表现 T_1 相对低信号，T_2 相对高信号。

【考点】常见肿瘤诊断及鉴别诊断

15. 患者，女，67 岁，因"急性胆囊炎"于当地医院接受急诊胆囊切除术。术中胆囊未破裂，完整切除，术后病理提示胆囊高分化腺癌，侵及黏膜固有层。该患者下一步应

A. 密切随访

B. 再次手术，行肝楔形切除术

C. 再次手术，行肝楔形切除术加肝门淋巴结清扫

D. 胆囊床局部放疗

E. 全身化疗

【答案】A

【解析】此题主要考查胆囊癌的手术适应证。仅侵犯黏膜的 T_{1a} 胆囊癌单纯胆囊切除即可，不需要再次手术。

【考点】常见肿瘤手术适应证

16. 患者，女，52 岁，因"皮肤巩膜黄染半月"就诊。不伴腹痛及发热，腹部查体未见明显异常。实验室检查：总胆红素 420μmol/L，直接胆红素 300μmol/L，CA19-9 670U/L；外院超声检查提示肝内胆管广泛扩张，胆总管及胆囊正常。该患者最有可能的诊断是

A. 胆总管结石　　　B. 胰头癌

C. 壶腹癌　　　　　D. 肝门胆管癌

E. 先天性胆管囊肿

【答案】D

【解析】此题主要考查肝门胆管癌的诊断，肝门胆管癌腹部超声检查可显示肝内胆管扩张，肝外胆管和胆囊空虚。

【考点】常见肿瘤诊断及鉴别诊断

17. 患者，女，39 岁，因"间断右侧腹部绞痛 1 月余，超声发现肝脏多发肿物 3 日"就诊。否认酗酒及肝炎病史。门诊查体：提示右下腹可触及质硬肿物，轻压痛，固定，余未见明显异常。急查血常规提示血红蛋白 87g/L，癌胚抗原（CEA）106μg/L，CA19-9 及 CA12-5 正常。该患者最有可能的初步诊断是

A. 肝细胞癌伴腹腔转移

B. 结肠癌肝转移

C. 肾癌肝转移

D. 肝内胆管细胞癌腹腔转移

E. 卵巢癌肝转移

【答案】B

【考点】常见肿瘤诊断及鉴别诊断

18. 患者，男，68 岁，因"间断上腹痛伴腹泻 6 个月，消瘦 3 月余"就诊。门诊行胃镜检查提示十二指肠球后溃疡，给予规律内科治疗 4 周后症状无缓解，复查见溃疡无缓解，进一步检查发现胰尾肿物，2cm。该患者最有可能的诊断是

A. 胰腺导管腺癌

B. 胰腺腺泡细胞癌

C. 胰腺胃泌素瘤

D. 十二指肠癌伴胰腺转移

E. 胰腺血管活性肠肽瘤

【答案】C

【解析】此题主要考查胰腺神经内分泌肿瘤的诊断，胃泌素瘤常表现为难治性、反复发作或不典型部位的消化性溃疡。

【考点】常见肿瘤诊断及鉴别诊断

19. 患者，男，71 岁，因"间断右上腹不适 1 月余"就诊。发病以来不伴发热、腹痛，不伴皮肤巩膜黄染。门诊体检提示脾大，余无明显异常。实验室检查：AFP 420μg/L，乙型肝炎小三阳；外院超声检查：肝右前叶肿物，邻近胆囊，低回声，胆囊壁毛糙。患者 1 小时前排便后突发急性腹痛，伴头晕、心悸。查体：血压 70/50mmHg，腹膨隆，右上腹压痛伴反跳痛；急诊超声提示肝周积液，该患者最有可能为

A. 急性胆囊炎

B. 原发性肝癌破裂出血

C. 肝性脑病

D. 急性胰腺炎

E. 原发性肝癌合并自发性腹膜炎

【答案】B

【考点】常见肿瘤并发症

20. 患者，女，30 岁，因"体检发现右肝肿物"就诊，否认酗酒。门诊检查乙型肝炎、丙型肝炎均阴性，甲胎蛋白正常；MRI 检查提示肝形态大小正常，右肝巨大肿物，10cm，T_1 等信号，T_2 稍高信号，动脉早期强化，延迟期等信号。该患者最有可能的诊断是

A. 肝血管瘤　　　　B. 原发性肝癌

C. 肝腺瘤　　　　　D. 肝血管肉瘤

E. 肝囊肿

【答案】C

【解析】此题主要考查肝癌的鉴别诊断,肝腺瘤常见于年轻患者,由于肝瘤动脉血供丰富,缺乏门静脉和胆管,MRI表现动脉早期强化,延迟期等信号。

【考点】常见肿瘤诊断及鉴别诊断

21. 患者,男,46岁,因"体检发现CA19-9升高2周余"就诊,既往肝内胆管结石病史,门诊查体无异常。检查提示血常规正常,胆红素正常;肿瘤标志物,AFP正常,CA19-9 305U/L;肝脏CT检查提示肝左外叶部分胆管扩张,扩张胆管近端胆管狭窄并可见一结节,左右肝管及胆总管均无扩张,动脉期狭窄胆管及结节边缘部分强化,延迟期渐进性强化。该患者最有可能的诊断是

A. 肝内胆管细胞癌

B. 原发性肝癌伴胆管内癌栓

C. 转移性肝癌

D. 原发性硬化型胆管炎

E. 肝门胆管癌

【答案】A

【解析】此题主要考查肝癌的诊断。肝内胆管细胞癌发病高危因素包括肝炎、先天性胆总管囊肿、慢性胆管炎、原发性硬化性胆管炎、胆石症、酒精性肝病和非特异性肝硬化等,CA19-9可升高,影像表现肿瘤远端胆管扩张、动脉期边缘强化,延迟期病灶可表现为向心性、渐进性增强。

【考点】常见肿瘤诊断及鉴别诊断

22. 患者,女,65岁,因"间断上腹不适1月余"就诊。既往体健,否认吸烟及酗酒。门诊检查CA19-9 105U/L,MRI检查提示胰管广泛扩张,最宽处15mm,胰管内可见多发结节,增强后见结节强化。该患者最有可能的诊断是

A. 胰头癌

B. 慢性胰腺炎

C. 胰腺假性囊肿

D. 自身免疫性胰腺炎

E. 胰腺IPMN

【答案】E

【解析】此题主要考查胰腺囊性肿瘤的诊断和鉴别诊断,胰腺导管内乳头状黏液肿瘤(IPMN)好发于老年人,既往常不合并吸烟及饮酒史,其CT和MRI常表现

为主胰管中度至明显扩张,部分患者扩张胰管内可见强化结节。

【考点】常见肿瘤诊断及鉴别诊断

23. 患者,男,36岁,间断咳嗽、咳痰、痰中带血半年,经保守治疗后咯血停止。目前ECOG评分为2分,临床初步诊断支气管扩张。为进一步明确病变部位及病变范围,检查方法首选

A. 纤维支气管镜　　B. 胸部薄层CT

C. 胸部X线片　　　D. 胸部MRI

E. 支气管碘油造影

【答案】B

【考点】咯血的临床诊断

24. 患者,男,12岁,因"长期咳嗽、咳痰、咯血、胸痛、发热"就诊。体格检查:双侧胸廓正常,左肺呼吸音减低,可闻及湿啰音,无哮鸣音。最可能的诊断是

A. 先天性肺囊肿　　B. 支气管扩张

C. 肺隔离症　　　　D. 肺脓肿

E. 肺炎

【答案】C

【解析】肺隔离症是指一种少见的先天性肺发育畸形,由异常体循环动脉供血的部分肺组织形成囊性肿块,这部分肺组织可与支气管相通,造成反复发作的局限性感染,不相通时则不会出现任何呼吸道症状,又称支气管肺隔离症。

【考点】青少年咯血的诊断与鉴别诊断

25. 患者,男,65岁,咳嗽、咳痰、痰中带血3个月。吸烟史40年,未戒烟。胸部CT检查提示右肺上叶占位。体格检查时发现患者右侧瞳孔缩小、眼睑下垂、眼球内陷。考虑患者的上述症状是由于病变侵犯了

A. 颈交感神经　　　B. 喉返神经

C. 膈神经　　　　　D. 臂丛神经

E. 面神经

【答案】A

【解析】肺癌可能压迫颈交感神经出现颈交感神经综合征,表现为同侧瞳孔缩小、上睑下垂、眼球内陷、额部少汗。

【考点】肺癌特殊临床表现

26. 患者,男,50岁,吞咽困难伴胸骨后烧灼感3个月。上消化道造影提示食管腔内龛影,黏膜完整。食管镜检查提示食管中段黏膜下肿物。最可能的诊断是

A. 食管痉挛　　　　B. 贲门失弛缓症

59

C. 食管炎　　　　　　D. 食管良性肿瘤

E. 食管癌

【答案】D

【考点】食管良性肿瘤的临床表现

【A3/A4 型题】

（1~3 题共用题干）

患者,女,50 岁,因"直肠癌根治术后 2 年,发现肝肿物 1 周"就诊。患者 2 年前因直肠癌行术前放疗后接受直肠癌根治术,术后病理 pT_3N_1,术后规律化疗半年,后定期复查。既往:25 年前因车祸输血感染乙型肝炎。查体:无特殊阳性体征。实验室检查提示 CEA 10.1μg/L,AFP 正常;CT 检查提示脂肪肝,肝右叶见单发肿物,呈牛眼征,直径 3cm,紧贴门静脉右支根部。

1. 该患者最有可能的诊断是

A. 原发性肝癌　　　　B. 转移性肝癌

C. 肝血管肉瘤　　　　D. 肝腺瘤

E. 肝内胆管细胞癌

【答案】B

【考点】常见肿瘤诊断及鉴别诊断

2. 为进一步明确该患者肝脏肿瘤性质及有无肝内其他病变,该患者下一步首选的检查是

A. PET/CT　　　　　　B. $^{99}Tc^m$-SPECT

C. 肝动脉造影　　　　D. 肝脏超声

E. 肝脏 MRI

【答案】E

【解析】此题主要考查肝转移癌诊断及鉴别诊断,对于结直肠癌肝转移,影像学诊断首选增强 MRI。

【考点】常见肿瘤诊断及鉴别诊断

3. 该患者需行右半肝切除,为判断该患者能否耐受半肝切除,下列检查无必要的是

A. Child-Pugh 评分

B. 肝吲哚菁绿排泄检查

C. CT 三维重建评估肝体积

D. CT 血管造影术

E. $^{99}Tc^m$-SPECT

【答案】D

【解析】此题主要考查肝切除术前处理,对于大范围肝切除,为避免术后肝衰竭,需进行肝功能评估,除 CT 血管造影术外其他选项均为评估肝功能方法。

【考点】常见肿瘤术前术后处理

（4~6 题共用题干）

患者,男,38 岁,因"间断意识障碍 1 月余,发现胰腺肿物 3 日"就诊。患者近 1 个月来反复发作意识障碍,最近一次发作时测血糖 1.8mmol/L,3 日前于外院 CT 检查发现胰体肿物,1cm,动脉期明显增强,超声内镜检查见该肿物表浅与主胰管距离 5mm,PET/CT 未见其他部位转移。

4. 该患者最有可能的诊断是

A. 胰腺癌　　　　　　B. 胰腺 VIP 瘤

C. 胃泌素瘤　　　　　D. 胰腺生长抑素瘤

E. 胰岛素瘤

【答案】E

【考点】常见肿瘤诊断及鉴别诊断

5. 该患者拟接受手术治疗,其手术方案应选择

A. 胰体尾加脾切除术

B. 胰腺中段切除加局部淋巴结清扫

C. 保留脾的胰体尾切除加淋巴结清扫

D. 胰腺肿瘤剜除术

E. 全胰腺切除术

【答案】D

【解析】此题主要考查胰岛细胞瘤手术方式,约 90% 胰岛素瘤为良性,可以通过手术治愈,通常不附加区域淋巴结清扫。对于直径小于 2cm 且距主胰管大于 3mm 的胰岛素瘤,可以选择剜除术。

【考点】常见肿瘤外科治疗原则

6. 该患者围手术期最常见的并发症是

A. 胰瘘　　　　　　　B. 腹腔出血

C. 腹腔感染　　　　　D. 脂肪泻

E. 糖尿病

【答案】A

【解析】此题主要考查胰腺切除术后处理。胰腺剜除术胰瘘发生率为 25%。

【考点】常见肿瘤术后处理

（7~9 题共用题干）

患者,男,58 岁,主因"上腹胀痛伴恶心、呕吐、乏力 1 个月"入院。入院后即呕吐隔夜宿食 500ml。既往胃溃疡病史 2 年,未定期检查及治疗。体格检查:皮肤苍白,腹部饱满,上腹压痛,未及肿块,振水音阳性,肠鸣音弱。

7. 该患者急需进行的处理是

A. 解痉、镇痛治疗　　B. 胃镜检查

C. 腹部 CT 扫描　　　D. 胃管减压、洗胃

E. 输血治疗

【答案】D

【考点】胃癌合并消化道梗阻的处理原则

8. 该患者经妥善处理后症状改善,诊断胃癌。下列体征**不属于**手术禁忌证的是
   A. 触诊左锁骨上多发无痛肿大淋巴结
   B. 腹部叩诊移动性浊音阳性
   C. 直肠指诊发现直肠腔外外压性质硬结节
   D. 视诊发现皮肤、巩膜黄染
   E. 腹部视诊舟状腹

【答案】E

【解析】舟状腹提示营养不良,不是手术禁忌证。其余选项是晚期胃癌的体征,可作为手术禁忌证。

【考点】晚期胃癌临床表现及体征

9. 该患者进行了远端胃癌切除术,术中肉眼判断十二指肠切缘净,但术后病理提示十二指肠残端可见癌残留,下列选项描述**错误**的是
   A. 术后十二指肠残端漏的风险增加
   B. 术后需要进行十二指肠切缘区域放疗
   C. 手术根治度应由 R0 调整为 R1
   D. 如患者无明显症状,无须进行补救手术
   E. 因十二指肠受侵,诊断修正为 M_1

【答案】E

【考点】胃癌十二指肠侵犯的临床特征和处理原则

(10~12 题共用题干)

患者,女,49 岁,主因"大便习惯改变,伴间断血便、肛周疼痛"就诊。直肠指诊:距肛缘 1cm 溃疡型质硬肿物,触之易出血,触痛明显。活检病理:肛管鳞状细胞癌。

10. 针对该患者的临床检查,**不必要**的是
    A. 纤维结肠镜检查　　B. 腹股沟超声
    C. 头颅 MRI　　　　　D. 妇科查体
    E. 胸部 CT

【答案】C

【考点】肛管鳞状细胞癌的临床处理原则

11. 该患者经术前检查诊断为局限肛管鳞状细胞癌,合理的治疗措施是
    A. 局部放疗
    B. 系统化疗
    C. 腹会阴联合切除
    D. 局部切除
    E. 局部切除 + 双侧腹股沟淋巴清扫

【答案】A

【考点】肛管鳞状细胞癌的临床治疗原则

12. 该患者经局部放疗取得临床完全缓解,但复查过程中发现双侧腹股沟淋巴结肿大,双肺新发结节。直肠指诊未及肿物。下列可以省略的检查是
    A. 腹股沟淋巴结超声
    B. 胸部 CT
    C. 腹股沟淋巴结细针穿刺
    D. 全身 PET/CT 扫描
    E. 纤维肠镜检查

【答案】E

【考点】肛管鳞状细胞癌随诊及腹股沟淋巴结肿大的临床处理

(13~15 题共用题干)

患者,女,30 岁,城市居民。发现左侧甲状腺单发的圆形质硬肿块,无吞咽困难、声嘶、易激动等不适。查体:左侧甲状腺可及质韧肿块,光滑,随吞咽上下活动。甲状腺扫描呈"冷结节",颈部超声未见肿大淋巴结。

13. 根据患者病史,考虑最可能的诊断是
    A. 甲状腺舌骨囊肿　　B. 甲状腺腺瘤
    C. 缺碘性甲状腺肿　　D. 结节性甲状腺肿
    E. 甲状腺癌

【答案】B

【解析】甲状腺腺瘤是常见的甲状腺良性肿瘤,常见于非单纯性甲状腺肿流行地区,常见症状为颈部单发肿块,质韧有弹性,表面光滑,边界清楚,随吞咽上下移动;甲状腺癌肿块质硬,表面不光滑,不能随吞咽动作上下移动;甲状腺舌骨囊肿的肿块位于颈中线,呈半球形或球形,有囊性感,伸舌时肿块内缩;缺碘性甲状腺肿地域分布明显,常发生在山区;结节性甲状腺肿多为双侧腺叶弥漫性肿大,有多个大小不等的结节,可摸到肿大的锥体叶。

【考点】甲状腺疾病的临床表现及病因

14. 患者行甲状腺左叶切除,术后病理为乳头状腺癌,未浸润包膜。**不适宜**的处理措施是
    A. 密切随诊,暂不行补救手术
    B. 术后口服甲状腺素片
    C. 术后应监测促甲状腺激素水平
    D. 术后应监测甲状腺素水平
    E. 同侧预防性颈部淋巴结清扫

【答案】E

【考点】低度危险的甲状腺乳头状癌的临床处理原则

15. 患者术后出现呼吸困难和窒息,**不可能**的原因是

A. 双侧喉上神经损伤

B. 喉头水肿

C. 切口内出血

D. 双侧喉返神经损伤

E. 气管塌陷

【答案】A

【考点】甲状腺术后常见并发症及原因

(16~18题共用题干)

患者,女,40岁,主因"无意中触及右侧乳房无痛性肿物1周"就诊。来医院就诊前曾行双侧乳腺钼靶检查,提示右侧乳房实性肿块伴钙化。

16. 针对该患者,最**不需要**的检查是

A. 详细的体格检查

B. 双侧乳腺及区域淋巴结超声检查

C. 全身 PET/CT 检查

D. 右侧乳腺肿物粗针穿刺活检

E. 乳腺 MRI 扫描

【答案】C

【考点】乳腺肿块临床检查手段

17. 该患者经粗针穿刺活检诊断为乳腺浸润性导管癌,超声提示单发病灶,直径约3cm,患者有强烈的保留乳房意愿。最可能有助于判断病变范围及是否可行保留乳房手术的检查是

A. 胸部 CT

B. 乳腺增强 MRI

C. 腋窝前哨淋巴结活检

D. 乳腺 X 线钼靶扫描

E. 乳腺超声

【答案】B

【考点】乳腺肿块临床检查手段

18. 乳腺癌最常见发生的部位是

A. 外上象限   B. 内上象限

C. 内下象限   D. 外下象限

E. 乳头区

【答案】A

【考点】乳腺癌常见发生部位

【案例分析题】

案例一:患者,女,67岁,因"右上腹间断疼痛1年余"就诊。发病过程中不伴发热、恶心、呕吐等不适。既往:胆囊息肉伴结石病史多年,未系统复

查。门诊查体:提示右上腹轻压痛,不伴反跳痛。实验室检查提示总胆红素正常,CA19-9 340U/L,CT 检查提示胆囊底肿物4cm,考虑胆囊癌。

提问1:该患者拟接受剖腹探查手术,下列情况**不适宜**进行根治性手术的是

A. 肿瘤侵犯肝外总管

B. 术中冰冻病理提示腹主动脉淋巴结转移

C. 肿瘤侵犯横结肠

D. 术中冰冻病理提示腹腔干淋巴结转移

E. 肿瘤直接侵犯肝脏 V 段

【答案】BD

【解析】此题主要考查胆囊癌手术适应证。组织学证实的超出区域淋巴结的淋巴结转移是手术禁忌证。

【考点】常见肿瘤手术适应证

提问2:术中探查切除胆囊后病理回报胆囊癌,侵犯周围结缔组织,且肿瘤无转移及侵犯其他脏器,拟行胆囊癌根治手术,其切除范围包括

A. 邻近胆囊床肝组织(切缘距胆囊2~3cm 以上)

B. 区域淋巴结

C. 胆囊床肝侧胆囊体部肿瘤可切除肝脏Ⅳ、Ⅴ段

D. 肝外胆管至胰腺上缘

E. 肝右动脉

【答案】ABC

【解析】此题主要考查胆囊癌手术原则。胆囊癌根治性手术切除范围:基于胆囊解剖、临床相关研究及临床实践结果,建议 T_{1b} 期以上胆囊癌根治性切除应包括胆囊、邻近胆囊床肝组织(肝切缘距胆囊2~3cm 以上)和区域淋巴结。对于生长在胆囊床肝侧的胆囊体部肿瘤,必要时需行肝Ⅳb段及Ⅴ段切除。

【考点】常见肿瘤手术原则

提问3:下列各组淋巴结,属于清扫范围的是

A. 胆总管旁淋巴结

B. 门静脉后淋巴结

C. 胰腺后上淋巴结

D. 肝总动脉淋巴结

E. 胰腺后下淋巴结

【答案】ABCD

【解析】此题主要考查胆囊癌外科治疗原则。胆囊癌区域淋巴结范围限于 N_1 站及 N_2 站。N_1:肝十二指肠韧带淋巴结(12组),根据周围的关系分为胆囊管旁(12c

组)、胆总管旁(12b 组)、门静脉后(12p 组)、肝固有动脉旁(12a 组)。N₂:胰腺后上(13a 组)和沿肝总动脉旁淋巴结(8 组)。

【考点】胆囊癌淋巴结清扫范围

案例二:患者,男,62 岁,主因"渐进性进食哽噎感伴消瘦"就诊。胃镜检查提示食管胃结合部浸润溃疡型肿物,齿状线不完整,食管下段受侵。病理活检结果为腺癌。腹部 CT 提示食管胃结合部占位,浆膜面模糊,与胰腺间隙紧密,接触层面长度约 5mm。幽门区、下纵隔食管旁、腹腔干动脉旁肿大淋巴结。余区域未见肿大淋巴结。

提问 1:依照日本胃癌处理规约对 D2 淋巴结清扫的规定,属于 D2 范围内的淋巴结是
　　A. 食管膈肌裂孔淋巴结
　　B. 腹主动脉旁淋巴结
　　C. 下纵隔食管旁淋巴结
　　D. 腹腔干动脉周围淋巴结
　　E. 肠系膜上动脉旁淋巴结
【答案】ACD
【解析】根据日本《胃癌处理规约》,侵犯食管的胃上部癌 D2 清扫范围包括 No.1/2/3/4sa/4sb/4d/5/6/7/8a/9/10/11p/11d/12a/19/20/110/111。其余淋巴结不在 D2 清扫范围内。
【考点】胃癌根治术 D2 范围

提问 2:为达到手术根治目的,可能采取的术式是
　　A. 近端胃癌根治术
　　B. 根治性全胃切除 + 经膈肌食管下段切除
　　C. 胸腹两切口根治性全胃及食管下段切除
　　D. 根治性全胃切除 + 预防性脾切除
　　E. 根治性全胃切除 + 全胰切除
【答案】BC
【解析】检查提示幽门区肿大淋巴结,因此近端胃癌根治术不可采用。该患者没有脾门淋巴结肿大,预防脾切除不可采用。与胰腺接触面积较小,不可采用全胰切除。该患者提示食管下段受侵,因此经膈肌或胸腹两切口全胃切除均可采用。
【考点】胃上部癌切除范围

提问 3:该患者因风险高拒绝手术治疗,可选的其他治疗包括
　　A. 局部放化疗　　B. 局部放疗

　　C. 胃造瘘　　　　D. 内镜支架
　　E. 系统化疗
【答案】ABCDE
【考点】食管胃结合部癌的治疗手段

第七节　病 理 学

【A1 型题】

1. 良性肿瘤的一般特征是
　　A. 容易发生转移
　　B. 可见病理性核分裂象
　　C. 细胞异型性明显
　　D. 生长缓慢
　　E. 呈浸润性生长
【答案】D
【解析】良性肿瘤很少转移,没有病理性核分裂象,细胞异型性不明显,生长缓慢,且通常膨胀性生长。其他几项均为恶性肿瘤的特征。
【考点】良恶性肿瘤的鉴别

2. 肿瘤细胞异型性明显的表现不包括
　　A. 细胞核大　　　B. 核仁明显
　　C. 胞质丰富　　　D. 核深染
　　E. 核分裂象易见
【答案】C
【解析】细胞异型性明显表现为核大、深染、核质比增大、核仁明显、核分裂象易见,胞质相对是减少的。
【考点】良恶性肿瘤的鉴别

3. 关于胃癌 HER-2 免疫组化检测,说法正确的是
　　A. 主要见于 Lauren 分型弥漫型的病例
　　B. 主要见于 Lauren 分型肠型的病例
　　C. 印戒细胞癌阳性率高
　　D. 基本没有异质性
　　E. 主要见于鳞状细胞癌
【答案】B
【解析】胃癌 HER-2 检测主要见于 Lauren 分型肠型的腺癌病例,异质性比较明显。
【考点】胃癌治疗相关标志物 HER-2 免疫组化表达的特点

4. 关于大体标本剖开固定的原则,说法错误的是
　　A. 尽量沿肿瘤最小径剖开
　　B. 空腔脏器应当沿脏器长轴纵向剪开
　　C. 空腔脏器尽量在肿瘤对侧剪开

D. 体积较大的实性肿瘤应间隔 1cm 书页状剖开

E. 应尽量不破坏标本的解剖结构

【答案】A

【解析】应尽量沿肿瘤最大径剖开。

【考点】大体标本剖开的方法

5. 分化最好的肺神经内分泌肿瘤是

A. 类癌

B. 不典型类癌

C. 大细胞神经内分泌癌

D. 小细胞癌

E. 大细胞癌

【答案】A

【解析】肺的神经内分泌肿瘤包括类癌、不典型类癌、大细胞神经内分泌癌和小细胞癌,其中分化最好的是类癌;大细胞癌不是神经内分泌肿瘤。

【考点】肺的神经内分泌肿瘤分类

6. 以下乳腺癌的类型中,预后**最差**的是

A. 浸润性小叶癌

B. 小管癌

C. 筛状癌

D. 浸润性导管癌,Ⅲ级

E. 黏液癌

【答案】D

【解析】组织学Ⅲ级的乳腺浸润性导管癌预后差,其余几项均为分化较好的癌。

【考点】乳腺癌的组织学类型

7. 与肿瘤的免疫治疗密切相关的分子是

A. ROS1　　B. EGFR　　C. ALK

D. HER-2　　E. PDL1

【答案】E

【解析】PD1 和 PDL1 是肿瘤免疫治疗密切相关的分子,其他几项是与靶向治疗相关的分子。

【考点】与治疗密切相关的标志物

8. 前列腺癌 Gleason 分级为 5 级的组织学特点是

A. 分化好的腺管结构

B. 实性成片的肿瘤细胞

C. 呈筛状结构

D. 呈肾小球样结构

E. 融合的腺体

【答案】B

【解析】Gleason 分级是与前列腺癌预后最密切相关的组织学参数。5 级的特点是实性、无腺样结构的细胞巢,单个癌细胞;筛状结构、肾小球结构和融合的腺体是 4 级的特点;分化好的腺管是 3 级以下的特点。

【考点】前列腺癌的组织学分级

9. 与 EBV 感染相关的肿瘤**不包括**

A. 鼻咽癌

B. 胃癌

C. 乳腺癌

D. 霍奇金淋巴瘤

E. NK/T 细胞淋巴瘤

【答案】C

【解析】除 C 选项外,其他几种都是 EBV 感染相关的类型。

【考点】常见肿瘤的类型及其病原学

10. 早期胃癌是指

A. 直径 <3cm

B. 只局限于黏膜固有层

C. 不超过黏膜下层

D. 不超过固有肌层

E. 无淋巴结转移

【答案】C

【解析】早期胃癌是指肿瘤侵犯深度不超过黏膜下层的癌,无论是否有淋巴结转移,与肿瘤大小无关。

【考点】早期胃癌的定义

11. 关于结肠高级别上皮内瘤变的说法,**错误**的是

A. 包括管状腺瘤Ⅲ级

B. 包括绒毛管状腺瘤Ⅲ级

C. 包括黏膜内癌

D. 可侵犯黏膜下层

E. 可形成筛状结构

【答案】D

【解析】结肠高级别上皮内瘤变包括高级别(Ⅲ级)腺瘤和原来的黏膜内癌,侵犯黏膜下层后不再是上皮内瘤变,是癌的特点。

【考点】结肠高级别上皮内瘤变的概念

12. 关于胰腺癌的叙述,**错误**的是

A. 最常见的组织学类型是导管癌

B. 最常发生的部位是胰体尾

C. 临床表现常常有梗阻性黄疸

D. 通常有 RAS 基因突变

E. 血 CEA 水平升高

【答案】B

【解析】胰腺癌最常发生的部位是胰头,而不是胰体尾。

【考点】胰腺癌的临床和病理特点

13. 肾癌最常见的组织学类型是

A. 透明细胞性肾细胞癌

B. 肾嫌色细胞癌

C. 乳头状肾细胞癌

D. 集合管癌

E. 尿路上皮癌

【答案】A

【解析】透明细胞性肾细胞癌是最常见的肾癌类型。

【考点】肾癌的组织学类型

14. 预后最差的子宫内膜癌类型是

A. 高分化子宫内膜样癌

B. 中分化子宫内膜样癌

C. 透明细胞癌

D. 浆液性癌

E. 伴黏液分化的子宫内膜样癌

【答案】D

【解析】子宫内膜Ⅱ型癌包括浆液性癌、透明细胞癌和癌肉瘤，其预后比Ⅰ型癌（子宫内膜样癌）要差，其中浆液性癌的预后要差于透明细胞癌。

【考点】子宫内膜癌的类型及其预后

15. 与宫颈癌预后关系不大的病理指标是

A. 癌浸润的深度

B. 癌浸润的宽度

C. 是否与 HPV 感染相关

D. 淋巴结转移

E. FIGO 分期

【答案】B

【解析】宫颈癌的 FIGO 分期和 TNM 分期是最重要的预后因素，其中 TNM 分期与癌的浸润深度和淋巴结转移相关。宫颈腺癌中 HPV 相关型癌的预后好于非 HPV 相关型。而目前发现，宫颈癌的浸润宽度与预后关系不大。

【考点】宫颈癌的预后因素

16. Krukenberg 瘤是

A. 卵巢浆液性癌

B. 卵巢子宫内膜样癌

C. 卵巢透明细胞癌

D. 胃肠道癌转移至卵巢

E. 卵巢黏液性癌

【答案】D

【解析】Krukenberg 瘤是来源于生殖道以外的卵巢转移瘤中的一种，来源于胃肠道的转移癌。

【考点】Krukenberg 瘤的定义

17. 晚期肺腺癌与靶向治疗相关的基因检测不包括

A. *EGFR*　　B. *KRAS*　　C. *ROS1*

D. *ALK*　　E. *MDM-2*

【答案】E

【解析】MDM-2 检测主要在高分化脂肪肉瘤和去分化脂肪肉瘤中进行，与肺腺癌的靶向治疗无关。

【考点】与肺癌治疗相关的分子遗传学检测

18. 恶性黑色素瘤的特点不包括

A. 颜色均匀　　B. 边界不规则

C. 不对称性　　D. 通常直径 >6mm

E. 短期内有进展

【答案】A

【解析】恶性黑色素瘤的 ABCDE 法则包括：不对称性，边界不规则，颜色不规则，直径 >6mm，短期内有进展、变化。

【考点】恶性黑色素瘤的特点

19. 乳腺最常见的良性肿瘤是

A. 良性叶状肿瘤　　B. 纤维腺瘤

C. 脂肪瘤　　D. 导管内乳头状瘤

E. 乳头腺瘤

【答案】B

【考点】常见的乳腺肿瘤类型

20. 与 HPV 感染相关的癌是

A. 肺癌　　B. 卵巢癌　　C. 胃癌

D. 宫颈癌　　E. 肝癌

【答案】D

【解析】宫颈癌与高危型 HPV 感染有关，通常由宫颈上皮内瘤变（CIN）逐渐发展而来。

【考点】宫颈癌的病因学

【A2 型题】

1. 患者，女，35 岁。发现十二指肠占位，直径 3cm；术后病理组织学显示为大小、形态一致的肿瘤细胞，呈实性、条索状或缎带样排列，细胞轻度异型性，未见明确核分裂象（<1 个 /10HPF）；免疫组化显示 CgA、Syn 阳性，Ki-67 约 10%，应诊断为

A. 神经内分泌瘤 G_1

B. 神经内分泌瘤 G_2

C. 神经内分泌癌，大细胞型

D. 神经内分泌癌，小细胞型

E. 腺癌

【答案】B

【解析】消化系统神经内分泌肿瘤分为神经内分泌瘤（NET）和神经内分泌癌（NEC）。NET 分级主要分 3 级，依据是核分裂象和 Ki-67 指数：G_1，核分裂象 <2 个 /10HPF，Ki-67≤2%；G_2，核分裂象 2~20 个 /10HPF，Ki-67 3%~20%；G_3，核分裂象 >20 个 /10HPF，Ki-67>20%。核分裂象和 Ki-67 指数两条标准就高不就低。NEC 细胞异型性明显，核分裂象易见，Ki-67 指数高。

【考点】消化系统神经内分泌肿瘤分级与分类

2. 患者,男,65 岁,因"腰痛 2 个月"就诊。体检发现前列腺部位一质硬结节,查血前列腺特异性抗原(PSA)水平明显升高,推测患者腰痛最可能的原因是

 A. 前列腺癌转移 B. 多发性骨髓瘤

 C. 腰椎间盘突出 D. 腰椎滑脱

 E. 骨肉瘤

【答案】A

【解析】患者前列腺有占位且 PSA 升高,高度怀疑为前列腺癌,而前列腺癌容易出现骨转移,因此腰痛最可能的原因是前列腺癌转移。

【考点】前列腺癌的临床特点和生物学行为

3. 患者,男,45 岁。乙型肝炎病史 20 年,近 3 个月来体重减轻,查血甲胎蛋白升高。最可能的诊断是

 A. 胃癌   B. 肝细胞癌

 C. 前列腺癌   D. 肺癌

 E. 胰腺癌

【答案】B

【解析】患者有肝炎病史,属肝细胞癌的好发人群,血甲胎蛋白升高且近期体重下降支持肝细胞癌。

【考点】肝癌的临床表现

4. 患者,男,60 岁,因"吞咽困难 3 个月"就诊。检查发现食管中段占位,活检病理报告:高分化鳞状细胞癌。其镜下主要的组织学改变为

 A. 明显的腺管成分

 B. 呈基底细胞样

 C. 梭形肿瘤细胞

 D. 明显的细胞间桥和角化珠

 E. 印戒样的肿瘤细胞

【答案】D

【解析】鳞状细胞癌高中低分化的依据主要是细胞间桥和角化珠。

【考点】鳞状细胞癌的组织学特点

5. 患者,女,50 岁。体检发现左肺下叶基底段占位,直径 2.5cm。术后病理组织学显示为实性的细胞巢团,细胞中 - 重度异型性,核仁明显,未见明确细胞间桥和角化,未见明确细胞内黏液。病理诊断为

 A. 实性生长的腺癌

 B. 低分化鳞状细胞癌

 C. 神经内分泌癌

 D. 大细胞癌

 E. 尚不能明确诊断,需加做免疫组化进一步辅助分型

【答案】E

【解析】呈实性生长的分化差的肺癌以上各种类型均有可能,需通过免疫组化辅助判断类型,不能仅依靠形态学作出诊断。

【考点】免疫组化在肿瘤诊断和鉴别诊断中的作用

6. 患者,女,50 岁。体检发现左肺下叶基底段占位,直径 2.5cm。术后病理组织学显示为实性的细胞巢团,细胞中 - 重度异型性,核仁明显,未见明确细胞间桥和角化,未见明确细胞内黏液。免疫组化结果显示 TTF-1 弥漫阳性、NapsinA 阳性、CK5/6 和 P63 阴性,CgA 和 Syn 阴性。应诊断为

 A. 实性生长的腺癌

 B. 低分化鳞状细胞癌

 C. 神经内分泌癌

 D. 大细胞癌

 E. 小细胞癌

【答案】A

【解析】TTF-1 弥漫阳性、NapsinA 阳性支持为腺癌;CK5/6 和 P63 是鳞状细胞癌的标志物,本患者为阴性,故而不支持 B 选项;CgA 和 Syn 是神经内分泌癌的标志物,本患者为阴性,故而不支持 C 选项;大细胞癌是排除性的诊断,上述各种免疫组化均不表达。

【考点】免疫组化在肿瘤诊断和鉴别诊断中的作用,肺腺癌、鳞状细胞癌和神经内分泌癌的免疫组化特点

7. 患者,男,45 岁,因"乏力、食欲减退伴肝区疼痛"就诊。查血乙型肝炎病毒抗原阳性,超声显示肝右叶占位,直径 4cm。穿刺病理支持为肝细胞癌的依据是

 A. 有多量淋巴细胞浸润

 B. 有假小叶形成

 C. 肝细胞内有空泡形成

 D. 肝细胞结节状增生

 E. 肝细胞索增宽,与肝细胞相似的细胞呈小梁状、巢团状或腺样排列,血窦丰富

【答案】E

【解析】选项 A 是病毒性肝炎的特点,选项 B、D 是肝硬化的特点,选项 C 是肝细胞脂肪变性的特点,只有选项 E 是肝细胞癌的组织学特点。

【考点】肝细胞癌的组织学特点

8. 患者,女,15 岁,肺门淋巴结肿大,穿刺病理显示大片干酪样坏死,伴肉芽肿形成。为明确诊断应进一步做的检查是

A. PAS 染色　　　B. 抗酸染色

C. 弹力染色　　　D. 卡红染色

E. 胶体铁染色

【答案】B

【解析】大片干酪样坏死和肉芽肿结构高度怀疑为结核,应加做抗酸染色寻找结核分枝杆菌。

【考点】特殊染色在病理诊断中的应用

9. 患者,男,50岁,因"胃部不适2个月"就诊。胃镜发现胃窦部占位,活检显示弥漫分布的异型细胞,细胞质透亮,其内充满黏液,细胞核位于一侧。应诊断为

A. 中分化腺癌　　　B. 鳞状细胞癌

C. 印戒细胞癌　　　D. 黏液腺癌

E. 未分化癌

【答案】C

【解析】弥漫分布的异型细胞,细胞质透亮,细胞内充满黏液,细胞核位于一侧,是印戒细胞癌的特点。

【考点】印戒细胞癌的组织学特点

10. 患者,女,55岁。体检发现子宫体占位,直径12cm。切除术后病理显示为梭形细胞,胞质嗜酸性,核杆状,两端钝圆,部分区域细胞核大,核分裂象易见(>10个/10HPF),部分区域可见坏死;免疫组化结果显示 Desmin 和 SMA 阳性,CD10 阴性,Ki-67 指数 50%。应诊断为

A. 子宫平滑肌瘤

B. 子宫平滑肌肉瘤

C. 子宫内膜间质肉瘤

D. 子宫癌肉瘤

E. 子宫内膜癌

【答案】B

【解析】子宫梭形细胞肿瘤,免疫组化 Desmin 和 SMA 阳性,CD10 阴性,支持为平滑肌分化;核分裂象 >10 个 /10HPF 和坏死,支持为肉瘤而非平滑肌瘤。

【考点】子宫平滑肌肉瘤和平滑肌瘤的特点与鉴别

11. 患者,女,35岁,因"一侧颈部淋巴结肿大"就诊。病理活检显示明显的乳头状结构排列,细胞核磨玻璃状,有核沟和核内假包涵体。最可能的诊断是

A. 肺腺癌转移

B. 卵巢浆液性癌转移

C. 甲状腺髓样癌转移

D. 甲状腺乳头状癌转移

E. 胃腺癌转移

【答案】D

【解析】明显的乳头状结构排列,细胞核磨玻璃状,有核沟和核内假包涵体,这些是甲状腺乳头状癌的特点。

【考点】甲状腺乳头状癌的组织学特点

12. 患者,男,40岁,近半年来发现血压明显升高。超声发现左侧肾上腺区有占位,直径3cm,术后病理显示嗜碱性明显的细胞呈巢状分布,细胞体积大,细胞质丰富,瘤巢周边血窦丰富,可见一层梭形细胞围绕。病理诊断为

A. 肾上腺皮脂腺瘤

B. 肾上腺嗜铬细胞瘤

C. 肾上腺转移癌

D. 肾细胞癌累及肾上腺

E. 肾上腺增生

【答案】B

【解析】本例有典型的嗜铬细胞瘤临床表现,即突发的高血压;术后病理也是典型的嗜铬细胞瘤组织学改变。

【考点】嗜铬细胞瘤的临床和病理特点

13. 患者,女,35岁,因"阴道不规则出血"就诊。检查发现子宫底占位,病理诊断为中分化子宫内膜样癌,免疫组化检测显示 MSH2 和 MSH6 阳性,而 PMS2 和 MLH1 阴性。提示患者

A. 存在 HPV 感染

B. 存在 EBV 感染

C. 存在错配修复基因缺陷

D. 存在染色体不稳定性

E. 存在 APC 基因突变

【答案】C

【解析】微卫星不稳定性免疫组化检测包括 MSH2、MSH6、PMS2 和 MLH1 四项,阴性结果提示存在错配修复基因缺陷。

【考点】肿瘤微卫星不稳定性检测结果的判读和意义

14. 患者,女,35岁,因"阴道不规则出血"就诊。检查发现子宫底占位,病理组织学为腺癌。5年前曾行右半结肠癌根治性切除术,免疫组化检测显示 MSH2 和 MSH6 阳性,而 PMS2 和 MLH1 阴性。该患者最可能的诊断是

A. Lynch 综合征相关的子宫内膜癌

B. 子宫转移性结肠癌

C. 子宫内膜样癌,与结肠癌无关联

D. 子宫浆液性癌,与结肠癌无关联

E. 子宫透明细胞癌,与结肠癌无关联

【答案】A

【解析】患者有早发的结肠癌,且存在错配修复基因缺陷(*PMS2* 和 *MLH1* 阴性),高度怀疑为林奇(Lynch)综合征,而 Lynch 综合征最常见的靶点是结肠和子宫内膜,故其发生的子宫肿瘤,首先考虑为 Lynch 综合征相关的子宫内膜癌。

【考点】Lynch 综合征的临床病理特点

【A3/A4 型题】

(1~3 题共用题干)

患者,男,50 岁,因"便血"就诊。发现直肠肿物,肠镜活检病理为中分化腺癌;后进行了 4 个周期同步放化疗,肿瘤明显缩小,行根治性直肠癌手术;术后病理显示固有肌层有小灶变性的肿瘤细胞残留(<5%),间质明显纤维化、钙化,大量慢性炎细胞浸润。淋巴结未见肿瘤转移。

1. 术后病理的肿瘤病理分期为
   A. ypT_1N_0　　　B. ypT_2N_0　　　C. ypT_3N_0
   D. $ypT_{4a}N_0$　　E. $ypT_{4b}N_0$

【答案】B

【解析】癌细胞侵及固有肌层,分期为 T_2。

【考点】结直肠癌的病理分期

2. 本例的 AJCC/NCCN TRG 分级为
   A. 0 级　　　B. 1 级　　　C. 2 级
   D. 3 级　　　E. 4 级

【答案】B

【解析】AJCC TRG 分级分为 4 级:0 级表示完全反应,没有肿瘤细胞残留;1 级表示中度反应,单个或小簇的癌细胞残留;2 级表示轻度反应,有较多残留的癌灶,同时间质纤维化也易见;3 级表示退变反应差,只有少数或者无癌细胞消退。

【考点】直肠癌新辅助治疗后病理退缩反应分级

3. 新辅助治疗后肿瘤有退变的表现**不包括**
   A. 肿瘤细胞变性
   B. 坏死
   C. 间质纤维化
   D. 间质慢性炎细胞浸润
   E. 大量脉管内癌栓

【答案】E

【解析】新辅助治疗后肿瘤退变的组织学改变包括:肿瘤细胞变性、坏死,间质纤维组织增生、慢性细胞浸润、钙化、无细胞的黏液池形成。

【考点】新辅助治疗后肿瘤退变的病理组织学特点

(4~6 题共用题干)

4. 患者,女,35 岁,体检发现胃壁肿物。术后标

本大体检查:肿物位于胃壁浆膜面,呈结节状,界限清楚,直径 4cm,镜下表现为束状、编织状、栅栏状排列的梭形细胞,细胞质丰富、核小而长杆状,免疫组化 CD34、CD117、Dog1 阳性而 SMA、S-100 阴性。该肿瘤诊断为
   A. 平滑肌瘤　　　　B. 胃肠道间质瘤
   C. 神经鞘瘤　　　　D. 腺癌
   E. 鳞状细胞癌

【答案】B

【解析】胃的梭形细胞肿瘤中,胃肠道间质瘤(GIST)是最常见的肿瘤,CD34、CD117、Dog1 阳性支持该诊断。

【考点】GIST 的诊断标准

5. NIH 危险度分级中,主要的依据是
   A. 肿瘤的大小和有无坏死
   B. 肿瘤细胞的密集程度和有无坏死
   C. 肿瘤的大小和核分裂象
   D. 肿瘤细胞的密集程度和核分裂象
   E. 肿瘤的大小和细胞密集程度

【答案】C

【解析】GIST 危险度分级主要是依据肿瘤的大小和核分裂象。

【考点】GIST 危险度分级

6. 与该肿瘤治疗密切相关的基因是
   A. *KIT*　　　　B. *P53*　　　　C. *BRCA1*
   D. *EGFR*　　　E. *APC*

【答案】A

【解析】GIST 治疗密切相关的基因主要是 *KIT*,其次是 *PDGFR-a*。

【考点】与 GIST 治疗相关的基因

第八节　放射影像学

【A1 型题】

1. 用于肺癌筛查的首选影像技术是
   A. X 线片　　　　　B. CT 检查
   C. MRI 检查　　　　D. 超声检查
   E. PET/CT 检查

【答案】B

【考点】肺癌筛查的方法

2. **不属于** MRI 检查禁忌证的是
   A. 体内有铁磁性植入体
   B. 幽闭恐惧症
   C. 早期妊娠者

D. 碘对比剂过敏反应者

E. 装有非 MRI 兼容的起搏器

【答案】D

【解析】此题主要考查对 MRI 检查的禁忌证。包括体内铁磁性植入物、幽闭恐惧症、3 个月内早期妊娠和非 MRI 兼容的起搏器。以往认为 MRI 会影响起搏器的工作而对患者造成危险，近期已有可兼容 MRI 的起搏器使用报道，需参考起搏器的使用说明书。

【考点】MRI 对比剂为钆剂，CT 对比剂为碘剂

3. 以下用于诊断脊髓肿瘤最佳的检查是

A. X 线片 　　　　 B. 增强 CT

C. 增强 MRI 　　　 D. 超声

E. PET/CT

【答案】C

【解析】此题主要考查常用影像检查的适应证。脊髓肿瘤体积相对较小，局部软组织结构缺乏对比，MRI 软组织分辨力高以及多参数、多序列成像的特点适合于诊断脊髓病变。

【考点】MRI 检查的适应证

4. 脑膜瘤不发生于的部位是

A. 基底节区 　　　 B. 大脑镰旁

C. 大脑凸面 　　　 D. 蝶鞍区

E. 桥小脑角区

【答案】A

【解析】此题主要考查脑膜瘤的起源位置知识，常发生于大脑镰、小脑幕、大脑凸面及颅底等处的脑膜。

【考点】基底节区为脑实质核团，故不发生脑膜瘤

5. 垂体瘤的常见影像学表现不包括

A. 蝶鞍扩大 　　　 B. 鞍底下陷

C. 垂体柄移位 　　 D. 瘤内出血

E. 瘤内脂肪变

【答案】E

【解析】此题主要考查垂体瘤的常见影像学表现，包括蝶鞍扩大、鞍底下陷、垂体柄移位、肿瘤内出血、增强扫描有强化等。

【考点】垂体瘤内少见脂肪变性

6. 脑脓肿的常见临床及影像表现不包括

A. 高热 　　　　　 B. 病变呈环形强化

C. 周围脑实质水肿 　D. 病变中央坏死区

E. 病变内出现钙化

【答案】E

【解析】脑脓肿很少出现钙化，其他选项均为常见表现。

【考点】脑脓肿的影像特点

7. 鼻咽癌最好发的部位是

A. 咽隐窝 　　　　 B. 咽颅底筋膜

C. 咽旁间隙 　　　 D. 咽鼓管咽口

E. 咽鼓管圆枕

【答案】A

【解析】此题主要考查鼻咽癌的影像诊断知识，鼻咽癌最常发生于咽隐窝处，表现为咽隐窝变窄。

【考点】鼻咽癌的常见影像表现

8. 周围型肺癌的影像表现不包括

A. 分叶状肿物 　　 B. 边缘细短毛刺

C. 胸膜凹陷征 　　 D. 空洞

E. 爆米花样钙化

【答案】E

【解析】此题主要考查周围型肺癌的影像诊断知识。周围型肺癌的影像表现主要为分叶状，边缘细短毛刺，胸膜凹陷征，空洞伴壁结节，肺癌可出现钙化，但常为模糊的微小钙化。爆米花样钙化为肺错构瘤的特征表现。

【考点】周围型肺癌的影像表现

9. 胸腺瘤最常见的发生部位是

A. 前上纵隔 　　　 B. 前下纵隔

C. 中上纵隔 　　　 D. 中下纵隔

E. 后纵隔

【答案】A

【解析】此题主要考查纵隔的影像分区以及各分区的常见肿瘤。胸腺瘤的常见位置为前上纵隔。

【考点】胸腺瘤的好发部位

10. 中心型肺癌合并肺不张时，胸部 MRI 检查的主要目的是

A. 明确肿物的血供来源

B. 观察纵隔淋巴结肿大

C. 显示肿瘤的大小与边界

D. 观察支气管堵塞程度

E. 观察肿瘤距离隆突距离

【答案】C

【解析】此题主要考查 MRI 在中心型肺癌的应用价值，MRI 的扩散加权成像结合增强扫描可以区分肺癌与肺不张的边界，为精准放疗提供参考。

【考点】MRI 在中心型肺癌的应用研究进展

11. 早期胃癌的定义是根据

A. 有无转移

B. 肿瘤的大小

C. 肿瘤的形态

D. 有无溃疡

E. 肿瘤限于黏膜或黏膜下层

【答案】E

【解析】此题主要考查胃癌的分期。早期胃癌是指病变局限于黏膜或黏膜下层，无论肿瘤的大小或有无转移。

【考点】早期胃癌的定义

12. CT 对胃癌的诊断价值，**不正确**的是
    A. 观察胃壁增厚的程度
    B. 发现胃癌的胃壁外侵犯
    C. 明确胃癌的诊断
    D. 显示肝转移及淋巴结转移
    E. 术后复查明确有无复发
【答案】C
【解析】此题主要考查 CT 对胃癌的诊断价值。腹部增强 CT 有助于观察胃壁及胃周侵犯及评价转移,确诊仍依赖胃镜及病理检查。
【考点】胃癌诊断中 CT 检查的作用

13. 关于胃淋巴瘤的表述，**不正确**的是
    A. 肾门水平以下的淋巴结肿大是其与胃癌的鉴别点之一
    B. 增厚的胃壁稍有囊变、坏死
    C. 常有胃周脂肪、脏器受累
    D. 胃壁尚有一定的柔软性
    E. 胃是消化道淋巴瘤最好发的部位
【答案】C
【考点】胃淋巴瘤影像诊断

14. 关于肝细胞癌,下列说法正确的是
    A. CT 多期增强扫描呈"早出晚归"样强化
    B. 我国肝细胞癌患者多无乙型肝炎、肝硬化背景
    C. CT 多期增强扫描呈"快进快出"样强化
    D. 年轻女性,有口服避孕药史者高发
    E. 多伴有远端胆管扩张
【答案】C
【解析】此题主要考查肝细胞癌的临床特点、强化特征,并与肝海绵状血管瘤、肝腺瘤、肝胆管细胞癌等疾病鉴别。
【考点】肝细胞癌的强化特征

15. 下列关于食管癌 X 线造影的影像学表现,正确的是
    A. 食管管壁僵硬,黏膜中断,管腔变窄,内可见充盈缺损及龛影
    B. 食管下段可见蚯蚓状与串珠状充盈缺损
    C. 食管下段自上而下逐渐狭窄成漏斗状改变
    D. 食管中下段管腔逐渐闭塞,呈鼠尾状
    E. 食管内边缘光滑、锐利的充盈缺损,局部黏膜变细变浅
【答案】A
【解析】此题主要考查食管癌的 X 线造影征象。B、C、

D、E 选项分别为食管静脉曲张、贲门失弛缓、腐蚀性食管炎、食管平滑肌瘤的典型 X 线造影征象。
【考点】食管癌的 X 线造影征象

16. 关于肝转移瘤,下列说法正确的是
    A. 来自甲状腺癌、绒毛膜上皮癌、胃癌的转移瘤常表现为富血供
    B. 来自胰腺癌、恶性间质瘤、食管癌的转移瘤常表现为乏血供
    C. 来自胃癌、卵巢囊腺癌、结肠癌的转移瘤有钙化倾向
    D. 来自胰腺神经内分泌肿瘤、胰腺囊性肿瘤、卵巢癌常有囊变
    E. 来自胰腺癌、食管癌、肺癌的转移瘤常表现为富血供
【答案】D
【解析】此题主要考查不同肝转移瘤影像学表现。胃癌的转移多为乏血供;恶性间质瘤转移多表现为富血供;结肠癌转移瘤无明显钙化倾向;胰腺癌、食管癌、肺癌转移瘤多为乏血供。
【考点】肝转移瘤的影像学表现

17. 关于肝门胆管癌,下列说法**错误**的是
    A. 多伴肝内胆管扩张
    B. 扩张胆管远端可见胆管突然中断,呈不规则狭窄
    C. 胆管壁增厚
    D. 肝内胆管呈"枯枝样""串珠样"改变
    E. 肝门胆管癌发生于左、右肝管、汇合部、肝总管处
【答案】D
【解析】此题主要考查肝门胆管癌的定义、影像学特点。肝内胆管"枯枝样""串珠样"狭窄多发生于硬化型胆管炎。
【考点】肝门胆管癌的影像诊断

18. 发病率最高的良性骨肿瘤是
    A. 软骨瘤   B. 软骨母细胞瘤
    C. 骨软骨瘤   D. 骨母细胞瘤
    E. 骨样骨瘤
【答案】C
【解析】此题主要考查骨肿瘤的分类。骨软骨瘤是最常见的骨肿瘤,也是最常见的良性骨肿瘤。
【考点】骨肿瘤分类

19. 以下属于成骨性肿瘤的是
    A. 骨巨细胞瘤   B. 非骨化性纤维瘤
    C. 骨软骨瘤   D. 骨样骨瘤
    E. 骨化性纤维瘤

【答案】D

【考点】骨肿瘤分类

20. 关于前列腺癌骨转移分型,正确的是

A. 溶骨型

B. 成骨型、溶骨型

C. 溶骨型、混合型

D. 成骨型

E. 成骨型、溶骨型、混合型

【答案】E

【解析】此题主要考查前列腺癌骨转移的分型。前列腺癌骨转移分为成骨型、溶骨型、混合型,以成骨型最为多见。

【考点】前列腺癌骨转移的影像学特点

【A2 型题】

1. 患者,男,55 岁,鼻出血 4 个月。CT 示左上颌窦内软组织密度灶,增强扫描明显强化,前壁及外侧壁骨质破坏,骨外形成软组织肿块。最可能的诊断是

A. 上颌窦囊肿

B. 上颌窦炎

C. 上颌窦内翻乳头状瘤

D. 上颌窦癌

E. 上颌窦腺瘤

【答案】D

【解析】此题主要考查上颌窦癌的影像表现。窦内肿块及骨质破坏。主要鉴别诊断内翻乳头状瘤,可表现为软组织灶,但骨质破坏不明显。

【考点】上颌窦癌的影像诊断与鉴别诊断

2. 患者,头晕,步态不稳,伴恶心 2 个月。头颅 MRI 检查发现左侧小脑半球圆形占位,边缘清楚,呈 T_1WI 低信号,T_2WI 高信号,增强扫描病变边缘见一个小结节呈明显高强化,并可见流空现象;第四脑室受压移位。最可能的诊断为

A. 髓母细胞瘤 　　 B. 血管网状细胞瘤

C. 脑膜瘤 　　 D. 胶质瘤

E. 表皮样囊肿

【答案】B

【解析】血管网状细胞瘤是小脑的常见肿瘤之一,小脑血管母细胞瘤的影像表现常呈"大囊小结节",即病灶整体为囊性,呈 T_1WI 低信号,T_2WI 高信号,内部可见异常血管团,可出现血液流空信号,并明显强化。

【考点】小脑血管母细胞瘤的影像诊断与鉴别诊断

3. 临床确诊肺癌患者,行头颅 CT 检查发现左侧大脑顶部颅骨内侧见一个类圆形占位,边

界清楚,平扫密度稍高于大脑皮质,内部可见钙化,增强扫描占位明显强化,强化均匀,相邻脑膜可见条形强化与此占位相连,相邻颅骨见骨质增生。最可能的诊断是

A. 脑转移瘤 　　 B. 脑膜瘤

C. 星形细胞瘤 　　 D. 胶质母细胞瘤

E. 脉络丛乳头状瘤

【答案】B

【解析】题干中关于病变的描述是脑膜瘤的常见影像征象,本例患者虽然有肺癌病史,但影像学表现支持脑膜瘤诊断,不支持转移瘤。

【考点】脑膜瘤的影像诊断与鉴别诊断

4. 患者,女,30 岁,触及左颈部包块 1 周,CT 发现甲状腺左叶占位,呈软组织密度,边缘不规则,增强扫描轻度强化,内部见模糊的微小钙化,甲状腺包膜不完整。左侧锁骨上区及颈动脉旁见多个淋巴结肿大。最可能的诊断是

A. 结节性甲状腺肿 　　 B. 桥本甲状腺炎

C. 甲状腺腺瘤 　　 D. 甲状腺癌

E. 甲状旁腺腺瘤

【答案】D

【考点】甲状腺癌的影像诊断与鉴别诊断

5. 患者,男,20 岁,触及左颈部肿块 2 年,无其他症状。CT 示左侧颈内外动脉分叉处见一类圆形肿物,边界清楚,增强扫描明显高强化,强化程度接近颈动脉,颈内外分叉处动脉夹角扩大。最可能的诊断为

A. 神经鞘瘤 　　 B. 颈动脉体瘤

C. 淋巴瘤 　　 D. 腮腺混合瘤

E. 转移瘤

【答案】B

【解析】颈动脉体瘤的影像特点:常为生长缓慢的良性肿瘤,颈内外动脉分叉处是它特有的发生部位,具有与动脉相似的明显高强化特点;当发生恶变或肿瘤内变性时,体积可快速增大。

【考点】颈动脉体瘤的影像诊断与鉴别诊断

6. 患者,男,52 岁,听力下降 1 年。CT 检查可见内听道扩大,增强扫描局部桥小脑角区见一个明显强化的小结节,结节部分位于内听道内。最可能的诊断为

A. 三叉神经瘤 　　 B. 表皮样囊肿

C. 听神经瘤 　　 D. 脑膜瘤

E. 淋巴瘤

【答案】C

【解析】听神经瘤的影像表现:内听道扩大伴有内部占位,明显强化。提示临床实践中头颅平扫 CT 应常规观察双侧内听道是否对称,避免小的听神经瘤漏诊。

【考点】听神经瘤的影像特征

7. 患者,男,30 岁。CT 发现右肺尖圆形软组织密度结节,直径 2cm,边缘光滑,外缘见弧形钙化,中央见小空洞,洞壁光滑,病灶周围见多个软组织密度小结节。最可能的诊断是
A. 周围型肺癌　　　B. 结核球
C. 炎性假瘤　　　　D. 错构瘤
E. 坏死性多血管炎

【答案】B

【解析】结核球的影像表现:常见于肺上叶或下叶背段,边缘光滑无毛刺,中央可见钙化及空洞,周围常见卫星灶。

【考点】结核球的影像诊断与鉴别诊断

8. 患者直肠癌手术后半年,复查胸部 CT 发现双肺多个实性结节,边缘清楚,增强扫描后中等强化,部分结节内可见空洞。最可能的诊断是
A. 转移瘤　　　　B. 结核球
C. 肺内淋巴结　　D. 周围型肺癌
E. 结节病

【答案】A

【解析】肺转移瘤的影像表现:有恶性肿瘤病史,肺内单发或多发结节,有强化;消化道恶性肿瘤的肺转移可出现空洞,肺转移药物治疗后也可出现空洞。

【考点】肺转移瘤的影像诊断与鉴别诊断

9. 患者,女,50 岁,无明显症状,体检胸部 X 线片发现双肺门增大。CT 检查发现双肺门及纵隔对称分布多发明显肿大淋巴结,双肺内见沿支气管血管束分布的多发小结节。最可能的诊断是
A. 淋巴瘤　　　　B. 结节病
C. 肺癌　　　　　D. 肺尘埃沉着病
E. 肺泡微结石症

【答案】B

【解析】此题需掌握结节病的影像表现。结节病常在中年女性发生,常无临床症状,表现为双肺门与纵隔对称分布的多发淋巴结,可伴有或不伴有肺内结节。

【考点】肺转移瘤的影像诊断与鉴别诊断

10. 患者,男,67 岁。吸烟 20 年,咳嗽,痰中带血 2 周。胸部 X 线片发现右肺门影增大,

右上肺见大片状高密度影,水平裂呈反 S 样改变。最可能的诊断是
A. 大叶性肺炎
B. 肺结核
C. 中心型肺癌伴阻塞性肺不张
D. 肺脓肿
E. 支气管扩张症

【答案】C

【解析】此题需掌握中心型肺癌的特征性胸部 X 线片表现,肺门肿块伴阻塞性肺不张形成反 S 征。

【考点】中心型肺癌的胸部 X 线片诊断

11. 患者,男,22 岁,体检胸部 X 线片发现纵隔肿物。胸部 MRI 检查发现后下纵隔脊柱旁肿物,呈椭圆形,边缘光滑,内部呈 T_1WI 稍低信号 T_2WI 稍高信号,其内部分区域可见明显 T_2WI 高信号区,肿物部分进入相邻胸椎椎间孔内。最可能的诊断是
A. 食管囊肿　　　　B. 食管平滑肌瘤
C. 神经源性肿瘤　　D. 淋巴瘤
E. 纵隔型肺癌

【答案】C

【解析】此题需掌握纵隔神经源性肿瘤的影像特征。常使用 MRI 扫描诊断纵隔神经源性肿瘤,有助于观察肿物与椎间孔内神经根的关系,病变呈软组织信号,内部可见囊变、出血等变性改变。

【考点】纵隔神经源性肿瘤的影像诊断与鉴别诊断

12. 患者,女,18 岁。CT 发现前纵隔肿物,内有液性密度、成熟脂肪密度和钙化,增强扫描肿物壁可见小结节强化。最可能的诊断是
A. 脂肪瘤　　　　　B. 脂肪肉瘤
C. 畸胎瘤　　　　　D. 胸腺瘤
E. 胸腺囊肿

【答案】C

【解析】此题考查纵隔畸胎瘤的常见影像征象。畸胎瘤中含有三个胚层发育而来的结构,内部常呈混杂密度,包括脂肪、钙化、液体、毛发、骨骼等多种成分。

【考点】纵隔畸胎瘤的诊断与鉴别诊断

13. 患者,男,52 岁,既往工作有石棉接触史 2 年,现因互动后气促就诊。CT 发现双侧胸膜多发结节,增强扫描可见强化,双侧胸腔见中等量积液。双肺内未见结节或实变。最可能的诊断是
A. 胸膜孤立性纤维瘤
B. 胸膜间皮瘤

C. 肺癌胸膜转移

D. 胸膜结核

E. 胸膜转移

【答案】B

【解析】此题需掌握胸膜间皮瘤常见影像征象。胸膜间皮瘤常见表现为胸膜增厚及结节，伴胸腔积液，临床常用肿瘤标志物不高，以往有石棉接触史。

【考点】胸膜间皮瘤的诊断与鉴别诊断

14. 患者，女，17 岁，间断发热 1 个月，胸部 CT 发现纵隔、双肺门、双腋窝多处淋巴结肿大，前纵隔见多个结节融合的肿块，增强扫描呈均匀稍低强化，双侧见少量胸腔积液。最可能的诊断是

A. 结节病

B. 巨大淋巴结增生

C. 淋巴瘤

D. 淋巴结结核

E. 传染性单核细胞增多症

【答案】C

【解析】此题考查淋巴瘤的临床及影像特点。常见表现为：青年人或老年人无诱因发热，乏力，触及浅表淋巴结肿大；影像检查可发现多部位淋巴结肿大，可融合成团，低强化为主，可伴有肺内结节或肿块。

【考点】淋巴瘤的诊断与鉴别诊断

15. 患者，女，65 岁，上腹隐痛半年，伴消瘦、黑便。上消化道钡剂造影示胃小弯腔内龛影，伴环堤征，胃壁僵硬，黏膜中断。最可能的影像诊断是

A. 胃癌   B. 胃淋巴瘤

C. 胃间质瘤   D. 胃平滑肌瘤

E. 胃神经内分泌肿瘤

【答案】A

【解析】此题考查胃癌的 X 线造影影像特点。常见表现为胃壁内不规则龛影，龛影外环绕宽窄不等的透明带，即环堤；胃壁僵硬，活动度差。

【考点】胃癌的影像特点

16. 患者，女，65 岁，上腹隐痛半年，伴黄疸一个月，腹部增强 CT 示胆囊区软组织密度肿块，增强扫描轻度强化，肝内胆管轻度扩张。最可能的诊断是

A. 胆囊结石   B. 慢性胆囊炎

C. 急性胆囊炎   D. 肝细胞癌

E. 胆囊癌

【答案】E

【解析】此题考查胆囊癌的影像学与临床特点。胆

囊癌易发生于中老年女性，进展期常表现为持续性上腹痛、黄疸，CT 常见表现为胆囊壁增厚伴结节状肿块，增强可见肿块及胆囊壁强化。

【考点】胆囊癌的影像特点

17. 患者，女，30 岁。无不适主诉，体检 CT 平扫发现肝 S4 低密度灶，边界清晰，增强扫描可见动脉期明显强化，门静脉及延迟期呈低强化。下列需鉴别的疾病有

A. 肝细胞癌与肝胆管细胞癌

B. 肝血管瘤与肝腺瘤

C. 肝细胞癌与胰腺癌肝转移瘤

D. 肝细胞癌与肝腺瘤

E. 肝局灶性结节样增生与肝血管瘤

【答案】D

【解析】此题考查肝富血供肿瘤的鉴别诊断。肝细胞癌、肝腺瘤均为肝动脉供血为主，表现为富血供肿瘤。

【考点】肝占位的血供特点

18. 患者，男，51 岁，上腹部不适、食欲减退半年，伴体重减轻、黄疸。腹部增强 CT 示胰头局部增大并形成肿块，增强扫描呈低强化，主胰管及胆总管扩张，胰体尾部腺体萎缩。最可能的诊断是

A. 胰腺导管内乳头状瘤

B. 胆管癌

C. 胰腺囊腺瘤

D. 胰岛细胞瘤

E. 胰腺癌

【答案】E

【解析】此题考查胰腺癌的影像学与临床特点。胰腺癌临床表现主要为腹部胀痛不适，食欲减退，体重下降及黄疸，胰腺癌以胰头部最多，常表现为胆总管、主胰管扩张，即双管征；胰腺癌为少血供肿瘤，增强扫描强化程度低于胰腺实质。

【考点】胰腺癌的影像特点

19. 患者，男，60 岁，腰部钝痛半年，肉眼无痛血尿 1 月余。泌尿系 CT 提示右肾实质内不均质肿块，约 $5cm \times 6cm$，平扫 CT 值略低于肾实质，增强扫描肿块与肾实质分界清晰，呈快进快出样强化，中央可见不均匀低强化区。最可能的诊断是

A. 肾细胞癌

B. 肾盂癌

C. 肾血管平滑肌脂肪瘤

D. 淋巴瘤

E. 肾脓肿

【答案】A

【解析】此题考查肾细胞癌的CT影像学征象。

【考点】肾细胞癌的影像特点

20. 患者，女，45岁，体检发现左肾占位。进一步CT检查提示左肾混杂密度占位，部分区域CT值约为-35HU，增强扫描可见占位呈不均匀明显强化。最可能的诊断是

    A. 肾血管平滑肌脂肪瘤

    B. 肾盂癌

    C. 肾细胞癌

    D. 淋巴瘤

    E. 肾脓肿

【答案】A

【解析】此题考查肾血管平滑肌脂肪瘤的影像学特点。依据CT提示肾不均质肿块内明确的脂肪成分，不难作出肾血管平滑肌脂肪瘤的诊断。当脂肪含量较少时，很难与肾细胞癌相鉴别。

【考点】肾血管平滑肌脂肪瘤的影像特点

21. 患者，女，25岁，阵发性高血压8个月。发作时伴头痛、心悸，发作数分钟后缓解，腹部CT提示左肾上腺区肿块，内密度不均，可见多发低密度区，增强扫描边缘实性成分明显强化，中央无强化。最可能的诊断是

    A. 肾上腺腺瘤   B. 肾上腺结核

    C. 嗜铬细胞瘤   D. 肾上腺转移瘤

    E. 肾上腺髓脂瘤

【答案】C

【解析】此题考查嗜铬细胞瘤的临床与影像学特点。嗜铬细胞瘤可产生儿茶酚胺，从而导致继发性高血压，发病峰值在20~40岁，较大的嗜铬细胞瘤易发生囊变、坏死和出血，平扫密度不均，增强扫描实性成分明显强化。

【考点】嗜铬细胞瘤的临床与影像特点

22. 患者，女，50岁。胃癌术后1年，CT检查发现双侧附件区软组织密度肿块，内可见低密度区，伴腹水，最可能的诊断是

    A. 卵巢癌   B. 卵巢囊肿

    C. 卵巢囊腺瘤   D. Krukenberg瘤

    E. 卵巢囊腺癌

【答案】D

【解析】此题考查卵巢转移瘤的影像学特点。卵巢转移瘤占卵巢全部恶性肿瘤的4%~10%，常为双侧性，其原发肿瘤多为胃肠道或乳腺肿瘤。CT表现为双侧或单侧卵巢肿块，密度可不均匀，常合并腹水或胸腔积液。

【考点】卵巢转移瘤的临床与影像特点

23. 患者，女，35岁，慢性腹泻、腹痛2年余，体重下降。腹部CT检查提示，小肠多节段均

匀增厚；增强扫描呈均匀强化，肠腔变窄，肠系膜血管增多，可见梳样征，肠系膜内可见肿大淋巴结，肛周可见窦道形成。以下最可能的诊断是

    A. 溃疡性结肠炎   B. 克罗恩病

    C. 淋巴瘤   D. 肠结核

    E. 小肠、结肠腺癌

【答案】B

【解析】此题考查克罗恩病的影像学特点。克罗恩病表现为肠壁的纵行溃疡、非干酪性肉芽肿性全肠壁炎，多呈节段性或跳跃性分布，易与邻近脏器、腹壁形成内、外瘘；活动期肠系膜血管可见增多、增粗，呈梳状排列。

【考点】克罗恩病的病理及影像特点

24. 患者，男，65岁，左腰部疼痛2个月，肉眼血尿2日。行泌尿系CT检查，示左输尿管中段壁不均匀增厚，腔内可见一软组织密度小结节灶，增强扫描呈中度强化，近端左肾盂、输尿管梗阻扩张。下列最可能的诊断是

    A. 移行细胞癌   B. 输尿管结石

    C. 输尿管血块   D. 输尿管结核

    E. 输尿管转移瘤

【答案】A

【考点】输尿管移行细胞癌的影像学特点

25. 患者，男，38岁，进食哽咽感5年余。胸部CT示食管下段管壁局限性增厚，可见一软组织密度肿块，边界清晰，边缘光滑，其内密度均匀，增强扫描均匀强化。以下最可能的诊断是

    A. 食管间质瘤   B. 食管平滑肌瘤

    C. 食管癌   D. 食管囊肿

    E. 食管结核

【答案】B

【解析】此题考查食管平滑肌瘤的影像特点。食管良性肿瘤中以食管平滑肌瘤多见，好发部位为食管下段，表面光滑，罕见溃疡或出血。

【考点】食管平滑肌瘤的影像学特点

26. 患者，男，30岁。尿频、尿急、尿痛1年余，尿液呈米汤样浑浊。泌尿系CT提示左肾体积增大，增强扫描实质强化减低，肾盂周围可见花环状排列多发囊性低密度灶。双侧输尿管呈串珠样改变。膀胱体积减小，壁增厚。以下关于肾脏改变最可能的诊断是

    A. 肾脓肿

B. 慢性肾盂肾炎

C. 肾结核

D. 黄色肉芽肿性肾盂肾炎

E. 囊性肾癌

【答案】C

【解析】此题考查泌尿系统结核的临床及影像学表现。临床表现以尿路刺激症状、脓尿为特点,影像表现随疾病进展可有不同的表现,可同时累及肾脏、输尿管及膀胱。

【考点】泌尿系统结核的临床及影像学特点

27. 患者,女,25 岁,右小腿疼痛。右小腿 X 线可见右胫骨上端骨端偏心性、溶骨性骨质破坏,病灶成膨胀性生长,骨皮质变薄,呈肥皂泡样改变。下列最可能的诊断是

A. 骨软骨瘤

B. 成软骨细胞瘤

C. 动脉瘤样骨囊肿

D. 骨巨细胞瘤

E. 骨囊肿

【答案】D

【解析】骨巨细胞瘤好发于愈合后的骨端,多呈多房性、膨胀性、偏心性骨质破坏,肿瘤常直达骨性关节面以

下,成膨胀性生长,最大长径与骨干垂直。骨囊肿多发生于干骺融合前,位于干骺端。动脉瘤样骨囊肿,位于长骨者多有硬化边。成软骨细胞瘤骨壳较厚,且破坏区可见钙化影。骨软骨瘤多发于长骨干骺端,多背离关节面生长,可见骨皮质与骨小梁与母骨相连续。

【考点】骨巨细胞瘤的影像学特点

28. 患者,男,75 岁,腰背痛 4 个月。尿本周蛋白阳性,CT 示腰椎多发大小不等不规则低密度灶。下列诊断最可能的是

A. 骨囊肿   B. 血管瘤

C. 转移瘤   D. 淋巴瘤

E. 多发性骨髓瘤

【答案】E

【解析】结合患者年龄、症状、尿本周蛋白阳性及影像学表现,提示脊柱弥漫溶骨性骨质破坏,首先考虑多发性骨髓瘤。

【考点】多发性骨髓瘤的影像及临床特点

【A3/A4 型题】

(1~3 题共用题干)

患者,男,60 岁,鼻塞,涕中带血,头痛 3 个月,行 MRI 检查如图 2-5。

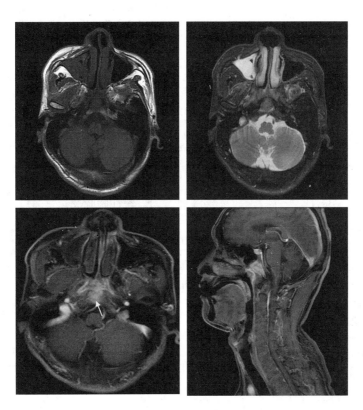

图 2-5 MRI 检查图像

1. 最可能的诊断是

  A. 鼻咽癌   B. 鼻咽淋巴瘤

  C. 鼻咽纤维血管瘤   D. 脊索瘤

  E. 三叉神经瘤

【答案】A

【解析】此题考查鼻咽癌的临床及MRI影像表现,应掌握鼻咽癌的症状特点及典型影像学征象。

【考点】鼻咽癌的诊断与鉴别诊断

2. 此患者MRI图像中箭头所指的位置为哪里骨质破坏

  A. 鼻中隔   B. 蝶骨大翼

  C. 蝶骨翼突   D. 枕骨斜坡

  E. 颞骨岩部

【答案】D

【解析】此题考查鼻咽癌相关的影像解剖知识。带箭头的图片为增强扫描图像,箭头所指处为枕骨斜坡,由于鼻咽癌常侵犯相邻颅底骨,放疗科医生应掌握辨认相关的图像。

【考点】颅底骨的影像解剖

3. 为明确诊断,患者下一步应进行的检查是

  A. 鼻咽镜   B. 鼻咽CT

  C. PET/CT   D. PET/MRI

  E. 颈部超声

【答案】A

【解析】鼻咽镜活检是获得鼻咽病变病理诊断的最重要方法。

【考点】鼻咽癌的诊断手段

(4~6题共用题干)

患者,女,34岁,发热,胸痛,咳嗽10日。体温最高时41℃,咳黏白痰,无咯血,今晨突然咳出大量脓臭痰后体温下降。体检右下肺可闻及湿啰音及胸膜摩擦音。

4. 此患者最可能的诊断是

  A. 继发性肺结核   B. 肺癌

  C. 肺脓肿   D. 小叶性肺炎

  E. 支气管扩张症

【答案】C

【解析】此患者有发热及咳脓臭痰病史,肺部体征提示肺内炎症,首先考虑肺脓肿。

【考点】肺脓肿的临床诊断及鉴别

5. 此病如确诊,其胸部X线表现应为

  A. 肺内见大小不等多发结节影,边缘光滑

  B. 肺尖见多发钙化及索条影,右肺门上提,右下肺见软组织密度结节伴粗大钙化

  C. 右下肺见实变影,其内可见透亮区,中央可见气液平面,实变周边为浅淡片状磨玻璃密度影

  D. 双肺多发片状稍高密度影,边缘模糊

  E. 右下肺透亮度增高,可见双轨征,可见多发囊状低密度影,周围伴多发片状影

【答案】C

【解析】此题考查肺脓肿的胸部X线影像表现。在炎症实变的基础上,中央由于坏死物部分排出且与支气管相通形成气液平面。

【考点】肺脓肿的影像诊断及鉴别诊断

6. 此病如确诊,可伴发的影像表现**不包括**

  A. 右肺门及纵隔淋巴结肿大

  B. 右侧胸腔内新月形液性密度区

  C. 大脑内环形强化结节,中央为低密度

  D. 右侧叶间胸膜增厚

  E. 第2胸椎左侧椎弓根骨质破坏,伴软组织肿块外凸

【答案】E

【解析】肺脓肿的继发病变的影像表现:可伴肺门及纵隔淋巴结反应性增生,可继发脑脓肿,可继发胸腔积液及胸膜增厚。椎弓根骨质破坏及软组织肿块则多见于转移瘤。

【考点】肺脓肿的合并症影像表现

(7~9题共用题干)

患者,男,68岁,间断血尿2个月,伴尿频、尿急1周,泌尿系CT提示膀胱内菜花样肿物,尿常规红细胞(++)。查体未见明显异常。

7. 此患者最可能的诊断是

  A. 膀胱平滑肌瘤   B. 膀胱癌

  C. 膀胱嗜铬细胞瘤 D. 膀胱肾源性腺瘤

  E. 慢性膀胱炎

【答案】B

【解析】老年男性,有血尿及尿路刺激症状,超声提示膀胱占位,首先考虑膀胱癌。

【考点】膀胱癌的临床诊断及鉴别

8. 该肿瘤的好发位置是

  A. 膀胱三角区   B. 膀胱顶壁

  C. 膀胱颈   D. 膀胱前壁

  E. 膀胱侧壁

【答案】A

【解析】膀胱癌的好发位置以膀胱三角区及底部最为常见。

【考点】膀胱癌的好发位置

9. 该肿瘤最常见的病理类型是

    A. 鳞状细胞癌   B. 腺癌

    C. 移行细胞癌   D. 混合癌

    E. 未分化癌

【答案】C

【解析】膀胱癌病理分为移行细胞癌、鳞状细胞癌、腺癌、未分化癌,其中以移行细胞癌为最主要的类型。

【考点】膀胱癌的病理

(10~12题共用题干)

患者,女,18岁,于剧烈运动后突发右下腹痛,无发热。查体:右下腹可扪及肿块。超声提示肿物回声欠均匀,内可见强回声。

10. 此患者还需做的检查是

    A. 超声   B. MRA

    C. 腹盆腔 CT   D. 腹腔镜

    E. 腹盆腔 MRI

【答案】C

【解析】患者年轻女性,腹腔占位,超声提示密度混杂,进一步行 CT 检查明确性质。

【考点】腹腔占位的辅助检查

11. 腹盆腔 CT 示右附件区囊性占位,内可见脂肪密度及钙化,增强扫描边缘可见强化。此

患者最可能的诊断是

    A. 卵巢生理性囊肿

    B. 卵巢癌

    C. 卵巢囊性畸胎瘤

    D. 卵巢巧克力囊肿

    E. 脂肪瘤

【答案】C

【解析】卵巢囊性畸胎瘤 CT 扫描常表现为盆腔内边界清晰的混杂密度囊性肿块,内含脂肪、软组织密度成分及钙化成分。

【考点】卵巢囊性畸胎瘤的影像学特点

12. 关于此诊断,下列说法正确的是

    A. 常伴腹水

    B. 常发生种植转移

    C. 增强扫描可见明显强化

    D. 极少含有钙化成分

    E. 囊壁可呈局限性结节状增厚并突向腔内

【答案】E

【解析】卵巢囊性畸胎瘤囊壁可发生局限性增厚,呈结节状突向腔内,称皮样栓。囊性畸胎瘤是卵巢最常见的肿瘤,恶性率很低,很少伴有腹水、转移。肿瘤由三个胚层的各种成熟组织构成,可有脂肪物质、毛发,并可有浆液、牙齿或骨组织。

【考点】卵巢囊性畸胎瘤的病理学特点

第二章　专业基础理论知识

第一节　放射物理

【A1 型题】

1. 原子的数量级大小为
   A. 10^{-6}m　　　　B. 10^{-8}m　　　　C. 10^{-10}m
   D. 10^{-12}m　　　　E. 10^{-14}m
   【答案】C
   【考点】常用放射线的物理特性(原子结构)

2. 关于原子和原子核数量级大小的概念,以下说法正确的是
   A. 原子是原子核的一万倍
   B. 原子是原子核的一千倍
   C. 原子是原子核的一百倍
   D. 原子是原子核的十万倍
   E. 原子与原子核大小相当
   【答案】A
   【考点】常用放射线的物理特性(原子结构)

3. 电子的电荷量是
   A. $e=1.602 \times 10^{-18}$C
   B. $e=1.602 \times 10^{-19}$C
   C. $e=1.602 \times 10^{-20}$C
   D. $e=1.602 \times 10^{-21}$C
   E. $e=1.602 \times 10^{-22}$C
   【答案】B
   【考点】常用放射线的物理特性(原子结构)

4. 关于原子核结构的论述中,错误的是
   A. 原子核也有类似原子的壳层结构
   B. 当原子核获得能量也可由基态跃迁到激发态
   C. 每个壳层只能容纳一定数量的中子和质子

D. 核子填充壳层遵从低能级到高能级顺序
E. 原子核由激发态跃迁回基态时,以 X 射线形式辐射能量
【答案】E
【解析】本题考查原子结构,原子核由激发态跃迁回基态时,以 γ 射线形式辐射能量,故 E 选项错误。
【考点】常用放射线的物理特性(原子结构)

5. 1eV 的能量用焦耳表示,数值为多少
   A. 1.602×10^{-21}J　　　　B. 1.602×10^{-19}J
   C. 1.602×10^{-17}J　　　　D. 1.602×10^{-15}J
   E. 1.602×10^{-13}J
   【答案】B
   【解析】本题考查放射线的物理概念,1eV 的能量为 1.602×10^{-19}J。
   【考点】常用放射线的物理特性(原子结构)

6. 原子核由激发态退激,以下述什么形式辐射能量
   A. 特征 X 射线　　　　B. 特征电磁辐射
   C. 俄歇电子　　　　D. γ 射线
   E. α 或 β 衰变
   【答案】D
   【解析】本题考查原子结构,原子核由激发态跃迁回基态时,以 γ 射线形式辐射能量。
   【考点】常用放射线的物理特性(放射性)

7. 当一种核素的原子序数大于 82 时,通常会发生什么类型的衰变
   A. α　　　　　　　　B. β^-
   C. β^+　　　　　　　　D. 轨道电子捕获
   E. γ
   【答案】A
   【考点】常用放射线的物理特性(放射性)

8. 钴 -60 放射源的半衰期是多少年
   A. 2.64　　　　B. 5.27　　　　C. 7.60

D. 10.54　　E. 13.18

【答案】B

【考点】常用放射线的物理特性(放射性)

9. 一台钴-60治疗机,初装源活度为111TBq,2个半衰期后源强为多少TBq

　　A. 55.5　　B. 37　　C. 27.75

　　D. 22.2　　E. 18.5

【答案】C

【解析】本题考查计算,1个半衰期后源强为111/2=55.5TBq,2个半衰期后为55.5/2=27.75TBq。

【考点】常用放射线的物理特性(放射性)

10. 后装治疗机常用的铱-192放射源半衰期是多少天

　　A. 5.27　　B. 8.3　　C. 28.1

　　D. 59.4　　E. 74

【答案】E

【考点】常用放射线的物理特性(放射性)

11. 碘-125放射源的半衰期是多少天

　　A. 5.27　　B. 8.3　　C. 28.1

　　D. 59.4　　E. 74

【答案】D

【考点】常用放射线的物理特性(放射性)

12. 钴-60放射源衰变过程中释放出来的射线能量是

　　A. 1.173MeV 和 1.332MeV

　　B. 468keV 和 316keV

　　C. 308keV 和 296keV

　　D. 830keV 和 1.173MeV

　　E. 1.25MeV 和 1.332MeV

【答案】A

【考点】常用放射线的物理特性(放射性衰变)

13. 粒子植入常用放射源碘-125衰变过程中释放出来的射线能量是

　　A. 27~35.5keV　　B. 606keV

　　C. 662keV　　D. 50keV

　　E. 80keV

【答案】A

【解析】本题考查放射线的物理特性,粒子植入常用放射源碘-125衰变过程中释放出来的射线能量是27~35.5keV。

【考点】常用放射线的物理特性(放射性衰变)

14. 放射性活度的国际单位是

　　A. 居里(Ci)　　B. 贝克勒尔(Bq)

　　C. 伦琴(R)　　D. 克镭当量(gRa)

　　E. 戈瑞(Gy)

【答案】B

【考点】常用放射线的物理特性(放射性衰变)

15. 放射性活度单位Bq与Ci之间的转换关系为

　　A. $1Ci=3.7 \times 10^6 Bq$　　B. $1Ci=3.7 \times 10^8 Bq$

　　C. $1Ci=3.7 \times 10^9 Bq$　　D. $1Ci=3.7 \times 10^{10} Bq$

　　E. $1Ci=3.7 \times 10^{12} Bq$

【答案】D

【考点】常用放射线的物理特性(放射性衰变)

16. 带电粒子与物质相互作用**不包含**的形式是

　　A. 与核外电子发生非弹性碰撞

　　B. 与原子核发生非弹性碰撞

　　C. 与核外电子/原子核发生弹性碰撞

　　D. 与原子核发生核反应

　　E. 与核外电子发生核反应

【答案】E

【考点】常用放射线的物理特性(射线与物质的相互作用)

17. X(γ)射线与物质相互作用的三种主要形式是

　　A. 康普顿散射、电子对、光核反应

　　B. 电子对、光核反应、相干散射

　　C. 光核反应、相干散射、光电效应

　　D. 相干散射、光电效应、康普顿散射

　　E. 光电效应、康普顿散射、电子对效应

【答案】E

【考点】常用放射线的物理特性(射线与物质的相互作用)

18. 放疗用高能X射线与人体组织发生相互作用的主要形式是

　　A. 相干散射　　B. 光电效应

　　C. 康普顿散射　　D. 电子对效应

　　E. 光核反应

【答案】C

【考点】常用放射线的物理特性(射线与物质的相互作用)

19. 在以下哪个能量范围内,骨、肌肉和脂肪三种组织对光子能量的吸收差别最小

　　A. 10~100keV　　B. 100~200keV

　　C. 200keV~7MeV　　D. 7~50MeV

　　E. 50~100MeV

【答案】C

【解析】在200keV~7MeV范围内,骨、肌肉和脂肪三种组织对光子能量的吸收差别最小。

【考点】常用放射线的物理特性(射线与物质的相互作用)

20. 对临床常用的钴 -60γ 射线和 6MV-X 射线，下列关于骨骼和肌肉的能量吸收差别的描述中正确的是
    A. 无差别
    B. 差别很大
    C. 骨的吸收比肌肉低
    D. 单位质量骨的吸收比肌肉略高
    E. 单位厚度骨的吸收比肌肉低

【答案】D
【解析】对临床常用的钴 -60γ 射线和 6MV-X 射线，单位质量骨的吸收比肌肉略高。
【考点】常用放射线的物理特性（射线与物质的相互作用）

21. 照射量的国际单位是
    A. 居里（Ci）   B. 贝克勒尔（Bq）
    C. 伦琴（R）   D. 库仑 / 千克（C·kg^{-1}）
    E. 戈瑞（Gy）

【答案】D
【考点】临床剂量学原则（基本剂量学概念）

22. 当量剂量的单位是
    A. 居里（Ci）
    B. 希沃特（Sievert，1Sv=1J·kg^{-1}）
    C. 伦琴（R）
    D. 库仑 / 千克（C·kg^{-1}）
    E. 戈瑞（Gy）

【答案】B
【考点】临床剂量学原则（基本剂量学概念）

23. 百分深度剂量由如下哪项定义
    A. 模体中射野中心轴上某一深度 d 处吸收剂量率与参考点深度 d$_0$ 处剂量率之比
    B. 模体中射野中心等中心处，其深度 d 处吸收剂量率，与同一空间位置空气中一小体积软组织内吸收剂量率之比
    C. 模体中射野中心等中心处，其深度 d 处吸收剂量率，与空间同一位置处于参考深度 d$_0$ 的吸收剂量率之比
    D. 模体中射野中心等中心处，其深度 d 处散射剂量率，与空间同一位置最大剂量点处有效原射线剂量率之比
    E. 模体中射野中心等中心处，其深度 d 处散射剂量率，与空间同一位置一小体积软组织内有效原射线剂量率之比

【答案】A
【考点】临床剂量学原则（基本剂量学概念）

24. 组织空气比由如下哪项定义
    A. 模体内任意一点的吸收剂量率 D$_t$ 与参考点深度处的吸收剂量率 D$_{t0}$ 之比
    B. 模体内任意一点的吸收剂量率 D$_t$ 与同一空间位置一小体积组织中的吸收剂量率 D$_{t0}$ 之比
    C. 模体中射野中心轴等中心处，其深度 d 处吸收剂量率，与空间同一位置处于参考深度 d$_0$ 的吸收剂量率之比
    D. 模体中射野中心轴等中心处，其深度 d 处散射剂量率，与空间同一位置最大剂量点处有效原射线剂量率之比
    E. 模体中射野中心轴等中心处，其深度 d 处散射剂量率，与空间同一位置一小体积软组织内有效原射线剂量率之比

【答案】B
【考点】临床剂量学原则（基本剂量学概念）

25. 总散射因子 S$_{C,P}$ 由准直器散射因子 S$_C$ 和模体散射因子 S$_P$ 组成，它们之间的关系为
    A. S$_{C,P}$ = S$_C$+S$_P$ B. S$_{C,P}$ = S$_C$−S$_P$
    C. S$_{C,P}$ = S$_C$×S$_P$ D. S$_{C,P}$ = S$_C$/S$_P$
    E. S$_{C,P}$ = (S$_C$×S$_P$)1/2

【答案】C
【解析】总散射因子 S$_{C,P}$ 是准直器散射因子 S$_C$ 和模体散射因子 S$_P$ 的乘积。
【考点】临床剂量学原则（基本剂量学概念）

26. 总散射因子 S$_{C,P}$ 随射野大小的变化为
    A. 随射野的增大而增大
    B. 随射野的增大而减小
    C. 随射野的增大保持不变
    D. 随射野的增大无规律变化
    E. 随射野的增大先增大后降低

【答案】A
【解析】总散射因子 S$_{C,P}$ 随射野大小的变化为随射野的增大而增大。
【考点】临床剂量学原则（基本剂量学概念）

27. 用楔形过滤板获得特定剂量分布，楔形过滤板必须离开皮肤表面至少 15cm，这是因为
    A. 避免增加高能 X（γ）射线的皮肤剂量
    B. 避免反向散射到电离室
    C. 便于楔形板的安装和拆卸
    D. 避免机架在旋转中与患者或治疗床碰撞
    E. 便于获得最大楔形照射野

【答案】A

【解析】楔形过滤板必须离开皮肤表面至少15cm是为了避免增加高能X(γ)射线的皮肤剂量。

【考点】临床剂量学原则(基本剂量学概念)

28. 形成不规则射野的挡块厚度,通常需要几个半价层

    A. 2个半价层   B. 3个半价层

    C. 4个半价层   D. 5个半价层

    E. 10个半价层

【答案】D

【考点】临床剂量学原则(基本剂量学概念)

29. 在楔形野的应用中,下述选项**错误**的是

    A. 常用于两楔形野的交叉照射中

    B. 常用楔形板对人体曲面作组织补偿

    C. 常用楔形板对缺损组织作组织补偿

    D. 常用楔形板增加辐射质

    E. 常用楔形板改善剂量分布

【答案】D

【解析】在楔形野的应用中,楔形板不会增加辐射质。

【考点】临床剂量学原则(光子射线射野剂量学)

30. 关于等效射野的概念,下列选项正确的是

    A. 面积相同

    B. 周长相同

    C. 面积 / 周长相同

    D. 原射线贡献相同

    E. 对中心轴上诸点的散射贡献之和相等

【答案】E

【考点】临床剂量学原则(光子射线射野剂量学)

31. 如下对高能X射线建成区的描述中**不正确**的是

    A. PDD曲线的最大剂量深度之前的区域称为建成区

    B. 建成区的大小取决于射线束的类型和能量

    C. 射线能量越低,建成区越趋近于表面

    D. 射线能量越高,建成效应越显著

    E. 建成效应无助于保护皮肤

【答案】E

【考点】临床剂量学原则(光子射线射野剂量学)

32. 如下选项**不属于**高能X(γ)射线特点的是

    A. 随着射线能量的增加,模体表面剂量下降

    B. 随着射线能量的增加,最大剂量点深度增加

    C. 随着射线能量的增加,百分深度剂量(最大剂量点后)增加

    D. 射野中心轴上,过最大剂量点后,深度剂量逐渐下降,其下降速率依赖于射线能量,能量越高,下降速率越慢

    E. 射野中心轴上,随深度增加,剂量很快达到最大点并形成一个随能量加宽的高剂量"坪区"

【答案】E

【解析】射野中心轴上,随深度增加,剂量很快达到最大点并形成一个随能量加宽的高剂量"坪区"是电子束的射线特点。

【考点】临床剂量学原则(光子射线射野剂量学)

33. 影响高能X(γ)射线百分深度剂量的因素**不包括**

    A. 射线束能量   B. 模体深度

    C. 测量电离室直径   D. 照射野大小

    E. 源皮距

【答案】C

【解析】测量电离室直径不影响高能X(γ)射线百分深度剂量。

【考点】临床剂量学原则(光子射线射野剂量学)

34. 相对X(γ),下述**不是**高能电子束剂量学特征的是

    A. 可有效地避免对靶区后深部组织的照射

    B. 皮肤的剂量相对较高,且随电子的能量增加而增加

    C. 百分深度剂量随射野大小特别在射野较小时变化明显

    D. 输出剂量按平方反比定律计算

    E. 主要用于治疗表浅或偏心的肿瘤和浸润淋巴结

【答案】D

【解析】输出剂量按平方反比定律计算不是高能电子束剂量学特征。

【考点】临床剂量学原则(电子线射野剂量学)

35. 电子束治疗中,如下关于限束筒的作用论述中,下列**不正确**的是

    A. 对高能电子束准直

    B. 借助限束筒的筒壁增加散射电子

    C. 用限束筒弥补射野边缘剂量不足

    D. 用限束筒改善射野剂量均匀性

    E. 用限束筒形成一定的照射野大小

【答案】A

【解析】限束筒不能对高能电子束准直。

【考点】临床剂量学原则(电子线射野剂量学)

36. 随着电子束能量的增加,如下特性中**错误**的是

A. 表面剂量增加

B. 高剂量坪区变宽

C. 剂量梯度区剂量梯度减小

D. X射线污染减小

E. 有效治疗深度增加

【答案】D

【解析】随着电子束能量的增加,X射线污染增加。

【考点】临床剂量学原则(电子线射野剂量学)

37. 在电子束的治疗中,当源皮距增加时,以下关于百分深度剂量特征的论述中,**错误**的是

A. 表面剂量降低

B. 最大剂量深度变深

C. 剂量梯度变陡

D. 治疗深度变浅

E. X射线污染略有增加

【答案】D

【解析】在电子束的治疗中,当源皮距增加时,治疗深度变深。

【考点】临床剂量学原则(电子线射野剂量学)

38. 在电子束治疗模式中,关于有效源皮距(虚源位置)的影响因素的论述中,**错误**的是

A. 与均整块的形状有关

B. 与散射箔的设计有关

C. 与射线的能量有关

D. 与限光筒的大小和设计有关

E. 同一能量和限光筒的不同加速器,具有不同的有效源皮距

【答案】A

【解析】在电子束治疗模式中,有效皮距(虚源位置)的影响因素与均整块的形状无关。

【考点】临床剂量学原则(电子线射野剂量学)

39. 与X(γ)射线相比,高能电子线的中心轴深度剂量曲线主要特点**不包含**

A. 表面剂量高,多在80%~85%以上

B. 没有建成区

C. 随深度增加,剂量很快达到最大点,并形成一个随能量加宽的高剂量"坪区"

D. "坪区"过后,随深度增加,剂量以较高梯度迅速跌落

E. X线"污染",在高能电子线深度剂量分布曲线后部拖有一个长的"尾巴",其大小为坪区峰值剂量的1%~3%

【答案】B

【解析】高能电子线的中心轴深度剂量曲线有建成区,故本题选B

【考点】临床剂量学原则(电子线射野剂量学)

40. 放疗过程中允许的总剂量误差是

A. 2%　　　　B. 3%　　　　C. 5%

D. 7%　　　　E. 10%

【答案】C

【考点】临床剂量学原则

41. 常规模拟定位机可用来完成的工作是

A. 检查射野挡块的剂量衰减

B. 检查射野内危及器官的吸收剂量

C. 检查射野内剂量分布状况

D. 检查射野挡块的形状及位置

E. 检查射野内靶区的吸收剂量

【答案】D

【考点】放疗的常规定位和剂量计算

42. 楔形角与楔形板的物理实际楔角的关系是

A. 楔形角大于楔形板的物理实际楔角

B. 楔形角等于楔形板的物理实际楔角

C. 楔形角小于楔形板的物理实际楔角

D. 楔形角不同于与楔形板的物理实际楔角,不能直接比较

E. 楔形角与楔形板的物理实际楔角是同一个概念

【答案】D

【考点】放疗的常规定位和剂量计算

43. 电子线照射时能量大于多少MeV可不使用表面填充物

A. 4　　　　B. 6　　　　C. 8

D. 9　　　　E. 12

【答案】E

【解析】电子线照射时能量大于12MeV可不使用表面填充物。

【考点】放疗的常规定位和剂量计算

44. 电子束旋转照射一般可用来治疗

A. 乳腺癌根治术后胸壁照射

B. 宫颈癌

C. 食管癌

D. 淋巴瘤

E. 肺癌

【答案】A
【考点】放疗的常规定位和剂量计算

45. 源皮距是指
 A. 射线源到机架旋转轴的距离
 B. 射线源到射线中心轴上模体内校准点的距离
 C. 射线源到射线中心轴上模体内最大剂量点的距离
 D. 射线源到射线中心轴与模体表面的交点,位于射线离开模体的那一点
 E. 射线源到模体表面照射野中心的距离
【答案】E
【考点】放疗的常规定位和剂量计算

46. 常用的钴-60治疗机γ线和6MV加速器的X线在射野中心轴上最大的剂量点深度分别为
 A. 0.5cm和1.0cm B. 0.5cm和1.5cm
 C. 1.0cm和1.5cm D. 1.0cm和2.0cm
 E. 1.5cm和2.0cm
【答案】B
【考点】放疗的常规定位和剂量计算

47. 模体中任一点的剂量为
 A. 原射线剂量
 B. 散射线剂量
 C. 原射线剂量加上散射线剂量
 D. 原射线剂量减去散射线剂量
 E. 原射线剂量减去治疗床的散射线剂量
【答案】C
【考点】放疗的常规定位和剂量计算

48. 用前野和侧野2个相互垂直的照射野治疗上颌窦癌时,最合适的楔形板楔形角为
 A. 0° B. 15° C. 30°
 D. 45° E. 60°
【答案】D
【考点】放疗的常规定位和剂量计算

49. 某照射野使用开野时的放射治疗处方剂量(MU)数为220,如果要求的处方剂量相同,采用楔形板时(设楔形因子为0.50)的MU数应该是
 A. 110MU B. 220MU C. 330MU
 D. 440MU E. 550MU
【答案】D
【解析】采用楔形板后的计算为220MU/0.5=440MU。
【考点】放疗的常规定位和剂量计算

50. 若 a、b 分别为矩形野的长和宽,则等效方野边长 S 的计算公式为
 A. $S=2(a×b)/(a+b)$ B. $S=(a×b)/(a+b)$
 C. $S=(a×b)/2(a+b)$ D. $S=2(a×b)/(a+b)^2$
 E. $S=(a×b)^2/(a+b)$
【答案】A
【解析】本题考查等效方野边长计算公式:$S=2(a×b)/(a+b)$。
【考点】放疗的常规定位和剂量计算

51. 体位固定装置**不包括**
 A. 头枕 B. 热塑面膜
 C. 真空负压袋 D. 定位床
 E. 定位框架
【答案】D
【考点】体位固定技术和常用放疗技术

52. CT模拟机的组成部分**不包括**
 A. CT扫描机 B. 激光定位系统
 C. 影像增强器 D. 图像处理工作站
 E. 平板床
【答案】C
【考点】体位固定技术和常用放疗技术

53. 立体定向放射外科的缩写是
 A. CRT B. SRT
 C. IMRT D. SRS
 E. IGRT
【答案】D
【解析】立体定向放射外科的缩写是SRS,CRT是同步放化疗的缩写,SRT是短程放疗的缩写,IMRT是调强放射治疗(简称调强放疗)的缩写,IGRT是图像引导放疗的缩写。
【考点】体位固定技术和常用放疗技术

54. 对立体定向放射外科(SRS)技术特点的描述,**不正确**的是
 A. 单次照射剂量大
 B. 剂量梯度大
 C. 定位精度要求高
 D. 不能用于良性病的治疗
 E. 靶区剂量分布不均匀
【答案】D
【解析】对立体定向放射外科(SRS)可用于良性病的治疗。
【考点】体位固定技术和常用放疗技术

55. 近距离治疗**不包括**
 A. 管内治疗
 B. 腔内治疗

C. 表面敷贴治疗

D. 组织间插植

E. 放射性核素药物治疗

【答案】E

【考点】体位固定技术和常用放疗技术

56. 腔内照射的剂量学系统**不包括**

A. 斯德哥尔摩系统

B. 巴黎系统

C. 曼彻斯特系统

D. 三维剂量计算系统

E. 腔内照射的 ICRU 方法

【答案】E

【考点】体位固定技术和常用放疗技术

57. 以下选项中,钴 -60 治疗机的组成**不包含**

A. 电离室　　　　B. 计时器

C. 治疗机架　　　D. 安全连锁

E. 治疗床

【答案】A

【考点】体位固定技术和常用放疗技术

58. 患者肺癌术后半年,身体状况差,行动不便,近日确诊颅内有 2 个小于 3cm 的转移灶,此时比较合适的治疗是

A. 全脑放疗

B. 局部常规剂量调强放疗

C. 局部常规剂量三维适形放疗

D. 局部常规剂量容积调强放疗

E. 立体定向放射外科

【答案】E

【解析】该患者颅内有两个病灶,且小于 3cm,属于寡转移病变,可考虑行立体定向放射外科治疗。

【考点】体位固定技术和常用放疗技术

59. 术中放射治疗常用的两类射线是

A. 中浅层 X 射线和电子线

B. 高能 X 射线和电子线

C. 质子束和电子线

D. 钴 -60 射线和电子线

E. 深部 X 射线和电子线

【答案】A

【解析】术中放射治疗常用的 2 类射线是中浅层 X 射线和电子线。

【考点】体位固定技术和常用放疗技术

60. TBI 是哪种放疗技术的简称

A. 容积调强放疗

B. 全身放疗

C. 体部立体定向放射外科

D. 适形放疗

E. 调强放疗

【答案】B

【解析】TBI（total body irradiation）是全身放疗的简称。

【考点】体位固定技术和常用放疗技术

61. 调强放疗与三维适形放疗的最大区别在于

A. IMRT 中,每个射野的强度分布通常是不均匀的

B. IMRT 中,射野数目常常比 3D-CRT 多

C. IMRT 中,射野不使用非共面方式照射

D. IMRT 对靶区和正常组织的勾画更严格

E. IMRT 只能使用 MLC,而 3D-CRT 则可以使用射野挡块

【答案】A

【解析】调强放疗与三维适形放疗的最大区别在于每个射野的强度分布通常是不均匀的。

【考点】体位固定技术和常用放疗技术

62. 加速器独立准直器功能**不包括**

A. 形成非对称野

B. 实现等中心旋转切线照射技术

C. 改善射野剂量平坦度

D. 实现动态楔形功能

E. 实现铅门调强技术

【答案】C

【考点】体位固定技术和常用放疗技术

63. 容积旋转调强的缩写是

A. CRT　　　　B. SRT　　　　C. IMRT

D. SRS　　　　E. VMAT

【答案】E

【解析】容积旋转调强的缩写是 VMAT,CRT 是同步放化疗的缩写,SRT 是短程放疗的缩写,IMRT 是调强放疗的缩写,SRS 是立体定向外科的缩写。

【考点】体位固定技术和常用放疗技术

64. 下列选项中,对电子束补偿技术的**错误**描述是

A. 射野中不规则外轮廓的组织补偿

B. 减少电子束的治疗深度(如电子束全身皮肤照射)

C. 提高皮肤剂量

D. 使用低能射线治疗表浅部位病变时

E. 使用高能射线治疗深部病变时

【答案】E

【解析】使用高能射线治疗深部病变时一般不采用电子束补偿。

【考点】体位固定技术和常用放疗技术

65. 调强放疗治疗系统的常规质量保证**不包括**

　　A. 实时位置验证

　　B. 计划系统的质量保证

　　C. 直线加速器的质量保证

　　D. 多叶光栅的质量保证

　　E. 机载影像系统的质量保证

【答案】A

【考点】体位固定技术和常用放疗技术

66. 以下**不属于**定位阶段的是

　　A. 体位固定方式评估

　　B. 患者体位固定

　　C. 模拟定位方法选择

　　D. 4DCT

　　E. 位置验证

【答案】E

【解析】位置验证属于治疗阶段，不属于定位阶段。

【考点】放疗基本流程和放疗计划的评判标准

67. CT 模拟定位的过程**不包括**

　　A. 确定患者治疗体位

　　B. 选择合适的条件，进行扫描

　　C. 利用 X 线片确定等中心位置

　　D. 移床和激光灯确定等中心在膜（皮肤）上的位置并做标记

　　E. 将患者扫描图像和等中心位置等定位信息传至计划系统

【答案】C

【解析】CT 模拟定位的过程不包括利用 X 线片确定等中心位置。

【考点】放疗基本流程和放疗计划的评判标准

68. 计划设计的基本过程**不包括**

　　A. 输入患者一般信息和图像信息，登记和配准图像定义解剖结构

　　B. 给定临床处方剂量要求，确定射野参数

　　C. 评价治疗计划

　　D. 输出治疗计划报告和传输射野数据

　　E. 进行治疗计划验证

【答案】E

【考点】放疗基本流程和放疗计划的评判标准

69. 经典适形放疗计划设计时需要设计者给出的射野参数一般**不包括**

　　A. 照射方向　　　B. 射线能量

　　C. 射野形状　　　D. 射野跳数

　　E. 射野权重

【答案】D

【考点】放疗基本流程和放疗计划的评判标准

70. 靶区勾画和计划设计阶段的工作，**不包括**

　　A. 确定肿瘤的位置和范围

　　B. 确定危及器官的位置和范围

　　C. 给出处方剂量

　　D. 给出射野参数

　　E. 在加速器上验证患者剂量

【答案】E

【考点】放疗基本流程和放疗计划的评判标准

71. CT 图像生成的 DRR 影像质量不如模拟定位机拍摄的 X 线片的主要原因是

　　A. CT 扫描的密度分辨率不够

　　B. CT 扫描的空间分辨率不够

　　C. CT 单次扫描的层数限制

　　D. CT 单次扫描的范围限制

　　E. CT 扫描的层距限制

【答案】B

【解析】CT 图像生成的 DRR 影像质量不如模拟定位机拍摄的 X 线片，其主要原因是 CT 扫描的空间分辨率不够。

【考点】放疗基本流程和放疗计划的评判标准

72. 调强放疗的流程一般**不包括**的步骤是

　　A. 患者体位固定及三维影像获取

　　B. 靶区及危及器官勾画、治疗计划设计

　　C. 治疗计划评估、治疗计划的验证

　　D. 射野挡铅的制作

　　E. 治疗方案的实施与实时验证

【答案】D

【考点】放疗基本流程和放疗计划的评判标准

73. 计划验证**不包括**

　　A. 靶区位置验证

　　B. 危及器官位置验证

　　C. 靶区剂量验证

　　D. 危及器官剂量验证

　　E. 治疗设备等中心的验证

【答案】E

【考点】放疗基本流程和放疗计划的评判标准

74. 外照射防护的三要素是

　　A. 时间，距离，屏蔽　　B. 剂量，时间，屏蔽

　　C. 时间，能量，剂量　　D. 时间，材料，屏蔽

　　E. 屏蔽，能量，距离

【答案】A

【考点】放疗基本流程和放疗计划的评判标准

75. 目前临床上常见的可用来实施立体定向放射手术(SRS)/体部立体定向放疗(SBRT)技术的设备**不包括**

    A. 直线加速器　　　B. γ 刀

    C. 钴 -60 治疗机　　D. CyberKnife

    E. TomoTherapy

【答案】C

【考点】放疗基本流程和放疗计划的评判标准

76. X(γ)射线立体定向放疗剂量分布特点**不包括**

    A. 小野集束照射,剂量分布集中

    B. 靶区周边剂量梯度变化较大

    C. 靶区附近的剂量分布不均匀

    D. 靶区周边的正常组织剂量很小

    E. 靶区内剂量分布均匀

【答案】E

【解析】X(γ)射线立体定向放疗剂量分布不均匀。

【考点】放疗基本流程和放疗计划的评判标准

77. 直接决定照射野大小的因素是

    A. 临床靶体积　　　B. 内靶区

    C. 计划靶体积　　　D. 治疗靶体积

    E. 照射靶体积

【答案】C

【考点】放疗基本流程和放疗计划的评判标准

78. 评价治疗计划时,如下哪项参数优先级最低

    A. 机架角度是否会碰着患者或者床

    B. 靶区剂量是否满足处方剂量要求

    C. 治疗计划的复杂程度

    D. 危及器官剂量是否超出限量

    E. 治疗计划是否达到最优化

【答案】E

【解析】评价治疗计划时优先级最低的是治疗计划是否达到最优化。

【考点】放疗基本流程和放疗计划的评判标准

79. 下列关于治疗计划评估的说法,**不正确**的是

    A. DVH 能给出靶区体积和所受照射剂量的对应关系

    B. DVH 能给出危及器官体积和所受照射剂量的对应关系

    C. DVH 能够很好地显示靶区和危及器官剂量分布的空间信息

    D. 计划评估主要是观察剂量分布情况和评估 DVH

    E. 治疗计划应尽可能使处方剂量覆盖 PTV

【答案】C

【解析】DVH 暂无法显示靶区和危及器官剂量分布的空间信息。

【考点】放疗基本流程和放疗计划的评判标准

80. 肺癌放疗中,要求肺的 $V_{20}<30\%$,其含义是

    A. 20% 肺体积的剂量都低于 30% 的处方剂量

    B. 30% 肺体积的剂量都低于 20% 的处方剂量

    C. 30% 肺体积的剂量都低于 20% 的处方剂量

    D. 30% 肺体积的剂量都高于 20Gy

    E. 70% 肺体积的剂量都低于 20Gy

【答案】E

【考点】放疗基本流程和放疗计划的评判标准

第二节　放　射　生　物

【A1 型题】

1. 电离辐射对生物体产生的作用过程**不包括**

    A. 自由基的减少　　B. 放射能量的传递

    C. 分子的电离　　　D. 化学键的断裂

    E. 细胞的损伤

【答案】A

【解析】电离辐射对生物体产生的作用过程应为促进自由基的产生,而不是减少。

【考点】电离辐射的生物学效应

2. 下列选项中,电离辐射对生物大分子的直接作用**不包括**

    A. 辐射能量沉淀于核酸

    B. 作用于蛋白质

    C. 破坏酶

    D. 直接作用于水分子

    E. 破坏膜系的分子结构

【答案】D

【解析】此题主要考查电离辐射对生物体作用的生物阶段的掌握情况。作用于水分子为间接作用。

【考点】电离辐射的生物学效应

3. 电离辐射对生物大分子的间接作用是

    A. 辐射能量沉淀于核酸

    B. 作用于蛋白质

    C. 破坏酶

    D. 作用于水分子

    E. 破坏膜系的分子结构

【答案】D

【考点】电离辐射的生物学效应

4. 以下哪项为电离辐射引起细胞产生的致死性损伤

A. 照射 3 日后能被完全修复的损伤

B. 富氧条件下,可以部分修复的损伤

C. 任何条件下,损伤完全不能修复

D. 富氧条件下,可以完全修复的损伤

E. 照射 2 小时后可以部分修复的损伤

【答案】C

【解析】此题主要考查电离辐射对细胞产生的致死性损伤的定义:任何办法都不能使细胞修复的损伤。

【考点】电离辐射的生物学效应

5. 电离辐射引起细胞产生的亚致死性损伤表现为

A. 间隔一段时间分 2 次给予照射,细胞存活率增加

B. 富氧条件下,可以部分修复的损伤

C. 任何条件下,损伤完全不能修复

D. 照射后延迟分入平皿培养,离体细胞存活率提高

E. 照射后富氧条件下,离体细胞逐渐死亡。

【答案】A

【解析】此题主要考查电离辐射对细胞产生的亚致死性损伤的定义:隔一段时间分 2 次给予照射,细胞存活率增加。C、E 为致死性损伤。B、D 为潜在致死性损伤。

【考点】电离辐射的生物学效应

6. 电离辐射引起细胞产生的潜在致死性损伤修复表现为

A. 间隔一段时间分 2 次给予照射,细胞存活率增加

B. 照射后延迟分入平皿培养,离体细胞存活率提高

C. 分次照射后,损伤完全不能修复

D. 照射后富氧条件下,离体细胞逐渐死亡

E. 分次照射间隔时间延长,细胞存活率增加

【答案】B

【解析】此题主要考查电离辐射对细胞产生的潜在致死性损伤的定义:受照后一定条件下可以修复的损伤。A、E 为亚致死性损伤。

【考点】电离辐射的生物学效应

7. 以下关于传能线密度(LET)的说法,错误的是

A. LET 指单位长度径迹上能量的转换

B. 常用单位为千电子伏特 / 微米(Kev/μm)

C. LET 与电离密度成正比

D. 射线 LET 值愈大,其生物效应越小

E. 常用单位为焦耳 / 米(J/m)

【答案】D

【解析】此题主要考查 LET 概念的掌握。D 选项错误,在一定范围内,射线 LET 值愈大,其生物效应越大。

【考点】电离辐射的生物学效应

8. 以下选项中,放射增敏剂不包括

A. 沙纳唑　　　　　B. 甘氨双唑钠

C. 2-硝基咪唑　　　D. 氯磷汀

E. 丝裂霉素

【答案】D

【解析】此题主要考查放射防护和增敏剂的掌握。氯磷汀为放射防护剂。

【考点】放射防护

9. 以下关于传能线密度(LET)的说法,正确的是

A. LET 指次极粒子径迹单位长度上能量的转换

B. X 射线、伽马射线与中子不属于直接电离粒子,故 LET 不适用

C. LET 与电离密度成反比

D. 射线 LET 值愈大,其生物效应越小

E. RBE 随 LET 的增加而降低

【答案】A

【解析】此题主要考查 LET 概念的掌握。B 选项错误,X 射线、伽马射线与中子可与物质相互作用后产生次级带电粒子,故 LET 适用。C、D 选项见上题。E 选项错误,RBE 随 LET 的增加而增加,LET 更高时 RBE 下降。

【考点】电离辐射的生物学效应

10. 相对生物效应的影响因素不包括

A. 辐射剂量　　　　B. 分次照射的次数

C. 剂量率　　　　　D. 照射时有氧与否

E. 单次照射时间

【答案】E

【解析】此题主要考查 RBE 影响因素的掌握。E 选项错,单次照射时间不影响相对生物效应。

【考点】电离辐射的生物学效应

11. 高 LET 射线不包括

A. 快中子　　　　　B. 负 π 介子

C. β 射线　　　　　D. α 粒子

E. 碳离子

【答案】C

【解析】此题主要考查高 LET 射线的定义。C 错,β 射线为低 LET 射线。

【考点】电离辐射的生物学效应

12. 低 LET 射线包括
    A. β 射线　　　　　　B. 快中子
    C. 负 π 介子　　　　 D. 碳离子
    E. α 粒子
【答案】A
【解析】此题主要考查低 LET 射线的定义。
【考点】电离辐射的生物学效应

13. 有关氧效应,以下描述错误的是
    A. 目前氧为最强放射增敏剂
    B. 患者进行放疗时,有氧条件下,放射损伤轻
    C. 高 LET 射线的氧增强比较低
    D. α 粒子的 OER 值为 1
    E. x 射线、γ 射线的 OER 值为 2.5~3
【答案】B
【解析】此题主要考查氧效应的掌握。B 选项错误,患者进行放疗时,有氧条件下,放射损伤重。
【考点】电离辐射的生物学效应

14. 以下 OER 值高的射线是
    A. 快中子　　　　　　B. 负 π 介子
    C. β 射线　　　　　　D. α 粒子
    E. 碳离子
【答案】C
【解析】此题主要考查 LET 与氧效应关系。C 选项正确,β 射线为低 LET 射线,对氧依赖大,OER 值高。
【考点】电离辐射的生物学效应

15. 有关氧效应,以下描述正确的是
    A. 高 LET 射线对氧依赖大,氧增强比值较高
    B. 低 LET 射线对氧依赖小
    C. 氧浓度与放射敏感性并非线性关系
    D. 氧分压为 0~20% 时,放射敏感性缓慢增加
    E. 照射前后引入氧对放射效应无影响
【答案】C
【解析】此题主要考查氧效应的掌握。A 和 B 选项,高 LET 射线对氧依赖小,氧增强比值较低;低 LET 射线对氧依赖大。D 选项,氧分压为 0~20% 时,放射敏感性迅速增加。E 选项,照射后引入氧对放射效应无影响,照射之前引入影响较大。
【考点】电离辐射的生物学效应

16. 细胞周期中放疗最敏感时相为
    A. M 期　　　　B. G2 期　　　　C. S 期
    D. G1 期　　　　E. G0 期
【答案】A
【解析】此题主要考查细胞内在放射敏感性:A 选项正确,细胞位于 M 期时放疗最敏感。

【考点】电离辐射的生物学效应

17. 细胞周期中放疗最抗拒时相为
    A. M 期　　　　B. G2 期　　　　C. S 期
    D. G1 期　　　　E. G0 期
【答案】C
【解析】此题主要考查细胞内在放射敏感性。C 选项正确,细胞位于 S 期时放疗最抗拒。G0 期是放疗最抗拒的,但是 G0 细胞不在细胞周期内。
【考点】电离辐射的生物学效应

18. 分次照射的生物学基础不包括的是
    A. 细胞周期内细胞的再分布
    B. 乏氧细胞再氧合
    C. 组织的再群体化
    D. 氧固定假说
    E. 亚致死性损伤的再修复
【答案】D
【解析】此题主要考查分次照射的 4 个 R 理论,D 除外。
【考点】分次照射的放射生物学基础

19. 在分次放射治疗中,放射损伤的修复主要指哪种损伤的修复
    A. 致死性损伤　　　　B. 亚致死性损伤
    C. 潜在致死性损伤　　D. 细胞生物学损伤
    E. DNA 双链断裂
【答案】B
【考点】分次照射的放射生物学基础

20. 关于分次照射的描述,错误的是
    A. 分次剂量对早反应组织影响小
    B. 分次剂量对晚反应组织影响大
    C. 分次剂量增加,晚反应组织损伤增加
    D. 大分次剂量,早反应组织损伤小
    E. 小分次剂量对于增殖快的肿瘤,可能得到治疗增益
【答案】D
【解析】此题主要考查分次照射的 4 个 R 理论。D 选项错误,虽然增加分次剂量,早反应组织损伤不如晚反应组织明显,但不会减小。
【考点】分次照射的放射生物学基础

21. 下列选项中为晚反应组织的是
    A. 口腔黏膜　　　　　B. 骨髓
    C. 精原细胞　　　　　D. 脊髓
    E. 小肠黏膜
【答案】D
【解析】此题主要考查早/晚反应组织的掌握。D 正确,其他为早反应组织。
【考点】正常组织的放射反应

22. 下列选项中为早反应组织的是
 A. 脊髓
 B. 肺
 C. 肾
 D. 脉管系统
 E. 精原细胞
【答案】E
【解析】此题主要考查早/晚反应组织的掌握。E 正确,其他为晚反应组织。
【考点】正常组织的放射反应

23. 关于质子治疗,以下说法错误的是
 A. 是高 LET 照射,具有放射生物优越性
 B. 具有剂量分布及物理选择性
 C. 有 Bragg 峰
 D. 是低 LET 照射,对氧依赖大
 E. 具有高 LET 照射的剂量分布特性而无生物学特点
【答案】A
【解析】此题主要考查对质子特性的掌握,质子为低 LET 射线,具有高 LET 照射的剂量分布特性而无生物学特点,故 A 错误。
【考点】LET 及其放射生物学特性

24. 关于 α/β,以下错误的是
 A. 表示引起细胞杀伤中单击和双击成分相等时的剂量
 B. 单位为 Gy
 C. 反映了生物组织受分次剂量改变的影响程度
 D. 早反应组织和肿瘤 α/β 小(约 3Gy),晚反应组织 α/β 大(10Gy)
 E. α/β 越大,对分次剂量依赖越大
【答案】D
【解析】此题主要考查 α/β。选 D,早反应组织和肿瘤 α/β 大(10Gy),晚反应组织 α/β 小(3Gy)。
【考点】分次照射的放射生物学基础

25. α/β 的临床意义在于
 A. 衡量组织的放射敏感性
 B. 用于计算正常组织受的耐受性
 C. 反映了生物组织受分次剂量改变的影响程度
 D. 主要为理论值,实际应用价值不大
 E. 此概念的提出基于一个正确性尚有争论的假说
【答案】C
【解析】此题主要考查 α/β 的掌握。C 正确,α/β 的临床意义在于反映了生物组织受分次剂量改变的影响程度。

26. 分程治疗不会导致的结果是
 A. 肿瘤细胞再群体化
 B. 肿瘤控制率降低
 C. 乏氧细胞再氧合
 D. 复发率增加
 E. 急性反应减轻
【答案】C
【解析】此题主要考查肿瘤组织和正常组织在放疗中的再群体化。C 错误,分次照射间隔时间影响乏氧细胞再氧合。
【考点】分次照射的放射生物学基础

27. 与光子束(X 线)相比,快中子具有的特点是
 A. RBE 值大,OER 值低
 B. RBE 值大,OER 值高
 C. 剂量分布更好
 D. 和光子束一样为低 LET 射线
 E. 细胞周期不同时相放射敏感差别大
【答案】A
【解析】此题主要考查不同射线在放疗中的应用。快中子为高 LET 射线,RBE 值大,OER 值小,细胞周期不同时相放射敏感差别小,但剂量分布与光子束一样,故 A 正确。
【考点】电离辐射的生物学效应

28. 超分割放疗是指
 A. 总治疗时间延长,分次数不变
 B. 总治疗时间不变,更多分次数
 C. 总剂量相同,增加分次数
 D. 分次剂量增加,总剂量不变
 E. 总治疗时间不变,总剂量降低
【答案】B
【解析】此题主要考查超分割放疗的定义的掌握,B 正确。
【考点】分次照射的放射生物学基础

29. 加速超分割放疗是指
 A. 分次剂量减少,分割次数增多,总疗程缩短
 B. 分次剂量减少,分割次数增多,总疗程不变
 C. 分次剂量减少,分割次数不变,总疗程缩短
 D. 分次剂量减少,分割次数不变,总疗程延长
 E. 总剂量增加
【答案】A

【解析】此题主要考查加速超分割放疗的定义的掌握,分次剂量减少,分割次数多,总疗程缩短,总剂量相同或减少,故 A 正确。

【考点】分次照射的放射生物学基础

30. 关于加速超分割放疗的生物学基础,以下选项中**错误**的是
   A. 每日多次照射,敏感期细胞杀灭,不敏感期细胞处于同步化
   B. 给予一定时间间隔,允许正常组织亚致死性损伤修复
   C. 缩短疗程,降低肿瘤细胞的加速再增殖,提高治愈率
   D. 分次剂量减少,保护晚反应组织
   E. 对氧依赖增加,OER 值提高

【答案】E

【解析】此题主要考查加速超分割放疗的掌握。E错误,应为对氧依赖较少,OER 值下降。

【考点】分次照射的放射生物学基础

31. 关于 LQ 模型描述,**错误**的是
   A. 不同剂量分割方式的等效转换
   B. 预测剂量分割方式的生物效应
   C. 与临床实际不完全相符
   D. 即 DNA 单链断裂模型
   E. 仅适用于单次剂量 2~10Gy 范围内使用

【答案】D

【解析】此题主要考查 LQ 模型的了解。D错误,应为 DNA 双链断裂模型。

【考点】剂量分割模式

32. 常规分割中,属于低耐受器官的是
   A. 晶状体   B. 肾   C. 肺
   D. 股骨   E. 胃

【答案】A

【解析】此题主要考查低耐受器官的掌握。A 正确,B、C、D、E 均为中等耐受器官。

【考点】正常组织耐受剂量

33. 以下选项中**不是**低耐受器官为
   A. 晶状体   B. 睾丸
   C. 生长中的软骨   D. 幼儿的骨
   E. 胃

【答案】E

【解析】此题主要考查低耐受器官的掌握,选 E,为中等耐受器官。

【考点】正常组织耐受剂量

34. 常规分割中,属于中等耐受器官的是
   A. 晶状体   B. 卵巢

C. 口腔黏膜   D. 乳腺
   E. 周围神经

【答案】C

【解析】此题主要考查常规分割时正常组织的放射耐受量掌握,C 正确,D、E 为高耐受器官。

【考点】正常组织耐受剂量

35. 高耐受器官**不包括**
   A. 胆道   B. 肌肉
   C. 输尿管   D. 肾
   E. 乳腺

【答案】D

【解析】此题主要考查常规分割时正常组织的放射耐受量掌握,D 为中等耐受器官。

【考点】正常组织耐受剂量

36. 常规分割照射中,早反应组织主要表现为
   A. 亚致死损伤修复
   B. 细胞再增殖
   C. 细胞周期再分布
   D. 乏氧细胞再氧合
   E. 潜在致死损伤修复

【答案】B

【解析】此题主要考查正常组织放射反应。分次照射中早反应组织主要表现为细胞再增殖,肿瘤组织表现为4R。

【考点】正常组织放射反应

37. 下列选项中,属于皮肤Ⅱ度损伤的是
   A. 红斑   B. 溃疡
   C. 干性脱皮   D. 渗液
   E. 有剧痛

【答案】D

【解析】此题主要考查正常组织放射反应。A、C 选项为Ⅰ度损伤,B、E 选项为Ⅲ度损伤。

【考点】正常组织放射反应

38. 下列选项中,属于皮肤慢性损伤的是
   A. 充血   B. 皮下纤维化
   C. 红斑   D. 水疱
   E. 溃疡

【答案】B

【解析】此题主要考查正常组织放射反应。A、C、D、E 选项均为急性反应。

【考点】正常组织放射反应

39. 关于正常组织剂量耐受,以下选项中**错误**的是
   A. 1/3 的肾脏 TD5/5 为 50Gy
   B. 晶状体耐受剂量 10Gy
   C. 视神经最大剂量不超过 50Gy

D. 脑干耐受剂量 50Gy

E. 全肝不超过 40Gy

【答案】E

【解析】此题主要考查正常组织剂量耐受。E选项错误，全肝不超过 30Gy。

【考点】正常组织的耐受剂量

40. 以下关于正常组织损伤的描述，**错误**的是

    A. 肾脏耐受量与受照体积有关，全肾 TD5/5 为 20Gy

    B. 皮下纤维化的程度与早期皮肤反应的严重性无关

    C. 晚反应组织单次剂量降低可减轻损伤

    D. 肺受放射损伤的靶细胞可能为 I 型肺上皮细胞

    E. 睾丸受照后较低剂量即可发生不育，但不影响性欲

【答案】D

【解析】此题主要考查正常组织放射反应。D选项，肺受放射损伤的靶细胞可能为 II 型肺上皮细胞。

【考点】正常组织放射反应

【A2 型题】

1. 患者，直肠癌 $T_{3d}N_+M_0$，MRI 提示 EMVI(+)，肿物具肛门口 4.5cm，多学科会诊(MDT)讨论后行新辅助同步放化疗。放疗第 3 周，患者出现腹泻，6 次/d，按美国国立癌症研究所通用毒性标准(NCI-CTC)4.0，患者腹泻为几级

    A. 1　　　　B. 2　　　　C. 3

    D. 4　　　　E. 5

【答案】B

【解析】此题主要考查正常组织放射反应。结合 NCI-CTC 4.0，腹泻 2 级为排便 4~6 次/d。

【考点】正常组织放射反应

2. 在一项设计放射防护的动物实验中，**不能**作为放射防护剂的药物是

    A. 氨磷汀　　　　B. MPG

    C. U74006F　　　D. WR-77913

    E. BCNU

【答案】E

【解析】此题主要考查正常组织放射防护。E选项为亚硝基脲类化疗药物。

【考点】正常组织放射反应

3. 患者，女，45 岁，右乳腺癌改良根治术后 $pT_2N_2M_0$ III 期，行患侧锁骨区及胸壁放射治疗，约第几周会出现吞咽不适或吞咽疼痛

    A. 1　　　　B. 2　　　　C. 3

    D. 4　　　　E. 5

【答案】B

【解析】此题主要考查正常组织放射反应。通常第 2 周出现消化道反应。

【考点】正常组织放射反应

4. 鼻咽癌患者行根治性放疗中，门诊就诊诉口干，推测患者放疗次数是

    A. 3~4 次　　　　B. 5~7 次

    C. 8~10 次　　　D. 大于 10 次

    E. 小于 3 次

【答案】B

【解析】此题主要考查正常组织放射反应。腮腺为放射敏感器官，第 1 周以后，即累计照射 10~15Gy 后，腮腺分泌量下降。

【考点】正常组织放射反应

5. 患者，男，45 岁。既往：吸烟史。右肺小细胞肺癌局限期拟行同步放化疗，放疗计划审核过程中，对控制放射性肺纤维化无益的因素是

    A. 肺受照射体积　　B. 总剂量

    C. 分次数　　　　　D. 分次量

    E. 最大剂量

【答案】E

【解析】此题主要考查肺的放射损伤。肺为并行器官，最大剂量影响较小，选项 A、B、C、D 可降低放射性肺纤维化发生。

【考点】正常组织放射反应

6. 患者，女，35 岁。右乳腺癌保乳术后 $pT_1N_0M_0$ I 期，行术后常规放疗过程中，右乳皮肤出现轻度充血、潮红，伴明显烧灼的感觉。以下处理**错误**的是

    A. 保持皮肤清洁干燥

    B. 局部长时间冰敷

    C. 可暂不予药物处理

    D. 贴身衣物柔软

    E. 每次照射后可予三乙醇二胺乳膏涂抹患处

【答案】B

【解析】此题主要考查放射性皮炎处理，B选项错误，应避免严重冷冻。

【考点】正常组织放射反应

7. 患者，男，67 岁。左肺鳞状细胞癌 $T_3N_2M_0$ IIIB 期，同步放化疗至第 5 周，出现发热；体温 38.3℃，持续性干咳伴呼吸困难，下地自

主活动困难;指尖 PO_2 40mmHg,面罩吸氧后 PO_2 90mmHg;胸部 CT 示与射野方向一致的渗出性改变,血培养持续阴性,抗生素治疗无效,考虑诊断放射性肺炎。按 NCI-CTC 4.0,该患者放射性肺炎分级为

   A. 1 级   B. 2 级   C. 3 级

   D. 4 级   E. 5 级

【答案】C

【解析】此题主要考查放射性肺损伤 CTC 分级,3 级为严重症状,自我照顾受限,需要氧气治疗,所以选 C。

【考点】正常组织放射反应

8. 患者鼻咽癌,原计划治疗方案是 70Gy/35f,由于最开始 6 次发生给量错误,将 2Gy/f 给成了 4Gy/f,接下来将恢复 2Gy/f 治疗。为弥补治疗失误,不明显增加晚反应损伤,患者需要接受几次治疗(已知纤维化的 $\alpha/\beta=3.5$,$BED=D_{总}[1+d_{分}/(\alpha/\beta)]$)

   A. 20   B. 17   C. 19

   D. 16   E. 21

【答案】C

【解析】此题主要考查分次治疗的生物学基础。$BED=70\times(1+2/3.5)=110$,$PE1=24\times(1+4/3.5)=51.4$,$PE2=BED-PE1=58.6$,$PE2=D2\times(1+2/3.5)=58.6$,$D2=58.6/1.57=37.3$,2Gy/f 方案的剩余分次数:37.3/2=19 次。

【考点】分次治疗的生物学基础

9. 患者鼻咽癌,原计划治疗方案是 70Gy/35f,由于最开始 3 次发生给量错误,将 2Gy/f 给成了 4Gy/f,接下来将恢复 2Gy/f 治疗,为弥补治疗失误,不增加晚反应损伤,患者需要接受几次治疗(已知纤维化的 $\alpha/\beta=3.5$,$BED=D_{总}[1+d_{分}/(\alpha/\beta)]$)

   A. 20   B. 16   C. 18

   D. 17   E. 21

【答案】A

【解析】此题主要考查分次治疗的生物学基础,$BED=70\times(1+2/3.5)=110$,$PE1=24\times(1+4/3.5)=25.7$,$PE2=BED-PE1=84.3$,$PE2=D2\times(1+2/3.5)=84.3$,$D2=58.6/1.57=39.4$,2Gy/f 方案的剩余分次数:39.4/2=20 次。

【考点】分次治疗的生物学基础

10. 患者局限期小细胞肺癌,为缩短治疗时间选择"45Gy/30f,2 次 /d"治疗方案。该治疗方案为

   A. 常规分割放疗

   B. 大分割放疗

   C. 后程加速超分割放疗

   D. 加速超分割放疗

   E. 加速治疗

【答案】D

【解析】此题主要考查分次治疗的生物学基础。该方案单次剂量小,2 次 /d,总剂量缩小,总疗程缩短,为加速超分割放疗。

【考点】分次治疗的生物学基础

11. 患者左乳腺癌改良根治术后。病理:浸润性导管癌Ⅲ级,病灶大小约 $4cm\times3cm$,未见脉管癌栓,淋巴结转移(3/13),化疗后需行术后放疗。以下选项中,放疗引起的损伤**不包括**

   A. 放射性皮炎   B. 肋骨骨质疏松

   C. 放射性食管炎   D. 心肌损伤

   E. 双下肢水肿

【答案】E

【解析】此题主要考查正常组织放射损伤。双下肢水肿为化疗引起,故 E 错误。

【考点】正常组织放射损伤

12. 患者肝癌,手术困难,地方医院行 3D-CRT 肝脏放疗,治疗计划应控制平均肝脏剂量小于

   A. 11Gy   B. 21Gy   C. 31Gy

   D. 41Gy   E. 51Gy

【答案】C

【考点】正常组织放射损伤

13. 患者小肝癌,拒绝手术,予行 SBRT 肝脏放疗,治疗计划应控制平均肝脏剂量(Dmean)**不大于**

   A. 10Gy   B. 15Gy   C. 20Gy

   D. 25Gy   E. 30Gy

【答案】C

【解析】此题主要考查正常组织放射损伤,平均肝脏剂量(Dmean)<15Gy。

【考点】正常组织放射损伤

14. 患儿,2 岁,左眼视网膜母细胞瘤。对其产生损伤**最小**的射线治疗是

   A. X 射线   B. 质子   C. β 射线

   D. α 粒子   E. 中子

【答案】B

【解析】此题主要考查不同射线的物理、生物学特性。质子具有剂量分布优势,其射线具有 Bragg 峰,对周围正常组织损伤小。

【考点】电离辐射生物效应

15. 患者,男,37 岁,眼色素层黑色瘤。以下射线治疗中对其产生损伤**最小**的是

A. X 射线　　B. 质子　　C. β 射线

D. α 粒子　　E. 中子

【答案】B

【考点】电离辐射生物效应

16. 患者行放疗过程中副反应较大,可选择减轻放射损伤的药物是

A. 枸杞多糖　　　B. 甘氨双唑钠

C. 2- 硝基咪唑　　D. 半胱氨酸

E. 丝裂霉素 C

【答案】D

【解析】此题主要考查放射防护和增敏剂的掌握。半胱氨酸为放射防护剂。

【考点】放射防护

17. 患者鼻腔 NK-T Ⅱ期,行放射治疗,放疗结束后才会发生的反应是

A. 放射性黏膜炎

B. 放射性皮炎

C. 颞颌关节功能障碍

D. 味觉减退

E. 骨髓抑制

【答案】C

【解析】此题主要考查正常组织放射反应。C 为远期反应,其余选项为近期反应。

【考点】正常组织放射反应

18. 患者鼻咽癌在当地医院行三维放疗后 2 年出现下颌骨大面积坏死,如考虑危及器官超量,估计当时下颌骨最大剂量可能超过

A. 60Gy　　B. 62Gy　　C. 64Gy

D. 66Gy　　E. 68Gy

【答案】D

【解析】此题主要考查正常组织放射反应:下颌骨最大剂量应小于 66Gy。

【考点】正常组织放射反应

19. 患者,女,40 岁,乳腺癌保乳术后 pT$_1$N$_0$M$_0$,因"放疗后半月出现间断干咳"就诊。询问病史诉曾有一过性发热 39℃,伴全身肌痛,无明显流涕,次日体温恢复正常,予 3 日抗生素治疗,未再发热,但出现间断干咳已近 1 周,无明显呼吸困难。考虑诊断

A. 流行性感冒　　B. 放射性肺炎

C. 细菌性肺炎　　D. 普通感冒

E. 病毒性肺炎

【答案】A

【解析】此题主要考查正常组织放射反应与感染的鉴别。根据患者症状,考虑诊断流行性感冒。

【考点】正常组织放射反应

20. 患者,男,35 岁,鼻咽癌Ⅱ期行放射治疗。第一次放疗后 8 小时出现发热,体温 39℃,左侧下颌角区皮肤发红,局部肿胀,压痛明显,局部皮肤发红。考虑诊断

A. 流行性感冒　　B. 急性腮腺炎

C. 放射性皮炎　　D. 急性过敏反应

E. 咽峡炎

【答案】B

【解析】此题主要考查正常组织放射反应。鼻咽癌患者放疗 1~3 日内容易出现急性腮腺炎,表现如上所述。

【考点】正常组织放射反应

第三章 临床常见病诊疗规范

第一节 头颈部肿瘤

一、鼻咽癌

【A1 型题】

1. 诊断鼻咽癌必不可少的检查是
   - A. 鼻咽 CT
   - B. 鼻咽 MRI
   - C. 鼻咽镜加活检
   - D. EBV 血清学
   - E. X 线片检查

   【答案】C
   【解析】病理是诊断鼻咽癌的金标准。
   【考点】鼻咽癌的诊断

2. 鼻咽癌好发于我国的
   - A. 华东地区
   - B. 华南地区
   - C. 华北地区
   - D. 西北地区
   - E. 东北地区

   【答案】B
   【解析】鼻咽癌发病有明显的地域及种族差异,并存在家族高发倾向,在我国以华南及西南高发,华北及西北较少。
   【考点】鼻咽癌的发病特点

3. 横轴位时,鼻咽腔的 CT 图像形态为
   - A. 硬腭水平呈长方形
   - B. 软腭之上水平呈方形
   - C. 咽隐窝水平呈梯形
   - D. 咽鼓管隆突水平呈梯形
   - E. 咽隐窝水平呈双梯形

   【答案】C
   【解析】鼻咽腔位于鼻腔后部,共分 6 个壁,侧壁有咽鼓管开口向鼻咽腔突出,CT 或 MRI 检查,横轴位时,双侧咽隐窝水平呈梯形。

   【考点】鼻咽癌的影像学特点

4. 放化综合治疗时,**不适宜**的情况是
   - A. 鼻咽癌Ⅲ期
   - B. 乳腺癌ⅡB 期
   - C. 喉癌Ⅰ期
   - D. 非小细胞癌ⅢB 期
   - E. 霍奇金淋巴瘤Ⅱ期

   【答案】C
   【解析】早期喉癌采用单纯放疗即可治愈。
   【考点】肿瘤放化疗的适应证

5. 鼻咽癌放疗后最常见的并发症为
   - A. 咽痛
   - B. 嗅觉丧失
   - C. 张口受限
   - D. 面部肿胀
   - E. 口干

   【答案】E
   【解析】鼻咽癌放疗后最常见的并发症是口干,这是由于放疗后唾液腺分泌明显减少所致。
   【考点】鼻咽癌放疗并发症

6. 鼻咽癌常见症状**不包括**
   - A. 鼻塞
   - B. 听力下降
   - C. 耳鸣头疼
   - D. 眩晕
   - E. 面部麻木

   【答案】D
   【解析】鼻咽癌的症状一般包括颈部包块、鼻塞、回吸性涕血、耳鸣、听力下降、头痛、面部麻木、复视,部分晚期患者还可能出现张口困难、伸舌偏斜、声嘶、软腭麻痹、吞咽困难等。
   【考点】鼻咽癌的常见症状

7. 对放射线最为敏感的肿瘤是
   - A. 恶性淋巴瘤
   - B. 宫颈癌
   - C. 骨肉瘤
   - D. 食管癌
   - E. 鼻咽癌

   【答案】A
   【解析】对放射线高度敏感的肿瘤包括淋巴造血组织肿瘤(如恶性淋巴瘤、白血病等),以及来源于性腺生殖细胞肿瘤和胚胎性肿瘤(如精原细胞瘤、无性细胞瘤等)。

【考点】肿瘤的放射敏感性

8. 鼻咽癌患者放疗后正确的口腔处理是
  A. 半年内禁止拔牙
  B. 1年内禁止牙周冲洗
  C. 2年内禁止补牙
  D. 3年内禁止使用高氟牙膏
  E. 5年内禁止镶牙

【答案】A
【解析】患者放疗后因口腔内环境改变以及对牙槽骨及其供血血管损伤,可导致放射性龋齿,在拔除坏牙时可能会出现下颌骨骨髓炎和骨坏死,因此需谨慎。
【考点】鼻咽癌放疗并发症处理

【A2 型题】

1. 患者,男,45岁,放疗20次出现鼻出血,约300ml,下列**错误**的处理是
  A. 患者取坐位或卧位,为稳定情绪可用镇静药
  B. 出血不多可用麻黄碱滴鼻或填入棉花块
  C. 出血较多者可做鼻腔、后鼻孔填塞
  D. 难以控制的鼻出血可做颈外动脉结扎
  E. 因放射治疗引起的鼻出血不必做输血准备,输液即可

【答案】E
【解析】鼻咽癌出血有可能是致命性大出血,如果出血量较大时,输血是必要的。
【考点】鼻咽癌放疗并发症处理

2. 患者,女,确诊鼻咽癌1周,准备放疗。关于鼻咽癌放疗的健康教育,**不正确**的是
  A. 保持鼻腔的湿润清洁
  B. 如有鼻痂及时剥除
  C. 口腔处理
  D. 多饮水
  E. 清淡、低脂、高蛋白饮食

【答案】B
【解析】在鼻咽癌放疗中,应加强鼻咽冲洗,保持鼻腔湿润清洁,清淡、低脂、高蛋白饮食,经常做张口运动,多饮水及牛奶,不食刺激性及烧烤类食物等,不宜剥除鼻痂及痂皮。
【考点】鼻咽癌放疗并发症处理

3. 患者,男,发现左上颈肿物3个月,偶有咽痛。下列肿瘤中出现概率**最低**的为
  A. 鼻咽癌　　　　B. 舌根癌
  C. 口底癌　　　　D. 上颌窦癌
  E. 扁桃体癌

【答案】D
【解析】鼻咽癌、舌癌、口底癌、扁桃体癌都容易出现颈淋巴结转移,上颌窦癌较少且较晚发生转移,一般多在累及窦外组织后发生。
【考点】头颈部肿瘤发病特点

4. 患者,女,30岁,鼻塞3个月。CT提示左鼻腔肿物;鼻内镜活检提示:NK/T细胞淋巴瘤,系统检查病变局限左侧鼻腔,LDH正常。查体:ECOG 0分,颈部未及肿大淋巴结。其首选治疗方法应是
  A. 手术治疗　　　　B. 放射治疗
  C. 化疗　　　　　　D. 放化疗同步
  E. 中医治疗

【答案】B
【解析】早期鼻腔NK/T细胞淋巴瘤放疗是其首选治疗手段。研究表明,单纯放疗或放化疗综合治疗的疗效显著优于单纯化疗。
【考点】鼻腔NK/T淋巴瘤的放疗适应证

5. 患者,男,21岁,因"反复鼻出血"就诊。鼻咽镜下发现左鼻咽见隆起结节状肿物,表面见血管纹,触碰后易出血。患者最有可能的诊断是
  A. 鼻咽癌
  B. 鼻咽部血管纤维瘤
  C. 鼻咽结核
  D. 鼻咽增殖体
  E. 鼻咽脊索瘤

【答案】B
【解析】鼻咽部血管纤维瘤好发于15~25岁男性,瘤中含有丰富血管,容易出血。镜检可见表面光滑圆形或呈大结节状肿块,表面可见血管纹,手指触诊质韧而易出血,一般不做活检。必要时可从鼻腔活检取材,以便填塞出血。
【考点】鼻咽癌的临床特点

6. 患者,男,65岁,因"左耳听力下降1个月"就诊。怀疑鼻咽癌,早期鼻咽癌的CT表现**不包括**
  A. 咽旁间隙向外移位
  B. 咽隐窝变浅,消失
  C. 颅底骨质破坏
  D. 两侧咽腔不对称
  E. 腭肌肥大

【答案】C
【解析】鼻咽癌T_3患者才有颅底骨质破坏。
【考点】鼻咽癌的影像学表现

7. 患者,男,38 岁,广东人,因"回吸性涕血伴头痛 3 个月"就诊。CT 检查发现颞下窝受侵,肿瘤进一步有可能通过颞下窝累及
   A. 筛窦　　　B. 中颅窝　　　C. 蝶窦
   D. 上颌窦　　　E. 鼻咽部
   【答案】B
   【解析】颞下窝向上经颧弓深面与颞窝相连,并借卵圆孔和棘孔通颅中窝,向前上经眶下裂通眶,向内侧经翼突上颌裂通翼腭窝。
   【考点】鼻咽癌的影像学表现

8. 患者,女,32 岁,江西人,因"左耳鸣 3 个月,头痛、面部麻木 1 个月"就诊。鼻咽 CT 提示:左鼻咽肿物,咽隐窝消失,颅底、海绵窦、C_2 椎体受侵,双上颈多发淋巴结肿大,约 4cm×3cm 大小。胸部 CT、腹部超声未见异常,全身骨扫描显示颅底及 C_2 有放射性浓聚。根据中国鼻咽癌 2017 分期,患者应该诊断为
   A. $T_3N_2M_0$ Ⅲ期　　　B. $T_4N_2M_0$ ⅣA 期
   C. $T_3N_3M_0$ ⅣA 期　　　D. $T_4N_3M_0$ ⅣB 期
   E. $T_4N_3M_1$ ⅣC 期
   【答案】B
   【解析】中国鼻咽癌 2017 分期规定,肿瘤侵犯至颅内,有脑神经、下咽、眼眶、腮腺受累,和 / 或有超过翼外肌的外侧缘的广泛软组织侵犯,则分期为 T_4;肿瘤侵犯颅底骨质结构、颈椎为 T_3,不算 M_1,因而,本患者分期应为 $T_4N_2M_0$ ⅣA 期。
   【考点】鼻咽癌的分期

9. 患者,女,28 岁,确诊为鼻咽癌。在定位作面罩固定时,下列错误的是
   A. 专用固定架使患者的两外耳孔和床面距离基本保持一致
   B. 听眦线垂直于床面
   C. 体中线与床纵轴平行
   D. 一般用 C 形枕,保证头部过仰
   E. 面罩冷了才能取下来
   【答案】B
   【解析】鼻咽癌定位时需采用专用的体位固定架和头枕,保证头为过仰体位,专用热塑膜进行固定。
   【考点】鼻咽癌的定位

10. 患者,男,因"发现右颈肿物 3 个月,回吸性涕血 2 个月"来医院咨询。关于鼻咽癌,下列描述正确的是
    A. 鼻咽癌多为高分化鳞状细胞癌
    B. 鼻咽癌易早期出现颈部淋巴结转移

    C. 局部常见的转移部位为颈深下淋巴结和颈前淋巴结
    D. 下颈锁骨上区不需照射
    E. 鼻咽癌以放疗为主,宜择立体定向放疗
    【答案】B
    【解析】鼻咽癌 90% 以上为低分化鳞状细胞癌,颈部淋巴结转移概率高,容易早期发生淋巴结转移,初诊时约 80% 的患者伴有颈淋巴结肿大。常见的转移部位为颈深上淋巴结和颈后淋巴结。放疗为主要根治性治疗手段,推荐采用调强放疗。根据患者淋巴转移的情况决定是否需下颈锁骨上区照射。
    【考点】鼻咽癌的临床特点及治疗

11. 患者,女,61 岁,确诊为鼻咽癌。因经济条件有限,只能采用常规放疗,面颈联合野后界应放在
    A. 第 2 颈椎水平
    B. 第 4 颈椎下缘
    C. 上颌窦后 1/2 处
    D. 包括上颌窦
    E. 第二颈椎棘突后 0.5~1.0cm
    【答案】E
    【解析】鼻咽癌侧野下界和前界一般放在第 4 颈椎下缘、上颌窦 1/2 处,鼻咽癌侧野后界放在第二颈椎棘突后 0.5~1.0cm。
    【考点】鼻咽癌的解剖

12. 患者,男,32 岁,福建人,因"发现左上颈肿物 3 个月"就诊。查体:未发现鼻咽、口咽肿物,左上颈可及一肿大淋巴结,大小约 4cm×3cm,质硬,活动度差。头颈部 CT 检查显示左鼻咽顶壁稍增厚;活检未发现癌细胞,行左颈淋巴结穿刺活检,病理结果提示:转移性低分化鳞状细胞癌,EBER(+),那么患者最可能的诊断为
    A. 鼻咽低分化鳞状细胞癌 $T_0N_1M_0$
    B. 鼻咽低分化鳞状细胞癌 $T_xN_1M_0$
    C. 口咽低分化鳞状细胞癌 $T_0N_1M_0$
    D. 口咽低分化鳞状细胞癌 $T_xN_1M_0$
    E. 下咽低分化鳞状细胞癌 $T_xN_1M_0$
    【答案】A
    【解析】中国鼻咽癌 2017 分期规定,鼻咽未发现肿物,但有 EBER 阳性且有颈转移淋巴结,可以诊断为鼻咽癌 T_0。
    【考点】鼻咽癌的 TNM 分期

13. 患者,男,50 岁,回吸性涕血半年,出现双颈肿物 2 个月。查体发现鼻咽肿物。最可能的诊断是

A. 淋巴瘤　　　　B. 鼻咽癌

C. 淋巴结结核　　D. 筛窦癌

E. 淋巴结炎

【答案】B

【解析】鼻咽癌的特征性表现为回吸性涕血,常见颈部淋巴结转移,其他临床表现还有头痛、面部麻木、复视、耳鸣、听力下降、鼻堵等不适。起源于鼻咽和颈部的非霍奇金淋巴瘤,患者较年轻,少见头痛及脑神经麻痹,常见发热、脾大等全身症状和体征。淋巴结结核目前较少见,常有午后低热、乏力、盗汗等全身症状。筛窦癌较少以回吸性涕血起病,淋巴结炎一般不会出现鼻咽肿物。

【考点】鼻咽癌的临床表现

14. 患者,女,70 岁,被确诊为鼻咽癌,出现软腭麻痹。提示肿瘤最大可能已侵犯

A. 舌下神经

B. 副神经

C. 腭帆张肌、腭帆提肌

D. 翼内肌、翼外肌

E. 面神经

【答案】C

【解析】因鼻咽部肿瘤侵犯耳咽管周围,造成腭帆张肌、腭帆提肌功能损害以至软腭上提不能。这是周围肿瘤浸润所致,而非神经侵犯所致。

【考点】鼻咽癌的解剖

15. 患者,女,54 岁,因"反复鼻出血 3 个月,伴头痛耳鸣 1 个月"就诊。检查颈部 MRI 图像如图 2-6,最有可能的诊断是

A. 恶性淋巴瘤　　　B. 颅咽管瘤

C. 鼻咽纤维血管瘤　D. 鼻咽癌

E. 慢性鼻咽炎

【答案】D

【解析】鼻咽部 6cm 肿块,T_1WI 低信号,T_2WI 等信号,颈部淋巴结明显广泛肿大。淋巴瘤鼻咽部一般无肿块,颅咽管瘤多发生在鞍区,鼻咽纤维血管瘤颈部淋巴结不大。

【考点】鼻咽癌的特点

16. 患者,男,50 岁,回涕性涕血 3 个月,出现双颈肿物 2 个月。查体发现鼻咽肿物。为明确诊断,下一步最应该做

A. 颈部 CT　　　　B. 颈部 MRI

C. 鼻咽肿物活检　　D. 鼻咽 CT

E. 颈部超声

【答案】C

【解析】鼻咽活检获取病理,是明确诊断的最重要手段。

【考点】鼻咽癌的诊断

17. 患者,男,55 岁,回涕性涕血 3 个月,出现双颈肿物 1 个月。查体:发现鼻咽肿物,双中上颈可触及多个肿大淋巴结,最大直径

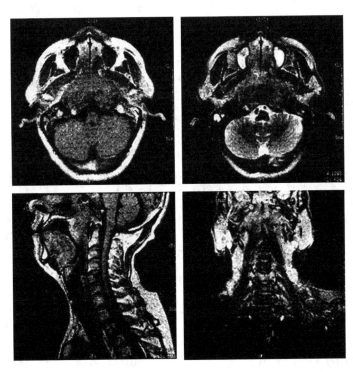

图 2-6　颈部 MRI 图像

3cm,活动。鼻咽肿物活检示:低分化鳞状细胞癌,鼻咽 MRI 显示肿瘤侵犯鼻咽左侧壁,顶后壁,破坏蝶窦底和斜坡。双上颈多发肿大淋巴结,最大直径 2.5cm。胸部 X 线片、腹部 CT 或超声、骨扫描等未发现远处转移征象。根据鼻咽癌 UICC/AJCC 分期第 8 版,该患者分期为

A. $T_{2a}N_1M_0$ Ⅱ期　　B. $T_{2b}N_2M_0$ Ⅱ期

C. $T_3N_2M_0$ Ⅲ期　　D. $T_4N_2M_0$ ⅣA 期

E. $T_4N_3M_0$ ⅣB 期

【答案】C

【解析】根据鼻咽癌 UICC/AJCC 分期第 8 版,该患者分期应为 $T_3N_2M_0$ Ⅲ期,颅底破坏为 T_3,双上颈部淋巴结转移为 N_2。

【考点】鼻咽癌的临床分期

18. 患者,男,65 岁,回吸性涕血 2 个月。查体:发现鼻咽肿物,双颈部未触及明显肿大淋巴结。鼻咽肿物活检提示低分化鳞状细胞癌,鼻咽 MRI 示肿瘤侵犯鼻咽左侧壁,左顶后壁,破坏蝶骨斜坡。双颈部未见明确肿大淋巴结。胸部 CT、腹部超声、全身骨扫描等未发现远处转移征象。根据目前的研究进展和循证医学原则,给该患者的推荐治疗方案为

A. 诱导化疗 + 放射治疗

B. 根治性放疗 + 手术挽救

C. 放疗 + 辅助化疗

D. 单纯根治性放疗

E. 同期放化疗

【答案】E

【解析】该患者分期为 T_3N_0,与其他局部区域晚期鼻咽癌相比,T_3N_0 患者治疗失败风险相对较低,目前没有临床研究证实诱导或辅助化疗能进一步获益,因此同期放化疗是最重要的治疗模式。

【考点】鼻咽癌的放疗适应证

19. 患者,女,48 岁,因"反复回吸性涕血 1 个月"就诊。查体:发现鼻咽肿物,双颈未及肿大淋巴结,鼻咽 CT 检查提示肿瘤累及鼻咽左侧壁,左侧咽后淋巴结肿大。鼻咽镜检提示:低分化鳞状细胞癌,被确诊鼻咽癌Ⅱ期,准备放疗。以下治疗正确的是

A. 颈部淋巴结阴性可不预防照射

B. 照射范围常规包括鼻咽、颅底、颈部

C. 如颅底无破坏照射野上界分在平颅底即可

D. 调强放疗比常规放疗、3D-CRT 无明显优越性

E. 耳前野的大小与分期无关

【答案】B

【解析】鼻咽癌放疗照射野设计一般包括鼻咽原发灶及周围高危亚临床区域,颈部淋巴结照射需在阳性区外预防一个淋巴结区。

【考点】鼻咽癌的放疗适应证

20. 患者,女,31 岁,鼻咽癌(NPC)根治放疗后复发,准备再程放疗。下列说法错误的是

A. 再程放疗距首程放疗时间越短疗效越差

B. 鼻咽或颅底复发者,只设鼻咽或颅底照射野

C. 放疗剂量不应超过 70Gy

D. 仅颈部转移灶单个复发者,首选放疗

E. 必须取得活检病理证实

【答案】D

【解析】鼻咽癌根治性放疗后仅颈部转移灶单个复发,不首选放疗,可首选手术或粒子治疗等。

【考点】鼻咽癌的再程放疗

21. 患者,男,45 岁,因"回吸性涕血 3 个月,头痛 1 个月"就诊。查体:发现双上颈多发肿物,约 4cm×3cm。外院增强 CT 检查提示:鼻咽右侧壁、顶壁肿物,右侧咽后淋巴结肿大;鼻咽镜活检病理为:低分化鳞状细胞癌。患者近 1 周出现复视和右眼外展受限,病变可能侵犯的结构是

A. 眶上裂　　　　B. 眶下裂

C. 卵圆孔　　　　D. 翼腭窝

E. 茎突前间隙

【答案】A

【解析】展神经自脑桥出脑沿蝶骨大翼内侧、海绵窦下外侧前行至眶上裂出颅进入眶内,支配外直肌司眼球外展活动。单一展神经麻痹时有复视、眼球外展活动受限或外展不能。

【考点】鼻咽癌的解剖

22. 患者,女,35 岁,主诉"右耳鸣 6 个月、右耳听力下降 3 个月,头痛、面部麻木、复视 2 个月"。查体:发现上眼睑下垂,瞳孔缩小,右眼外展不能和同侧额部皮肤麻木。鼻咽 MRI 示:鼻咽右侧壁,顶壁顶后壁肿物,破坏右侧破裂孔,卵圆孔,在海绵窦区形成明显

强化肿物。鼻咽镜活检提示:低分化鳞状细胞癌。病变导致的脑神经损伤综合征为

A. 岩窦综合征　　B. 眶尖综合征

C. 眶上裂综合征　D. 颈静脉孔综合征

E. 垂体蝶窦综合征

【答案】C

【解析】眶上裂是第Ⅲ、Ⅳ、Ⅴ₁、Ⅵ对脑神经出颅处，有肿瘤侵犯时，上述神经可由部分麻痹发展为全部且完全麻痹，出现复视、外展受限或不能、上睑下垂、瞳孔缩小、V₁支配区麻木及头痛。

【考点】鼻咽癌的解剖

23. 患者，男，38 岁，江苏人，因"回吸性涕血 3 个月"来诊。查体:发现鼻咽顶后壁、右侧壁隆起型肿块，右侧咽隐窝消失。双颈未及肿大淋巴结。鼻咽镜检查发现鼻咽部肿物，活检提示:未分化非角化癌。患者下一步应该完善的检查**不包括**

A. 鼻咽 CT 或鼻咽 MRI

B. 全身骨扫描

C. 胸部 CT

D. 心脏超声

E. 腹部超声

【答案】D

【解析】鼻咽癌分期检查不需要心脏超声。

【考点】鼻咽癌的解剖

24. 患者，男，60 岁，因"右耳听力下降 3 个月"来诊。查体:发现鼻咽隆起型肿块。双颈未及明显肿大淋巴结。鼻咽镜检查发现鼻咽部肿物，活检提示:低分化非角化癌。鼻咽 MRI 提示:鼻咽腔轻度狭窄，鼻咽顶后壁、双侧壁增厚，右侧咽隐窝消失，右侧蝶骨基底、斜坡见骨质信号降低，增强见强化;双颈Ⅱ、Ⅲ区多发肿大淋巴结，直径 5~10mm，孤立散在，均匀强化。全身骨扫描仅见颅底放射性浓聚，胸部 CT，腹部超声，心电图未见异常，肝肾功能无异常。EBER(+)，Ki-67(30%+)。该患者下一步的治疗方案是

A. 诱导化疗 + 放疗

B. 放疗 + 辅助化疗

C. 诱导 + 同期放化疗

D. 单纯放疗

E. 放疗 + 中医治疗

【答案】C

【解析】鼻咽低分化鳞状细胞癌 $T_3N_2M_0$ Ⅲ期，CSCO

2021 指南推荐治疗方案是诱导 + 同期放化疗 ± 节拍化疗，或同期放化疗 + 辅助化疗。

【考点】鼻咽癌的治疗原则

25. 患者，男，78 岁，江西上饶人，因"间断性鼻出血 3 个月"就诊。查体:ECOG 评分 2 分，双颈未及明显肿大淋巴结。鼻咽 MRI 提示:鼻咽腔轻度狭窄，鼻咽顶后壁、双侧壁增厚，右侧咽隐窝消失，右侧蝶骨基底、斜坡见骨质信号降低，增强见强化;双颈多发肿大淋巴结，直径 5~10mm，孤立散在，均匀强化。鼻咽镜检查发现鼻咽部肿物，活检提示:未分化非角化癌。全身骨扫描见颅底放射性浓聚。胸部 CT、腹部超声、骨扫描、心电图未见明显异常，EGFR(+++)，Ki-67(50%+)。该患者下一步最佳的治疗方案是

A. 诱导化疗 + 根治性放疗

B. 根治性放疗 + 辅助化疗

C. 同步放化疗(根治性放疗 + 顺铂 100mg/m²，每 3 周 1 次，化疗)

D. 姑息放疗 50Gy/25f

E. 根治性放疗 + 尼妥珠单抗(泰欣生)靶向治疗

【答案】E

【解析】鼻咽未分化癌 $T_3N_2M_0$ Ⅲ期，年龄 78 岁，ECOG 评分>1 分，不考虑同期放化疗，可考虑单纯根治性放疗，因 EGFR(+++)，最佳选择是:根治性放疗 + 尼妥珠单抗(泰欣生)靶向治疗。

【考点】鼻咽癌的治疗原则

26. 患者，女，31 岁，1 年前在右耳闷、头痛伴听力下降 3 个月。当地医院检查鼻咽增强 CT 提示:鼻咽右侧壁软组织肿块伴海绵窦、蝶骨、枕骨斜坡右侧颞窝及右侧椎前肌受累，双侧颈部多发淋巴结肿大，直径 5~10mm，被确诊为鼻咽低分化鳞状细胞癌ⅣA 期(UICC 2010 版)。其后，在当地医院行同步放化疗，具体不详。同步放化疗后患者头痛症状消失，右耳闷缓解，右耳听力未完全恢复。疗后 1 个月复查 MRI 疗效评价 PR，右侧海绵窦有可疑残留。此后定期复查。1 个月前，患者复查 MRI 发现右海绵窦结节较前增大，考虑复发可能，家属来医院咨询，但所带资料不全。告知家属下一步应该准备的资料**不包括**

A. 所有的影像资料(特别是鼻咽 CT 或鼻咽 MRI 片)

B. 病理报告及病理切片(最好有蜡块或白片),以便会诊

C. 前期的放疗资料(包括放疗计划、DVH图)

D. 前期的化疗资料(具体用药)

E. 前期的辅助用药资料

【答案】E

【解析】鼻咽癌放化疗后复发再治疗,需要根据疗前影像学资料、病理、放化疗具体信息进行综合评估,制定方案。

【考点】鼻咽癌治疗前检查

27. 患者,女,35 岁,8 年前因"右耳鸣、头痛伴听力下降 3 个月"就诊。鼻咽增强 CT 提示:鼻咽右侧壁软组织肿块伴海绵窦、蝶骨、枕骨斜坡右侧颞窝及右侧椎前肌受累,双侧颈部多发淋巴结肿大,直径 5~10mm,被确诊为鼻咽低分化鳞状细胞癌 ⅣA 期(UICC 2010版)。行同步放化疗,放疗剂量为 95% PGTVp 70Gy/PGTVnd 60Gy/33f,PTV1 60Gy/PTV2 54Gy/33f。同步化疗采用顺铂 100mg/m²,1 次 /3 周,共 2 个周期。疗后评效 CR。半年前,影像检查考虑右海绵窦复发,在外院再次行局部病灶放疗 70Gy/35f,并同期采用多西他赛 120mg 分 d1,d8+ 顺铂 20mg d1~5,1 次 /3 周,方案化疗 2 个周期,疗后评效:右海绵窦病灶较前缩小。3 个月前,复查发现右海绵窦病灶又有所增大,遂来就诊。PET/CT 检查提示右海绵窦病灶高代谢。会诊病理:(鼻咽)低分化鳞状细胞癌,EBER(+),EGFR(+++)。该患者下一步最适合的治疗方案是

A. 再次放疗

B. 继续化疗

C. 化疗 + 尼妥珠单抗(泰欣生)靶向治疗

D. 手术治疗

E. 中医治疗

【答案】C

【解析】鼻咽低分化癌二次放疗后海绵窦复发,因该部位手术不易切净,且距离二次放疗时间偏短,加之 EGFR(+++),最佳选择应是:化疗 + 尼妥珠单抗(泰欣生)靶向治疗。

【考点】鼻咽癌的治疗原则

28. 患者,男,30 岁,湖南人,因"发现右颈肿物 1 年,回吸性涕血 4 个月"来诊。查体:发现鼻咽顶后壁、右侧壁隆起型肿块,右侧咽隐窝消失。双颈可及多发肿大淋巴结,大者约 9cm×8cm 大小,质硬,穿刺活检提示:转移性低分化鳞状细胞癌,EBER(+)。鼻咽镜检查发现鼻咽部肿物,活检提示:(鼻咽)低分化鳞状细胞癌。其后行 TPF 诱导化疗 3 个周期,CT 复查鼻咽肿物明显缩小,右颈淋巴结缩小至 6cm×5cm。继之,行同步放化疗(放疗:95% PGTVp 70Gy/PGTVn 70Gy/PTV1 60Gy/PTV2 54Gy/33f。化疗:顺铂 100mg/m²,1 次 / 周,化疗 2 周期),同步放化疗结束后,复查 MRI 示鼻咽肿物消失,右颈仍残留一 4cm×3cm 大小肿物;其后,残留淋巴结局部加量 6Gy/3f,并辅助化疗 2 个周期。放化疗后 3 个月复查,复查 MRI 示残留淋巴结 3cm×2cm,增强后为高信号。下一步处理应该选择

A. 继续局部加量放疗　B. 继续化疗

C. 手术切除淋巴结　　D. 观察

E. 中医治疗

【答案】C

【解析】鼻咽癌根治性放疗后颈淋巴结残留可以选择手术治疗。

【考点】鼻咽癌的治疗原则

29. 患者,女,32 岁,因"鼻炎反复发作 2 年"到医院检查。鼻咽 CT 发现鼻咽右侧壁隆起,右侧咽隐窝变浅,咽后、双颈部未见肿大淋巴结,其他分期检查未见异常。鼻咽镜活检提示:(鼻咽)中低分化鳞状细胞癌,EGFR(-)。患者下一步应采取的治疗措施是

A. 同步放化疗　　　　B. 单纯放疗

C. 诱导化疗 + 放疗　　D. 单纯化疗

E. 放疗 + 辅助化疗

【答案】B

【解析】鼻咽癌 I 期可行单纯放疗。

【考点】鼻咽癌的治疗原则

30. 患者,男,65 岁,NPC 根治放疗后 6 年,出现头晕、记忆力下降,面部麻木,定向障碍。鼻咽 MRI 未发现鼻咽复发,头颅 MRI 发现右侧颞叶底部不规则水肿。首先应考虑的是

A. 颅内转移　　　　B. 放射性脑病

C. 脑出血　　　　　D. 脑梗死

E. 脑炎

【答案】B

【解析】部分鼻咽癌根治性放疗后有可能出现放射性脑病,潜伏期1.5~17年,中位潜伏期4年。临床表现为头晕、记忆力下降,典型病例表现为记忆力显著下降、理解困难、反应迟钝、定向力障碍等,CT或MRI显示颞叶底部不规则水肿。

【考点】鼻咽癌的放疗并发症

【A3/A4 型题】

(1~5题共用题干)

患者,女,67岁,因"鼻塞2个月,间断性血涕3天"就诊。查体:发现患者双上颈多个肿大淋巴结,最大直径约3cm,行直接鼻咽镜检查,发现右侧鼻咽咽隐窝消失,局部可见菜花样新生物,活检证实为鼻咽低分化鳞状细胞癌。

1. 患者完善其他检查未发现远处转移,鼻咽及颈部MRI提示局部肿瘤侵犯蝶窦,且翼外肌受侵,双上颈可见多个肿大淋巴结。按照第8版分期诊断为

A. $cT_1N_1M_0$　　　　B. $cT_2N_1M_0$

C. $cT_2N_2M_0$　　　　D. $cT_3N_2M_0$

E. $cT_4N_2M_0$

【答案】D

【解析】肿瘤侵犯蝶窦为T_3,双上颈淋巴结肿大为N_2,其他检查未发现远地转移为M_0。

【考点】鼻咽癌的分期

2. 如果病情进展,该患者出现后组脑神经受损的综合征是

A. 眶上裂综合征　　B. 眶间综合征

C. 垂体蝶窦综合征　D. 岩蝶综合征

E. 颈静脉孔综合征

【答案】E

【解析】肿瘤可以直接向后外侵入茎突后区引起后组脑神经受累,临床可表现为颈静脉孔综合征和Horner综合征。

【考点】鼻咽癌的解剖特点

3. 该患者采用同期放化疗,在放疗期间出现口腔、口咽黏膜反应。这种现象多在哪一个照射剂量期出现

A. 10~20Gy　　　　B. 20~30Gy

C. 30~40Gy　　　　D. 40~50Gy

E. 50~60Gy

【答案】B

【解析】放疗导致的黏膜炎通常在放疗2周左右出现,一般为20~30Gy。

【考点】鼻咽癌的放疗并发症

4. 鼻咽癌首程放疗后70%~80%的肿瘤复发在放疗后

A. 0.5~1年　　　　B. 2~3年

C. 4~5年　　　　　D. 6~7年

E. 8~9年

【答案】B

【解析】鼻咽癌首程治疗后70%~80%的肿瘤复发在放疗后2年左右。

【考点】鼻咽癌的放疗

5. 患者因不能耐受同步放化疗,决定配合靶向治疗药物C-225,该药物在细胞的作用部位为

A. VEGR受体

B. EGFR胞内端酪氨酸激酶位点

C. EGFR受体胞外端

D. RAF基因表达产物

E. VEGFR胞内端酪氨酸激酶位点

【答案】C

【解析】该题主要考查目前头颈部放化疗进展。C-225(爱必妥)已被美国食品药品监督管理局(FDA)批准用于头颈部放疗的增敏治疗。其作用位点为EGFR受体胞外端。

【考点】头颈部放化疗进展

(6~9题共用题干)

患者,女,26岁,孕37周。因"鼻塞3个月,间断血涕1个月"就诊。查体:发现鼻咽右侧壁隆起,咽隐窝消失。双上颈多个肿大淋巴结,最大的直径约4cm,行鼻咽镜检查发现右侧咽隐窝消失,局部可见菜花样新生物,鼻咽肿物活检证实为鼻咽低分化鳞状细胞癌。

6. 需要进一步检查不包括

A. 鼻咽MRI　　　　B. 全身ECT

C. 胸部CT　　　　　D. 腹部及颈部超声

E. 盆腔MRI

【答案】E

【解析】鼻咽癌分期检查,不必要盆腔检查。

【考点】鼻咽癌的分期检查

7. 患者诉近几天颈部肿块增大明显,鼻塞症状加重。关于下一步治疗,下面说法合理的是

A. 局部放疗对胎儿没有影响,可以直接按常规行根治性放疗

B. 建议等待患者分娩后再进行抗肿瘤治疗

C. 由于妊娠期鼻咽癌进展迅速,可征求妇产科意见终止妊娠,尽快开始放化疗

D. 如局部进展迅速,可考虑先行手术切除术,避免放化疗对胎儿的影响,根据手术情况行放疗

E. 妊娠鼻咽癌预后较好,妊娠终止后往往能自行消退,建议密切观察

【答案】C

【解析】妊娠合并鼻咽癌较少见,预后差。其病情往往短期内进展迅速,治疗原则上尽早终止妊娠开始放化疗。

【考点】鼻咽癌的放疗原则

8. 患者 MRI 检查发现,肿瘤累及了破裂孔、岩尖,并往后发展侵犯至后颅窝,则可能出现的综合征是

A. 眶上裂综合征　　　B. 眶间综合征

C. 垂体蝶窦综合征　　D. 颈静脉孔综合征

E. 岩蝶综合征

【答案】D

【解析】肿瘤自破裂孔、岩骨尖后继续往前、上、外部发展,先累及海绵窦的第Ⅵ对脑神经,继而顺次累及Ⅴ₁、Ⅴ₂和Ⅲ、Ⅳ对脑神经,出现岩蝶综合征。肿瘤自破裂孔、岩骨尖后发展,侵犯至后颅窝颈静脉孔,导致经颈静脉孔走行的Ⅸ、Ⅹ、Ⅺ对脑神经受累,会出现颈静脉孔综合征。

【考点】鼻咽癌的解剖

9. 鼻咽癌首程放疗后两年半出现头痛,内镜检查见鼻咽肿物,病理低分化鳞状细胞癌,MRI 提示鼻咽颅底复发,全身检查未见其他病灶,治疗选择

A. 手术　　　　　B. 放疗

C. 化疗　　　　　D. 靶向治疗

E. 免疫治疗

【答案】B

【解析】鼻咽癌放疗后 2 年半出现局部复发,手术无法切除可考虑再程放疗。

【考点】鼻咽癌的治疗原则

(10~14 题共用题干)

患者,男,30 岁,因"发现右上颈肿物 3 个月,头痛 1 个月,复视 1 周"就诊。患者 3 个月前无意中发现右上颈包块,生长较快,2 个月前长至鸡

蛋大小,1 个月前出现头痛,右侧为主。1 周前,视物出现双影。专科查体:右侧面部眼裂以下皮肤触觉减退,右眼外展受限。鼻咽 MRI 示:鼻咽右侧壁,顶壁顶后壁肿物,破坏右侧破裂孔,卵圆孔,在海绵窦区形成明显强化肿物。颈部 MRI 显示右颈Ⅱa、Ⅲ、Ⅴa 区,多枚淋巴结融合成团。左颈Ⅱb 区淋巴结转移,约 1.5cm × 1.2cm 大小。其他影像学检查:未见转移征象。

10. 本例患者,从查体情况看,损伤的脑神经是

A. 第Ⅱ对和第Ⅲ对

B. 第Ⅲ对和第Ⅳ对

C. 第Ⅳ对和第Ⅴ₁、Ⅴ₂ 对

D. 第Ⅴ₁、Ⅴ₂ 对和第Ⅵ对

E. 第Ⅴ₂、Ⅴ₃ 对和第Ⅵ对

【答案】E

【解析】患者出现右眼外展首先为第Ⅵ对脑神经损伤表现,出现右侧面部眼裂以下皮肤触觉减退,为第Ⅴ₂、Ⅴ₃ 支配区域。

【考点】鼻咽癌的解剖

11. 本例患者按美国癌症联合会(AJCC)鼻咽癌第 8 版分期为

A. $T_3N_2M_0$,Ⅲ期　　　B. $T_4N_2cM_0$,ⅣA 期

C. $T_4N_2M_0$,ⅣA 期　　D. $T_4BN_2M_0$,ⅣB 期

E. $T_4aN_1M_0$,ⅣA 期

【答案】C

【解析】鼻咽 MRI 示:鼻咽右侧壁,顶壁顶后壁肿物,破坏右侧破裂孔,卵圆孔,在海绵窦区形成明显强化肿物;颈部 MRI 显示右颈Ⅱa、Ⅲ、Ⅴa 区,多枚淋巴结融合成团。

【考点】鼻咽癌的分期

12. 本例患者治疗原则是

A. 根治性放疗

B. 放疗 + 辅助化疗

C. 诱导 + 同期放化疗

D. 同期放化疗 ± 辅助化疗

E. 放疗 + 靶向治疗

【答案】C

【解析】CSCO 2021 指南对于Ⅲ~ⅣA 期(除外 T_3N_0)鼻咽癌,推荐治疗方案是诱导 + 同期放化疗 ± 节拍化疗,根据复发转移风险决定是否行辅助化疗。

【考点】鼻咽癌的治疗原则

13. 如果患者治疗过程中含有同期放化疗方案,目前 NCCN 的推荐化疗方案为

A. 含 5-FU 的方案

B. 含顺铂的方案

C. 含紫杉醇的方案

D. 含吉西他滨（健择）的方案

E. 含紫杉醇和顺铂的联合方案

【答案】B

【解析】鼻咽癌同期放化疗期间标准化疗方案为顺铂。

【考点】鼻咽癌的治疗原则

14. 如果患者病理为高分化鳞状细胞癌，放化疗后即刻评效，MRI 提示：鼻咽顶、右侧壁仍残留有大小约 2.5cm×2.0cm 肿物，则其后的处理方案为

A. 继续加量照射 4~6Gy

B. 不再加照，定期复查

C. 可试用靶向治疗

D. 手术切除

E. 中药抗肿瘤治疗

【答案】A

【解析】鼻咽高分化鳞状细胞癌放化疗后肉眼可见残存灶，复发率高，应该加量照射。因放疗刚全量完成，放疗反应较明显，不宜手术。

【考点】鼻咽癌的治疗原则

（15~19 题共用题干）

患者，女，16 岁，因"左耳听力下降 3 个月，发现左颈肿物 1 个月"就诊。患者 3 个月前，游泳后出现左耳闷，听力下降，就诊于当地医院，未发现中耳炎相关表现，口服消炎药症状未缓解。1 个月前无意中发现左颈部肿物，无痛，质中 - 硬，活动可，约 1.5cm 大小，压痛（−），并呈渐大趋势。查体：KPS 90 分，左Ⅱb 区可及直径 5.5cm 肿大淋巴结，位于胸锁乳突肌深面，边界不清楚。间接鼻咽镜检查：鼻咽腔内可见外生结节状肿物，侵犯左侧壁，左顶壁，顶后壁，向右接近右侧隐窝。颜色紫红，呈现葡萄串珠样生长方式，遮盖双侧后鼻孔中上 1/3；向下接近口咽。脑神经检查（−）。

15. 该患者最可能的诊断

A. 鼻咽癌

B. 鼻咽腺泡状横纹肌肉瘤

C. 韦氏环淋巴瘤

D. 鼻咽血管瘤

E. 嗜酸性肉芽肿

【答案】A

【解析】鼻咽癌常见临床表现有鼻塞、回吸性涕血、头痛、面部麻木、复视、耳鸣、听力下降等，内镜检查可发现鼻咽部肿物，常伴有颈部淋巴结肿大。

【考点】鼻咽癌的诊断

16. 鼻咽肿物活检结果为非角化性分化型癌，鼻咽 MRI 如图 2-7 所示，根据 AJCC 鼻咽癌第 8 版分期标准，患者的 T 分期为

A. T_{2a} B. T_{2b} C. T_3

D. T_4 E. T_{4a}

【答案】D

【考点】鼻咽癌的 TNM 分期

17. 如果患者疗前血浆中 EBV-DNA 拷贝数为 30 000 个 /ml，根据 EBV 与鼻咽癌的关系，下列说法正确的是

A. 该患者疗前血浆中 EBV 的含量较低

B. 该患者的病期与血浆中 EBV-DNA 含量没关系

C. 该患者血浆中的 EBV 含量与 T 分期关系不密切

D. 该患者局部侵犯特点表现为上行性，EBV 含量不能提示该患者预后好坏

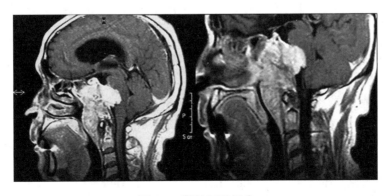

图 2-7 鼻咽 MRI 图像

E. 该患者血浆中的 EBV 含量提示该患者
为远处转移高危人群

【答案】E

【解析】研究表明,EBV-DNA 的含量与预后明显相关,EBV-DNA 拷贝数高于 1 500 个 /ml 的鼻咽癌患者预后较低于 1 500 个 /ml 的患者差。而且,EBV-DNA 含量高的患者,远处转移可能性大。

【考点】鼻咽癌与 EBV 的关系

18. 患者影像学检查发现双上颈淋巴结转移,最大约 3cm×2cm,未发现远处转移证据。根据患者目前的检查结果和循证医学证据,推荐的方案是

　　A. 诱导化疗 + 放射治疗

　　B. 诱导化疗 + 放射治疗 + 辅助化疗

　　C. 同期放化疗 + 辅助化疗

　　D. 根治性放疗 + 辅助化疗

　　E. 诱导 + 同期放化疗

【答案】E

【解析】$T_4N_2M_0$,CSCO 2021 指南对于Ⅲ~ⅣA 期(除外 T_3N_0)鼻咽癌,推荐治疗方案是诱导 + 同期放化疗 ± 节拍化疗,根据复发转移风险决定是否行辅助化疗。

【考点】鼻咽癌的治疗原则

19. 如果患者同步放化疗后 6 个月出现鼻咽顶后壁复发,则最适宜采取的治疗措施为

　　A. 手术局部切除　　B. 再程放疗

　　C. 化疗 ± 靶向治疗　D. 靶向治疗

　　E. 中药抗治疗

【答案】A

【解析】对于局部复发可手术切除的鼻咽癌,目前研究证实,在有经验的单位,手术优于再程放疗,该患者复发病灶较局限且距离放疗时间较短,适宜手术治疗。

【考点】鼻咽癌的治疗原则

【案例分析题】

案例一:患者,男,64 岁,因"发现右颈部肿物 3 个月"入院。患者入院前 3 个月前无意中发现右颈一无痛性肿物,约蚕豆大小,未曾重视。此后,右颈肿物逐渐增大,2 个月前开始出现回吸性涕血,以晨起明显,伴右侧轻度鼻塞、右侧额部麻木感、复视及间断头痛。到当地医院检查,CT 示:鼻咽肿物,向下累及口咽右侧壁(3.8cm×3.4cm),双侧颈部、颌下、颏下、右锁骨上多发不均匀强化肿大淋巴结(最大在Ⅱa 区,3.0cm×2.7cm)。鼻咽镜检查发现鼻咽右后壁肿

物,表面组织溃烂,病理示:(鼻咽后壁、右壁)淋巴组织内可见异型细胞巢团浸润,符合低分化鳞状细胞癌;免疫组化结果:CK(+),CD56(−),Ki-67(+50%~75%),P63(+),CK5(+),CD3(T 淋巴细胞 +),CD20(B 淋巴细胞 +)。病理会诊:非角化性鳞状细胞癌。为行进一步治疗入院。患者 16 年前因脑出血行手术治疗,余无特殊。吸烟 30 年,平均 10 支 /d,已戒烟 15 年。无家族性遗传病史及肿瘤病史。查体:神志清醒,右额纹变浅,痛触觉减低,左眼球活动无异常,右眼外展受限。左侧听力正常,右耳听力下降。外鼻无异常,张嘴不受限,伸舌居中,发音清晰,吞咽无异常。双颈及右锁骨上可及多发肿大淋巴结,最大在右颈Ⅱ区,大小约 4.0cm×3.0cm,质硬,边界欠清,活动度差,表面皮肤无红肿破溃,压痛(−)。分期检查:胸部 CT、腹部超声和全身骨扫描未见异常。

提问 1:初步诊断和分期应为(鼻咽癌 AJCC 第 8 版分期)

　　A. 鼻咽低分化鳞状细胞癌 $T_4N_3M_0$　ⅣA 期

　　B. 鼻咽低分化鳞状细胞癌 $T_4N_2M_0$　ⅣA 期

　　C. 鼻咽低分化鳞状细胞癌 $T_3N_3M_0$　ⅣA 期

　　D. 鼻咽低分化鳞状细胞癌 $T_3N_2M_0$　Ⅲ 期

　　E. 鼻咽低分化鳞状细胞癌 $T_2N_3M_0$　ⅣA 期

　　F. 鼻咽低分化鳞状细胞癌 $T_2N_2M_0$　Ⅲ 期

【答案】A

【解析】患者有脑神经受侵症状,为 T_4 病变,颈部淋巴结累及下颈部为 N_3 病变。

【考点】鼻咽癌的 TNM 分期

提问 2:需要进一步完善的检查包括

　　A. EBV-DNA 检测

　　B. 鼻咽 MRI

　　C. 甲状腺功能

　　D. 心电图

　　E. 盆腔 MRI

　　F. 胸部 CT

【答案】ABCDF

【解析】鼻咽癌分期检查,不必要盆腔检查。

【考点】鼻咽癌的分期检查

提问 3:该患者至少累及哪组脑神经

　　A. 三叉神经 V_1 支

　　B. 动眼神经

　　C. 展神经

D. 面神经

E. 三叉神经V_2支

F. 三叉神经V_3支

【答案】AC

【解析】患者出现右侧额部麻木,考虑三叉神经V_1支受累;出现复视,查体发现右眼外展受限,考虑展神经受累。

【考点】鼻咽癌的脑神经检查

提问4:下一步诊疗计划为

A. 手术切除 + 化疗

B. 放疗 + 辅助化疗

C. 化疗 ± 靶向治疗

D. 诱导 + 同期放化疗

E. 放疗 + 中药治疗

F. 同期放化疗 + 辅助放疗

【答案】DF

【解析】CSCO 2021 指南对于Ⅲ~ⅣA 期(除外 T_3N_0)鼻咽癌,推荐治疗方案是诱导 + 同期放化疗 ± 节拍化疗,根据复发转移风险决定是否行辅助化疗。

【考点】鼻咽癌的治疗原则

提问5:放疗危及器官剂量限值**错误**的是

A. 脑干 Dmax<60Gy

B. 脊髓 Dmax<45Gy

C. 视交叉 Dmax<50Gy

D. 腮腺:平均剂量(至少单侧)<26Gy 或者双侧体积的 D20cc<20Gy

E. 晶状体 Dmax<25Gy

F. 角膜 Dmax<7Gy

【答案】AEF

【解析】脑干 Dmax<54Gy,晶状体应 <5~8Gy,角膜应 <25Gy

【考点】鼻咽癌的危及器官剂量限制

案例二:患者,主诉"头痛 2 个月,发现右颈肿块 1 月余,近 1 周视物重影"。此外,患者近 3 个月来时有涕中带血。查体:右眼外展受限。双侧上颈可及肿大淋巴结,右侧 3cm×4cm,左侧 1cm×2cm,质地较硬,边界尚清,尚可活动。辅助检查:耳鼻喉内镜检查所见,右侧顶后壁外生型肿物,表面附着血痂及脓性分泌物,取病理,右侧咽隐窝饱满,右侧咽鼓管咽口、圆枕标志不清。左侧咽隐窝和咽鼓管咽口较清晰。病理报告:非角化鳞状细胞癌。鼻咽 CT 提示,右侧鼻咽肿物,咽旁间隙消失,咽后淋巴结肿大,颅底

可见右侧破裂孔明显扩大。双颈上多发肿大淋巴结,右侧最大为 2.3cm×3.6cm,左侧最大为 0.8cm×1.7cm。同位素骨扫描阴性。胸部 CT 阴性。腹部超声检查未见明显异常。正常心电图。生化检查及血常规基本正常。

提问1:初步诊断和分期(鼻咽癌 AJCC 第 8 版分期)

A. 鼻咽未角化鳞状细胞癌 $T_4N_3M_0$ ⅣA 期

B. 鼻咽未角化鳞状细胞癌 $T_4N_2M_0$ ⅣA 期

C. 鼻咽未角化鳞状细胞癌 $T_3N_3M_0$ ⅣA 期

D. 鼻咽未角化鳞状细胞癌 $T_3N_2M_0$ Ⅲ 期

E. 鼻咽未角化鳞状细胞癌 $T_2N_3M_0$ ⅣA 期

F. 鼻咽未角化鳞状细胞癌 $T_2N_2M_0$ Ⅲ 期

【答案】B

【解析】患者有颅神经受侵症状为 T_4,双上颈淋巴结肿大为 N_2。

【考点】鼻咽癌的 TNM 分期

提问2:该患者的下一步治疗策略是

A. 手术 + 化疗

B. 同期放化疗 + 辅助化疗

C. 放疗 + 辅助化疗

D. 放疗 + 靶向治疗

E. 放疗 + 中药治疗

F. 诱导 + 同期放化疗

【答案】BF

【解析】CSCO 2021 指南对于Ⅲ~ⅣA 期(除外 T_3N_0)鼻咽癌,推荐治疗方案是诱导 + 同期放化疗 ± 节拍化疗,根据复发转移风险决定是否行辅助化疗。

【考点】鼻咽癌的治疗原则

提问3:该患者 GTV 勾画应**不包括**

A. 右侧鼻咽　　B. 右咽旁间隙

C. 颅底　　　　D. 受累淋巴结

E. 左侧海绵窦　F. 翼外肌

【答案】EF

【解析】GTV 为大体肿瘤体积,仅包括影像学及其他检查可见的肿瘤病灶。

【考点】鼻咽癌的 GTV 定义

提问4:患者危及器官至少应包括

A. 脊髓

B. 脑干 / 颞叶

C. 视交叉 / 视神经

D. 颞颌关节、下颌骨

E. 腮腺

F. 甲状腺

【答案】ABCDEF

【解析】危及器官包括照射野内所有需限量器官。

【考点】鼻咽癌的危及器官定义

提问5:放疗后的远期反应有

A. 口腔干燥

B. 牙齿损害

C. 甲状腺功能减低、甲状旁腺功能下降

D. 皮肤萎缩变薄、皮下硬结和纤维化

E. 骨髓抑制

F. 颞叶损伤

【答案】ABCDF

【解析】骨髓抑制是放疗中或放疗后的近期反应,不是远期反应。

【考点】鼻咽癌的近期与远期反应

案例三:患者,女,56岁,耳鸣、头痛、面部麻木、呛咳1个月。鼻咽镜检查:鼻咽左侧肿物。活检病理为低分化鳞状细胞癌。颈部CT示:左侧鼻咽部软组织影,咽隐窝消失,左侧破裂孔扩大、斜坡破坏、海绵窦明显增宽,双上颈多发肿大淋巴结,右上颈部最大为5cm×4cm,左上颈部最大为2cm×3cm。胸部X线:未见异常。腹部超声:未见异常。骨扫描:未见异常。脑神经检查:三叉神经、迷走神经、舌下神经受侵。为行放疗入院。正常心电图,生化检查及血常规基本正常。

提问1:该患者初步诊断和分期为(鼻咽癌AJCC第8版分期)

A. 鼻咽低分化鳞状细胞癌 $T_4N_3M_0$ ⅣA期

B. 鼻咽低分化鳞状细胞癌 $T_4N_2M_0$ ⅣA期

C. 鼻咽低分化鳞状细胞癌 $T_3N_3M_0$ ⅣA期

D. 鼻咽低分化鳞状细胞癌 $T_3N_2M_0$ Ⅲ期

E. 鼻咽低分化鳞状细胞癌 $T_2N_3M_0$ ⅣA期

F. 鼻咽低分化鳞状细胞癌 $T_2N_2M_0$ Ⅲ期

【答案】B

【解析】肿瘤侵及颅内且伴颅神经受侵症状,为 T_4 病变,双上颈淋巴结转移为 N_2。

【考点】鼻咽癌的TNM分期

提问2:该患者的下一步治疗策略是

A. 手术 + 化疗

B. 诱导 + 同期放化疗

C. 放疗 + 辅助化疗

D. 放疗 + 靶向治疗

E. 放疗 + 中药治疗

F. 同期放化疗 + 辅助化疗

【答案】BF

【解析】CSCO 2021指南对于Ⅲ~ⅣA期(除外 T_3N_0)鼻咽癌,推荐治疗方案是诱导 + 同期放化疗 ± 节拍化疗,根据复发转移风险决定是否行辅助化疗。

【考点】鼻咽癌的治疗原则

提问3:放疗流程**不包括**

A. 放疗前准备如洁齿、拔牙等

B. 体位固定、CT ± MRI 定位

C. 靶区和正常组织勾画、放疗计划制订、复位

D. 锥形束CT(CBCT)及放疗实施

E. 病理会诊

F. 营养评估及干预

【答案】EF

【解析】放疗流程包括定位前准备、体膜制作及CT ± MRI定位,靶区勾画、计划设计复位,治疗实施等步骤,病理会诊属于诊断流程,营养评估属于治疗前准备。

【考点】鼻咽癌的放疗流程

提问4:放疗期间常见的毒性反应包括

A. 急性腮腺炎

B. 放射性皮肤及黏膜反应

C. 骨髓抑制

D. 消化道反应

E. 头晕、头痛

F. 口干

【答案】ABCDF

【解析】头晕、头痛不是放疗期间常见症状。

【考点】鼻咽癌放疗的近期反应

提问5:鼻咽癌调强放疗的优势有

A. 能够保护重要器官如眼睛、脑干、脊髓、腮腺等

B. 可以提高肿瘤放疗的剂量

C. 可以减低周围正常器官的受照量

D. 靶区剂量较三维适形放疗更均匀

E. 具有物理剂量分布优势

F. 靶区适形性较三维适形更好

【答案】ABCEF

【解析】调强放疗最大的优势是可以调节靶区内剂量强度,而不是均匀照射。

【考点】鼻咽癌的调强放疗的特点与优势

案例四:患者,女,36岁,耳鸣、头痛、面部麻木、呛咳1个月。鼻咽镜检查:鼻咽右侧肿物。活检病理为低分化鳞状细胞癌。颈部CT示:左侧鼻咽部软组织影,咽隐窝消失,左侧破裂孔扩

大、斜坡破坏、海绵窦明显增宽,双颈多发肿大淋巴结,右上颈部最大为 6.5cm×4cm,左上颈部最大为 2cm×3cm。胸部 X 线:未见异常,腹部超声:未见异常。骨扫描:未见异常。脑神经检查:三叉神经、迷走神经、舌下神经受侵。为行放疗入院。正常心电图,生化检查及血常规基本正常。

提问 1:初步诊断和分期(鼻咽癌 AJCC 第 8 版分期)

A. 鼻咽低分化鳞状细胞癌 $T_4N_3M_0$ ⅣA 期

B. 鼻咽低分化鳞状细胞癌 $T_3N_3M_0$ ⅣA 期

C. 鼻咽低分化鳞状细胞癌 $T_4N_2M_0$ ⅣA 期

D. 鼻咽低分化鳞状细胞癌 $T_3N_2M_0$ Ⅲ期

E. 鼻咽低分化鳞状细胞癌 $T_2N_3M_0$ ⅣA 期

F. 鼻咽低分化鳞状细胞癌 $T_2N_2M_0$ Ⅲ期

【答案】A

【解析】肿瘤侵犯海绵窦为 T_4,颈部淋巴结 6.5cm 为 N_3。

【考点】鼻咽癌的 TNM 分期

提问 2:该患者的下一步治疗策略是

A. 诱导 + 同期放化疗

B. 放疗 + 靶向治疗

C. 同期放化疗 + 辅助化疗

D. 放疗 + 热疗

E. 放疗 + 中药治疗

F. 单纯同期放化疗

【答案】AC

【解析】CSCO 2021 指南对于 Ⅲ~ⅣA 期(除外 T_3N_0)鼻咽癌,推荐治疗方案是诱导 + 同期放化疗 ± 节拍化疗,根据复发转移风险决定是否行辅助化疗。不推荐单纯同期放化疗。

【考点】鼻咽癌的治疗原则

提问 3:鼻咽癌放疗期间饮食宜忌包括

A. 饮食宜均衡,少量多餐,口腔反应严重时予半流质饮食

B. 禁忌烟酒、烧烤类食物,避免刺激口腔及鼻黏膜;鼓励患者少量多次饮水,每日 3 000ml 左右,以保持口腔湿润,促进代谢物排泄

C. 禁止服用含雌激素的保健品,以免增强皮肤的敏感性

D. 鼓励患者多进食高蛋白、高维生素、高热量、易消化、无刺激食物

E. 注意休息,保证充足睡眠,适度活动

F. 可以吃辛辣刺激食物

【答案】ABCDE

【解析】鼻咽癌放疗期间因出现口干、口腔黏膜炎、味觉改变、放射性皮炎等,建议清淡饮食,营养均衡,多饮水。

【考点】鼻咽癌放疗期间饮食宜忌

提问 4:鼻腔冲洗的目的是

A. 冲洗鼻咽、鼻腔分泌物或脓痂,通畅鼻腔,使患者舒服

B. 防止鼻腔及口腔感染,增加放疗敏感性

C. 湿润鼻腔

D. 减轻耳鸣

E. 预防感冒

F. 预防中耳炎

【答案】ABC

【解析】鼻腔冲洗为减轻鼻腔、鼻咽分泌物,保持鼻腔通畅,湿润鼻腔等,不能减轻耳鸣及预防感冒或中耳炎。

【考点】鼻咽癌放疗的护理

提问 5:鼻咽癌远期并发症预防的措施不包括

A. 避免照射野皮肤感染破损

B. 坚持鼻腔冲洗至少半年以上

C. 坚持每日慢跑

D. 每日坚持颈部运动锻炼

E. 每日坚持张嘴锻炼 200~500 次,以锻炼颞颌关节功能

F. 注意保持口腔卫生,使用软毛牙刷刷牙

【答案】ABDEF

【解析】放疗后远期可能出现皮肤和皮下组织纤维化、张口受限、放射性龋齿等,需进行功能锻炼、保持口腔卫生,降低并发症风险。

【考点】鼻咽癌放疗并发症的预防和治疗

案例五:患者,女,61 岁,因"发现右颈部肿物 4 个月"入院。患者 4 个月前无意中发现右颈部肿物,肿物生长较快,近 2 个月出现双颈部肿物并伴视物不清及头痛。查体:双颈可触及肿大淋巴结,右颈最大者约 3cm×2cm,质硬,活动度差,表面光滑,无明显压痛。鼻咽后壁黏膜肿胀,表面局部呈菜花样,脑神经检查未见异常。鼻咽镜检查见鼻咽后壁黏膜肿胀,表面局部呈菜花样,触之易出血。双侧咽隐窝膨隆,左侧见灰白色潴留物。活检病理提示:(鼻咽)非角化未分化癌。右颈肿物穿刺病理:恶性肿瘤,细胞异

型性明显。颈部 MRI 示:鼻咽双侧后壁及侧壁软组织增厚,双侧咽隐窝及咽旁间隙变浅,病变向后方侵犯双侧头长肌,侵犯枕骨斜坡、双侧蝶骨翼突、蝶窦及蝶鞍,与垂体分界不清。双侧颈动脉鞘旁及颈根部多发肿大淋巴结,见图 2-8。骨骼 ECT 示骶骨骨盐代谢旺盛,考虑良性病变。腹部超声未见明显异常。胸部 CT 未见异常。

提问 1:初步诊断和分期(鼻咽癌 AJCC 第 8 版分期)

    A. 鼻咽非角化未分化癌 $T_3N_3M_0$ ⅣA 期

    B. 鼻咽非角化未分化癌 $T_4N_3M_0$ ⅣA 期

    C. 鼻咽未角化未分化癌 $T_4N_2M_0$ ⅣA 期

    D. 鼻咽未角化未分化癌 $T_3N_2M_0$ Ⅲ 期

    E. 鼻咽未角化未分化癌 $T_2N_3M_0$ ⅣA 期

    F. 鼻咽未角化未分化癌 $T_2N_2M_0$ Ⅲ 期

【答案】B

【考点】鼻咽癌的 TNM 分期

提问 2:该患者累及鼻咽哪几个壁

    A. 上壁、顶后壁,左右侧壁 4 个壁

    B. 左右侧壁、顶后壁 3 个壁

    C. 上壁、左右侧壁 3 个壁

    D. 上壁、前壁,顶后壁,左右侧壁 5 个壁

    E. 左右侧壁 2 个壁

    F. 底壁和左右侧壁

【答案】A

【解析】鼻咽 6 个壁为上壁、前壁、顶后壁、左右侧壁、底壁。

【考点】鼻咽的解剖

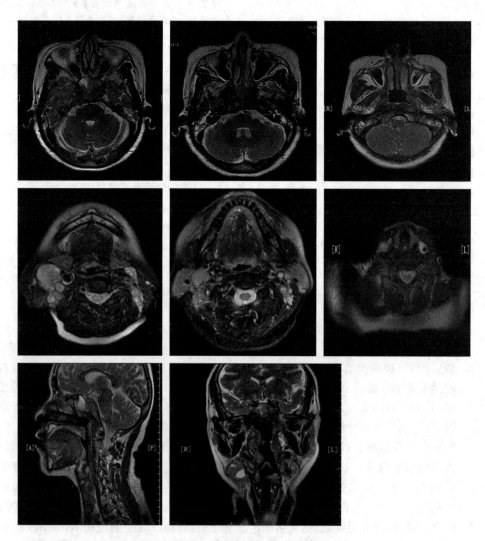

图 2-8 鼻咽、颈部 MRI 图像

提问3：鼻咽癌的放疗原则是

    A. 最大可能提高鼻咽局部肿瘤控制率

    B. 最大限度提高颈部区域淋巴结控制率

    C. 尽可能降低远处转移率

    D. 避免造成脑干、脊髓不可逆损伤

    E. 最大限度保护靶区周围重要的功能器官和组织

    F. 肿瘤的控制永远优先于正常组织并发症风险

【答案】ABCDE

【解析】肿瘤放疗的原则是尽量提高肿瘤控制率，同时降低正常组织损伤风险。

【考点】鼻咽癌放疗原则

提问4：患者下一步治疗方案可选

    A. 同步放化疗

    B. 诱导化疗 + 同步放化疗

    C. 诱导化疗 + 同步放化疗 + 辅助化疗

    D. 放疗 + 辅助化疗

    E. 放疗 + 尼妥珠单抗(泰欣生)靶向治疗

    F. 诱导化疗 + 放疗

【答案】BC

【解析】CSCO 2021 指南对于 Ⅲ~ⅣA 期(除外 T_3N_0)鼻咽癌，推荐治疗方案是诱导 + 同期放化疗 ± 节拍化疗，根据复发转移风险决定是否行辅助化疗。

【考点】鼻咽癌放疗的治疗原则

提问5：鼻咽癌放疗危及器官**不包括**

    A. 脊髓 / 脑干　　　　B. 视神经 / 视交叉

    C. 晶状体　　　　　　D. 腮腺

    E. 扁桃体　　　　　　F. 肺

【答案】EF

【解析】照射野内需限量的危及器官均需要考虑。

【考点】鼻咽癌放疗危及器官定义

案例六：患者，男，14 岁，汉族，辽宁人，学生。因"发现右颈部肿物 1 个月"入院。1 个月前患者无意中发现无痛性右颈部肿物，未曾重视。之后肿物渐大，2 周前就诊于当地医院，颈部超声检查提示：右侧颈部多发低回声包块，较大的约 $5.3cm \times 4.1cm$，双颌下及左侧颈部、锁骨上多发肿大淋巴结。颈部 MRI 提示(图 2-9)：双侧颈动脉间隙多发肿大淋巴结，鼻咽顶后壁、颅底及双侧壁软组织增厚。行鼻咽镜检查提示：鼻咽黏膜光滑，见腺体组织增生，占右鼻孔约 2/3。行右颈部肿物手术切取活检提示淋巴上皮样癌。外院病理会诊：淋巴结转移性分化差的癌，考虑来源于鼻咽的低分化鳞状细胞癌，EBER(+)，CK(+)，P63(+)。为行进一步诊治就诊。入院查体：右上颈可触及一大小约 $6cm \times 5cm$ 肿物，质硬，固定，无压痛，表面皮肤无红肿破溃。心、肺、腹查体未见阳性体征。

提问1：初步诊断和分期(鼻咽癌 AJCC 第 8 版分期)

    A. 鼻咽低分化鳞状细胞癌 $T_3N_3M_0$　ⅣA 期

    B. 鼻咽低分化鳞状细胞癌 $T_4N_3M_0$　ⅣA 期

    C. 鼻咽低分化鳞状细胞癌 $T_4N_2M_0$　ⅣA 期

    D. 鼻咽低分化鳞状细胞癌 $T_3N_2M_0$　Ⅲ 期

    E. 鼻咽低分化鳞状细胞癌 $T_2N_3M_0$　ⅣA 期

    F. 鼻咽低分化鳞状细胞癌 $T_2N_2M_0$　Ⅲ 期

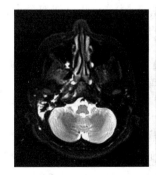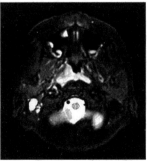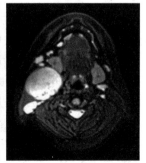

图 2-9　颈部 MRI 图像

鼻咽顶后壁及双侧壁软组织增厚，右侧为著，鼻咽腔变窄。累及右侧蝶窦底、翼内板、咽旁间隙。双侧Ⅱ、Ⅲ、Ⅴa、Ⅴb区，右侧Ⅰb区多发类圆形等 T_1 长 T_2 信号，最大者位于右侧Ⅱ区，大小约 $4.4cm \times 3.5cm \times 4.8cm$，信号稍不均匀，伴有包膜外侵犯，符合淋巴结转移标准。

【答案】A

【解析】肿瘤侵犯蝶窦底为 T_3,肿瘤累及双侧Vb区,下颈为 N_3 病变。

【考点】鼻咽癌的 TNM 分期

提问 2:进一步的检查包括

    A. 病理会诊

    B. 鼻咽镜检查 + 活检

    C. EBV-DNA 检测

    D. 血常规、生化全项、肿瘤标志物(CEA、SCC、CYFRA21-1)

    E. 心电图、全身骨扫描

    F. 胸部 CT 及腹部超声

【答案】ABCDEF

【解析】鼻咽癌全身分期检查包括鼻咽 MRI、颈腹部超声、胸部 CT、骨扫描、病理会诊、肿瘤标志物和 EBV-DNA,治疗前还需完善血液学检查及心肺功能检查。

【考点】鼻咽的分期检查及治疗前检查

提问 3:该患者最可能的远处转移部位依次为

    A. 骨、肺、肝　　　　B. 骨、肝、肺

    C. 肝、骨、肺　　　　D. 肺、肝、骨

    E. 肝、肺、骨　　　　F. 肺、骨、肝

【答案】B

【解析】鼻咽癌最常见的转移部位依次为:骨(70%~80%)、肝(30%)、肺(20%~30%)等。

【考点】鼻咽癌远处转移规律

提问 4:鼻咽癌放疗,腮腺的剂量限制标准是

    A. 平均(至少单侧)<26Gy

    B. 双侧体积的 D20cc<20Gy

    C. 单侧 V30<50%

    D. 单侧 V30<40%

    E. 双侧体积的 D20cc<26Gy

    F. 单侧 V30<45%

【答案】ABC

【考点】鼻咽癌放疗中危及器官限量原则

提问 5:该鼻咽癌治疗结束后随访计划为

    A. 第一次随访时间为治疗结束后 1 个月

    B. 治疗后 3 年内,每 3 个月随访 1 次

    C. 治疗后 3~5 年内,每 3 个月随访 1 次

    D. 治疗 5 年后,每年随访 1 次

    E. 治疗 3 年后,每年随访 1 次

    F. 治疗后 3~5 年内,每 6 个月随访 1 次

【答案】ABDF

【解析】鼻咽癌放疗后 70%~80% 复发在 2~3 年,因此需频繁检查,后续复发风险逐渐降低,可减低复查频率。

【考点】鼻咽癌放疗后随访要求

案例七:患者,女,32 岁,汉族,因"回吸性涕血 3 月余,加重 1 个月"入院。3 个月前患者自诉上呼吸道感染后出现回吸性涕血,一直未曾重视,1 个月前上述症状加重,并伴头痛、面部麻木、右耳听力下降,到当地医院就诊,颈部 CT 检查示:右侧下鼻甲肥大,鼻咽腔右侧壁软组织增厚。颈部 MRI(图 2-10)示:鼻咽右侧壁增厚,并可见异常信号影,范围为 2.1cm×1.6cm,T_1WI 呈等信号,抑制 T_2WI 呈稍高信号,右侧咽隐窝消失,双上颈可见多发肿大淋巴结,最大约 1.5cm×1.0cm。行鼻咽镜检查示:鼻咽顶后壁及鼻后孔结节隆起,直径约 0.6cm,表面坏死及缺损,活检病理示:腺样囊性癌。为进一步诊疗就诊于医院。查体:右侧鼻甲肥厚,双颈部未触及明显肿大淋巴结。胸腹部检查未见阳性体征。肺部 CT:未见明确异常。腹部超声:未见占位征象及异常。全身骨 ECT:未见明确转移征象。

提问 1:初步诊断和分期(鼻咽癌 AJCC 第 8 版分期)

    A. 鼻咽腺样囊性癌伴双颈淋巴结转移 $cT_2N_2M_0$　Ⅲ期

    B. 鼻咽腺样囊性癌伴双颈淋巴结转移 $cT_4N_3M_0$　ⅣA 期

    C. 鼻咽腺样囊性癌伴双颈淋巴结转移 $cT_4N_2M_0$　ⅣA 期

    D. 鼻咽腺样囊性癌伴双颈淋巴结转移 $cT_3N_2M_0$　Ⅲ期

    E. 鼻咽腺样囊性癌伴双颈淋巴结转移 $cT_2N_3M_0$　ⅣA 期

    F. 鼻咽腺样囊性癌伴双颈淋巴结转移 $cT_4N_1M_0$　ⅣA 期

【答案】C

【解析】患者有面部麻木症状,考虑脑神经受侵,为 T_4,双上颈淋巴结肿大,为 N_2。

【考点】鼻咽癌的 TNM 分期

提问 2:进一步的检查包括

    A. 病理会诊

    B. 血常规、生化全项、肿瘤标志物(CEA、CYFRA21-1、CA12-5)

    C. EBV-DNA 检测

    D. 免疫组化检测 EBER、EGFR、VEGFR、p16、HER-2、PDL-1 等

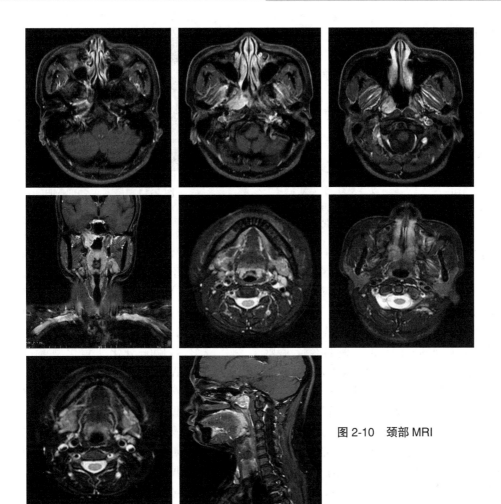

图 2-10 颈部 MRI

E. 心电图

F. 胸部 CT

【答案】ABCDE

【解析】鼻咽癌常规检查项目包括病理 + 免疫组化、EBV-DNA、肿瘤标志物、血液学检查、心肺功能等。

【考点】恶性肿瘤的分期检查及治疗前检查

提问 3：该患者需要鉴别的疾病包括

A. 鼻咽部腺体样增生

B. 淋巴瘤

C. 鼻咽或颈部结核

D. 颈部淋巴结转移癌无须鉴别,有原发灶

E. 鼻咽黑色素瘤

F. 鼻咽血管瘤

【答案】ABCE

【解析】腺样体增生多见于青少年,在顶前壁呈束状,橘子瓣状有深纵行沟,易于辨认。结核为良性病变,一般不会头痛、面部麻木的症状,常有午后低热、盗汗等

不适;淋巴瘤一般很少出现非常明显的浸润性生长表现,全身症状更为突出,如发热、盗汗、体重减轻。鼻咽黑色素瘤少见,外观呈息肉状,褐色或黑褐色,也可无色素形成,需要病理明确诊断。

【考点】鼻咽肿瘤的鉴别诊断

提问 4：下一步最佳治疗方案可选

A. 同步放化疗

B. 根治性放疗

C. 根治性放疗 + 靶向治疗(尼妥珠单抗或西妥昔单抗)

D. 根治性放疗 + 辅助化疗

E. 根治性放疗 + 中医治疗

F. 手术治疗

【答案】A

【解析】腺样囊腺癌以手术 + 术后放疗为主,但鼻咽部位的腺样囊腺癌常侵犯较广,难以切除,可考虑放疗,患者分期较晚,建议行同步放化疗增加疗效。

【考点】鼻咽恶性肿瘤放疗的治疗原则

提问5:放疗结束后3个月,患者左耳听力下降
应考虑的因素是

    A. 放射损伤导致的听力下降

    B. 贫血

    C. 外耳道感染

    D. 合并顺铂化疗,加重损伤

    E. 营养不良

    F. 中耳炎

【答案】ADF

【解析】鼻咽癌放疗后听力下降可能由放疗所致的神经损伤、咽鼓管开口粘连引起中耳炎、化疗药物的耳毒性等导致。

【考点】鼻咽癌放疗损伤

案例八:患者,男,56 岁,汉族,因"回吸性涕血2 个月,发现颈部肿物1 个月"就诊。患者2 个月前无明显诱因间断出现回吸性涕血,为深红色,无鼻塞,伴间断左侧咽部舌根部疼痛,吞咽干硬食物时稍困难,外院以"咽炎"治疗效果不佳。1 月余前患者发现左颈根部一肿物,约蚕豆大小,伴左耳闷胀、左颈至耳周间断放电样疼痛,无耳鸣、耳聋、头痛、面部麻木、吞咽呛咳、复视、视物模糊、伸舌偏斜等。3 周前就诊于外院,鼻咽部CT 示:鼻咽部两侧不对称,鼻咽顶后壁及左侧壁增厚,两侧咽隐窝变浅,相邻颅底骨质结构破坏,见下图。左侧咽旁见明显增大淋巴结影。鼻咽+颈部MRI(图2-11)示:鼻咽双侧壁及后壁黏膜增厚,向下达口咽,以向左侧咽旁间隙生长为主,形成软组织肿块,较大层面约32mm×25mm,累及左侧颈长肌,与左侧翼内肌分界不清,局部包绕左侧颈内外血管及分支。双侧咽隐窝变浅,左侧为著。双侧颈血管鞘旁、左锁骨上、双侧咽后间隙可见多发肿大淋巴结,左侧较大的约16mm×11mm,右侧较大的约11mm×8mm。颅底蝶窦下壁、枕骨斜坡及左侧岩尖见骨质破坏灶。鼻咽镜检查示:左侧鼻咽顶部新生物。活检病理示:符合鼻咽癌(未分化型),免疫组化示:AE1/AE3(+)、CK5/6(+)、Vimentin(−)、CD56(−)、Syn(−)。2 周前来医院就诊,病理会诊示:(鼻咽)未分化非角化型鼻咽癌。为行进一步诊疗就诊。查体:左颈根部可及肿大淋巴结1 枚,直径约1.5cm 大小,质硬,活动不佳,边界清楚,无压痛,余浅表淋巴结未

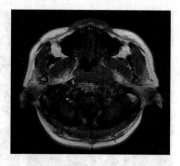

图 2-11　鼻咽 + 颈部 MRI

及肿大。脑神经检查未见异常。心、肺、腹查体未见明显异常。

提问1:患者初步诊断和分期是(鼻咽癌 AJCC
第 8 版分期)

    A. 鼻咽未分化非角化型癌 $cT_3N_3M_0$
    ⅣA 期

    B. 鼻咽未分化非角化型癌 $cT_4N_3M_0$
    ⅣA 期

    C. 鼻咽未分化非角化型癌 $cT_4N_2M_0$
    ⅣA 期

    D. 鼻咽未分化非角化型癌 $cT_3N_2M_0$　Ⅲ期

    E. 鼻咽未分化非角化型癌 $cT_2N_3M_0$
    ⅣA 期

    F. 鼻咽未分化非角化型癌 $cT_2N_2M_0$　Ⅲ期

【答案】A

【解析】颅底斜坡骨质破坏为 T_3,下颈部淋巴结转移为 N_3,故为 T_3N_3。

【考点】鼻咽癌的 TNM 分期

提问2:下一步最佳治疗方案可选

    A. 同步放化疗 + 辅助化疗

    B. 根治性放疗

    C. 诱导化疗 + 同步放化疗

    D. 根治性放疗 + 中医治疗

    E. 根治性放疗 + 免疫治疗

    F. 同期放化疗

【答案】AC

【解析】CSCO 2021 指南对于Ⅲ~ⅣA 期(除外 T_3N_0)鼻咽癌,推荐治疗方案是诱导 + 同期放化疗 ± 节拍化疗,根据复发转移风险决定是否行辅助化疗。不推荐单纯同期放化疗

【考点】鼻咽癌放疗的治疗原则

提问3:鼻咽癌采用调强放疗技术的优势包括

    A. 减少肿瘤周围正常组织的放射损伤

    B. 提高肿瘤靶区照射剂量

C. 提高肿瘤的局部控制率

D. 减少远处转移率

E. 减轻口干

F. 降低皮肤反应

【答案】ABCEF

【解析】调强放疗更加适形且输出剂量率可调整,可进一步提高靶区剂量并降低周围组织损伤,进而提高肿瘤的局控率。

【考点】鼻咽癌调强放疗的优势

提问4:放疗过程中可能出现的不良反应包括

A. 局部疼痛

B. 骨髓抑制

C. 放射性口腔黏膜炎

D. 脱发

E. 急性腮腺炎

F. 甲状腺功能减低

【答案】ABCDE

【解析】头颈部肿瘤在放疗过程中可能出现照射区域内正常组织的损伤,比如皮肤黏膜的急性损伤,进而导致局部疼痛影响进食。同时联合化疗可导致骨髓抑制,放疗联合化疗均可导致脱发。放疗时腮腺导管肿胀,刺激分泌可导致腮腺炎。

【考点】鼻咽癌放疗近期反应

提问5:患者放疗后1年,出现左锁骨上淋巴结复发,可以考虑

A. 手术切除

B. 再程放疗

C. 联合化疗或靶向治疗

D. 参加临床试验

E. 中药治疗

F. 免疫治疗

【答案】ABCD

【解析】对于仅有颈部淋巴结复发的患者,颈部淋巴结清扫是重要的根治性治疗手段,也可以选择放疗或手术＋术后放疗的方式,对于复发转移鼻咽癌可考虑行系统治疗联合或不联合靶向治疗。

【考点】鼻咽癌放疗后复发病灶的处理

二、下咽癌、口咽癌、口腔肿瘤

【A1 型题】

1. 下咽癌肿瘤最常见的部位是

　A. 梨状窝　　　B. 咽后壁　　　C. 环后区

　D. 口咽侧壁　　E. 会厌部

【答案】A

【解析】下咽癌中梨状窝癌最常见,60%~70%,其次为咽后壁区,25%~30%,发生于环后区少见,仅占5%左右。

【考点】下咽癌的病例特点

2. 喉癌最常见的病理类型是

　A. 鳞状细胞癌　　　B. 腺癌

　C. 肉瘤　　　　　　D. 腺样囊性癌

　E. 神经内分泌瘤

【答案】A

【解析】下咽癌约95%以上为鳞癌,且其分化程度较低。

【考点】喉癌的病理特点

3. 口腔癌最常见的症状是

　A. 肿块结节出现

　B. 白色平滑式鳞状斑块出现

　C. 口腔中无明显原因的麻木,灼热或干燥感

　D. 口腔中无明显原因的溃疡,疼痛,牙齿松动,张口受限

　E. 说话或吞咽时,发生困难或不正常

【答案】D

【考点】口腔癌的临床特点

4. 口咽癌患者不可能出现的临床表现是

　A. 咽喉疼痛和吞咽痛,逐渐加重

　B. 咽部黏膜斑块、溃疡、肿物

　C. 吞咽困难或耳痛与咽神经和鼓室神经形成复合传入的神经无关

　D. 若有咬肌或翼肌的受累,可出现张口困难

　E. 颈部肿物口咽癌发生颈部淋巴结转移的多见,查体时许多患者可一侧或双侧淋巴结肿大

【答案】C

【解析】吞咽困难或耳痛与咽神经和鼓室神经形成复合传入的神经有关,其余均为正确答案。

【考点】口咽癌的临床特点

5. 下咽癌中的梨状窝癌易出现淋巴结转移,以下说法错误的是

　A. 颈部淋巴结转移的患者约占70%

　B. 查体可触及淋巴结者约占2/3

　C. 双侧转移者占20%~30%

　D. 有10%~20%发生双侧转移

　E. 往往按照淋巴分区依次转移,跨站转移少

【答案】C

【解析】梨状窝癌易出现颈部淋巴结转移,一般为逐站转移,很少跳跃转移,双侧转移相对少见。

【考点】下咽癌的病例特点

【A2型题】

1. 患者,女,56岁,吞咽疼痛2个月。查体发现颈深上淋巴结肿大。CT提示右侧梨状窝肿物。患者所患疾病最有可能的是
   A. 上颌窦癌 　　　　B. 下咽癌
   C. 鼻咽癌 　　　　　D. 喉癌
   E. 鼻咽部淋巴瘤
   【答案】B
   【解析】右侧梨状窝肿物伴颈部淋巴结肿大,首先考虑下咽原发恶性肿瘤。
   【考点】下咽癌的病例特点

2. 患者,男,52岁,因"声音嘶哑2个月"就诊,MRI及喉镜活检提示喉癌。关于治疗**错误**的是
   A. Ⅰ、Ⅱ期单纯放疗的疗效和综合治疗的差别不大
   B. Ⅲ、Ⅳ期单纯放疗的疗效和综合治疗的差别不大
   C. Ⅲ、Ⅳ期单纯放疗疗效明显低于综合治疗
   D. 以局部治疗为主,颈部预防照射根据分期情况而定
   E. 根治性放疗的照射剂量要达到70Gy
   【答案】B
   【解析】对于喉癌,早期患者以单一治疗手段为主,手术或放疗即可获得较好疗效,晚期以综合治疗为主,可考虑行手术+术后放疗±化疗,或根治性放化疗。通常放疗的根治剂量需达到70Gy,靶区根据原发灶侵犯范围和淋巴结转移区域会有所不同。
   【考点】喉癌的治疗

3. 患者,男,45岁,近期感觉吞咽困难,有咽痛、咽喉部异物感,伴声音嘶哑。查体:患者口腔卫生差,右侧耳下及右侧颈部均可触及一肿物,肿物1.0~1.5cm,质硬,活动度可,无明显压痛。患者最可能患的疾病是
   A. 下咽癌 　　　　　B. 喉癌
   C. 口腔癌 　　　　　D. 口咽癌
   E. 鼻咽癌
   【答案】A
   【解析】咽喉部肿瘤常表现为咽痛、咽喉部异物感,进食梗阻感,饮水进食呛咳等不适,根据原发部位的不同,症状出现的先后顺序有所不同。本例患者以咽部症状为主,后出现声嘶表现,伴右颈淋巴结转移,考虑为下咽癌可能性大。
   【考点】下咽癌的病例特点

4. 患者,男,40岁,因"口腔颊黏膜溃疡3个月"就诊,于口腔外科行手术切除,术后病理示高中分化鳞状细胞癌,术后放疗瘤床剂量为多少
   A. 50Gy 　　　B. 55Gy 　　　C. 60Gy
   D. 63Gy 　　　E. 70Gy
   【答案】D
   【解析】头颈鳞癌术后放疗剂量推荐:瘤床及高危复发风险区60~66Gy,中低危区54~60Gy。
   【考点】口腔癌的放疗原则

5. 患者,男,63岁,无明显诱因出现左侧口底肿物2个月,伴疼痛。口腔检查示:左侧口底菜花样肿物,表面白色分泌物覆盖。口腔CT示:左侧口底肿物,伴强化。下一步最合适的治疗方案是
   A. 放疗 　　　　　　B. 化疗
   C. 放疗+化疗 　　　D. 手术±放疗
   E. 观察
   【答案】D
   【解析】口腔癌包括口底癌,首选手术治疗,对于存在高危因素者需行术后放疗:pT3~4、N+、脉管癌栓、神经侵犯等。
   【考点】口底癌的治疗原则

6. 患者,男,61岁,因"左上颌牙齿松动伴疼痛拔除左上颌后牙,拔牙后局部间断出血并局部肿胀,伴张口受限"就诊。行CT示:左侧上齿龈肿物,侵犯上颌窦底壁,可见软组织肿块,大小49.8mm×52.5mm,未见跨越中线,左侧颌下及颈深间隙可见多发淋巴结,较大者约15mm×10mm。左上齿龈局部肿块取病理示:鳞状细胞癌。此患者的AJCC第8版分期为
   A. cT3N1 　　　B. cT3N2 　　　C. cT4aN1
   D. cT4aN2 　　　E. cT4bN1 　　　F. cT4bN2
   【答案】D
   【解析】肿瘤位于左上齿龈,侵犯上颌窦底壁,为T4a病变,左颈多发淋巴结,未见明确包膜外侵征象,考虑为N2b病变。
   【考点】齿龈癌的TNM分期

7. 患者,男,60岁,因"持续舌侧溃疡3个月"入院。口腔检查见右侧舌侧溃疡,周围肿物,未达中线及舌后1/3。行口腔CT示:右侧舌侧软组织影,不均匀强化。右侧上颈部2枚肿大淋巴结,与胸锁乳突肌边界不清。行舌肿

物切除及右侧颈部淋巴结清扫,术后病理示中分化鳞状细胞癌,阳性淋巴结 2 枚,包膜外侵犯。胸腹部 CT 未见异常。现为进一步治疗入院。最合适的下一步治疗方案是

A. 瘤床局部放疗

B. 瘤床 + 颈部淋巴结和引流区放疗

C. 瘤床 + 颈部淋巴结和引流区放疗联合化疗

D. 瘤床局部放疗 + 颈部淋巴结清扫

E. 单纯化疗

【答案】C

【解析】患者术后病理提示淋巴结转移伴包膜外侵犯,根据 EORTC 22931 和 RTOG9501 合并分析结果显示,术后同步放化疗是高危患者(切缘阳性或淋巴结包膜外侵)的标准治疗。放疗范围包括瘤床和高危颈部淋巴引流区。

【考点】舌癌的治疗原则

8. 患者,男,46 岁,1 个月前无明显诱因出现左上磨牙疼痛,抗感染治疗 10 天未见好转。MRI 示:左侧上齿龈病变,伴周围骨质破坏,左侧颌下腺外侧异常信号及异常强化,转移淋巴结不除外。行左上齿龈穿刺病理:鳞状细胞癌。下一步最合适的治疗方案是

A. 放疗　　　　　B. 化疗

C. 放疗 + 化疗　　D. 手术 ± 放疗

E. 观察

【答案】D

【解析】口腔癌包括齿龈癌,首选手术治疗,对于存在高危因素者需行术后放疗:pT_{3-4}、N+、脉管癌栓、神经侵犯等。

【考点】齿龈癌的治疗原则

9. 患者,男,60 岁。因"吞咽不适 1 个月"就诊。颈部超声:左侧颈部多发肿大淋巴结。颈部 CT 见左侧扁桃体肿物,长径约 3cm。颈部多个淋巴结肿大,饱满伴强化,较大者约 3cm × 2cm。穿刺病理为鳞状细胞癌,P16(+)。该患者临床分期(AJCC 第 8 版)为

A. T_1N_1　　　　B. T_2N_2　　　　C. T_3N_1

D. T_4N_1　　　　E. T_3N_2

【答案】B

【解析】AJCC 第 8 版分期中将 HPV 相关单独分期,该患者肿瘤大小 3cm,为 T_2 病变,双颈淋巴结转移,最大径 ≤6cm 为 N_2 病变。

【考点】口咽癌的 TNM 分期

10. 患者,女,44 岁,2 个月前无意中发现右上颈部肿物,黄豆大小,未在意。后肿物缓慢长

大。行颌面部 CT:右颊部可见类椭圆形异常软组织密度影,边界清楚,1.1cm × 1.3cm × 1.4cm,右侧颌下区及颈部可见多枚淋巴结,其中右侧Ⅱ区最大淋巴结为 1.6cm × 2.1cm。行"右侧颊部肿物切除术 + 右颈清扫术",术后病理:低分化鳞状细胞癌,右颈Ⅰ区 1/4,Ⅱ区 3/5,Ⅲ+Ⅳ区 1/7,Ⅴ区 0/3。为行术后放疗入院。术后放疗范围为

A. 右侧颊部瘤床区

B. 瘤床区 + Ⅰ区

C. 瘤床区 + Ⅰ-Ⅱ区

D. 瘤床区 + 右侧Ⅰ-Ⅴ区 + 右侧锁骨上区

E. 瘤床区 + 右侧Ⅷ区

【答案】D

【解析】口腔癌术后放疗靶区范围包括瘤床 + 颈部淋巴引流区,颊黏膜癌颈部淋巴特别是对侧淋巴结转移较少,颈部照射一般为同侧。包括阳性区及相邻一站淋巴引流区。

【考点】口腔癌的放疗原则

11. 患者,男,35 岁,3 个月前发现左上颈部无痛性肿物,黄豆大小,肿物逐渐长大,直径 3cm,伴有咽部不适感。当地行颈部增强 CT 见左侧扁桃体肿物,行侧口咽肿物切除 + 颈部淋巴结清扫。术后病理:低分化鳞状细胞癌。左Ⅰ区 +Ⅱ区见 3 枚淋巴结转移。术后治疗适宜的是

A. 无须放疗

B. 需要放疗,$95\%PGTV_{tb}$ 50Gy/25f

C. 需要放疗,$95\%PGTV_{tb}$ 60~66Gy/95% PTV 56~60Gy/30f

D. 需要放疗,$95\%PGTV_{tb}$ 55~60Gy/28~30f

E. 需要放疗,$95\%PGTV_{tb}$ 55~60Gy/95% PTV 45~50Gy/25~30f

【答案】C

【解析】患者术后多个淋巴结转移,为 N_2 病变,有术后放疗指征,一般放疗剂量可选择 $95\%PGTV_{tb}$ 60~66Gy/95%PTV 56~60Gy/30f。

【考点】口咽癌的治疗原则

12. 患者,女,49 岁,2 个月前发现右侧颈部肿物,质硬,无压痛。后出现右侧吞咽疼痛。鼻咽喉镜见右侧梨状窝肿物,取病理为低分化鳞状细胞癌。颈部 CT 提示右颈部Ⅱ区见淋巴结转移。患者对保留喉功能愿望强烈,该患者下一步最适合的治疗方案是

A. 观察

B. 手术+术后放疗

C. 手术+术后放疗+化疗

D. 诱导化疗后评效,考虑下一步治疗

E. 手术+术后化疗

【答案】D

【解析】对于手术治疗需要全喉切除的下咽癌,可以考虑行保器官治疗,先行诱导化疗后评估疗效,根据疗效选择后续行放疗或手术治疗。

【考点】下咽癌的治疗原则

13. 患者,女,49岁,口腔舌侧溃疡半年余,4个月前发现右侧颈部肿物,取病理诊断舌高分化鳞状细胞癌,行舌癌切除术+右颈淋巴结清扫,颈部Ⅰb、Ⅱ区见淋巴结转移。该患者拟行术后放疗,对周围危及器官的限量定义**错误**的是

A. 腮腺:平均剂量<26Gy,或至少一侧V_{30}<50%

B. 内耳、耳蜗:平均剂量≤45Gy,V_{55}<5%

C. 颞下颌关节:最大剂量<70Gy

D. 晶状体:最大剂量<15Gy

E. 口腔:平均剂量<40Gy

【答案】D

【解析】晶状体:最大剂量<5~8Gy。

【考点】舌癌的放疗危及器官限量

14. 患者,女,49岁,因"口咽软腭肿物2月"就诊。双颈部Ⅰb、Ⅱ区见淋巴结转移,软腭取病理为鳞状细胞癌。外科考虑已经不适合手术。行根治性放疗:95%PGTVp70Gy/95%PTV 60Gy/33f。放疗后1个月复查患者诉耳鸣、耳闷明显,CT示中耳积液。以下**不恰当**的处理是

A. 耳科会诊

B. 练习张口锻炼,利于咽鼓管腔通畅

C. 中耳积液引流或置管

D. 如发热并合并感染,抗生素治疗

E. 反复掏挖

【答案】E

【解析】放疗后因局部咽鼓管开口粘连可引起中耳积液,患者出现耳鸣、耳闷症状,可采取ABCD选项的方法进行处理,避免反复掏挖。

【考点】软腭癌的放疗并发症处理

15. 患者,男,58岁,3个月前无意中发现右侧上颈部肿物,黄豆大小,后肿物逐渐长大。CT

示右下齿龈占位性病变,取病理为鳞状细胞癌。全麻下行右侧下齿龈肿物扩大切除术+右侧颈清扫术,术后病理:中低分化鳞状细胞癌,2.5cm×1.5cm,神经侵犯阳性,脉管癌栓阳性,淋巴结转移3/8,1枚包膜外侵犯。下一步治疗方案为

A. 术后化疗

B. 术后放疗

C. 术后放化疗

D. 观察

E. 术后靶向治疗

【答案】C

【解析】具有高危因素的口腔癌术后应行放疗,包括:T_{3-4}、N_{2-3}、淋巴结位于Ⅳ或Ⅴ区、脉管癌栓、神经侵犯等,对于切缘阳性/不足或淋巴结包膜外侵者建议行同期放化疗。

【考点】齿龈癌的治疗原则

16. 患者,男,48岁,声音嘶哑4个月,3个月前无意中发现右侧上颈区肿物,黄豆大小,后肿物逐渐长大。CT及喉镜示右带占位性病变,侵及前联合。大小约2.5cm×1.5cm,肿大淋巴结位于右颈Ⅱ区1枚,右颈Ⅲ区1枚。拟行同步放化疗,下列放疗靶区范围最合适的是

A. 右侧声门区肿物

B. 声门区+Ⅰ区

C. 声门区+Ⅰ~Ⅱ区

D. 声门区肿物+喉+双侧Ⅱ~Ⅳ区+Ⅵ区

E. 声门区+喉+右侧Ⅲ区

【答案】D

【解析】对于淋巴结阳性的声门型喉癌,建议行双颈Ⅱ~Ⅳ区照射,若侵犯前联合或声门下区,需要照射Ⅵ区。

【考点】喉癌的放疗原则

17. 患者,女,53岁,吞咽不适2个月。CT提示右侧舌根肿物。活检病理诊断为中低分化鳞状细胞癌。其颈部淋巴结转移率一般为

A. 5%~15%　　　　B. 15%~25%

C. 25%~35%　　　　D. 35%~45%

E. 45%~60%

【答案】E

【解析】舌根鳞癌易发生颈部淋巴结转移,达45%~60%。

【考点】口咽癌的临床特点

【A3/A4 型题】

（1~3 题共用题干）

患者，女，51 岁，吞咽不适伴有疼痛 3 个月。查体：体温 36.4℃，呼吸 20 次 /min，脉搏 94 次 /min，血压 120/70mmHg，颈深上淋巴结肿大。纤维喉镜示右侧梨状窝肿物。

1. 如果梨状窝取活检后病理考虑为恶性肿瘤，最常见的病理类型是
   A. 鳞状细胞癌　　　B. 腺癌
   C. 黑色素瘤　　　　D. 横纹肌肉瘤
   E. 神经内分泌瘤
   【答案】A
   【解析】下咽癌约 95% 以上为鳞癌，且其分化程度较低。少见的病理类型有小涎腺来源的腺癌，以及恶性黑色素瘤、淋巴瘤及软组织肉瘤等。
   【考点】下咽癌的病理特点

2. 对帮助判断局部肿瘤情况最有价值的检查项目是
   A. 鼻咽镜检查
   B. 病灶局部 MRI
   C. 颈部超声
   D. 高分辨率 CT 加骨窗重建
   E. 骨扫描
   【答案】B
   【解析】对于局部病灶情况，建议行 MRI 检查评估局部侵犯情况，若无法做 MRI，可考虑行增强 CT 检查。
   【考点】下咽癌的分期检查

3. 如果完善相关检查没有肝脏、骨等远处转移，下列治疗策略**不恰当**的是
   A. 单纯放疗
   B. 同步放化疗
   C. 术后根据病理情况行放化疗
   D. 诱导化疗后考虑放化疗
   E. 诱导化疗后行手术治疗
   【答案】A
   【解析】仅对于早期下咽癌（$T_{1-2}N_0$），可考虑单纯手术或单纯放疗，对于有淋巴结阳性的局部晚期下咽癌，建议手术 ± 放疗 / 放化疗或放化综合治疗。
   【考点】下咽癌的治疗原则

（4~7 题共用题干）

患者，男，60 岁，因"持续性左侧牙痛伴左面颊部肿胀 3 个月"入院，行颌面部 CT 示：左侧上颌齿龈软组织影，不均匀强化，侵犯左侧上颌窦底壁，上颌窦骨质破坏。左侧咽旁间隙淋巴结肿大，2cm×2cm，转移可能。齿龈取病理为鳞状细胞癌。

4. 该患者 AJCC 第 8 版临床分期为
   A. T_2N_1　　　B. T_3N_1　　　C. $T_{4a}N_1$
   D. $T_{4a}N_2$　　E. $T_{4b}N_1$
   【答案】C
   【解析】肿瘤侵犯上颌窦底壁，为 T_4，左颈 1 个淋巴结转移，短径 2cm，ENE（-）为 N_1。
   【考点】齿龈癌的 TNM 分期

5. 该患者下一步治疗为
   A. 放疗　　　　　　B. 化疗
   C. 手术 + 放疗 / 化疗　D. 观察
   E. 放化疗
   【答案】C
   【解析】对于适合手术的局部晚期口腔癌患者，建议行手术 ± 放疗 / 放化疗，拒绝手术或不适宜手术，可以选择放化综合治疗。
   【考点】齿龈癌的治疗原则

6. 该患者行全麻下齿龈肿物切除术 + 左侧颈部淋巴结清扫术，术后病理示中分化鳞状细胞癌。左侧咽旁间隙淋巴结转移 1 枚，见淋巴结包膜外侵犯。胸腹部 CT 未见异常。最合适的下一步治疗方案是
   A. 瘤床局部放疗
   B. 瘤床 + 颈部淋巴结和引流区放疗
   C. 瘤床 + 颈部淋巴结和引流区放疗联合化疗
   D. 瘤床局部放疗 + 颈部淋巴结清扫
   E. 单纯化疗
   【答案】C
   【解析】具有高危因素的口腔癌术后应行放射治疗，包括：T_{3-4}、N_{2-3}、淋巴结位于Ⅳ或Ⅴ区、脉管癌栓、神经侵犯等，对于切缘阳性 / 不足或淋巴结包膜外侵者建议行同期放化疗。放疗靶区包括瘤床及颈部淋巴引流区。
   【考点】齿龈癌的治疗原则

7. 该患者放疗处方剂量为多少合适
   A. 瘤床 50Gy/ 转移淋巴结 50Gy
   B. 瘤床 55Gy/ 转移淋巴结 50Gy
   C. 瘤床 60Gy/ 转移淋巴结 55Gy
   D. 瘤床 60~65Gy/ 转移淋巴结 50Gy/ 引流区 45Gy
   E. 瘤床 60~66Gy/ 转移淋巴结 70Gy/ 引流区 60Gy
   【答案】E

【解析】一般术后放疗剂量可选择95%PGTVtb 60~66Gy/95%PTV 56~60Gy/30f,若有转移淋巴结,给到根治剂量70Gy。

【考点】齿龈癌的放疗原则

(8~10题共用题干)

患者,男,60岁,3个月前发现左面部肿物,逐渐长大。颈部CT:左侧颊部可见强化包块,大小为3.2cm×2.0cm×2.3cm。穿刺活检病理提示:左颊黏膜恶性肿瘤细胞,考虑为低分化鳞状细胞癌。

8. 该患者下一步治疗方案为

 A. 化疗

 B. 放疗

 C. 局部手术

 D. 局部手术+颈清扫

 E. 局部手术+颈清扫±放/化疗

【答案】E

【解析】对于适合手术的局部晚期口腔癌患者,建议行手术±放疗/放化疗,拒绝手术或不适宜手术,可以选择放化综合治疗。

【考点】颊黏膜癌的治疗原则

9. 行左颊黏膜肿物扩大切除术+左颈清扫+皮瓣修复术。术后病理:低分化鳞状细胞癌。肿瘤最大径3cm,浸润深度0.8cm。I区(0/3)、II区(1/2)、III区(0/4)、IV区(0/4)、V区(0/1),转移淋巴结包膜外侵犯。该患者术后病理分期(AJCC第7版)为

 A. pT_1N_1 B. pT_2N_{3b} C. pT_3N_1

 D. pT_4N_{3b} E. pT_3N_0

【答案】B

【解析】肿瘤最大径≤2cm,5mm<DOI≤10mm为T_2,转移淋巴结包膜外侵为N_{3b}。

【考点】颊黏膜癌的TNM分期

10. 下一步的治疗为

 A. 观察随访   B. 术后放疗

 C. 术后化疗   D. 术后放化疗

 E. 靶向治疗

【答案】D

【解析】术后对于切缘阳性/不足或淋巴结包膜外侵者建议行同期放化疗。

【考点】颊黏膜癌的治疗原则

【案例分析题】

案例:患者,男,78岁,因"吞咽疼痛3个月,加

重1个月"入院。查体:卡氏评分为80分,血压160/90mmHg。心脏查体有心律不齐。余未见明显阳性体征。既往高血压史10年,糖尿病史3年。CT检查提示:右侧梨状窝占位,侵犯并穿透右侧甲状软骨,双侧颈部未见肿大淋巴结。喉腔通畅,无憋气症状。血气分析正常。行纤维喉镜取病理:中-低分化鳞状细胞癌。胸部CT未见明显异常,腹部超声未见异常,心电图报告频发室性期前收缩,血糖11.2mmol/L,血常规、肝肾功能无异常,鳞癌相关抗原(SCC)2.5μg/L。

提问1:该患者的诊断是

 A. 右下咽鳞状细胞癌

 B. 高血压

 C. 心律不齐

 D. 心功能不全

 E. 糖尿病

 F. 鼻旁窦炎

【答案】ABCE

【解析】患者CT提示右侧梨状窝占位,穿透甲状软骨板,活检为鳞癌,考虑右下咽鳞状细胞癌,其余诊断既往病史已提供。

【考点】下咽癌的诊断

提问2:该患者的分期和治疗原则为

 A. III   B. IVa

 C. IVb   D. IVc

 E. 手术治疗   F. 同期放化疗

 G. 单纯放疗

【答案】BG

【解析】患者肿瘤侵透甲状软骨板,为T_{4a},淋巴结阴性为N_0,综合为IVA期,患者高龄、合并症较多,建议行单纯放疗。

【考点】下咽癌的分期和治疗原则

提问3:该患者放疗的范围应包括

 A. 右下咽肿物   B. 右I区淋巴结

 C. 左I区淋巴结   D. 右II区淋巴结

 E. 左II区淋巴结   F. 右III区淋巴结

 G. 右IV区淋巴结   H. 左III区淋巴结

【答案】ADEFGH

【解析】根据指南推荐,对于N_0局部晚期下咽癌,靶区应包括原发灶及双侧II~IV区淋巴引流区。

【考点】下咽癌的放疗原则

提问4:该患者放疗前应常规做的准备包括

 A. 同侧颈淋巴结清扫术

B. 口腔处理

C. 控制血糖

D. 鼻饲管置入

E. 气管切开术

F. 心内科就诊

【答案】BCD

【解析】患者放疗前应行口腔处理、营养干预、处理内科合并症。

【考点】下咽癌的放疗原则

提问5:该患者放疗的 PGTV 剂量应为多少为宜

A. 30~40Gy　　　B. 40~50Gy

C. 50~60Gy　　　D. 60~70Gy

E. ≥70Gy　　　F. 66Gy

【答案】E

【解析】根治性放疗,原发灶及转移淋巴结应达到70Gy。

【考点】下咽癌的放疗原则

三、鼻腔鼻旁窦肿瘤、唾液腺肿瘤、耳肿瘤

【A1 型题】

1. 鼻腔鼻旁窦癌最常见部位的是

A. 上颌窦癌　　　B. 鼻腔癌

C. 筛窦癌　　　D. 蝶窦癌

E. 额窦癌

【答案】A

【解析】上颌窦癌占所有鼻腔鼻旁窦癌的50%~65%,是鼻腔癌的2倍;筛窦癌少见,占10%~25%;蝶窦癌和额窦癌罕见。

【考点】鼻腔鼻旁窦肿瘤常见病种

2. 鼻腔鼻旁窦肿瘤最常见的病理类型为

A. 鳞状细胞癌　　　B. 腺癌

C. 肉瘤　　　D. 黑色素瘤

E. 嗅神经母细胞瘤

【答案】A

【解析】鼻腔鼻旁窦肿瘤以鳞状细胞癌为主,约占50%。

【考点】鼻腔鼻旁窦肿瘤病理类型

3. 下列关于鼻腔鼻旁窦肿瘤的说法错误的是

A. 鼻腔鳞状细胞癌好发于中下鼻甲,鼻腔腺癌好发于鼻腔上部

B. 鼻腔腺样囊性癌具有亲神经特性,常沿神经鞘侵犯,晚期可破坏骨壁而侵入鼻咽及颅底

C. 鼻腔黑色素瘤多见于鼻中隔或中、下鼻甲,常向上颌窦扩展或突出鼻外

D. 鼻窦癌淋巴结转移发生较早

E. 局部晚期上颌窦癌的主要治疗手段为手术＋术后放疗

【答案】D

【解析】因鼻窦腔黏膜淋巴系统不太丰富,故鼻窦癌的淋巴结转移发生较晚。

【考点】鼻腔鼻旁窦肿瘤生长特点

4. 腮腺癌患者面神经受累时不可能出现的临床表现是

A. 不能皱眉、皱额、闭目

B. 角膜反射消失

C. 鼻唇沟变浅

D. 不能鼓腮、露齿、吹口哨

E. 伸舌偏斜

【答案】E

【解析】伸舌偏斜为舌下神经受累时的临床表现

【考点】面神经受累的表现。

5. 外耳道鳞状细胞癌最常见的症状是

A. 耳道溢液和耳痛　　　B. 听力减退

C. 面神经麻痹　　　D. 第Ⅶ脑神经症状

E. 第Ⅺ脑神经症状

【答案】A

【解析】外耳道鳞状细胞癌中最常见的症状首先是耳道溢液和耳痛,其次为听力减退和面神经麻痹,病期较晚时也可出现脑神经症状。

【考点】外耳道鳞状细胞癌的临床表现

【A2 型题】

1. 患者,女,53 岁,耳道溢液伴耳痛 1 个月。体检发现外耳道肉芽样新生物,质脆易出血,颈深上淋巴结肿大。CT 提示外耳道骨质有破坏。患者所患疾病最有可能的是

A. 上颌窦癌　　　B. 外耳道癌

C. 鼻咽癌　　　D. 脑膜瘤

E. 鼻咽部淋巴瘤

【答案】B

【解析】耳道溢液伴耳痛,体检发现外耳道肉芽样新生物,这是外耳道癌的常见症状和体征,外耳道癌同时还可伴有颈部淋巴结转移和外耳道骨质破坏。

【考点】外耳道癌的临床表现

2. 患者,男,52 岁,因"突眼复视 2 个月"就诊,MRI 及鼻内镜活检提示筛窦癌。关于治疗,错误的是

A. Ⅰ、Ⅱ期单纯放疗的疗效和综合治疗的差别不大

B. Ⅲ、Ⅳ期单纯放疗的疗效和综合治疗的差别不大

C. Ⅲ、Ⅳ期单纯放疗疗效明显低于综合治疗

D. 以局部治疗为主,颈部一般不进行预防照射

E. 根治性放疗的照射剂量要达到 70Gy

【答案】B

【解析】Ⅲ、Ⅳ期筛窦癌以手术＋术后放疗的综合治疗模式效果最佳,优于单纯放疗。

【考点】筛窦癌治疗原则

3. 患者,男,40 岁,因"左侧耳前肿物 3 个月"就诊,活检示腮腺腺样囊性癌。该患者肺转移发生率为

A. <10% B. 10%~20%

C. 20%~40% D. 40%~50%

E. 50%~70%

【答案】C

【考点】腮腺腺样囊性癌的特点

4. 患者,男,40 岁,因"左侧耳前肿物 3 个月"就诊,于头颈外科行手术切除,术后病理示腮腺黏液表皮样癌,面神经受累,术后放疗剂量为

A. 50Gy B. 55Gy C. 60Gy

D. 65Gy E. 70Gy

【答案】D

【解析】腮腺黏液表皮样癌术后,有面神经受累的高危因素,术后放疗剂量为 >60~66Gy 为宜。

【考点】腮腺黏液表皮样癌放疗剂量

5. 患者,男,63 岁,无明显诱因出现左侧面部麻木感 2 个月。鼻内镜检查:左侧下鼻甲后端可见大量干酪样分泌物及干痂,中鼻甲肥大肿胀,中鼻道大量分泌物。鼻窦 CT 示:左侧上颌窦肿物伴慢性炎症,鼻息肉,鼻中隔右偏。下一步最合适的治疗方案是

A. 放疗 B. 化疗

C. 放疗＋化疗 D. 手术±放疗

E. 观察

【答案】D

【解析】上颌窦肿瘤治疗方式以手术＋术后放疗的综合治疗方式为主。

【考点】上颌窦肿瘤治疗原则

6. 患者,男,61 岁,因左上颌牙齿松动伴疼痛拔除左上颌后牙,拔牙后局部间断出血并局

部肿胀,伴张口受限,左上颌疼痛,伴耳鸣,间断左侧鼻出血。行 CT 示:左侧上颌窦扩大,该侧上颌窦各壁、翼突和内外侧板、框内外侧壁、蝶骨体前缘、颧骨眶突及颧弓起 1/2 骨质破坏;可见软组织肿块,大小 49.8mm×52.5mm,病变突入眶内、筛窦、眶下裂、翼腭窝,经窦口突入鼻腔,向下达左下磨牙牙冠上缘水平,向上达翼窝下缘水平,内侧未见跨越中线,外侧达颧弓内侧,与该侧颞下窝软组织、翼内肌、翼外肌分界不清,该侧咽旁间隙变窄,上颌窦外脂肪间隙消失,左侧颌下及颈深间隙可见多发淋巴结,大者短径 2cm。左上颌局部肿块取病理示:鳞状细胞癌。此患者的 AJCC 第 8 版分期为

A. cT_3N_1 B. cT_3N_{2b} C. $cT_{4a}N_1$

D. $cT_{4a}N_{2b}$ E. $cT_{4b}N_1$

【答案】D

【解析】T_{4a} 包括侵犯眶内容前部、颊部皮肤、翼板、颞下窝、筛板、蝶窦或额窦,同侧多个淋巴结转移,≤6cm 为 N_{2b}。

【考点】上颌窦肿瘤的分期

7. 患者,男,60 岁,因"持续性左侧鼻出血伴左面颊部肿胀 3 个月"入院。行鼻旁窦 CT 示:左侧上颌窦、鼻腔内软组织影,不均匀强化,左侧鼻咽侧壁后壁增厚,咽隐窝狭窄,上颌窦骨质破坏,累及左侧鼻腔、鼻中隔、左侧筛窦及左眼眶、颞下窝;双侧额窦、左侧蝶窦内见高密度影。行全麻下功能性鼻内镜手术,镜下切除可见肿瘤组织,开放左侧各组鼻窦,术后病理示中分化鳞状细胞癌。术后 MRI 示:左侧上颌窦癌术后改变,左侧咽旁间隙、左侧耳后下方淋巴结肿大,提示转移可能。胸腹部 CT 未见异常。现为进一步治疗入院。下一步最合适的治疗方案是

A. 瘤床局部放疗

B. 瘤床＋颈部淋巴结和引流区放疗

C. 瘤床＋颈部淋巴结和引流区放疗联合化疗

D. 瘤床局部放疗＋颈部淋巴结清扫

E. 单纯化疗

【答案】C

【解析】上颌窦癌先行手术切除,再行术后放疗,根据术后病理是否切缘阳性和淋巴结转移包膜外侵的情

况选择是否联合同步化疗。此患者术前分期为 cT_{4a}, 手术未清扫颈部转移淋巴结, 放射野要包括颈部转移淋巴结和局部瘤床。

【考点】上颌窦肿瘤术后治疗原则及放疗靶区

8. 患者, 男, 57 岁, 因颌面部肿胀伴麻木行 CT 检查示上颌窦占位, 行右侧上颌骨扩大切除术。术后病理: 腺样囊性癌, 实性型为主, 肿瘤大小 6.5cm×4.7cm×5cm, 可见神经侵犯; 侵透上颌骨达周围纤维脂肪组织; 后方切缘平滑肌组织中可见肿瘤浸润; 肿瘤距门齿约 0.6cm, 侵犯硬腭, 广泛破坏骨质, 但未累及黏膜; 眶下壁及中、下鼻甲黏膜未受累。另送右侧泪囊未见肿瘤, 硬腭前端及硬腭中段可见肿瘤浸润, 翼突根部未见肿瘤, 颞肌于纤维组织中可见肿瘤浸润。完善胸部 CT 检查示: 双肺多发小结节, 倾向转移。腹部检查未见异常。该患者下一步诊疗方案为

A. 化疗

B. 局部放疗

C. 局部放疗后序贯系统治疗

D. 观察

E. 再次手术保证阴性切缘

【答案】C

【解析】该患者为腺样囊性癌 $pT_{4a}N_xM_1$, 局部手术切缘阳性, 神经侵犯。有局部放疗的指征, 局部放疗后可序贯系统治疗。

【考点】上颌窦癌腺样囊性癌治疗原则

9. 患者, 男, 46 岁, 1 个月前无明显诱因出现左上磨牙疼痛, 抗感染治疗 10 日未见好转, 电子鼻咽镜示鼻中隔偏曲, 鼻窦 MRI 示左侧上颌窦突向鼻腔占位性病变, 伴周围骨质破坏, 累及颌面部软组织及颞下窝, 继发鼻窦炎症; 左侧颌下腺外侧异常信号及异常强化, 转移淋巴结不除外; 鼻中隔偏曲; 颈部多发小淋巴结。行左上颌窦穿刺病理: 嗅神经母细胞瘤。下一步最合适的治疗方案是

A. 放疗

B. 化疗

C. 放疗 + 化疗

D. 手术 ± 放疗

E. 观察

【答案】D

【解析】上颌窦肿瘤治疗方式以手术 + 术后放疗的综合治疗方式为主。

【考点】上颌窦肿瘤治疗原则

10. 患者, 男, 60 岁, 10 年前发现左面部肿物, 缓慢长大, 1 个月前无明显诱因出现面瘫, 左眼闭合不全, 左口角运动受限。颈部超声: 左侧腮腺内可见混合回声包块, 3.2cm×2.0cm×2.3cm, 左上颈淋巴结肿大, 短径约 2cm。细针穿刺抽吸活检 FNAB 提示: 左腮腺见恶性肿瘤细胞, 考虑为唾液腺来源的低分化癌。行"左腮腺肿物扩大切除术 + 腺体切除术 + 面神经解剖术 + 左颈清扫 + 邻位皮瓣修复术"。术后病理: 多形性腺瘤恶变, 导管癌。Ⅰ区 (0/3)、Ⅱ区 (1/2)ENE (−)、Ⅲ区 (0/4)、Ⅳ区 (0/4)、Ⅴ区 (0/1), 无面神经受侵。该患者术后病理分期 (AJCC 第 8 版) 为

A. pT_1N_1 B. pT_2N_1 C. pT_3N_1

D. pT_4N_1 E. pT_3N_0

【答案】B

【解析】T_2 病变为 2cm< 肿瘤最大径≤4cm, 无实质外侵犯, 淋巴结 1 个转移且 ENE (−) 为 N_1。

【考点】腮腺肿瘤的分期

11. 患者, 女, 44 岁, 2 年前无意中发现右腮腺区肿物, 黄豆大小, 未在意。后肿物缓慢长大。行颌面部 CT: 右腮腺上级可见类椭圆形异常软组织密度影, 边界清楚, 1.1cm×1.3cm×1.4cm, 右侧颌下区及颈部可见多枚淋巴结, 其中右侧Ⅱ区最大淋巴结为 1.6cm×2.1cm。行"右侧腮腺肿物切除术 + 右侧面神经解剖术 + 右颈清扫术"。术后病理: 黏液表皮样癌, 右颈Ⅰ区 0/4, Ⅱ区 3/5, Ⅲ+Ⅳ区 1/7, Ⅴ区 0/3。为行术后放疗入院。术后放疗范围应为

A. 右侧腮腺瘤床区

B. 瘤床区 + Ⅰ区

C. 瘤床区 + Ⅰ~Ⅱ区

D. 瘤床区 + 右侧Ⅰ~Ⅴ区 + 右侧Ⅷ区

E. 瘤床区 + 右侧Ⅷ区

【答案】D

【解析】腮腺癌术后靶区包括瘤床区 + 高危淋巴引流区。

【考点】黏液表皮样癌放疗靶区范围

12. 患者, 男, 35 岁, 10 年前发现左耳前无痛性肿物, 黄豆大小, 2 年前肿物逐渐长大, 直径 3cm, 1 年前行"粉刺"手术切除。术后病理: 耳前黏液表皮样癌。颈部 CT 增强: 左侧腮

腺区可见类椭圆形囊实性结节影,大小约23mm×20mm×27mm,边界欠清,考虑恶性可能;双侧颈部、颌下、颏下多发淋巴结,部分饱满。于全麻下行"左腮腺全切+面神经解剖术+左颈清扫术"。术后病理:左腮腺肿物高级别黏液表皮样癌,侵及横纹肌组织,左Ⅰ区+Ⅱ区未见淋巴结转移。术后适宜的治疗是

A. 无须放疗

B. 需要放疗,95%PGTV$_{tb}$50Gy/25f

C. 需要放疗,95%PGTV$_{tb}$60~66Gy/95%PTV 56~60Gy/30f

D. 需要放疗,95%PGTV$_{tb}$55~60Gy/28~30f

E. 需要放疗,95%PGTV$_{tb}$55~60Gy/95%PTV 45~50Gy/25~30f

【答案】C

【解析】患者分期为pT$_3$N$_0$,有术后放疗指征,一般放疗剂量可选择95%PGTV$_{tb}$ 60~66Gy/95%PTV 56~60Gy/30f。

【考点】腮腺高级别黏液表皮样癌治疗原则及放疗剂量

13. 患者,女,49岁,6年前发现右侧外耳道肿物,米粒大小,质软,无压痛,未诊治。半年前肿物长大,堵塞外耳道,出现耳前疼痛,无破溃流脓。全麻下行"右外耳道肿物切除术+腮腺部分切除术+面神经解剖术+皮瓣移植术"。术后病理:右外耳道腺样囊性癌,肿瘤侵及右侧腮腺及软骨,颈部Ⅰb、Ⅱ区未见淋巴结转移。该患者下一步治疗方案是

A. 观察   B. 术后放疗

C. 术后放疗+化疗   D. 扩大切除术

E. 术后化疗

【答案】B

【解析】腺样囊性癌嗜神经特性,局部病变手术治疗为主,术后行局部放疗,可于进展或转移时考虑化疗。

【考点】腺样囊性癌特点及治疗原则

14. 患者,女,49岁,6年前发现右侧外耳道肿物,米粒大小,质软,无压痛,未诊治。半年前肿物长大,堵塞外耳道,出现耳前疼痛,无破溃流脓。全麻下行"右外耳道肿物切除术+腮腺部分切除术+面神经解剖术+皮瓣移植术"。术后病理:右外耳道腺样囊性癌,肿瘤侵及右侧腮腺及软骨,颈部Ⅰb、Ⅱ

区未见淋巴结转移。该患者拟行术后放疗,对周围危及器官的限量定义错误的是

A. 腮腺:平均剂量<26Gy,或至少一侧V$_{30}$<50%

B. 内耳、耳蜗:平均剂量≤45Gy,V$_{55}$<5%

C. 颞下颌关节:最大剂量<70Gy

D. 晶状体:最大剂量<15Gy

E. 口腔:平均剂量<40Gy

【答案】D

【解析】晶状体最大剂量小于5~8Gy。

【考点】危及器官限量

15. 患者,女,49岁,6年前发现右侧外耳道肿物,米粒大小,质软,无压痛,未诊治。半年前肿物长大,堵塞外耳道,出现耳前疼痛,无破溃流脓。全麻下行"右外耳道肿物切除术+腮腺部分切除术+面神经解剖术+皮瓣移植术"。术后病理:右外耳道腺样囊性癌,肿瘤侵及右侧腮腺及软骨,颈部Ⅰb、Ⅱ区未见淋巴结转移。患者完成术后放疗:95%PGTV$_{tb}$ 65Gy/95%PTV 60Gy/33f。1个月复查患者诉耳鸣、耳闷明显,CT示中耳积液,以下处理中不恰当的是

A. 耳科会诊

B. 练习张口锻炼,利于咽鼓管腔通畅

C. 中耳积液引流或置管

D. 如发热并合并感染,抗生素治疗

E. 反复掏挖

【答案】E

【解析】中耳积液的几种处理方法,合并感染时可使用抗生素。

【考点】放射性中耳炎处理方法

16. 患者,男,58岁,3个月前无意中发现右侧腮腺区肿物,黄豆大小,后肿物逐渐长大。CT示右腮腺区多发占位性病变。全麻下行"右侧腮腺区肿物摘除+右侧Ⅱ区颈清扫术+面神经解剖术+右侧腮腺深叶部分及浅叶切除术"。术后病理:右腮腺小细胞癌,多灶性,大者2.5cm×1.5cm,神经侵犯阳性,脉管癌栓阳性,肿物周围淋巴结转移3/8,右颈Ⅱ区0/1。下一步治疗方案是

A. 术后化疗   B. 术后放疗

C. 术后放化疗   D. 观察

E. 术后靶向治疗

【答案】C

【解析】该患者术后高危因素:多灶性、小细胞恶性程度高、神经侵犯、脉管癌栓;应行术后同步放化疗。

【考点】腮腺肿瘤治疗原则

17. 患者,男,58 岁,3 个月前无意中发现右侧腮腺区肿物,黄豆大小,后肿物逐渐长大。CT 示右腮腺区多发占位性病变。全麻下行"右侧腮腺区肿物摘除 + 右侧 Ⅱ 区颈清扫术 + 面神经解剖术 + 右侧腮腺深叶部分及浅叶切除术"。术后病理:右腮腺小细胞癌,多灶性,大者 2.5cm×1.5cm,神经侵犯阳性,脉管癌栓阳性,肿物周围淋巴结转移 3/8,右颈 Ⅱ 区 0/1。拟行术后同步放化疗,以下化疗方案最合适的是

A. TP　　　　B. EP　　　　C. NP

D. AP　　　　E. TPF

【答案】B

【解析】小细胞癌的化疗方案选依托泊苷 + 顺铂(EP)。

【考点】小细胞癌的化疗方案

18. 患者,男,58 岁,3 个月前无意中发现右侧腮腺区肿物,黄豆大小,后肿物逐渐长大。CT 示右腮腺区多发占位性病变。全麻下行"右侧腮腺区肿物摘除 + 右侧 Ⅱ 区颈清扫术 + 面神经解剖术 + 右侧腮腺深叶部分及浅叶切除术"。术后病理:右腮腺小细胞癌,多灶性,大者 2.5cm×1.5cm,神经侵犯阳性,脉管癌栓阳性,肿物周围淋巴结转移 3/8,右颈 Ⅰ 区 0/3,右颈 Ⅱ 区 0/1。拟行术后同步放化疗,放疗靶区范围最合适的是

A. 右侧腮腺瘤床区

B. 瘤床区 + Ⅰ 区

C. 瘤床区 + Ⅰ ~ Ⅱ 区

D. 瘤床区 + 右侧 Ⅰ b ~ Ⅲ 区 + 右侧 Ⅷ 区

E. 瘤床区 + 右侧 Ⅷ 区

【答案】D

【解析】术后放疗靶区为瘤床和高危淋巴引流区。

【考点】腮腺小细胞癌的放疗靶区勾画

19. 患者,女,53 岁,耳道溢液伴耳痛 1 个月。体检发现外耳道肉芽样新生物,质脆易出血,颈深上淋巴结肿大。CT 提示外耳道骨质有破坏。活检病理诊断为外耳道鳞状细胞癌。其颈部淋巴结转移率一般为

A. 1%~5%　　　　B. 5%~8%

C. 5%~15%　　　　D. 15%~20%

E. 20%~30%

【答案】C

【考点】外耳道鳞状细胞癌的淋巴结转移率

20. 患者,女,53 岁,耳道溢液伴耳痛 1 个月。体检发现外耳道肉芽样新生物,质脆易出血,颈深上淋巴结肿大。CT 提示外耳道骨质有破坏。活检病理诊断为外耳道鳞状细胞癌。其 5 年生存率为

A. 10%~20%　　　　B. 20%~30%

C. 30%~50%　　　　D. 50%~60%

E. 60%~70%

【答案】C

【考点】外耳道鳞状细胞癌的预后

【A3/A4 型题】

(1~3 题共用题干)

患者,女,57 岁,耳道溢液伴有耳痛、听力下降 3 个月。查体:体温 36.4℃,呼吸 20 次 /min,脉搏 94 次 /min,血压 120/70mmHg,外耳道见肉芽样新生物,质脆易出血,颈深上淋巴结肿大。

1. 如果外耳道新生物取活检后病理考虑为恶性肿瘤,最常见的病理类型是

A. 鳞状细胞癌　　　B. 腺癌

C. 黑色素瘤　　　　D. 横纹肌肉瘤

E. 耵聍腺癌

【答案】A

【解析】外耳道癌中最常见的病理类型是鳞状细胞癌。

【考点】外耳道鳞状细胞癌的病理

2. 对帮助判断局部肿瘤情况最有价值的检查项目是

A. 鼻咽镜检查

B. 脑 MRI

C. 颈部超声

D. 外耳道高分辨率 CT 加骨窗重建

E. 骨扫描

【答案】D

【解析】高分辨率 CT 加骨窗重建是目前确定颞骨病变范围的较好方法。

【考点】外耳道鳞状细胞癌的检查方法

3. 如果完善相关检查后无肝脏、骨等远处转移,最合适的治疗策略是

A. 单纯放疗

B. 同步放化疗

C. 乳突凿开术

D. 乳突凿开术 + 颈淋巴结清扫术

E. 颞骨次全切除术

【答案】D

【解析】外耳道肿瘤首选手术 ± 术后放疗。乳突凿开术 + 颈淋巴结清扫术既包括原发灶的处理,也包括对转移淋巴结的处理。

【考点】外耳道鳞状细胞癌的治疗原则

(4~7题共用题干)

患者,男,60岁,因"持续性左侧鼻出血伴左面颊部肿胀 3 个月"入院。行鼻旁窦 CT 示:左侧上颌窦、鼻腔内软组织影,不均匀强化,左侧鼻咽侧壁后壁增厚,咽隐窝狭窄,上颌窦骨质破坏,累及左侧鼻腔、鼻中隔、左侧筛窦及左眼眶、颞下窝;双侧额窦、左侧蝶窦内见高密度影。左侧咽旁间隙淋巴结肿大,2cm×2cm,转移可能。

4. 该患者 AJCC 第 8 版临床分期为

　　A. T_2N_1　　　B. T_3N_1　　　C. $T_{4a}N_1$

　　D. $T_{4a}N_2$　　E. $T_{4b}N_1$

【答案】C

【解析】T_4 包括侵犯眶内容前部、颊部皮肤、翼板、颞下窝、筛板、蝶窦或额窦,若同侧的一个淋巴结转移,且最大径≤3cm,且 ENE(－)为 N_1。

【考点】上颌窦肿瘤的分期

5. 该患者下一步治疗为

　　A. 放疗　　　　　B. 化疗

　　C. 手术 + 放疗 / 化疗　D. 观察

　　E. 放化疗

【答案】C

【解析】上颌窦癌先行手术切除,再行术后放疗,根据术后病理是否切缘阳性和淋巴结转移包膜外侵的情况选择是否联合同步化疗。

【考点】上颌窦肿瘤的治疗原则

6. 该患者行全麻下功能性鼻内镜手术,镜下切除可见肿瘤组织,开放左侧各组鼻窦,术后病理示中分化鳞状细胞癌。术后 MRI 示:左侧上颌窦癌术后改变,左侧咽旁间隙淋巴结肿大,2cm×2cm,转移可能。胸腹部 CT 未见异常。最合适的下一步治疗方案是

　　A. 瘤床局部放疗

　　B. 瘤床 + 颈部淋巴结和引流区放疗

　　C. 瘤床 + 颈部淋巴结和引流区放疗联合化疗

D. 瘤床局部放疗 + 颈部淋巴结清扫

E. 单纯化疗

【答案】C

【解析】上颌窦癌先行手术切除,再行术后放疗,根据术后病理是否切缘阳性和淋巴结转移包膜外侵的情况选择是否联合同步化疗。此患者术前分期为 cT_{4a},手术未清扫颈部转移淋巴结,放射野要包括颈部转移淋巴结和局部瘤床。

【考点】上颌窦肿瘤的术后治疗原则

7. 该患者放疗处方剂量合适的是

　　A. 瘤床 50Gy/ 转移淋巴结 50Gy

　　B. 瘤床 55Gy/ 转移淋巴结 50Gy

　　C. 瘤床 60Gy/ 转移淋巴结 55Gy

　　D. 瘤床 60~65Gy/ 转移淋巴结 50Gy/ 引流区 45Gy

　　E. 瘤床 60~66Gy/ 转移淋巴结 70Gy/ 引流区 60Gy

【答案】E

【解析】该患者瘤床高危区为 60~66Gy,未切除转移淋巴结根治性剂量为 70Gy,相应高危淋巴引流区为 60Gy。

【考点】上颌窦肿瘤的术后发放疗剂量和范围

(8~10题共用题干)

患者,男,60岁,10 年前发现左面部肿物,缓慢长大,1 个月前无明显诱因出现面瘫,左眼闭合不全,左口角运动受限。颈部超声:左侧腮腺内可见混合回声包块,大小为 3.2cm×2.0cm×2.3cm。FNAB 提示:左腮腺见恶性肿瘤细胞,考虑为唾液腺来源的低分化癌。

8. 该患者下一步治疗方案为

　　A. 化疗

　　B. 放疗

　　C. 局部手术

　　D. 局部手术 + 颈清扫

　　E. 局部手术 + 颈清扫 + 放 / 化疗

【答案】E

【解析】腮腺肿瘤以手术治疗为主,根据术后病理有无高危因素决定是否行术后放化疗。

【考点】腮腺肿瘤治疗原则

9. 行"左腮腺肿物扩大切除术 + 腺体切除术 + 面神经解剖术 + 左颈清扫 + 邻位皮瓣修复术"。术后病理:多形性腺瘤恶变,导管癌。Ⅰ 区(0/3)、Ⅱ 区(1/2)、Ⅲ 区(0/4)、Ⅳ 区(0/4)、Ⅴ 区(0/1),转移淋巴结包膜外侵犯,约 3cm×

2cm 大小,无面神经受侵。该患者术后病理分期(AJCC 第 8 版)为

A. pT_1N_1　　B. pT_2N_1　　C. pT_3N_1

D. pT_4N_1　　E. pT_3N_0

【答案】B

【解析】肿瘤 3.2cm 无实质外侵犯为 T_2,单个淋巴结包膜外侵且 3cm 为 pN_{2a}。

【考点】腮腺肿瘤分期

10. 下一步的治疗是

A. 观察随访　　B. 术后放疗

C. 术后化疗　　D. 术后放化疗

E. 靶向治疗

【答案】D

【解析】患者术后淋巴结转移阳性,且包膜外侵犯,有术后放化疗的指征。

【考点】腮腺肿瘤术后放疗指征

【病例分析题】

案例:患者,男,78 岁,因"右面部疼痛 2 年,加重 3 个月"入院。查体:卡氏评分 80 分,血压 160/90mmHg。右面部明显肿胀范围 4cm×5cm,边界不清,有压痛,皮肤无红肿及破溃。口腔检查:右侧腭部有肿物突向口腔,未过中线,表面菜花状。心脏查体有心律不齐。余未见明显阳性体征。既往高血压史 10 年,糖尿病史 3 年。CT 检查提示:右侧上颌窦占位,向颜面部、鼻道、口腔突出,伴右侧上颌窦骨壁及上腭骨骨质破坏,双侧颈部未见肿大淋巴结。左侧上颌窦炎性改变。行右颊前庭切开黏膜取病理:中-低分化鳞状细胞癌。胸部 CT 未见明显异常,腹部超声未见异常,心电图报告频发室性期前收缩,血糖 11.2mmol/L,血常规、肝肾功能无异常,SCC:2.5μg/L。

提问 1:该患者的诊断是

A. 右上颌窦鳞状细胞癌

B. 高血压

C. 心律不齐

D. 心功能不全

E. 糖尿病

F. 鼻旁窦炎

【答案】ABCEF

【解析】右上颌窦占位,活检鳞癌,考虑为有上颌窦鳞状细胞癌,其余诊断既往史已提供。

【考点】上颌窦肿瘤的诊断

提问 2:该患者的分期和治疗原则

A. Ⅲ　　　　B. Ⅳa

C. Ⅳb　　　　D. Ⅳc

E. 手术治疗　　F. 同期放化疗

G. 单纯放疗

【答案】BG

【解析】患者高龄、合并症较多,建议行单纯放疗。

【考点】上颌窦肿瘤的分期和治疗原则

提问 3:该患者放疗的范围应包括

A. 右上颌窦　　B. 右Ⅰ区淋巴结

C. 左Ⅰ区淋巴结　D. 右Ⅱ区淋巴结

E. 左Ⅱ区淋巴结　F. 右Ⅲ区淋巴结

G. 右Ⅳ区淋巴结　H. 右Ⅴ区淋巴结

【答案】ABD

【解析】对于上颌窦癌 N_0 患者建议包全原发灶及同侧Ⅰ~Ⅱ区。

【考点】上颌窦肿瘤放疗靶区制订

提问 4:该患者放疗前应常规做的准备是

A. 同侧颈淋巴结清扫术

B. 口腔处理

C. 控制血糖

D. 上颌窦开窗引流

E. 同侧眶内容物摘除术

F. 营养评估或干预

【答案】BCDF

【解析】放疗前需要口腔处理、营养评估、治疗合并症等,上颌窦癌建议开窗引流。

【考点】治疗前准备工作

提问 5:该患者放疗的 PGTV 剂量应为

A. 30~40Gy　　B. 40~50Gy

C. 50~60Gy　　D. 60~70Gy

E. ≥70Gy　　　F. 60Gy

【答案】E

【解析】头颈肿瘤根治性放疗剂量需≥70Gy。

【考点】上颌窦肿瘤放疗剂量

第二节　胸部肿瘤

一、食管癌

【A1 型题】

1. 食管癌死亡率最高的国家是

A. 日本　　B. 俄罗斯　　C. 美国

D. 英国　　E. 中国

【答案】E

【解析】据世界卫生组织 1978 年公布的五大洲食管癌的死亡率资料与我国 1974—1976 年恶性肿瘤病死亡回顾调查资料,相比全世界食管癌死亡率,中国最高,男性为 31.66/10 万,女性为 15.93/10 万。根据 2018 年 WHO 数据,我国食管癌死亡率降至全球第五。但是国际癌症研究机构(IARC)发布的《2020 年全球癌症统计》显示,世界范围内食管癌新发病例为 60.4 万人,死亡数为 54.4 万人;我国食管癌新发病例为 32.4 万人,死亡数为 30.1 万人,全球占比超 50%。

【考点】食管癌流行病学

2. 我国食管癌的主要病理类型是
   A. 腺癌　　　　　　　B. 神经内分泌癌
   C. 鳞状细胞癌　　　　D. 肉瘤
   E. 透明细胞癌

【答案】C

【解析】腺癌为欧美国家的主流类型,占 70%~80%。而鳞癌在亚洲、非洲国家更为多见。在我国,90% 左右的食管癌为鳞癌,其次为腺癌,偶见其他恶性肿瘤(如未分化癌占 1.4%~1.5%,其他如恶性黑色素瘤、平滑肌肉瘤、淋巴瘤和良性肿瘤等约占 1.7%)。

【考点】食管癌的病理

3. 食管癌主要发生于
   A. 食管黏膜　　　　　B. 黏膜下结缔组织
   C. 食管肌层　　　　　D. 黏膜下淋巴组织
   E. 外膜结缔组织

【答案】A

【解析】食管癌主要的病理类型为鳞状细胞癌。食管黏膜分为上皮、固有层和黏膜肌层,上皮是复层扁平上皮,是食管鳞癌发生的主要的部位。

【考点】食管癌的病理

4. 早期食管癌的 X 线造影表现**不包括**
   A. 局限性黏膜皱襞增粗
   B. 局部管壁僵硬
   C. 小龛影
   D. 小充盈缺损
   E. 管腔狭窄或梗阻

【答案】E

【解析】X 线检查在早期食管癌可表现为食管黏膜皱襞增粗,局部管壁僵硬,中断迂曲,黏膜破坏和/或龛影,乳头型可表现为小充盈缺损。中晚期食管癌 X 线检查显示食管腔内黏膜充盈缺损,管壁有程度不同的僵硬、扩张受限,甚至狭窄或梗阻,病变上端的正常食管有不同程度的扩张。

【考点】食管癌影像学表现

5. 中晚期食管癌最常见的临床表现包括
   A. 吞咽梗咽感
   B. 进行性吞咽困难

   C. 胸骨后不适或闷胀
   D. 咽喉部干燥及紧缩感
   E. 食物通过缓慢或滞留

【答案】B

【解析】早期食管癌症状时隐时现,临床常见吞咽食物梗咽感、胸骨后不适或闷胀、食管内异物感、咽喉部干燥及紧缩感、食物通过缓慢并有滞留感。中晚期食管癌最常见的典型症状为进行性吞咽困难,常见伴随症状有声音嘶哑、颈部和/或锁骨上肿物、压迫症状。

【考点】食管癌临床表现

6. 当怀疑食管占位时,确诊的手段是
   A. 胸部增强 CT　　　　B. 食管增强 MRI
   C. PET/CT　　　　　　D. 内镜下组织活检
   E. 上消化道造影

【答案】D

【解析】内镜下组织活检是确诊食管癌的主要手段。镜下不仅可以组织学活检,也可以确定累及食管的范围和长度,还可以明确有无多发病灶或发现影像学不明显的病灶,联合内镜下超声可以明确肿瘤侵犯的深度以及与周围重要器官的关系。上消化道造影、胸部 CT 或 MRI 是食管癌诊疗重要的影像学检查手段,对于确定肿瘤分期和范围、评价治疗效果有着非常重要的作用。PET/CT 是确定肿瘤范围和有无远处转移的重要检查手段。

【考点】食管癌的诊断

7. 根据第 8 版 AJCC 分期,奇静脉受侵属于
   A. T_1　　　　　B. T_2　　　　　C. T_3
   D. T_{4a}　　　　E. T_{4b}

【答案】D

【解析】根据第 8 版 AJCC 分期,T_{4a} 包括肿瘤侵及胸膜、心包膜、奇静脉、横膈或腹膜。

【考点】食管癌分期

8. 对于 $cT_3N_1M_0$ 食管中段鳞状细胞癌患者,首选的治疗
   A. 根治性手术
   B. 根治性同步放化疗
   C. 术前同步放化疗
   D. 根治性放疗
   E. 内镜下切除

【答案】C

【解析】对于分期为 cT_3 anyN 的胸段食管癌,首选新辅助同步放化疗 + 食管切除术。

【考点】食管癌的治疗

9. 食管鳞状细胞癌患者行术前同步放化疗,放疗剂量常规是
   A. 20Gy　　　　B. 30Gy　　　　C. 35Gy
   D. 40~45Gy　　E. 55Gy

【答案】D

【解析】术前同步放化疗的放疗剂量推荐为 40~50Gy，证据来自两个Ⅲ期前瞻性研究（CROSS 研究和 CALGB 9781 研究），这两个研究采用的是 40~41.4Gy。

【考点】食管癌术前同步放化疗方案

10. 食管癌同步放化疗应用最成熟的化疗方案是

　　A. 5-FU+ 顺铂　　　B. 依托泊苷 + 顺铂
　　C. 吉西他滨 + 顺铂　D. 伊立替康 + 顺铂
　　E. 5-FU+ 奥沙利铂

【答案】A

【解析】5-FU+ 顺铂方案的证据来源于 Herskovic 等于 1992 年发表在《新英格兰医学杂志》的Ⅲ期前瞻性随机研究结果；5-FU+ 奥沙利铂方案的证据来源于 Khushalani 等于 2002 年发表在《临床肿瘤学杂志》的临床研究结果。

【考点】食管癌同步放化疗

【A2 型题】

1. 患者，男，60 岁，进行性吞咽困难 3 个月，近 1 个月体重减少 5kg，确诊的检查手段是

　　A. 脱落细胞学检查　B. 淋巴结穿刺活检
　　C. 食管镜病理活检　D. PET/CT
　　E. 食管造影

【答案】C

【解析】在我国，老年男性、吞咽困难，首先应考虑食管占位。首选的检查手段是食管镜病理活检，不仅可以明确病理类型，还可以确定食管侵犯的范围和程度。

【考点】食管癌确诊的首选检查方法

2. 患者，女，50 岁，进食后胸骨不适半年，近 1 周出现声音嘶哑，下列最适合的检查是

　　A. 喉镜 + 胸部 CT+ 颈部 MRI
　　B. 脑 MRI+ 喉镜 + 胸部 CT
　　C. 颈部 MRI+ 喉镜 +PET/CT
　　D. 食管镜 + 胸部 CT+ 喉镜
　　E. PET/CT+ 喉镜 + 瘤标

【答案】D

【解析】胸骨后不适提示病变可能在食管，因此确诊检查需包含食管镜。

【考点】诊断食管癌常用的检查方法

3. 患者，男，60 岁，嗜烟酒，近 1 个月进食时吞咽不畅，食管造影见黏膜略僵硬，下一步处理是

　　A. 继续观察　　　　B. 食管镜检查
　　C. 胸部 CT　　　　D. 食管 MRI
　　E. PET/CT

【答案】B

【解析】老年男性、嗜烟酒、吞咽困难、食管造影异常，以上均是我国食管癌的危险因素。首选的检查是食管镜检查。

【考点】早期食管癌的临床表现

4. 患者，男，65 岁，进行性吞咽困难 4 个月，加重 1 周。食管镜提示距门齿 30~35cm 肿物，活检提示鳞状细胞癌。胸部 CT 提示食管中段管壁增厚，最大截面 3cm。纵隔 4R 区可见 1.5cm 肿大淋巴结。食管造影提示：食管局部管壁僵硬，管腔狭窄，长度约 6cm。完善全身检查，未见远处转移征象。根据 AJCC 第 8 版食管癌分期，患者应为

　　A. $T_1N_1M_0$　　　B. $T_2N_2M_0$　　　C. $T_3N_1M_0$
　　D. $T_4N_2M_0$　　　E. $T_3N_2M_0$

【答案】C

【解析】CT 扫描显示正常食管壁的厚度一般为 3~5mm。根据 AJCC 第 8 版食管癌分期，T_1 肿瘤侵及固有层、黏膜肌层或黏膜下层，在 CT 上常难表现出管壁增厚；T_2 肿瘤侵及固有肌层，CT 扫描显示管壁轻度增厚；T_3 肿瘤侵及外膜而未侵及邻近结构；1~2 个区域淋巴结转移为 N_1。为明确 T 分期可行超声内镜或食管 MRI。

【考点】食管癌分期

5. 患者，女，48 岁，吞咽不适 2 个月，食管造影可见食管壁小龛影。活检提示鳞状细胞癌，超声内镜提示肿瘤侵至黏膜下层。患者 T 分期为

　　A. T_{1a}　　　　　B. T_{1b}　　　　　C. T_2
　　D. T_3　　　　　E. T_{4a}

【答案】B

【解析】根据 AJCC 第 8 版食管癌分期，T_{1a} 肿瘤侵及固有层、黏膜肌层，T_{1b} 肿瘤侵及黏膜下层。

【考点】食管癌 T 分期

6. 患者，男，50 岁，食管癌。术前检查无远处转移，未行新辅助放化疗，食管癌根治术后，病理提示：食管中段中分化鳞状细胞癌，肿瘤侵至外膜，清扫淋巴结 4/10 转移。患者分期为

　　A. $pT_3N_1M_0$　　B. $cT_3N_2M_0$　　C. $cT_3N_1M_0$
　　D. $pT_3N_2M_0$　　E. $ypT_3N_2M_0$

【答案】D

【解析】根据 AJCC 第 8 版食管癌分期，未行新辅助治疗的术后病理分期为 p 开头，T_3 肿瘤侵及外膜，3~6 个区域淋巴结转移为 N_2。

【考点】食管癌第 8 版 AJCC 分期

7. 患者，女，56 岁，进食梗咽 2 个月，胃镜检查提示：距门齿 20~24cm 占位，病理活检提示鳞状细胞癌。该患者肿瘤位于

A. 下咽　　　B. 颈段　　　C. 上段

D. 中段　　　E. 下段

【答案】C

【解析】颈段食管上接下咽，向下至胸骨切迹平面的胸廓入口，前邻气管、两侧与颈血管鞘毗邻，后面是颈椎；内镜检查距门齿 15~20cm。胸上段食管上自胸廓入口，下至奇静脉弓下缘水平，其前方由气管、主动脉弓及分支和大静脉包绕，后面为胸椎；内镜检查距门齿 20~25cm。胸中段食管上自奇静脉弓下缘，下至下肺静脉水平，前方是两个肺门之间结构，左邻胸降主动脉，右侧是胸膜，后方为胸椎；内镜检查距门齿 25~30cm。胸下段食管及食管胃交界为上自下肺静脉水平，向下终于胃，由于这是食管的末节，故包括了食管胃交界，其前邻心包，后邻脊椎，左为胸降主动脉，右为胸膜。该段食管穿越膈肌，在腹腔走行距离长短不一，在某些情况如食管裂孔疝时，腹段食管可消失，故腹段食管包括在胸下段食管中。内镜检查距门齿 30~40cm。

【考点】胃镜检查中常用的食管分段

8. 患者，男，60 岁，进行性吞咽困难半年。当地医院 CT 提示：食管上段占位，食管周可见 1 枚 3cm 淋巴结。内镜活检提示：鳞状细胞癌。腹部 CT 提示：腹主动脉旁可见 2cm 大小淋巴结。该患者分期

A. $cT_3N_2M_0$　　　B. $cT_2N_2M_0$

C. $cT_3N_3M_0$　　　D. $cT_xN_1M_1$

E. $cT_xN_2M_0$

【答案】D

【解析】食管癌 TNM 分期，腹主动脉旁属于非区域淋巴结转移，属于远处转移。

【考点】食管癌 TNM 分期

9. 患者，男，55 岁，吞咽困难 3 个月，食管镜检提示：鳞状细胞癌，距门齿 18~20cm。首选的治疗是

A. 根治性手术　　　B. 术前同步放化疗

C. 内镜下切除　　　D. 根治性放疗

E. 根治性同步放化疗

【答案】E

【解析】颈段食管癌的首选治疗为同步放化疗。

【考点】食管癌 TNM 分期

10. 患者，女，62 岁，吞咽困难 4 个月。食管镜提示：距门齿 25~28cm 占位，活检提示中分化鳞状细胞癌。食管 MRI 提示肿瘤侵犯椎体。患者首选的治疗是

A. 根治性同步放化疗

B. 根治性放疗

C. 全身化疗

D. 根治性手术

E. 术前同步放化疗

【答案】A

【解析】T_{4b} 食管癌的首选治疗为根治性同步放化疗，侵犯椎体也可以考虑单纯化疗。

【考点】T_{4b} 食管癌的首选治疗

11. 患者，男，45 岁，吞咽困难 4 个月，食管镜提示距门齿 24~30cm 占位，活检提示高分化鳞状细胞癌。胸部 CT 可见食管周、隆突下淋巴结肿大淋巴结。患者首选的治疗是

A. 根治性同步放化疗

B. 根治性手术

C. 术前同步放化疗

D. 根治性放疗

E. 术前化疗

【答案】C

【解析】$cT_{1b\sim c}T_2$ N+ 或 $cT_{3c\sim 4a}$ any N 的胸段食管癌，首选治疗为新辅助同步放化疗 + 食管切除术。

【考点】局部进展期非颈段食管癌的首选治疗

12. 患者，女，80 岁，吞咽困难 2 个月。食管镜提示：距门齿 20~25cm 占位，活检病理提示鳞状细胞癌。既往：冠心病 10 年，支架植入术后 1 年，脑梗病史 6 个月。患者适合的治疗是

A. 根治性同步放化疗

B. 单纯放疗

C. 根治性手术

D. 术前同步放化疗

E. 支架植入术

【答案】B

【解析】患者高龄、合并症多由手术禁忌证，不能耐受同步放化疗，首选根治性放疗。

【考点】高龄、合并症多的食管癌患者首选单纯放疗

13. 患者，男，60 岁，吞咽困难半年，胃镜提示食管胃结合部占位。活检提示：中分化腺癌。CT 提示：贲门周可见数枚 1~2cm 淋巴结。该患者首选治疗是

A. 根治性同步放化疗

B. 根治性手术

C. 根治性放疗

D. 术前同步放化疗

E. 术前化疗

【答案】D

【解析】对于 $cT_{2\sim 3}$N+ 的食管胃结合部癌，新辅助同步放化疗相比围手术期化疗的证据更充分(参考 CROSS 研究)。

【考点】$cT_{2-3}N+$ 食管 - 胃结合部腺癌的首选治疗

14. 患者,女,58 岁,吞咽困难 3 个月。胃镜提示距门齿 30~33cm 占位,内镜超声提示肿瘤可疑侵犯心包,活检提示:低分化鳞状细胞癌。患者首选治疗为

　　A. 术前同步放化疗

　　B. 术前化疗

　　C. 根治性同步放化疗

　　D. 根治性手术

　　E. 根治性放疗

【答案】A

【解析】cT_{3c-4a} any N 的胸段食管癌,首选治疗为新辅助同步放化疗 + 食管切除术。

【考点】cT_{4a} 食管癌的首选治疗

15. 患者,男,55 岁,进食时胸骨后不适 2 个月。胃镜提示距门齿 26~28cm 黏膜隆起,当地医院行内镜下黏膜剥离术(ESD);术后病理提示:中分化鳞状细胞癌,肿瘤侵犯至黏膜下,切缘(−)。患者下一步处理为

　　A. 放射治疗　　　　B. 手术

　　C. 同步放化疗　　　D. 化疗

　　E. 再次 ESD

【答案】B

【解析】初诊 cT_{1b} 或内镜下切除后病理提示 pT_{1b} 时,需手术切除治疗,拒绝手术或不耐受手术者可行同步化疗或单纯放疗。

【考点】ESD 后 pT_{1b} 患者的首选治疗

16. 患者,女,50 岁,食管癌切除术后,术后病理提示:食管中段中分化鳞状细胞癌,环周切缘 +,淋巴结 0/11 未见转移。患者下一步处理是

　　A. 术后化疗　　　　B. 术后观察

　　C. 术后放射治疗　　D. 术后同步放化疗

　　E. 免疫治疗

【答案】D

【解析】R1/R2 切除(包括环周切缘阳性,任何 T/N 分期,M_0)的患者,若未接受新辅助放化疗,首选术后同步放化疗,当不能耐受时可行序贯化疗 + 放疗,或不适宜放疗时行单纯化疗。

【考点】术后切缘阳性患者的首选治疗

17. 患者,男,56 岁,颈段食管癌,准备在医院接受根治性同步放化疗肿瘤区的确定方法为

　　A. 参考食管镜结果　　B. 参考颈部 MRI

　　C. 参考 PET/CT　　　D. 参考食管造影

　　E. 参考以上全部检查

【答案】E

【解析】颈段食管癌原发大体肿瘤靶区的勾画,根据查体及影像学检查确定,包括上消化道造影、纤维内镜、超声内镜、CT、MRI、PET/CT 等。

【考点】食管肿瘤区(GTV)的勾画

18. 患者,女,70 岁,食管癌患者,既往无慢性肺炎病史,放疗中出现喝水呛咳、咳嗽、发热。最有可能的原因是

　　A. 放射性肺炎

　　B. 食管 - 气管瘘伴肺感染

　　C. 放射性气管炎

　　D. 肺部感染

　　E. 纵隔脓肿

【答案】B

【解析】食管 - 气管瘘可出现喝水呛咳的症状。

【考点】食管癌放疗并发症

19. 患者,男,40 岁,进食后胸骨后不适,胃镜提示距门齿 25cm 处局部黏膜隆起,超声内镜提示病变局限于黏膜层。病理活检提示:局部可疑癌变。下面合适的处理是

　　A. 根治性手术　　　　B. 局部内照射

　　C. 局部外照射　　　　D. 观察

　　E. 内镜下黏膜剥离术

【答案】E

【解析】超声内镜提示病变局限于黏膜层,临床分期 T_{1a},根据 2021 年 NCCN 指南,T_{1a} 患者首选内镜下黏膜剥离术,根据术后病理可选择辅助治疗。

【考点】T_{1a} 期食管癌的治疗

20. 患者,男,50 岁,食管癌术后,术后病理提示:下段食管中分化鳞状细胞癌,肿瘤侵犯肌层,未侵犯外膜,淋巴结 4/15 转移。下一步处理更合适的是

　　A. 随访观察

　　B. 术后化疗,序贯放疗

　　C. 术后化疗

　　D. 术后同步放化疗

　　E. 术后放疗,序贯化疗

【答案】D

【解析】21 世纪,国内外多项前瞻及回顾性研究显示Ⅲ期、淋巴结阳性的食管癌患者可以从术后放疗中获益,尤其对于淋巴结转移数目≥3 个的患者,同步放化疗能提高总生存率。因此,对于达 R0 切除的食管鳞癌患者,尽管 NCCN 指南推荐无论 T 分期和 N 分期如何,仅观察随访即可,但国内学者推荐Ⅲ期和淋巴结阳性患者行术后放疗 ± 氟尿嘧啶类药物为基础的化疗。

【考点】食管癌术后的治疗选择

21. 患者,男,48岁,食管中段鳞状细胞癌,术前同步放化疗后行根治性手术,术后病理提示:中分化鳞状细胞癌,局部切缘阳性,淋巴结0/10未见转移。下一步处理是
    A. 术后放疗
    B. 术后同步放化疗
    C. 随访观察或考虑再次切除
    D. 术后化疗
    E. 术后放疗,序贯化疗
    【答案】C
    【解析】环周切缘阳性,任何T/N分期、M_0的患者,若接受过新辅助放化疗,可行最佳支持治疗/对症处理,或观察直到肿瘤进展,行化疗。
    【考点】术前同步放化疗后切缘阳性患者的治疗选择

22. 患者,男,50岁,食管中段鳞状细胞癌,$cT_3N_1M_0$,行术前放化疗后,复查PET/CT未见局部高代谢,胃镜活检提示,未见肿瘤细胞。最佳的处理是
    A. 随访观察
    B. 进一步放疗,达根治剂量
    C. 全身化疗
    D. 手术切除或观察
    E. 内镜下切除
    【答案】D
    【解析】手术切除为2A类证据,观察随访为2B类。
    【考点】术前同步放化疗后临床CR患者的治疗选择

23. 患者,女,40岁,食管下段腺癌,手术切除,术后病理提示:低分化腺癌,侵至食管外膜,切缘阴性,伴脉管癌栓,食管周1/3、贲门周0/5转移。术后的处理是
    A. 随访观察
    B. 术后放疗
    C. 术后化疗
    D. 术后化疗,序贯放疗
    E. 术后同步放化疗
    【答案】E
    【解析】对于未行术前放化疗的腺癌患者,术后淋巴结阳性者,NCCN指南推荐术后同步放化疗。
    【考点】食管腺癌的术后治疗

【A3/A4型题】

(1~4题共用题干)
患者,男,60岁,主诉:胸骨后烧灼痛1年半,吞咽困难3个月。体格检查:右锁骨上可及肿大淋巴结,质硬、固定。

1. 该患者确诊的方法是
   A. 食管造影
   B. 胃镜
   C. 胸部MRI
   D. PET/CT
   E. 锁骨上淋巴结切除活检
   【答案】B
   【解析】本例首先考虑上消化道病变,需行胃镜检查+活检病理。
   【考点】确诊食管癌的检查顺序

2. 行食管造影,有助于诊断的征象是
   A. 局部食管黏膜串珠样改变
   B. 未见异常,食管运动良好
   C. 食管呈光滑的鸟嘴样改变
   D. 黏膜光滑,腔外压迫狭窄
   E. 黏膜皱襞增粗断裂,局限性管壁僵硬
   【答案】E
   【解析】A常见于门静脉高压导致的食管静脉曲张;C常见于贲门失迟缓;D常见于食管周围肿大淋巴结压迫管腔。
   【考点】食管癌食管造影表现

3. 胃镜检查提示:距门齿25~28cm占位。病理提示:中-低分化鳞状细胞癌。患者分期至少为
   A. Ⅰ期   B. Ⅱ期   C. Ⅲ期
   D. ⅣA期   E. ⅣB期
   【答案】A
   【解析】锁骨上淋巴结未经影像或病理确认转移,暂不能计入分期。
   【考点】食管癌分期

4. 胸部PET/CT提示:食管中段局部增厚,伴FDG摄取增高,长度约3.5cm;锁骨上可见肿大淋巴结,FDG摄取增高。外科评估不可R0切除。患者下一步的治疗是
   A. 根治性同步放化疗 B. 手术切除
   C. 术前化疗   D. 术前放射治疗
   E. 术前同步放化疗
   【答案】A
   【解析】局部进展期食管癌,当外科评估不可R0切除时首选根治性同步放化疗。注意,根据AJCC第8版分期中对区域淋巴结的定义,锁骨上区出现的淋巴结若在左、右下颈气管旁则为1L、1R组,为区域淋巴结计入N分期;若锁骨上区出现的淋巴结位于血管鞘或外侧,则属于颈部Ⅳ、Ⅴ组淋巴结,为非区域淋巴结计入M分期。
   【考点】局部进展期食管癌的治疗

(5~7 题共用题干)

患者,男,40 岁,进食梗咽感半年,目前可进半流食,进食时间延长。查体:双侧颈部、锁骨上未及肿大淋巴结。食管造影提示:食管下段局部管腔狭窄,管壁僵硬,局部充盈缺损,长度约 1.5cm。

5. 首先考虑的诊断是

    A. 反流性食管炎　　　B. 贲门失弛缓症

    C. 食管憩室　　　　　D. 食管恶性肿瘤

    E. 食管静脉曲张

【答案】D

【解析】早期食管癌症状时隐时现,临床常见吞咽食物梗咽感、胸骨后不适或闷胀、食管内异物感、咽喉部干燥及紧缩感、食物通过缓慢并有滞留感。中晚期食管癌最常见的典型症状为进行性吞咽困难,常见伴随症状有声音嘶哑、颈部和/或锁骨上肿物、压迫症状。

【考点】食管癌临床表现

6. 下一步的检查是

    A. 胸部 CT

    B. PET/CT

    C. 胃镜及组织学活检

    D. 纵隔镜活检

    E. 食管 MRI

【答案】C

【解析】当临床怀疑食管恶性肿瘤时,首选的检查是胃镜及组织学活检。

【考点】食管癌确诊手段

7. 胃镜提示距门齿 35~37cm 食管占位,活检提示:高分化鳞状细胞癌。胸部增强 CT:食管下段局部管壁增厚,食管周、纵隔未见肿大淋巴结。腹盆腔 CT:未见腹腔淋巴结转移,未见肝转移。建议患者下一步治疗是

    A. 手术　　　　　　　B. 放射治疗

    C. 同步放化疗　　　　D. 化疗

    E. 中西医结合

【答案】A

【解析】早期胸段食管癌治疗首选食管切除术。

【考点】早期食管癌的治疗选择

(8~12 题共用题干)

患者,男,48 岁,进行性吞咽困难 4 个月,加重 1 个月。胃镜提示:距门齿 32~36cm 溃疡性占位,活检提示:鳞状细胞癌。胸部 CT 提示:食管肿瘤侵犯胸膜,肿物周围、贲门周可见多发肿大淋巴结,最大短径 1.5cm。

8. 该患者分期至少为

    A. ⅡA 期　　　　B. ⅡB 期　　　　C. Ⅲ 期

    D. ⅣA 期　　　　E. ⅣB 期

【答案】D

【解析】食管肿物侵犯胸膜为 T_{4a},多发肿大淋巴结大于 2 个至少为 N_2,$cT_{4a}N_2$ 为 ⅣA 期。

【考点】食管癌分期

9. 腹盆腔 CT 提示:贲门周多发肿大淋巴结,余未见异常。骨扫描(-)。该患者下一步治疗选择是

    A. 手术切除

    B. 根治性同步放化疗

    C. 术前同步放化疗

    D. 术前化疗

    E. 免疫治疗

【答案】C

【解析】局部进展期食管癌,无手术禁忌,首选治疗为新辅助同步放化疗 + 食管切除术。

【考点】局部进展期食管癌的治疗首选

10. 患者选择了手术切除,术后病理提示:低分化鳞状细胞癌,环周切缘阳性,食管周淋巴结 3/6 转移,胃小弯淋巴结 0/5、隆突下 0/2 未见转移。该患者下一步处理是

    A. 随访观察　　　　B. 术后放射治疗

    C. 术后同步放化疗　D. 术后化疗

    E. 中西医结合治疗

【答案】C

【解析】R1/R2 切除(包括环周切缘阳性,任何 T/N 分期,M_0)的患者,若未接受新辅助放化疗,首选术后同步放化疗,当不能耐受时可行序贯化疗 + 放疗,或不适宜放疗时行单纯化疗。

【考点】食管癌术后放射治疗指征

11. 如果选择放射治疗,照射范围应为

    A. 吻合口 + 瘤床上下 3~4cm+ 纵隔、胃小弯贲门淋巴引流区

    B. 吻合口 + 瘤床上下 3~4cm+ 转移淋巴引流区 + 高危淋巴引流区

    C. 吻合口 + 瘤床上下 3~4cm+ 纵隔、锁上淋巴引流区

    D. 吻合口 + 瘤床上下 3~4cm+ 胃小弯贲门淋巴引流区

    E. 吻合口 + 瘤床上下 3~4cm+ 锁上、纵隔、胃小弯贲门淋巴引流区

【答案】B

【解析】残胃位于食管床(术后放疗照射野)的患者,

因残胃对放疗耐受性差,除肿瘤有明显残留外,不建议积极地术后预防放疗;当残胃位于左侧或右侧胸腔内且符合术后放疗适应证时,可行纵隔淋巴结引流区的预防性放疗。患者为胸下段食管癌,术后放疗需包括吻合口、瘤床周围及转移淋巴结引流区 + 高危淋巴引流区。Huan 等通过对 1 077 例食管鳞癌术后淋巴结转移规律进行分析,胸下段食管癌易出现胸中、下段及腹部淋巴结转移,锁上、胸上段淋巴结转移率均不足 5%。

【考点】食管癌术后照射范围

12. 术后放射治疗中,局部瘤床的照射剂量建议

    A. 30~40Gy   B. 40~45Gy

    C. 50~55Gy   D. 54~60Gy

    E. 60~70Gy

【答案】D

【解析】放疗剂量 95%PTV 54~60Gy,6 周 30 次。

【考点】切缘阳性的食管癌术后放射治疗剂量

(13~17 题共用题干)

患者,女,50 岁,主诉:吞咽困难 3 个月。胃镜提示:距门齿 18~21cm 占位。病理活检提示:低分化鳞状细胞癌。PET/CT 提示:颈段食管可见葡萄糖代谢增高灶,长度约 3.4cm,左侧颈部可见一枚代谢增高淋巴结。

13. 该患者分期(AJCC 第 8 版分期)是

    A. Ⅰ期   B. Ⅱ期

    C. Ⅲ期   D. ⅣA 期

    E. ⅣB 期

【答案】E

【解析】左颈部淋巴结转移属于非区域淋巴结转移,属于远处转移。

【考点】食管癌分期

14. 首选治疗是

    A. 术前同步放化疗   B. 术前化疗

    C. 手术   D. 根治性放疗

    E. 根治性同步放化疗

【答案】E

【解析】颈段食管癌首选根治性同步放化疗。

【考点】颈段食管癌的治疗首选

15. 如果选择放射治疗,照射范围是

    A. 局部肿物上下外扩 1cm,四周扩 0.8cm+ 左锁骨上及颈部淋巴引流区

    B. 局部肿物上下外扩 2cm,四周扩 0.8cm+ 左锁骨上及颈部淋巴引流区

    C. 局部肿物上下外扩 3cm,四周扩 0.8cm+ 左锁骨上及颈部淋巴引流区

    D. 局部肿物上下外扩 2~3cm,四周扩 0.8cm+ 双侧锁骨上及颈部淋巴引流区

    E. 局部肿物上下外扩 5cm,四周扩 0.5cm+ 双侧锁骨上及颈部淋巴引流区

【答案】D

【解析】研究显示食管癌大体肿瘤近端和远端的 94.0% 的亚临床病变在 30.0mm 之内,97.0% 的亚临床病变在 50.0mm 之内。因此食管原发灶的临床靶体积(CTVp)为局部肿物在头向外放 1.0~5.0cm、脚向外放 3.0~5.0cm、侧向外放 0.5~1.0cm,不超过解剖边界,除非有证据证实其受侵。颈段食管患者行受累野放疗(IFI)可能比选择性淋巴结照射(ENI)需要挽救性治疗的可能性大,但 ENI 治疗的患者发生放射性毒副反应的概率更高。临床上目前对于颈段食管癌放疗靶区的照射范围多采用 ENI,包括双侧锁骨上及颈部淋巴引流区,根据纵隔淋巴结转移范围调整纵隔受照射靶区范围。

【考点】根治性放疗的范围

16. 处方剂量应为

    A. 45~50Gy   B. 50~60Gy

    C. 60~66Gy   D. 66~70Gy

    E. 70Gy 以上

【答案】C

【解析】综合颈段食管癌同步放化疗放疗剂量的研究,临床工作中大部分放疗科医生参照头颈部鳞癌的剂量,给予 60~66Gy。

【考点】食管癌同步放化疗放疗剂量

17. 治疗期间,下列处理中正确的是

    A. 预防性使用升白细胞药物

    B. 胃造瘘改善营养

    C. 白细胞降低应暂停放化疗

    D. 同步放化疗时,化疗放在放疗后

    E. 忌高蛋白、高热量饮食,避免肿瘤细胞过快生长

【答案】B

【解析】食管癌同步放化疗期间常见血液学毒性包括白细胞减少,轻度白细胞减少时无须暂停放化疗,可对症处理;参考 CSCO 肿瘤放化疗相关中性粒细胞减少症规范化管理指南(2021),食管癌同步化疗方案发生粒缺伴发热(FN)的风险较低,无须预防性使用升白细胞药物。同步放化疗时化疗与放疗同时开始。颈段食管癌放疗期间可能出现消化道粘膜放射性损伤而影响进食,营养不良会严重影响食管癌患者对手术、放疗、化疗的耐受性,充足的营养摄入可防止肌肉质量损失、调节炎症和免疫反应、优化血糖控制,并提供营养素,促进向合成代谢状态的转变。因食管癌患者的肠道消化功能正常,因此首推肠内营养,可行胃造瘘改善营养。每日能量需要按 25~30kcal/(kg·d)来估算,蛋白质摄入量为 1.5~2.0g/(kg·d)。

【考点】食管癌治疗期间的注意事项

(18~22题共用题干)

患者,男,55岁,吞咽困难半年,声音嘶哑1个月。体检:颈部、锁上未及肿大淋巴结。

18. 该患者下一步的检查通常**不首先**考虑
   A. 脑MRI
   B. 胸部增强CT
   C. 食管造影
   D. 胃镜及病理活检
   E. 超声内镜

【答案】A

【解析】对于临床怀疑食管癌的患者,应首先完善胃镜及病理活检,明确肿瘤病理类型,并同时完善胸部检查评价食管与纵隔淋巴结情况。头颅MRI主要用于除外脑转移,是确诊之后可选择的检查手段。

【考点】食管癌分期检查

19. PET/CT提示:食管中段局部高代谢,长度约4.5cm;纵隔4L区可见肿大淋巴结,葡萄糖代谢增高,短径3cm,上段食管周可见两枚8mm淋巴结,代谢增高。胃镜提示距门齿26~30cm管腔狭窄,活检提示:中分化鳞状细胞癌。患者分期**至少**为
   A. Ⅰ期
   B. Ⅱ期
   C. Ⅲ期
   D. ⅣA期
   E. ⅣB期

【答案】C

【解析】PET/CT提示除纵隔4L区外,上段食管周可见两枚8mm淋巴结,代谢增高,考虑为转移淋巴结。N2至少是ⅢA期。

【考点】食管癌分期

20. 该患者首选治疗为
   A. 根治性同步放化疗
   B. 手术切除
   C. 根治性放疗
   D. 术前化疗
   E. 术前同步放化疗

【答案】E

【解析】根据2021年V3.0 NCCN指南推荐:对于Ⅲ期非颈段食管鳞癌,首选的治疗是术前同步放化疗。放化疗后根据检查结果,选择手术或者观察。

【考点】局部进展期食管癌的首选治疗

21. 该患者治疗后行PET/CT提示:食管中段原高代谢区消失,纵隔4区肿大淋巴结明显缩小,最大标准摄取值(SUV值)<2.5。胃镜示:食管中段未见明显肿物,局部瘢痕样改变,活检未见肿瘤细胞。该患者下一步处理为
   A. 随访观察
   B. 继续放化疗
   C. 手术切除或观察
   D. 全身化疗
   E. 免疫治疗

【答案】C

【解析】手术切除为2A类证据,观察随访为2B类。

【考点】术前同步放化疗后临床CR患者的治疗选择

22. 该患者选择了手术切除,术后病理提示:食管中分化鳞状细胞癌,喉返神经旁淋巴结侵透被膜,局部切缘阳性。下一步处理首选为
   A. 随访观察
   B. 再次手术
   C. 放射治疗
   D. 同步放化疗
   E. 全身化疗

【答案】A

【解析】切缘阳性,任何T/N分期、M0的患者,若接受过新辅助放化疗,可行最佳支持治疗/对症处理,或观察直到肿瘤进展,行化疗。

【考点】术前同步放化疗后手术切缘阳性的治疗选择

(23~26题共用题干)

患者,男,50岁,进食后胸骨后烧灼痛半年。体格检查:颈部、双锁上未及肿大淋巴结。

23. 确诊的检查手段是
   A. 心电图
   B. 食管造影
   C. 胸部CT
   D. PET/CT
   E. 胃镜及病理活检

【答案】E

【解析】临床怀疑食管癌时,首选的确诊手段是胃镜及病理活检。

【考点】食管癌的确诊手段

24. 患者首先选择了食管造影,提示:食管局部黏膜连续性中断,黏膜增粗,长度约5cm。下一步处理正确的是
   A. 手术直接切除获取病理
   B. 直接进行放射治疗
   C. 直接进行同步放化疗
   D. 内镜病理活检及超声内镜观察病变侵犯深度
   E. 随访观察至吞咽困难

【答案】D

【解析】食管造影提示食管占位,是食管癌的典型影像表现。在没有内镜检查禁忌的前提下,首选内镜下病理活检,有条件可考虑超声内镜评价病变侵犯深度。

【考点】食管癌的病理活检

25. 患者进行了胃镜检查,提示:距门齿26~30cm管腔狭窄,病理提示:食管鳞状细胞癌。胸部CT提示食管气管沟可见数个5mm

大小淋巴结。腹盆腔 CT 未见异常。下一步处理为

A. 手术切除　　　　B. 术前放疗

C. 根治性放化疗　　D. 术前化疗

E. 术前放射治疗

【答案】B

【解析】胸部 CT 在食管气管沟发现的数个 5mm 大小淋巴结均倾向于转移淋巴结。

【考点】有淋巴结转移患者的首选治疗

26. 患者直接进行了手术切除,术后病理提示:中分化鳞状细胞癌,长度 5cm,肿瘤侵犯至外膜。食管周 4/6 淋巴结转移。下一步处理为

A. 辅助放射治疗　　B. 辅助同步放化疗

C. 中医中药　　　　D. 随访观察

E. 免疫治疗

【答案】B

【解析】患者诊断为胸中段食管鳞癌 pT$_3$N$_2$M$_0$ G$_2$ ⅢB 期。对于达 R0 切除的食管鳞癌患者,尽管 NCCN 指南推荐无论 T 分期和 N 分期如何,仅观察随访即可,但国内学者推荐Ⅲ期和淋巴结阳性患者行术后放疗 ± 氟尿嘧啶类药物为基础的化疗。

【考点】食管癌术后患者的选择

(27~30 题共用题干)

患者,女,48 岁,上腹不适伴吞咽困难 5 个月。体格检查:双侧锁上、颈部未及肿大淋巴结。胸部 CT 提示:食管下段占位,可疑累及贲门。胃小弯可见多个短径 1cm 淋巴结。

27. 如果要确诊,下一步处理为

A. PET/CT　　　　　B. 手术切除

C. 食管造影　　　　D. 腹部增强 CT

E. 胃镜检查及活检

【答案】E

【解析】临床怀疑食管癌时,首选的确诊手段是胃镜及病理活检。

【考点】食管癌的确诊手段

28. 患者完善检查未见远处转移征象,病理提示:中分化腺癌。下一步处理正确的是

A. 手术切除　　　　B. 根治性放化疗

C. 术前同步放化疗　D. 术前化疗

E. 根治性放疗

【答案】C

【解析】根据 2021 年 V3.0 NCCN 指南推荐:对于 cT$_{3-4a}$ 或 N$^+$ 的食管下段腺癌,可选择的治疗有术前同步放化疗(Ⅰ类推荐)、根治性同步放化疗(适用于拒绝手术

患者),也可选择术前 / 围手术期化疗 + 手术。

【考点】淋巴结转移的食管下段腺癌的首选治疗

29. 治疗后 PET/CT 提示:食管下段未见葡萄糖高代谢病灶,胃小弯未见肿大淋巴结。未见远处转移病灶。该患者下一步治疗为

A. 随访观察　　　　B. 手术切除或观察

C. 放射治疗　　　　D. 同步放化疗

E. 全身化疗

【答案】B

【解析】根据 2021 年 V3.0 NCCN 指南推荐:对于术前同步放疗后检查未见肿瘤残留的患者,可选择手术切除(Ⅰ类推荐),也可选择观察(ⅡB 类推荐)。

【考点】术前同步放化疗后 CR 患者的选择

30. 患者选择了手术切除,术后病理提示:中分化腺癌,局部切缘阳性,胃小弯可见 3/6 淋巴结转移。下一步处理为

A. 随访观察　　　　B. 放射治疗

C. 同步放化疗　　　D. 化疗或再次手术

E. 化疗

【答案】D

【解析】经过新辅助同步放化疗后手术、切缘阳性的食管腺癌患者,可观察随访或再次手术,化疗为 3 类证据。

【考点】淋巴结转移的腺癌术后治疗的选择

【案例分析题】

案例一:患者,女,59 岁,主诉:吞咽异物感 2 年,加重伴烧灼痛 1 个月。既往体健,体格检查:双侧锁骨上、颈部未及肿大淋巴结。胃镜提示:距门齿 30~33cm 可见溃疡型肿物,活检提示:高分化鳞状细胞癌。食管造影:可见食管局部管壁僵硬、狭窄,长度约 2.1cm。胸部 CT 提示:食管下段管壁增厚,上段食管扩张,未见纵隔淋巴结肿大。腹盆腔 CT 未见转移。

提问 1:该患者的下一步治疗为

A. 单纯手术切除

B. 根治性同步放化疗

C. 术前同步放化疗

D. 术前化疗

E. 术前放射治疗

【答案】C

【解析】最好完善超声胃镜明确 T 分期。美国国立综合癌症网络(NCCN)食管及食管胃结合部癌指南 2021 年第 3 版推荐对于 cT$_{1b}$~cT$_2$ N$_0$ 低风险(长度 <3cm、分化好)的患者首选食管切除术。FFCD9901 研究显示

Ⅰ~Ⅱ期食管癌术前同步放化疗较手术无明显优势,建议手术)。对于 cT_2N_0 高风险的(淋巴管浸润、长度≥3cm、分化差)患者,以及 $cT_{1b}~cT_2$ N+ 或 $cT_3~cT_{4a}$ anyN 的胸段食管癌患者,首选新辅助同步放化疗联合手术治疗。

【考点】食管癌的治疗原则

提问2:如选择同步放化疗,同步化疗药物应为

　　A. 多西他赛 + 顺铂

　　B. 5-FU+ 顺铂

　　C. 紫杉醇 + 卡铂

　　D. 吉西他滨 + 顺铂

　　E. 5-FU+ 奥沙利铂

【答案】BCE

【解析】紫杉醇 + 卡铂、5-FU+ 奥沙利铂为首选方案,其他推荐方案包括 5-FU+ 顺铂、伊立替康 + 顺铂、紫杉醇 +5-FU 或卡培他滨。

【考点】同步放化疗药物(NCCN 指南)

提问3:关于食管癌放疗,下列说法中**不正确**的是

　　A. 定位时可采用 4D-CT

　　B. CTV 不超过正常组织解剖边界

　　C. 淋巴引流区的预防照射应包括环甲膜至腹腔干之间

　　D. 局部肿瘤剂量有时可高于 60Gy

　　E. 食管癌更适合大分割照射

【答案】CE

【解析】食管癌放疗无论治疗目的是术前新辅助、根治性还是术后辅助,均不推荐整个区域淋巴引流区的照射,因其影响耐受程度并显著增加近远期不良反应。可进行选择性淋巴引流区照射,根据食管原发灶位置以及转移淋巴结位置的不同进行相应淋巴引流区预防性照射;也可进行累及野照射,及淋巴结 GTV 外扩 0.5~1.5cm 形成淋巴结 CTV。食管癌放疗范围较大,不适合大分割照射。

【考点】食管癌放疗注意事项

案例二:患者,男,62 岁,吞咽困难 3 个月,加重半月。近半月体重减轻约 10kg,体格检查:右侧锁骨上可及肿大淋巴结,质硬,稍活动。胃镜提示,距门齿 18~22cm 可见肿物,活检提示:低分化鳞状细胞癌。胸部 CT 提示:右锁骨上可见一枚肿大淋巴结,1.5cm 大小。造影提示:食管上段狭窄,管壁僵硬,长度约 3.5cm,狭窄上段扩张明显。腹盆腔 MRI 未见转移。骨扫描(−)。

提问1:该患者改善营养,建议的方式包括

　　A. 静脉营养　　　　B. 胃造瘘

　　C. 鼻饲管　　　　　D. 食管支架

　　E. 空肠造瘘

【答案】ABCE

【解析】因食管癌患者的肠道消化功能正常,首先推荐肠内营养,肠外营养仅作为肠内营养不足时的补充。肠内营养首选口服营养补充(ONS),其次为管饲(包括鼻饲或胃造瘘、肠造瘘)。食管支架是用于姑息治疗食管瘘的手段之一。

【考点】食管癌患者改善营养的方式

提问2:如果患者考虑放疗,确定肿瘤区,还应完善的检查有

　　A. 胃镜检查标记肿瘤上下端

　　B. 头颅 MRI

　　C. 内镜超声

　　D. 食管 MRI

　　E. PET/CT

【答案】ADE

【解析】本例患者病变位置较高,手术切除困难,治疗首选根治性同步放化疗。原发大体肿瘤靶区的勾画,模拟定位前需完善胸部增强 CT、食管钡餐造影、食管超声内镜、食管镜或 PET/CT 等辅助检查手段,必要时完善支气管镜、胸部 MRI,以确定靶区体积和射野边界。

【考点】确定肿瘤区的影像参考

提问3:患者放疗时,照射范围包括

　　A. 原发肿物及肿大淋巴结

　　B. 双侧锁骨上淋巴引流区

　　C. 纵隔 2、4 区淋巴引流区

　　D. 颈部淋巴引流区

　　E. 隆突下淋巴引流区

【答案】ABCE

【解析】CT 诊断转移淋巴结的标准:胸腔内淋巴结短径≥10mm;气管食管旁沟、食管旁、心膈角淋巴结短径≥5mm;淋巴结短径不到 10mm,但有明显坏死、强化等表现,或有≥3 个淋巴结呈团簇状;PET/CT 显示的高代谢淋巴结(SUV 值 >2.5)定义为转移性淋巴结。淋巴结短长径比大于 0.7。研究显示,食管癌大体肿瘤(GTVp)近端和远端的 94% 的亚临床病变 3cm 之内,97.0% 的亚临床病变在 5cm 之内。因此,临床靶体积(CTV)必须包括 GTVp 在头脚方向外放 3.0cm,向四周外放 0.5~0.8cm,不超过解剖边界,除非有证据证实其受侵。胸上段食管癌 CTV 上界为环甲膜食管入口水平;下界为 GTV 下缘 3cm 或隆突下 2~3cm。包括下颈部、锁骨上、1、2、4、7、8U 及部分 8M 组淋巴引流区。

【考点】食管癌根治性放疗照射范围

二、肺癌

【A1 型题】

1. 根据 2020 年发布的中国最新癌症数据,我国恶性肿瘤中发病率、死亡率均排第一的是

A. 肝癌 　　B. 乳腺癌

C. 食管癌 　　D. 肺癌

E. 直肠癌

【答案】D

【解析】国际癌症研究机构(IARC)发布的《2020年全球癌症统计》显示,我国恶性肿瘤中发病率、死亡率均排第一的是肺癌。

【考点】肺癌的流行病学特点

2. 下列选项中不增加患肺癌风险的因素是

A. 长期大量吸烟

B. 长期待在充满香烟烟雾的房间里

C. 从事石棉制造工作

D. 食用熏烤食物

E. 患 COPD 且病史时间较长

【答案】D

【解析】本题主要考查肺癌的危险因素,吸入二手烟或熏烤、煎炸食物的油烟会增加患肺癌的风险,食用熏烤食物与肺癌发生无关。

【考点】肺癌的危险因素

3. 目前预防肺癌最可行的办法是

A. 戒烟 　　B. 口服维生素 A

C. 不食用腌制食物 　　D. 口服维生素 C

E. 口服雌激素

【答案】A

【解析】口服维生素 A、维生素 C 对预防肺癌无效;不食用腌制食物可预防食管癌、胃癌;长期大剂量应用雌激素有可能增加乳腺癌的发生风险,单用雌激素可增加子宫内膜癌的发生风险。

【考点】肺癌的危险因素

4. 可推荐为肺癌筛查首选检查项目是

A. 胸部 X 线

B. 纤维支气管镜

C. 胸部增强 CT

D. 胸部低剂量螺旋 CT

E. PET/CT

【答案】D

【解析】肺癌高危人群推荐胸部低剂量螺旋 CT 作为筛查手段。高危人群指年龄 55~74 岁,吸烟≥30 包/年,仍在吸烟或者戒烟 <15 年;年龄≥50 岁,吸烟≥20 包/年,另需附加一项危险因素(氡气暴露史、职业暴露史、恶性肿瘤病史、一级亲属肺癌家族史、慢性阻塞性肺气肿或肺纤维化病史)。

【考点】肺癌筛查

5. 胸部 CT 检查对肺癌的诊断,下列选项中**不正确**的是

A. 能显示肿瘤与大血管的关系

B. 能显示肿瘤与心包的关系

C. 能显示肿瘤是否侵犯纵隔

D. 能显示肿瘤淋巴结转移范围

E. 能显示淋巴结性质

【答案】E

【解析】胸部 CT 不能显示淋巴结性质,确诊需依靠活检或手术病理。

【考点】胸部 CT 在肺癌诊断中的作用

6. 关于肺癌的临床表现,以下描述中正确的是

A. 胸痛是最常见的初发症状

B. 恶心、食欲下降可以是首发症状

C. Horner 综合征表现为眼睑下垂、眼球突出、瞳孔缩小、健侧额部无汗

D. 肺癌患者都会出现咯血的症状

E. 肺癌患者不会出现消瘦的症状

【答案】B

【解析】肺癌的临床表现因原发肿瘤的部位、大小、类型、是否侵犯或压迫邻近器官以及有无转移的不同而异。常见的临床表现包括以下几个方面:①肿瘤所引起的局部和全身症状,如咳嗽、血痰、胸闷胸痛、气促、发热、食欲缺乏、体重减轻、晚期出现恶病质等。②肿瘤外侵与转移的症状,如上腔静脉阻塞综合征、Horner 综合征(表现为患侧的瞳孔缩小、眼球内陷、上睑下垂及面部少汗或无汗)、Pancoast 综合征(患侧上肢顽固性疼痛和同侧 Horner 综合征),累及喉返神经引起声嘶,脑转移出现头痛、呕吐、偏瘫,骨转移引起相应部位的持续性疼痛。③肺癌的伴随症状,如肺性肥大性骨关节病、类癌综合征、男性乳房发育、副瘤综合征。

【考点】肺癌的临床表现

7. 关于肺癌的描述,下列说法中正确的是

A. 小细胞未分化癌发病年龄较大,以周围型肺癌多见

B. 鳞状细胞癌与小细胞肺癌局部肿瘤发展快,区域淋巴结转移与血行转移发生早

C. 鳞状细胞癌是肺癌中最常见的一种,多发生在靠近肺门区

D. 肺腺癌占 20%~40%,多为中心型肺癌

E. 小细胞未分化癌区域淋巴结转移与血行转移发生较晚

【答案】C

【解析】肺鳞状细胞癌约占肺癌的 40%,多为中心型;肺腺癌占肺癌的 20%~30%,多为周围型。小细胞肺癌约占 20%,典型病例通常见于有长期吸烟史的中老年男性患者,肿瘤多为中心型,沿支气管壁并向支气管腔内生长,生物学行为倾向于快速增殖和早期发生远处转移。

【考点】不同病理类型肺癌的生物学行为

8. 对于早期可手术的非小细胞肺癌行 SABR 治疗,其 5 年生存率为

　　A. 80%~90%　　　B. 60%~70%

　　C. 40%~50%　　　D. 约 30%

　　E. 约 20%

【答案】B

【解析】针对拒绝手术的患者,Onishi 等回顾分析了在 14 个中心接受 SBRT 的 87 例 I 期 NSCLC 患者。全组等中心总剂量为 45~72.5Gy/3~10f,中位 BED 为 116(100~141)Gy。I A 期及 I B 期患者 5 年局控率分别为 92% 和 73%,5 年生存率分别为 72% 和 62%。

【考点】各期肺癌预后

9. 根据 AJCC 第 8 版分期,以下关于肺癌远处转移病灶的分期,描述正确的是

　　A. 所有血行转移均为 M_{1a}

　　B. 原发肿瘤同一肺叶内的转移病灶仍为 T_3 病变

　　C. 除原发肿瘤同一肺叶内卫星转移灶外,其他肺内转移均为 M_{1a}

　　D. 恶性胸腔积液分期为 M_{1b}

　　E. 肝转移分期为 M_{1a}

【答案】B

【解析】本题主要考查肺癌远处转移的分期。根据 AJCC 第 8 版分期,原发肿瘤同一肺叶内的转移为 T_3;原发肿瘤同一侧肺不同肺叶内的转移为 T_4;其他远处转移为 M_1,其中恶性胸腔积液、对侧肺转移为 M_{1a},远处单个器官单发转移为 M_{1b},多个器官或单个器官多处转移为 M_{1c}。

【考点】肺癌分期

10. 关于小细胞肺癌的分期,以下描述中**错误**的是

　　A. 小细胞肺癌分为局限期和广泛期,不能采用 TNM 分期

　　B. 局限期与广泛期的根本区别在于全部病变能否安全地接受放射治疗

　　C. 同侧肺内多发转移分期为广泛期

　　D. 双侧锁骨上淋巴结转移属于局限期

　　E. 恶性胸腔积液属于广泛期

【答案】A

【解析】小细胞肺癌除 TNM 分期外,还可按全部病变能否安全地接受放疗分为局限期和广泛期。根据 AJCC 第 8 版分期,除因多个肺内结节或肿瘤较大不能在同一照射野内放疗外,任何 T、N 且 M_0 的情况,均属于局限期。

【考点】肺癌分期

11. 对非小细胞肺癌术后支气管残端切缘阳性的患者,支气管残端的推荐放疗剂量是

　　A. 30Gy/10f 3Gy/f

　　B. 45Gy/30f 1.5Gy/f,每日 2 次

　　C. 50Gy/25f 2Gy/f

　　D. 60~66Gy/30~33f 2Gy/f

　　E. 70Gy/33f

【答案】D

【考点】非小细胞肺癌 R1 术后辅助放疗的剂量

12. 下列关于 V20 的说法,正确的是

　　A. 放疗计划中接受 20Gy 照射的肺体积占全部靶区体积的百分比

　　B. V20 需作为评价治疗计划的参数

　　C. V20<40% 时,一般认为治疗计划可接受

　　D. 首次行胸部放疗的患者,若 V20<25%,需修改治疗计划

　　E. 若修改治疗计划后,V20<26%,则应考虑其他治疗方式

【答案】B

【解析】V20 指放疗计划中接受 20Gy 照射的肺体积占全部正常肺体积的百分比。V20 需作为评价治疗计划的参数。当 V20<25% 时,一般认为治疗计划可接受。当 V20 为 27%~37% 时,需修改治疗计划。若修改后 V20 仍 >30%,则应考虑其他治疗方式。

【考点】放疗计划评价

13. 局部晚期非小细胞肺癌(NSCLC)同步放化疗时,以下关于靶区勾画描述**错误**的是

　　A. GTV 应包括原发灶(GTVp)和转移淋巴结(GTVn)

　　B. 鳞状细胞癌原发肿瘤的 CTVp 为 GTVp 外扩 0.6cm

　　C. 腺癌原发肿瘤的 CTVp 为 GTVp 外扩 0.8cm

　　D. 淋巴结的 CTVn 建议行全部淋巴结区域照射

　　E. ITV 应根据呼吸动度的测量数据在 CTV 基础上进行外扩

【答案】D

【解析】CTVp 在 GTVp 基础上进行外扩,为包括 95% 的微小浸润病变,腺癌外扩 0.8cm、鳞癌外扩 0.6cm。中央型肺癌近主支气管处,应沿气管外扩 1.5cm。在没有影像学受侵证据时,CTVp 不应包含胸壁或纵隔。对于淋巴结临床靶体积,可表示为 CTVn,目前推荐行受累野照射,这可以使肿瘤能够接受更高的受照剂量进而降低局部复发;并且在优化靶区剂量的同时,更能减少正常组织的毒性。可直接勾画 GTVn 所在淋巴引流区,要求包括其周围至少 5~8mm 的边界;或在 GTVn 基础上三维外扩 5~8mm。需根据病灶周围的解剖结构,对整体 CTV 进行适当调整。可以考虑对有纵隔淋巴结转移但无同侧肺门受累的患者行肺门区域的预防照射。

【考点】局部晚期 NSCLC 同步放化疗靶区勾画原则

14. 关于全脑预防放疗在局限期小细胞肺癌治疗中的作用，以下描述中正确的是
   A. 仅延长无脑转移发生的时间
   B. 仅降低脑转移发生率
   C. 仅延长 3 年生存率
   D. 仅增加脑放疗并发症
   E. 降低脑转移发生率，并延长 3 年生存率

【答案】E

【解析】局限期小细胞肺癌患者行全脑预防放疗（PCI），有随机对照研究结果显示，PCI 可以有效降低脑转移的发生率，改善预后。一项 Meta 分析纳入 7 个前瞻性随机对照研究，结果显示 PCI 能显著改善生存，3 年 OS 率绝对获益 5.4%（15.3% 升高至 20.7%），3 年脑转移累积发生率下降 25.3%（58.6% 降至 33.3%）；接受 PCI 的患者中出现神经精神症状的只有 2 例。

【考点】全脑预防放疗对局限期小细胞肺癌（SCLC）的意义

15. 对不可手术切除的 Ⅲ 期 NSCLC 的治疗，下列描述中正确的是
   A. 放化综合治疗的疗效优于单纯放疗
   B. 同步放化疗疗效与序贯放化疗疗效相当
   C. 同步放化疗疗效劣于单纯化疗
   D. 同步放化疗患者 5 年生存率可达 40%
   E. 单纯放疗患者 5 年生存率可达 20% 以上

【答案】A

【解析】对于不可手术切除的 Ⅲ 期 NSCLC 患者，接受同步放化疗后，5 年生存率可达 20%~25%，中位生存期可达 16~17 个月，与可手术切除的 ⅢA 期患者疗效类似。这一疗效优于序贯放化疗，更优于单纯放疗。接受单纯放疗者，5 年生存率 <10%，中位生存期仅 10~12 个月。

【考点】不可手术切除的 Ⅲ 期 NSCLC 治疗预后

16. 出现以下哪种不良反应需暂停胸部放疗直到恢复
   A. 轻微吞咽疼痛
   B. Ⅳ 度血小板减少
   C. Ⅱ 度粒细胞减少
   D. 偶发室性期前收缩
   E. Ⅱ 度脱发

【答案】B

【解析】Ⅳ 度血小板减少需暂停胸部放疗，予升血小板药物治疗，必要时输血小板，直到恢复。轻微吞咽疼痛为 Ⅱ 度放射性食管炎，无须暂停放疗。Ⅱ 度粒细胞减少可继续胸部放疗，同时应用升白细胞药物治疗。偶发室性期前收缩无须暂停放疗，需密切关注心电图变化，必要时完善心肌损伤标志物检查。单纯胸部放疗不引起脱发。

【考点】放疗不良反应处理

【A2 型题】

1. 肺癌患者有面部、颈部和上肢肿胀，胸壁静脉怒张，呼吸困难，胸部 X 线片示右上纵隔肿块影。临床诊断考虑为
   A. 异位 ACTH 综合征
   B. Pancoast 综合征
   C. Horner 综合征
   D. 上腔静脉压迫综合征
   E. 抗利尿激素分泌失调综合征（SIADH）

【答案】D

【解析】上腔静脉压迫综合征为中心型肺癌或纵隔肿大淋巴结压迫上腔静脉所致，临床表现为面部、颈部和上肢肿胀，胸壁静脉怒张，呼吸困难。

【考点】上腔静脉压迫综合征的表现

2. 患者，男，56 岁，因胸闷行胸部 X 线检查发现右侧大量胸腔积液。行胸腔穿刺见黄色胸腔积液，比重 1.018，蛋白 32g/L，Rivalta 试验阳性，胸腔积液中乳酸脱氢酶（LDH）与血清中 LDH 的比值 >0.6。判断为
   A. 漏出性胸腔积液　　B. 渗出性胸腔积液
   C. 血性胸腔积液　　　D. 乳糜性胸腔积液
   E. 化脓性胸腔积液

【答案】B

【解析】漏出液：颜色较浅，一般呈无色或浅黄色，不凝固。渗出液：颜色较深，呈草黄色、棕黄色或血性，可自行凝固。目前鉴别渗出液和漏出液主要根据 Light 标准，尤其是血清白蛋白水平在 25~35g/L 间者，满足一条即可诊断为渗出液：胸腔积液 / 血清蛋白比例 >0.5；胸腔积液 / 血清 LDH>0.6；胸腔积液 LDH 水平大于血清正常高值的 2/3。

【考点】胸腔积液性质的判断

3. 患者，男，50 岁，因"右侧肩部及内侧肩胛疼痛 2 个月"来诊。查体：同侧眼球内陷、瞳孔缩小、额部无汗。以下选项中，该患者最可能的诊断是
   A. 异位 ACTH 综合征
   B. Pancoast 综合征
   C. Horner 综合征
   D. 上腔静脉压迫综合征
   E. 抗利尿激素分泌失调综合征（SIADH）

【答案】B

【解析】Horner 综合征表现为患侧的瞳孔缩小、眼球内陷、上睑下垂及面部少汗或无汗；Pancoast 综合征患侧上肢顽固性疼痛和同侧 Horner 综合征。

【考点】Pancoast 综合征的表现

4. 患者,男,35岁,胸部 CT 见右肺中心型肿物,距隆突小于 2cm(未累及隆突),与右肺门、隆突下淋巴结融合成团,右锁骨上区见一肿大淋巴结。气管镜活检病理示肺小细胞癌。根据 AJCC 第 7 版分期该患者分期为
A. $cT_2N_3M_0$ 局限期　　B. $cT_3N_3M_0$ 局限期
C. $cT_2N_2M_0$ 局限期　　D. $cT_3N_2M_0$ 局限期
E. $cT_3N_3M_0$ 广泛期
【答案】B
【解析】AJCC 第 7 版分期 T_2 肿瘤侵及主支气管,但距隆突 ≥2cm,T_3 肿瘤距隆突 <2cm,但未累及隆突;AJCC 第 8 版分期 T_2 肿瘤侵犯主支气管,但未侵及隆突,无论与隆突距离。
【考点】小细胞肺癌分期

5. 患者,女,30岁,诊断非小细胞肺癌合并胸腔积液,关于胸腔积液的原因。下列选项中可能性较小的是
A. 胸膜侵犯
B. 淋巴管堵塞
C. 低蛋白血症
D. 支气管堵塞伴肺炎或肺不张
E. 充血性心力衰竭
【答案】E
【解析】患者青年女性,充血性心力衰竭的可能性较小。
【考点】恶性肿瘤患者胸腔积液的常见原因

6. 患者,男,60岁,行胸部增强 CT 发现右肺上叶背段约 2cm 结节。下列选项中检查的意义最小的是
A. 腹部超声　　　　　B. 骨扫描
C. 纤维支气管镜　　　D. 胸部 MRI
E. 头颅 MRI
【答案】D
【解析】胸部 MRI 可用于鉴别肺不张与肺内占位,或用于各种原因无法行增强 CT 扫描的患者,不是肺癌的常规检查手段。在增强 CT 可清楚显示病变范围的患者中,增加胸部 MRI 检查意义不大。其他各项检查为明确分期的检查项目。
【考点】肺癌的分期检查

7. 患者,女,55岁,无吸烟史。近半年出现刺激性干咳,无其他不适。胸部 CT 示:左肺上叶周围型不规则肿物。CT 引导下肺肿物穿刺活检,病理形态学倾向腺癌,下列免疫组化阳性结果能支持该诊断的是
A. Syn、CgA、CD56

B. TTF-1、CK7 及 NapsinA
C. p63、CK5/6
D. Ki-67
E. ER
【答案】B
【解析】本题 A、B、C 三个选项分别为肺癌的神经内分泌癌、腺癌、鳞状细胞癌常用的免疫组化组合,D 和 E 为干扰项。
【考点】肺癌免疫组化

8. 患者,男,52岁,既往:吸烟,20年前曾患右上肺结核已治愈。平素体健,近 3 个月来咳嗽,痰中带血,经抗感染对症治疗后症状好转,但胸部 X 线片示右肺门旁 3cm×3cm 左右的肿块影,边缘模糊,右肺尖有钙化,3 次痰查癌细胞阴性。为了确诊,下列检查选项中,应选择进行的是
A. 再次痰查找癌细胞
B. 经胸壁穿刺活检
C. 支气管纤维镜检查
D. 胸部 CT
E. 纵隔镜检查
【答案】C
【考点】肺部肿物活检方法

9. 患者,女,70岁,肺癌脑转移,头痛、恶心、呕吐,急诊处理原则和措施是
A. 降低颅内压,呋塞米
B. 止吐药,昂丹司琼
C. 镇静,安定
D. 脱水降低颅内压,渗透性利尿剂可联合地塞米松静脉滴注
E. 吸氧,全脑放疗
【答案】D
【解析】肺癌脑转移症状明显可急诊予药物脱水降颅压,常用药物为渗透性利尿剂,可联合地塞米松静脉滴注。恶心、呕吐为颅内压升高的表现,不应使用 5-羟色胺受体抑制剂类止吐药。全脑放疗需要一定的准备时间。
【考点】肺癌脑转移的急诊处理

10. 患者,女,60岁,体检发现左肺上叶 1cm 实性结节,完善病理及分期检查,诊断左肺上叶周围型腺癌 $cT_1N_0M_0$ ⅠA 期。以下治疗原则中错误的是
A. 如患者心肺功能好,首选根治性手术治疗

B. 如患者无法耐受标准肺叶切除术,可考虑行楔形切除术

C. 如患者无法耐受开胸手术,可考虑行胸腔镜下肺叶切除术

D. 如患者无法耐受手术,可考虑行根治性立体定向消融(SABR)放射治疗

E. 对该期别患者,术中不需行纵隔淋巴结活检取样

【答案】E

【解析】本题主要考查 I A 期 NSCLC 的治疗原则。对 I A 期 NSCLC,首选手术治疗,标准的术式为"根治性肺叶切除+纵隔淋巴结清扫/取样"。胸腔镜下手术可以取得与开胸术相同的疗效。如患者无法或拒绝接受手术,则可考虑行根治性 SABR 放疗。

【考点】 I A 期 NSCLC 治疗原则

11. 患者,男,58 岁,5 年前曾因左下肺鳞状细胞癌 I A 期行左下肺楔形切除术,近来胸部 CT 检查发现左上叶肺尖部 2.5cm×2cm 大小肿块影,可见毛刺征,余未见肺内或淋巴结转移,肋骨无破坏;腹部超声:肝、脾、肾等实质性器官均无异常。下一步治疗应首先考虑

A. 抗感染治疗   B. 化疗

C. 放疗   D. 放疗+化疗

E. 手术治疗

【答案】E

【解析】患者 5 年前早期肺癌行根治性手术治疗,现左上肺再次出现结节,考虑第二原发癌,全身检查无淋巴结及远处转移征象,首先考虑根治性手术治疗。

【考点】早期肺癌治疗原则

12. 患者,男,56 岁,咳嗽、痰中带血 2 个月,既往患有"慢性支气管炎",入院各项检查证实为左侧中央型肺癌,手术需行左全肺切除术。下列检查中提示不宜开胸手术的是

A. 心电图示 ST 段及 T 波有改变

B. 肺功能测定最大潮气量为预计值的 80%

C. 胸部 X 线片示左全肺不张

D. 血气分析 PaO_2 80mmHg

E. 血气分析 $PaCO_2$ 60mmHg

【答案】E

【解析】老年人常伴有呼吸功能减退、肺顺应性降低、心功能不全,70 岁以上患者若身体状况良好,一般能耐受肺叶切除或肺楔形切除,但全肺切除要十分谨慎。肺功能检查第 1 秒用力呼气容积(FEV_1)超过预计值的 60%,绝对值 >1.5L,最大通气量超过预计值的 60%,

可安全施行肺叶切除术;全肺切除术者,FEV_1 和最大通气量应超过预计值的 80%,FEV_1 绝对值 >2.0L。对于不符合上述标准者,还应进一步做肺弥散功能检查、静息状态下的血氧饱和度测定和/或吸氧前后的动脉血气分析。动脉血氧饱和度在 90% 以上,动脉氧分压在 80mmHg 以上,动脉二氧化碳分压在 50mmHg 以下,可以耐受肺叶切除。

【考点】开胸手术禁忌证

13. 患者,男,65 岁,咳嗽,痰中带血 3 个月。既往慢性阻塞性肺疾病、冠心病史十余年;吸烟史 40 年,平均每日 10 支,未戒烟。胸部 CT 见左肺下叶一约 3cm×3cm 大小肿块,呈分叶状,边缘不光滑,有毛刺;左纵隔多发肿大淋巴结。纤维支气管镜检查,于左肺下叶开口处取活检,病理示:中分化鳞状细胞癌。下列选项中较合适的治疗是

A. 尽快手术治疗

B. 单纯化学治疗

C. 化疗序贯放疗

D. 同步放化疗

E. 手术治疗+辅助放疗

【答案】D

【解析】多个 N_2 淋巴结转移的Ⅲ A 期 NSCLC,如不能耐受手术,首选同步放化疗。

【考点】局部晚期 NSCLC 治疗原则

14. 患者,女,60 岁,诊断Ⅳ期 NSCLC。以下描述错误的是

A. Ⅳ期 NSCLC 均不需接受放射治疗

B. 对一般情况好的患者,可予含铂方案的双药联合化疗

C. 对携带 *EGFR* 突变的患者,可将吉非替尼作为一线治疗

D. 对 *ALK* 基因重组的患者,可将克唑替尼作为一线治疗

E. 对于有出血倾向的患者,不建议使用贝伐单抗

【答案】A

【解析】晚期 NSCLC 患者在全身疾病控制的前提下,可行胸部放疗改善局部控制,或可对寡转移灶行根治剂量的放疗,对有症状的脑转移、骨转移行姑息放疗可缓解症状、减少骨相关事件的发生风险,靶向治疗缓慢进展的病灶行放疗可延长无进展生存。

【考点】Ⅳ期 NSCLC 的治疗原则

15. 患者,男,54 岁,近 4 个月右肩疼痛,逐渐加重,活动受限。胸部 CT 示右肺尖占位,侵

及周围骨及软组织,右肺门及 2R 区肿大淋巴结。CT 引导下肺肿物穿刺示腺癌。目前的最佳治疗方法为

A. 尽快手术　　　　　B. 化疗后手术

C. 放化疗后手术　　　D. 生物治疗

E. 单独放疗

【答案】C

【解析】肺尖癌的治疗首选放化疗后手术。

【考点】肺尖癌的治疗原则

16. 患者,女,56 岁,因"恶心、食欲减退、消瘦 3 个月"来诊,完善检查诊断右肺中心型小细胞癌并肝转移。实验室检查见低钠血症、尿渗透压升高、尿钠升高。下列处理**不恰当**的是

A. 限水　　　　　　　B. 补钠

C. 全身化疗　　　　　D. 托伐普坦

E. 胸部放疗

【答案】E

【解析】广泛期小细胞肺癌的治疗首选化疗或化疗联合免疫治疗,本例患者有抗利尿激素分泌失调综合征(SIADH),同时应限水、补钠,可口服托伐普坦(特异性拮抗精氨酸加压素)。

【考点】抗利尿激素分泌失调综合征(SIADH)的治疗

17. 患者,男,45 岁,诊断右肺上叶小细胞肺癌,局限期,已完成 4 周期标准方案化疗及同步放疗。以下关于全脑预防放疗(PCI)的描述,正确的是

A. 仅局限期 SCLC 需要接受 PCI

B. 所有局限期 SCLC 患者均需 PCI

C. 局限期 SCLC 患者化疗后达 CR 者不需要接受 PCI 治疗

D. 广泛期 SCLC 患者化疗后达 CR 者不需要接受 PCI 治疗

E. PCI 放疗剂量可为 25Gy/10f,2 周

【答案】E

【解析】无论局限期还是广泛期,对化疗后病变控制良好的 SCLC 患者,均可考虑行 PCI 治疗,推荐处方剂量为 25Gy/10f。

【考点】SCLC 全脑预防照射

18. 患者,男,45 岁,诊断右肺上叶小细胞肺癌,广泛期,已行多程化疗。以下情况中**不宜**放疗的是

A. 综合评效 PR,仅胸部病变残存

B. 多发脑转移

C. 肺内广泛转移

D. 腰椎 L_3 压缩性骨折,伴腰痛

E. 全身病灶控制良好,肝门区、腹膜后融合肿大淋巴结影响进食

【答案】C

【解析】广泛期 SCLC,如经化疗后,全身病灶控制良好,胸部放疗可以提高局部控制、改善生存;对于骨转移、脑转移等局部病变,可行局部放疗缓解症状。

【考点】放疗在广泛期 SCLC 中的作用

19. 患者,女,60 岁,诊断ⅢB 期肺鳞状细胞癌,**不推荐**用于其胸部放疗的技术是

A. 前后对穿放疗　　　B. 模拟 CT 定位

C. PET/CT 定位　　　D. 4D-CT

E. 模拟机测呼吸动度

【答案】A

【解析】前后对穿放疗不是精确放疗技术,对于脊髓、心脏、食管等损伤较大。

【考点】对肺癌放疗技术的选择

20. 患者,女,50 岁,右肺上叶鳞状细胞癌,拟行胸部放射治疗。下列**不适用**于控制或确定呼吸运动影响的技术手段是

A. 慢速扫描 CT　　　B. 快速扫描 CT

C. 呼吸门控技术　　　D. 屏气 CT 扫描

E. 4D-CT

【答案】B

【解析】肺癌患者胸部放疗须将所有呼吸运动因素考虑进去,包括呼吸运动中肿瘤的变形。如果呼吸运动幅度过大,应在定位和治疗过程中予以控制和考量。方法包括腹部加压、呼吸循环门控、动态肿瘤追踪、动态呼吸控制或生物反馈技术等。呼吸运动所致的大幅移动,应在定位时给予充分评估和考量。由于呼吸运动幅度差异很大,不建议所有患者采用相同的外扩边界来补偿呼吸运动。可选方法包括 X 线片、吸气/呼气、慢速扫描 CT,最常用的方法是在普通模拟定位机上测量运动范围,最理想的方式是 4D-CT。可在 4D-CT 基础上勾画,或采用最大密度投影(MIP)、中间通气扫描、中间位置扫描等方式,或应用呼吸同步技术。

【考点】肺癌放疗的呼吸运动监测技术

21. 患者,女,70 岁,右肺上叶鳞状细胞癌Ⅰ A 期,拟行 SBRT 治疗。靶区范围为

A. 影像学显示的原发病灶的 ITV(IGTV)外扩摆位误差

B. 影像学显示的原发病灶外扩 0.6~0.8cm

C. 影像学显示的原发病灶外扩 0.6~0.8cm,并包括同侧肺门淋巴引流区

D. 影像学显示的原发病灶直接外扩摆位误差

E. 影像学显示的原发病灶及同侧肺门、纵隔淋巴引流区

【答案】A

【解析】Ⅰ期 NSCLC 行 SBRT 根治性放疗的靶区范围为影像学显示的原发病灶的 ITV(IGTV)外扩摆位误差形成 PTV。

【考点】Ⅰ期 NSCLC 行 SBRT 根治性放疗的靶区范围

22. 女性,70 岁,右肺上叶鳞状细胞癌ⅠA 期,拟行 SBRT 治疗。下列说法正确的是
    A. 处方剂量的 BED 最好≥150Gy,以达到更好的局部控制及生存
    B. 为提高 BED,设计处方剂量时可不考虑周围正常组织限量
    C. 若为周围型病灶,可给予 50Gy/4f 的剂量
    D. 若为中央型病灶,可给予 50Gy/4f 的剂量
    E. 80%GTV 达到处方剂量即可

【答案】C

【解析】SBRT 处方剂量的生物等效剂量(BED)≥100Gy,过高的 BED 只带来更多毒性。SBRT 虽然照射范围小,但单次剂量大,应更加谨慎地考虑周围正常组织限量。根据病灶大小、位置等,给予不同的处方剂量模式,中心型病灶单次剂量略低。GTV 需 100% 达到处方剂量。

【考点】肺癌 SBRT 治疗

23. 患者,男,50 岁,因“咳嗽、咳痰 3 个月,发热 1 周”来诊。胸部 X 线示:左肺上叶中央型不规则阴影。查体:ECOG 评分 1 分,未及浅表淋巴结,左上肺呼吸音稍强,可及少量细湿啰音。进一步完善胸部 CT 及气管镜检查,诊断左肺上叶中央型鳞状细胞癌伴阻塞性炎症,左肺门、4L/R 区、7 区、左锁骨上区淋巴结转移。头 MRI、全身骨扫描及腹部超声未见明确转移征象。如行胸部放疗,合适的处方总剂量为
    A. 30~40Gy   B. 40~50Gy
    C. 50~60Gy   D. 60~70Gy
    E. 70~80Gy

【答案】D

【解析】局部晚期 NSCLC 患者的放疗:60~70Gy,2.0Gy/ 次,根治剂量至少需达到 60Gy,虽然最佳治疗剂量尚未形成统一,但高于 74Gy 的剂量并不推荐。

【考点】局部晚期 NSCLC 处方剂量

24. 患者,男,40 岁,1 个月前诊断右肺中叶腺癌 $cT_3N_1M_0$,并行“右肺中叶切除 + 淋巴结清扫术”。病理示:中分化腺癌,支气管残端(-),

未见脉管癌栓,清扫淋巴结 3/7(转移淋巴结位于 7 区),病理分期 pT_3N_2。下列**不属于**术后辅助放疗的靶区范围是
    A. 支气管残端   B. 右侧肺门
    C. 纵隔 7 区   D. 纵隔 5 区
    E. 纵隔 4R 区

【答案】D

【解析】局部晚期非小细胞肺癌 R0 术后放疗临床靶体积范围,原发灶位于右肺者应包括右侧肺门、隆凸下、同侧纵隔淋巴引流区(4R、2R);原发灶位于左肺者应包括左侧肺门、隆凸下、纵隔淋巴引流区(4、5、6、2);中央型病变者应包括残端。

【考点】肺癌术后辅助放疗的靶区范围

25. 患者,男,35 岁,2 个月前出现少量咯血,后间断咳嗽,偶有白色黏痰。体力评分 90 分。胸部 CT 示:左肺中心型肿物与肺门淋巴结融合,约 5.2cm×4.6cm,与左肺动脉关系密切,纵隔、双侧锁骨上区多发淋巴结肿大,倾向转移,余未见异常。气管镜取左肺上叶表面溃烂肿物活检,病理示小细胞肺癌。头颅 MRI、腹盆超声、骨扫描等检查未见转移征象。既往体健。下列描述正确的是
    A. 标准化疗方案是依托泊苷单药
    B. 化疗同时需联合胸部放疗,但开始时间越晚越好
    C. 化疗后 PR 的患者,GTV 应根据化疗前影像所示的肿瘤范围确定
    D. 化疗 1 周期即达 CR 的患者,仍需行同步放疗
    E. 化疗后转移淋巴结影像不可见的患者,CTV 不需要包括该淋巴引流区

【答案】D

【解析】局限期 SCLC 行同步放化疗,标准方案是铂类联合依托泊苷的方案,放疗开始时间越早越好。化疗后 CR 的患者亦需胸部放疗。GTV 应根据化疗后影像所示范围;CTVp 参考化疗前影像范围;CTVnd 应包括化疗前所有转移淋巴结所在区域。

【考点】局限期 SCLC 同步放化疗方案及放疗范围

26. 患者,男,45 岁,诊断右肺上叶小细胞肺癌,局限期,已完成 4 周期标准方案化疗及同步放疗。以下关于全脑预防放疗(PCI)的描述正确的是
    A. 同步放化疗完成后出现脑转移的患者仍需行 PCI

B. PCI 靶区勾画是将全脑勾画为 GTV

C. PCI 靶区勾画是将全脑勾画为 CTV

D. PCI 靶区勾画是将全脑勾画为 PTV

E. PCI 靶区勾画不需要画危及器官

【答案】C

【解析】同步放化疗后复查头 MRI 若出现脑转移,则不能行预防放疗,剂量要提高。PCI 靶区勾画是将全脑勾画为 CTV,三维外扩系统及摆位误差形成 PTV。需要勾画的危及器官包括双眼球、双晶状体、双视神经、视交叉、海马、脑干、脊髓。

【考点】SCLC 全脑预防照射的相关知识

27. 患者,女,60 岁,已明确诊断小细胞肺癌广泛期,二线治疗后出现头颅骨、肋骨、肱骨、腰椎、股骨多发骨转移。若行放射治疗,应先照射的部位是

A. 头颅骨　　B. 肋骨　　C. 肱骨

D. 腰椎　　E. 股骨

【答案】D

【解析】晚期肺癌骨转移姑息治疗首选承重骨。

【考点】晚期肺癌骨转移姑息治疗原则

28. 患者,男,55 岁,诊断右肺上叶鳞状细胞癌ⅢB 期,在胸部放疗前,向患者交代远期不良反应时**不包括**

A. 放射性脊髓炎　　B. 食管狭窄

C. 慢性肺纤维化　　D. 放射性心脏损伤

E. 放射性皮炎

【答案】E

【解析】放射性皮炎为近期不良反应。

【考点】胸部放疗的近远期不良反应

29. 患者,男,55 岁,诊断右肺上叶鳞状细胞癌ⅢB 期。制订胸部放疗方案时,下列选项中与放射性肺炎关系最**不密切**的是

A. 化疗药物　　B. 饮酒史

C. 照射体积　　D. V20

E. 平均肺剂量

【答案】B

【解析】放射性肺炎发生的相关因素有:糖尿病、化疗药物、肺照射体积、V20、平均肺剂量等。

【考点】放射性肺炎相关的临床、物理因素

30. 患者,女,63 岁,诊断左肺下叶低分化腺癌,TNM 分期为 $cT_3N_3M_0$。目前行同步放化疗,放疗完成 50Gy,无明显诱因出现高热、咳嗽、憋气。下列处理**不正确**的是

A. 急诊行胸部 CT

B. 吸氧、止咳

C. 可予预防性抗生素治疗

D. 可考虑激素治疗

E. 继续放疗

【答案】E

【解析】放射性肺炎的治疗重点在于早诊早治,一旦诊断应立即停止放疗。根据放射性肺炎分级,可在吸氧、止咳等对症处理的基础上,酌情予抗生素、激素治疗。

【考点】胸部放疗放射性肺炎的诊治

31. 患者,女,60 岁,现明确诊断小细胞肺癌广泛期,已行一线治疗,预估其 5 年生存率为

A. 小于 5%　　B. 5%~10%

C. 10%~12%　　D. 15%~20%

E. 20%~25%

【答案】A

【解析】广泛期小细胞肺癌一线治疗常用方案为依托泊苷 + 顺铂(EP 方案),其 5 年生存率 2%~3%。2021 年更新的指南推荐广泛期小细胞肺癌一线治疗选用 EP 方案化疗联合免疫药物,可显著改善疾病无进展生存期和近期生存率,但 5 年生存率尚不成熟。

【考点】广泛期 SCLC 预后

32. 患者,女,56 岁,诊断Ⅲ期左肺腺癌,同步放化疗后 1 年,出现头痛、呕吐症状,ECOG 评分 1 分。头颅 MRI:见右额顶叶一约 2cm 转移灶伴周围大片水肿带。向患者推荐的最佳治疗方案为

A. 全脑放疗 + 全身化疗

B. 脑病灶立体定向放疗 + 全身化疗

C. 仅行全身化疗

D. 仅行全脑放疗

E. 仅行脑病灶立体定向放疗

【答案】B

【解析】肺腺癌单发脑转移且转移灶体积较小时,可选脑病灶立体定向放疗,患者ⅢB 期同步放化疗后进展,全身治疗是基础。

【考点】肺癌脑转移灶的治疗

33. 患者,男,60 岁,诊断为局部晚期肺腺癌,行放疗同步 1 周期化疗后出现Ⅳ度粒细胞减少伴发热,经积极升血、抗生素、紫外消毒等治疗后,病情缓解。后续治疗选项中**不合适**的是

A. 恢复放疗

B. 更换化疗方案

C. 按原化疗方案减量 25% 行下一周期化疗

D. 化疗后 24~48 小时预防白细胞数量升高

E. 监测血常规、生命体征

【答案】B

【解析】患者同步放化疗期间出现中性粒细胞减少性发热，支持治疗后病情缓解，可以恢复放疗，下一周期化疗方案维持原方案但剂量需减量25%，且化疗后行预防升白，监测血常规、生命体征警惕再次出现严重的中性粒细胞减少。

【考点】治疗期间粒细胞缺乏性发热的相关处理

34. 患者，男，48岁，既往体健，体检发现右肺中叶结节，进一步完善检查，诊断为右肺中叶鳞状细胞癌ⅢA期($cT_2N_2M_0$)。关于治疗预后，下列选项中正确的是

    A. 若可手术治疗，中位生存时间16~17个月

    B. 若可手术治疗，5年生存率可达40%

    C. 若可手术治疗，术后辅助放疗可提高10%以上的总生存率

    D. 若不可手术治疗，接受序贯放化疗者，5年总生存率可达20%~25%

    E. 若不可手术治疗，单纯放疗中位生存期仅6个月

【答案】A

【解析】对可手术的ⅢA期患者，5年总生存率为20%~25%，中位生存时间：16~17个月。根据回顾性分析，对可手术的N_2病变，术后辅助放疗可能提高5%~10%的总生存。对不可手术的ⅢA及ⅢB期患者，仅接受同步放化疗，5年总生存率可达20%~25%，中位生存期：16~17个月。接受序贯放化疗者，5年生存率为20%，中位生存期：13~15个月。单纯放疗者，5年总生存率<10%，中位生存期仅10~12个月。

【考点】局部晚期NSCLC治疗预后

【A3/A4型题】

（1~5题共用题干）

患者，男，66岁，30年大量吸烟史。因"刺激性干咳4个月，胸闷半月余"入院。无咳痰、发热等不适。查体：浅表淋巴结未及，右肺呼吸音减弱。胸部X线见右上肺一不规则影，中等量胸腔积液。

1. 该患者下一步检查首选

    A. 胸部增强CT   B. 胸部增强MRI

    C. 腹部超声   D. 头颅MRI

    E. 全身PET/CT

【答案】A

【解析】疑诊肺癌首选检查为胸部增强CT，可明确胸部X线所见肺内病变的大小、形态、密度、增强情况，同时可明确其余肺内情况、纵隔及腋窝淋巴结状态、胸膜及胸膜腔情况、胸廓诸骨是否存在病变等。胸部增强MRI多用于鉴别肺内肿物与肺不张边界，治疗前的胸部增强MRI对判断肺癌淋巴结转移有一定帮助。腹部超声、头颅MRI为分期检查，目的是明确是否存在远处转移。全身PET/CT可作为肺癌分期、鉴别诊断的检查手段，但不是疑诊肺癌的首选。

【考点】疑诊肺癌的检查

2. 一般而言，胸腔积液患者出现阳性体征时，胸腔积液量至少大于

    A. 10ml   B. 50ml   C. 300ml

    D. 1 000ml   E. 2 000ml

【答案】C

【解析】胸膜腔为脏层和壁层胸膜之间的一个潜在间隙，正常人胸膜腔内有5~15ml液体，在呼吸运动时起润滑作用，胸膜腔内每天有500~1 000ml的液体形成与吸收。胸腔积液少于300ml时症状多不明显，但急性胸膜炎早期积液量少时，可有明显的胸痛，于吸气时加重，患者喜患侧卧，积液增多时胸膜脏层和壁层分开，胸痛可减轻或消失。中、大量胸腔积液时，可出现气短、胸闷、心悸、呼吸困难，甚至端坐呼吸并伴有发绀。临床上，如果胸腔积液少于500ml，称为少量胸腔积液；500~1 000ml之间，称为中量胸腔积液；大于1 000ml，称为大量胸腔积液。对应在X线片上，如果显示肋膈角变钝，一般积液量在300ml左右，平膈顶一般在500ml左右，都称为少量胸腔积液；如果积液平膈门水平，大概在500~1 000ml，一般称为中量积液；如果高于肺门，一般大于1 000ml，即称为大量胸腔积液。

【考点】对胸腔积液的评估

3. 若完善胸部增强CT示：右肺上叶见一软组织密度肿块影，大小约3.2cm×2.2cm，呈分叶状，边缘可见毛刺征，增强扫描见不均匀强化；右肺下叶另见一1.5cm×1.4cm实性结节；右肺门、纵隔7区、4R/L区、2R区多发肿大淋巴结，大者约2.1cm×1.7cm；右侧中等量胸腔积液，余未见胸膜结节及骨转移征象。该患者的临床T及N分期为

    A. 2、2   B. 2、3   C. 3、2

    D. 3、3   E. 4、3

【答案】E

【解析】根据AJCC第8版分期，同侧不同的肺叶出现孤立癌结节为T_4，淋巴结转移到对侧纵隔(4L区)为N_3。

【考点】肺癌的分期

4. 若行胸腔穿刺，下列选项中最能明确患者有恶性胸腔积液的是

    A. 实验室检查呈漏出性胸腔积液

    B. 实验室检查呈渗出性胸腔积液

    C. 抽出第1管胸腔积液为血性

D. 胸腔积液中查见肿瘤细胞

E. 实验室检查胸腔积液 CEA 未升高

【答案】D

【解析】恶性胸腔积液为渗出性,可见血性,实验室检查胸腔积液中的肿瘤标志物可有升高,最终确诊恶性需在胸腔积液中查见肿瘤细胞。

【考点】恶性胸腔积液的判定

5. 患者行 CT 引导下肺穿刺活检,病理示中分化腺癌,免疫组化:TTF-1(+)、Ki-67(+50%)、ALK-Ventana(+)。进一步完善检查,腹部 CT 提示肝 S8 段低密度结节,肝脏 MRI 提示倾向转移。下一步治疗用药最佳选择为

A. 吉非替尼   B. 奥希替尼

C. 克唑替尼   D. 培美曲塞

E. 卡铂

【答案】C

【解析】患者肝转移,为Ⅳ期肺腺癌,指南推荐对Ⅳ期非鳞癌组织标本进行 ALK 融合检测。目前针对 ALK 融合的常用检测方法有 3 种:荧光原位杂交(FISH),Ventana 免疫组织化学法(Ventana-IHC)和基于聚合酶链反应(PCR)扩增基础上的技术。这 3 种方法都可以用于 ALK 阳性 NSCLC 的诊断。Ⅳ期 ALK 融合 NSCLC 一线治疗的 I 级推荐药物有:阿来替尼(优先推荐)、克唑替尼、赛瑞替尼。PROFILE 1014 研究证实一线克唑替尼疗效优于含铂双药化疗。亚洲人群中进行的阿来替尼与克唑替尼直接比较的Ⅲ期临床研究 ALESIA 研究证实,阿来替尼组较克唑替尼组有显著改善的疾病无进展生存(PFS)和颅内客观缓解率,阿来替尼一线治疗中位 PFS 时间 34.8 个月。

【考点】ALK 突变的Ⅳ期肺癌患者首选治疗

(6~8 题共用题干)

患者,男,56 岁,咳嗽、痰中带血 2 个月,既往有"老慢支",吸烟 20 年,平均 30 支 /d,戒烟半月。入院查胸部 CT 示左肺中央型占位,7 区及 4L 区各见一类椭圆形淋巴结。

6. 以下检查或操作对判断淋巴结性质帮助**不大**的是

A. 颈部浅表淋巴结超声

B. FDG PET/CT

C. 纵隔镜

D. EBUS-TBNA

E. 术中活检

【答案】A

【解析】胸部 CT 示淋巴结位于纵隔 7 区和 4L 区,颈部浅表淋巴结超声探不到这个范围。FDG PET/CT 可从代谢摄取情况分辨淋巴结是炎性还是转移性。纵隔镜、

EBUS-TBNA、术中活检均可取淋巴结送检病理。

【考点】明确纵隔淋巴结性质的手段

7. 若患者完善各项检查,明确诊断为Ⅲ期肺癌,但肺功能较差不能耐受手术,遂行同步放化疗。治疗过程中出现右下肢肿胀、疼痛,符合深静脉血栓表现。次日晨感气急、胸闷和心前区痛,进行性加重,明显发绀,不能平卧。查体:心率 120 次 /min,呼吸 30 次 /min,心界向右下扩大,左下肺呼吸音低。心电图示:窦性心动过速,电轴明显右偏,不完全性右束支传导阻滞。目前最有可能的并发症是

A. 急性心肌梗死   B. 肺栓塞

C. 主动脉夹层   D. 肺炎

E. 胸膜炎

【答案】B

【解析】肺栓塞为体循环的各种栓子脱落阻塞肺动脉及其分支引起肺循环障碍的临床病理生理综合征。起病突然,患者常突发不明原因的胸闷、呼吸困难、胸痛,面色苍白、出冷汗、咳嗽,咯血提示伴肺死,晕厥提示大块肺组织栓塞。查体常见呼吸急促和心动过速,右室奔马律,肺动脉瓣区第二音亢进。本例患者右下肢深静脉血栓,胸闷、心前区痛、发绀,且进行性加重,胸部 X 线示心界向右下扩大,心电图可有心肌缺血样变化,首先考虑肺栓塞。可行 CT 肺动脉造影明确诊断,同时了解栓塞部位及范围。心前区痛需与冠心病、急性心肌梗死、主动脉夹层鉴别,前二者的心电图和心肌损伤标志物有特异性变化,冠脉造影表现为冠状动脉显著狭窄甚至闭塞,主动脉夹层患者在超声、CT 上可见明显主动脉夹层征象。患者左肺中央型占位,同步放化疗过程中出现胸痛、呼吸困难,需与肺炎、胸膜炎鉴别,而后二者常有发热等全身感染表现。

【考点】肺栓塞的诊断与鉴别诊断

8. 对于上述情况,以下处理**不恰当**的是

A. 吸氧   B. 抗感染   C. 抗凝

D. 溶栓   E. 补液

【答案】B

【解析】肺栓塞的治疗目的是使栓塞的肺动脉再通,并防止形成新的血栓,药物治疗包括抗凝、溶栓、病因治疗,此外可对症支持治疗,如吸氧、补液等。无明确感染证据时无须抗感染治疗。

【考点】肺栓塞治疗

(9~13 题共用题干)

患者,男,44 岁,诊断左肺下叶小细胞癌 $cT_2N_3M_0$,局限期,行同步放化疗。

9. 放疗定位时体位应选择

A. 仰卧、固定颈胸、双臂上举于头顶交叉抱肘

B. 仰卧、固定胸腹、双臂上举于头顶交叉抱肘

C. 仰卧、固定胸部、双臂紧贴躯干两侧

D. 仰卧、固定颈胸、双臂紧贴躯干两侧

E. 仰卧、固定头颈、双臂紧贴躯干两侧

【答案】D

【解析】胸部放疗常用体位为仰卧位、垫枕稳定头部、双手抱肘上举置于额前、固定胸-上腹部;若需照射锁骨上区较表浅转移淋巴结,则可视具体情况将双臂伸直置于身体两侧,垫枕稳定头部并使颈部伸展,固定颈肩-胸-上腹部,以减少锁骨以上靶区位置的不确定性和避免上肢不必要的照射。在平扫基础上最好静脉注入造影剂,以更好地显示病灶及组织。扫描范围由环状软骨下缘至肝下缘(第二腰椎),扫描层厚3~5mm。

【考点】肺癌锁骨上区淋巴结转移时定位注意事项

10. 一般情况下,治疗效果最佳的处方剂量是

A. 30Gy/10f 3Gy/f

B. 45Gy/30f 1.5Gy/f 2次/d

C. 50Gy/25f 2Gy/f

D. 45Gy/15f 3Gy/f

E. 70Gy/33f

【答案】B

【解析】INT0096研究结果表明,在放疗总剂量均为45Gy时,每日2次放疗(1.5Gy/次)较每日1次放疗(1.8Gy/次)显著延长中位总生存时间。CONVERT研究将每日1次放疗的单次剂量提高到2.0Gy,放疗总剂量提高到66Gy,结果显示超分割放疗或常规分割放疗,生存上没有显著差异,且不良反应相近。

【考点】局限期SCLC处方剂量选择

11. 脊髓最大受量是

A. 20Gy   B. 30Gy   C. 40Gy

D. 55Gy   E. 65Gy

【答案】C

【解析】NCCN指南给出的脊髓在胸部肿瘤常规分割放疗时的最大受量为50Gy,局限期小细胞肺癌每日2次超分割照射时最大受量为41Gy。

【考点】局限期SCLC放疗危及器官限量

12. 关于双肺限制剂量,下列选项中**不合适**的是

A. 平均肺剂量不超过15Gy

B. 平均肺剂量不超过25Gy

C. V20不超过27%

D. V5不超过60%

E. V30不超过18%

【答案】B

【解析】局限期小细胞肺癌每日2次放疗双肺平均剂量不超过15Gy,V20不超过30%,V5不超过60%,V30不超过20%

【考点】局限期SCLC同步放化疗危及器官限量

13. 放疗期间出现放射性食管炎,下列选项中说法**不正确**的是

A. 较为常见,常于照射达到20Gy左右时出现

B. 表现为进食疼痛、吞咽困难等

C. 根据CTCAE5.0版,仅出现轻度进食疼痛时,放射性食管炎为I度

D. 疼痛症状较轻可不做处理,放疗结束后可自行缓解

E. 疼痛较重者,可使用抗生素、激素及对症镇痛治疗

【答案】C

【解析】CTCAE5.0版食道炎分级,1级为无症状、仅为临床或诊断所见、无须治疗;2级为有症状、进食/吞咽改变、需要经口补充营养;3级为进食/吞咽重度改变、需要鼻饲、全胃肠外营养或住院治疗;4级为危及生命、需要紧急手术治疗;5级为死亡。

【考点】放射性食管炎程度判定及处理

(14~16题共用题干)

患者,男,52岁,吸烟,20年前曾患右上肺结核已治愈,平素体健。近3个月来咳嗽、痰中带血,经抗感染对症治疗后症状好转。复查胸部X线片示:右肺门旁3cm×3cm左右肿块影,边缘模糊,右肺尖有钙化。

14. 纤维支气管镜下于右肺中叶内段开口处取活检,病理示:中分化鳞状细胞癌。进一步完善全身检查,初步诊断为右肺鳞状细胞癌cT2N2M0,纵隔7组淋巴结转移。下列各项治疗方案的选择中**不合适**的是

A. 若仅有纵隔7组单个淋巴结且直径<3cm,可首先考虑根治性手术治疗

B. 若通过术前新辅助化疗,病变明显缩小,仍可行根治性手术治疗

C. 对于该患者,标准的纵隔淋巴结取样应包括2R、4R、7、8及9组,每组至少取样1枚淋巴结

D. 若术后病理证实N2,在R0切除的情况下,完全不用考虑术后辅助放疗

E. 若肺门多个淋巴结阳性或包膜受侵的患者,也可考虑行术后辅助放疗

【答案】D

【解析】根据AJCC第8版分期,本例患者分期为$cT_2N_2M_0$ ⅢA期。对ⅢA期N2的患者,如疗前各项检查均未发现纵隔淋巴结转移,或仅有单个淋巴结转移且直径<3cm,可考虑行手术治疗。对Ⅲ期患者,如通过术前新辅助化疗和/或放疗后,病变明显缩小、全身状况改善者,也可考虑行手术治疗。肺叶切除+纵隔淋巴结清扫/取样是目前肺癌的标准术式。肺癌手术应做到完全性切除:①切缘阴性,包括支气管、动脉、静脉、支气管周围、肿瘤附近组织。②淋巴结至少6组,其中肺内3组;纵隔3组(必须包括7区)。对右侧肺癌,应包括纵隔2R、4R、7、8及9区;对左侧肺癌,则应包括纵隔4L、5、6、7、8及9区,每组应至少清扫1个淋巴结。③切除的最高淋巴结镜下阴性。④淋巴结无结外侵犯。不完全性切除指:切缘肿瘤残留、胸腔积液或心包积液癌细胞阳性、淋巴结结外侵犯、淋巴结阳性但不能切除。不确定切除为切缘镜下阴性但出现下列情况之一:淋巴结清扫未达要求、切除的最高纵隔淋巴结阳性、支气管切缘为原位癌、胸腔冲洗液细胞学阳性。术后肿瘤残存(R1或R2术后);未进行系统性纵隔淋巴结清扫或清扫不完全,或外科医生认为需行放射治疗者,可考虑行术后辅助放疗。对于R0切除术后病理ⅢA-N_2的患者需谨慎考虑,既往多项回顾性研究以及前瞻性ANITA研究的亚组分析均显示术后放疗(PORT)可改善生存。而LungART研究表明术后行三维适形放疗虽可降低pN_2患者的纵隔复发率近50%,但显著增加心脏毒性。中国医学科学院肿瘤医院的一项前瞻性研究PORT-C研究显示,PORT并未改善无病生存或总生存,但改善了无局部复发生存。这两项研究的年份跨度较大,放疗范围和放疗技术都发生了变革,且靶向药物和免疫治疗均为可能干扰总生存数据的因素。因此对于R0切除术后病理ⅢA-N_2的患者是否行PORT需结合患者年龄、一般状况、基础疾病、淋巴结转移个数等等因素综合考虑,而非完全不用考虑。未来需进一步研究PORT可能获益的患者,以及复发后局部放疗挽救的时机与方式。肺门多个淋巴结阳性或包膜受侵的患者,也可考虑行术后辅助放疗。

【考点】ⅢA-N_2的NSCLC治疗原则

15. 若患者行紫杉醇联合顺铂方案新辅助化疗,向患者告知紫杉醇毒性可**不包括**
    A. 脱发
    B. 剂量限制性中性粒细胞减少
    C. 过敏反应:低血压
    D. 剂量累积性周围神经病变
    E. 严重腹泻
【答案】E
【解析】紫杉醇毒性不包括严重腹泻。
【考点】紫杉醇不良反应

16. 患者治疗后第4年,下列关于复查随访**不合适**的是

A. 每半年复查一次胸部增强CT
B. 监测肿瘤标志物
C. 可以开始吸烟
D. 每半年复查一次骨扫描
E. 每半年复查一次头颅MRI
【答案】C
【解析】吸烟是肺癌发生的危险因素,确诊后、治疗期间以及随访期间,均需鼓励患者戒烟。ⅢA期NSCLC患者R0切除术后若整体情况稳定,前2年每6个月随访一次,完善问诊查体、胸部CT、腹部CT或超声;3~5年每年随访一次,完善问诊查体、胸部平扫CT、腹部CT或超声;5年以上每年随访一次,完善问诊查体、鼓励继续行胸部平扫CT、腹部CT或超声。期间常规可不进行头颅CT或MRI、骨扫描或PET/CT检查,仅当患者出现相应部位症状时才进行。回顾分析显示完全切除的NSCLC患者的复发模式,发现远处复发在术后2年、4年分别呈小高峰;局部复发的高峰在术后1年、2年。

【考点】肺癌复查随访

(17~20题共用题干)

患者,女,55岁,1周前单位体检行胸部CT发现左肺结节。

17. 对于结节的性质,从影像学检查看,需要与原发性肺癌鉴别的**不包括**
    A. 肺结核　　　　B. IgG4相关性疾病
    C. 肺转移性癌　　D. 结节病
    E. 肺真菌球
【答案】D
【解析】结节病是一种非干酪样坏死性上皮细胞肉芽肿炎症性疾病,病因不明,以侵犯肺实质为主,并累及全身多脏器。胸部影像学检查显示双侧肺门及纵隔淋巴结对称肿大,伴或不伴有肺内网格、结节状或片状阴影。本例患者胸部CT发现为单侧肺内结节。

【考点】原发性肺癌的影像学检查

18. 若考虑患者为早期肺癌,以下关于支气管镜的说法正确的是
    A. 外周型肺癌患者不做推荐
    B. 若可通过肺肿物穿刺取得病理诊断,支气管镜不是必需检查
    C. 支气管镜活检的有效率为60%~70%
    D. 支气管肺泡灌洗液中找到腺癌细胞,不能作为病理诊断
    E. 支气管镜下所见气管壁外压改变不是肿瘤所致
【答案】C
【解析】对于Ⅰ~ⅢA期的NSCLC患者,无论肺部病

灶是中心型还是外周型,均推荐治疗前行支气管镜检查辅助诊断和局部分期。

【考点】支气管镜在肺癌中的应用

19. 若患者术后明确为ⅠB期鳞状细胞癌,**不需要**辅助化疗的情况是

    A. 高分化癌   B. 脉管侵犯

    C. 楔形切除术后   D. 脏层胸膜受侵

    E. 淋巴结未取样

【答案】A

【解析】高危因素包括分化差的肿瘤(肺神经内分泌肿瘤、无论分化好坏);脉管癌栓;楔形切除;肿瘤 >4cm;脏层胸膜受侵;淋巴结状态不明 Nx。上述高危因素单独存在时可以不作为辅助化疗的标准但需谨慎权衡。

【考点】ⅠB 期 NSCLC 高危因素

20. 若患者临床考虑为ⅠB期鳞状细胞癌,但坚决拒绝手术,遂进行了根治性 SBRT 治疗。治疗后 3 个月复查,原左肺结节较前略缩小,周围散在小斑片影。适宜的治疗方案是

    A. 积极抗感染治疗

    B. 疑为治疗无效,行手术治疗

    C. 全身化疗

    D. 继续随访,3 个月后复查

    E. 吸氧、化痰、抗感染

【答案】D

【解析】早期肺癌 SBRT 后原发灶周围散在小斑片影为放射性肺损伤,如患者无明显症状可继续随访、复查,无须抗感染或其他治疗。治疗后原发肿瘤缩小判为治疗有效,随着随访时间延长病灶可能继续缩小,最终形成瘢痕索条样组织。没有证据表明根治性 SBRT 后未达 CR 需行手术或化疗。

【考点】早期肺癌 SBRT 随访

(21~24 题共用题干)

患者,女,60 岁,无吸烟史。近 3 个月出现刺激性干咳,不伴其他不适。查体:浅表淋巴结未触及,双肺呼吸音正常。CT 提示右肺上叶外周型不规则肿物。入院后完善各项检查,诊断晚期肺腺癌,有 *EGFR* 21 号外显子突变。

21. 根据 AJCC 第 8 版分期,以下关于远处转移的说法正确的是

    A. 所有血行转移均为 M_{1a}

    B. 原发肿瘤同侧不同肺叶内的转移病灶不是远处转移

    C. 出现胸腔积液分期为 M_{1b}

    D. 原发灶侵及肋骨分期为 M_{1b}

    E. 单发脑转移分期为 M_{1a}

【答案】B

【考点】肺癌 AJCC 第 8 版分期

22. 首选治疗方案为

    A. 克唑替尼   B. 培美曲塞

    C. 纳武单抗   D. 吉非替尼

    E. 贝伐珠单抗

【答案】D

【解析】NCCN 2021 年第 7 版非小细胞肺癌指南中,推荐对于一线治疗前即明确具有 *EGFR* 敏感突变的晚期肺腺癌患者,一线首选奥希替尼。CSCO 2021 版非小细胞肺癌诊疗指南中对于 *EGFR* 敏感突变的晚期肺腺癌患者一线治疗的Ⅰ级推荐包括:吉非替尼、厄洛替尼、埃克替尼、阿法替尼、达克替尼和奥西替尼。吉非替尼为第一代 EGFR- 酪氨酸激酶抑制剂(TKI),对于 *EGFR* 21 号外显子突变的晚期肺腺癌患者疗效较好。

【考点】晚期肺腺癌患者的 TKI 治疗

23. 治疗最佳疗效 PR,若服药 1 年复查发现颅内转移,为左侧小脑半球一直径约 1.2cm 转移灶,患者无明显症状。同时肺内原发灶较之前略增大(单个病灶增大且不超过 10%)。下列处理中**不合适**的是

    A. 二次活检

    B. 继续服药,行脑部病灶立体定向放疗,1 个月后复查胸部增强 CT

    C. 继续服药,并行脑转移灶手术治疗,1 个月后复查胸部增强 CT

    D. 暂不停药,同时行耐药相关基因检测

    E. 停止靶向治疗,换多西他赛单药化疗

【答案】E

【解析】EGFR-TKI 耐药后进展模式根据进展部位和是否寡进展划分为以下两种类型:①寡进展或中枢神经系统(CNS)进展,指局部孤立病灶进展或 CNS 病灶进展;②广泛进展,指全身或多部位病灶显著进展。耐药患者的分子分型甚至病理分型可能出现变化,建议行二次活检及耐药相关基因检测。对于颅内单发病灶可行局部手术或立体定向放疗等根治性手段治疗,对于肺内缓慢进展的原发灶可密切复查观察其变化,无须立即停药更换治疗方案。

【考点】晚期肺癌应用 EGFR-TKI 治疗,局部、缓慢进展的处理方案

24. 若患者在治疗过程中出现 3 处颅内转移灶,直径 1~2cm。以下关于脑放疗的说法**不正确**的是

    A. 若治疗前有明显颅内高压症状,需脱水降颅内压治疗

B. 可仅行颅内转移灶大分割照射

C. 可行全脑放疗,后予颅内转移灶局部补量

D. 需对晶状体、脑干、颞叶、海马等正常组织进行剂量限制

E. 放疗期间及放疗后不可能出现水肿加重的情况

【答案】E

【解析】晚期肺癌可根据颅内病灶多寡将脑转移分为局限性和广泛性。局限性脑转移不再仅指具有1~3个颅内转移灶,而是根据颅内转移灶(和术腔)的总数量和总体积而判定,取决于具体的临床情况。对于局限性脑转移患者,尤其是单发脑转移,首先考虑行立体定向手术(SRS)或手术切除。若治疗前有明显颅内高压症状,需脱水降颅内压治疗。无论行SRS还是手术切除,进一步加用WBRT均不能改善患者的生存,仅可改善颅内局部控制,然而这可能导致一定的认知功能损伤和生活质量下降。放疗期间及放疗后可能出现水肿加重的情况。

【考点】晚期NSCLC脑放疗要点

【案例分析题】

案例一:患者,男,48岁,因"右胸部疼痛半年"来诊。胸痛无明显诱因,为右胸钝痛,无咳嗽、胸闷、发热、咯血、声音嘶哑、呛咳、头痛、消瘦等。体力评分良好。胸部增强CT示:右肺下叶背段2.4cm×2.2cm占位,右肺门、纵隔、右锁骨上区多发肿大淋巴结。行EBUS-TBNA,取2区、7区淋巴结活检,病理示:血性背景中可见肿瘤细胞,结合免疫组化符合小细胞癌。

提问1:小细胞肺癌的患者可有的肺外表现包括

A. 非特异性全身症状

B. 类癌综合征

C. Lambert-Eaton综合征

D. 抗利尿激素分泌失调综合征

E. 肥大性肺性骨关节病

F. 库欣综合征

【答案】ABCDEF

【解析】小细胞肺癌除肿瘤本身局部侵犯、压迫、远处转移之外,由癌细胞分泌的多种不同生物活性物质可引起一系列特殊的症状,称之为肿瘤伴发性综合征,其中最常见的是抗利尿激素分泌失调综合征(SIADH)、库欣综合征。小细胞肺癌还可引起多种血清抗体反应而导致不同临床症状,如Lambert-Eaton综合征。

【考点】小细胞肺癌的肺外表现

提问2:还需完成的检查有

A. 脑MRI

B. 全身骨扫描

C. 腹部CT或超声

D. 颈部浅表淋巴结超声

E. 盆腔超声

F. *EGFR*、*KRAS*基因突变检测

G. 24小时动态心电图

【答案】ABCD

【解析】ABCD为分期检查。因出现盆腔转移的可能性不高故盆腔超声不做常规推荐。患者病史未提示心律失常,暂不需完善24小时动态心电图。

【考点】小细胞肺癌常规检查

提问3:随着疾病发展,需接受姑息治疗的情况有

A. Ⅳ期癌症患者经支持治疗病情进展者

B. ECOG评分≥3分或KPS≤50分,预计生存期≤1年者

C. 出现明显的预后不良因素,如高钙血症、脑或脑膜转移、脊髓压迫、恶病质、癌性体腔积液等

D. 伴随严重非癌疾病或肝肾功能不全

E. 患者有镇痛需求

【答案】ABCDE

【解析】参考NCCN姑息治疗指南。

【考点】姑息治疗指征

案例二:患者,女,58岁,既往:有冠心病、糖尿病史10年,无吸烟史。体检发现右下肺肿物,即行右肺下叶切除术。术后未行任何治疗。10个月后发现右肺下叶支气管残端肿物,纵隔8区、7区、4区多发肿大淋巴结。现体能评分ECOG评分1分。

提问1:回溯手术情况,若出现下述哪种描述,需考虑行术后辅助放疗

A. 标准肺癌根治术R0切除,病理分期pT_2N_0

B. R1切除术后

C. pT_1,同侧肺门淋巴结1/12转移

D. pT_1,同侧纵隔淋巴结5/8转移

E. pT_3,未行纵隔淋巴结清扫

【答案】BDE

【解析】Ⅰ~Ⅱ期和pN_{0-1}的NSCLC患者在标准根治性切除术后不建议行术后辅助放疗(PORT)。对术后肿瘤残存(R1或R2术后);未进行系统性纵隔淋巴结清扫或清扫不完全,或外科医生认为需行放射治疗者,可考

虑行术后辅助放疗。对于 R0 切除术后病理ⅢA-N₂ 的患者需谨慎考虑，既往多项回顾性研究以及前瞻性 ANITA 研究的亚组分析均显示术后放疗（PORT）可改善总生存。而 LungART 研究表明术后行三维适形放疗虽可降低 pN₂ 患者的纵隔复发率近 50%，但显著增加心脏毒性。中国医学科学院肿瘤医院的一项前瞻性研究 PORT-C 研究显示，PORT 并未改善无病生存或总生存，但改善了无局部复发生存。这两项研究的年份跨度较大，放疗范围和放疗技术都发生了变革，且靶向药物和免疫治疗均为可能干扰总生存数据的因素。因此对于 R0 切除术后病理ⅢA-N₂ 的患者是否行 PORT 需结合患者年龄、一般状况、基础疾病、淋巴结转移个数等因素综合考虑。同侧肺门单个淋巴结阳性无包膜受侵的患者，不考虑行术后辅助放疗。

【考点】肺癌术后放疗指征

提问 2：患者腰痛明显，腰椎 MRI 示 L₂₋₄ 骨转移，L₃ 压缩性骨折。下列关于镇痛治疗的说法正确的是

 A. 使用非阿片类药物更安全

 B. 患者疼痛剧烈时才进行镇痛治疗

 C. 长期使用阿片类药物将不可避免地产生成瘾

 D. 因开始使用阿片类药物而出现呕吐、镇静症状时不应立即停药或换药

 E. 杜冷丁（哌替啶）禁用于癌痛等慢性疼痛的镇痛治疗

【答案】DE

【解析】参考 NCCN 成人癌痛指南。

【考点】癌痛的药物镇痛治疗

提问 3：若患者出现肝、骨多发转移，行全身化疗前应达到的要求有

 A. 白细胞计数大于 4×10^9/L，中性粒细胞绝对值大于 2×10^9/L，血小板计数大于 80×10^9/L

 B. 转氨酶及胆红素在正常范围

 C. 肌酐清除率正常

 D. 超声心动图查左室射血分数不应低于 50%

 E. ECOG 评分 0~2 分

 F. 空腹血糖波动在 15~20mmol/L

 G. 心电图示频发室性期前收缩

【答案】ABCDE

【解析】全身化疗前需评估骨髓造血功能、肝功能、肾功能、心功能及体力评分，如存在糖尿病、心脏病等基础疾病，在控制稳定的情况下才能开始全身化疗。

【考点】评估患者可以耐受化疗的条件

三、胸腺肿瘤

【A1 型题】

1. 胸腺位于前上纵隔，下面描述中**不正确**的是

 A. 胸腺瘤约占纵隔肿瘤的 20%

 B. 男女发病率基本相同

 C. 发病年龄 50~60 岁最常见

 D. 儿童胸腺瘤多为良性

 E. 胸腺瘤是指发源于胸腺网状上皮细胞的肿瘤，内可伴有不同程度淋巴细胞

【答案】D

【解析】儿童胸腺瘤罕见，如果发生多为恶性。

【考点】胸腺瘤定义及流行病学

2. 胸腺髓质由哪种细胞组成

 A. 上皮细胞和少量淋巴细胞

 B. 胸腺小体

 C. 淋巴细胞

 D. 网状细胞

 E. 淋巴细胞和网状细胞

【答案】A

【考点】胸腺病理

3. 关于胸腺瘤的描述，正确的是

 A. 胸腺瘤膨胀性生长，至体积巨大仍有完整包膜，与周围组织无粘连，为浸润性胸腺瘤

 B. 40%~60% 胸腺瘤无完整包膜或无包膜，侵犯包膜外周围脂肪组织和器官，成为非浸润性胸腺瘤

 C. 胸腺瘤一般生长缓慢，30%~40% 是无症状的

 D. 胸腺瘤扩散方式以血行转移为主，肝、肺、骨为常见转移部位，淋巴结转移少见

 E. 胸腺瘤临床上没有全身症状或副肿瘤综合征的表现

【答案】C

【解析】胸腺瘤依据包膜的完整与否分为非浸润性和浸润性。扩散方式以局部侵犯为主，淋巴结转移少见，血行转移更少见，肝、肺、骨为常见部位。胸腺瘤的临床表现各异，其中亦包括全身症状及特异性的多种副肿瘤综合征。

【考点】胸腺瘤分型及临床表现

4. 胸腺瘤治疗的首选方法是

 A. 放射治疗   B. 手术治疗

C. 化学治疗　　　　D. 靶向治疗

E. 大剂量激素冲击

【答案】B

【考点】胸腺瘤的治疗原则

【A2 型题】

1. 患者,女,66 岁,因"咳嗽伴胸闷2个月"来诊。患者 2 个月来偶有全身及眼睑乏力,傍晚明显。查体:ECOG 评分 1 分,浅表淋巴未及肿大,甲状腺无肿大,未及结节或血管杂音。双肺呼吸运动对称,未及干湿啰音。四肢肌张力正常,肌力 5 级。胸部 X 线见前纵隔一巨大肿块,紧贴胸骨后,位于心基部升主动脉前。下列说法**不正确**的是

A. 胸部正侧位 X 线片的诊断阳性率达 80%

B. 局部检查需完善胸部增强 CT 评估肿瘤侵及范围、深度和淋巴结状态

C. 全身检查需完善腹部超声、骨扫描等

D. 胸部 MRI 是诊断胸腺瘤的首选方法

E. PET/CT 对胸腺肿瘤的早期诊断和良恶性鉴别具有指导性

【答案】D

【考点】胸腺瘤确诊检查

2. 患者,男,53 岁,体检胸部 X 线片发现前纵隔肿物,患者无自觉症状。为明确肿物性质,病理诊断原则是

A. 可手术切除的应避免穿刺活检

B. 先行细针穿刺抽吸活检,再决定是否手术

C. 先行经食管镜穿刺活检,再决定是否手术

D. 先行 CT 引导下经皮纵隔肿物穿刺活检,再决定是否手术

E. 先行超声引导下纵隔肿物穿刺活检,再决定是否手术

【答案】A

【考点】胸腺瘤病理诊断原则

3. 患者,男,56 岁,半年前出现胸闷,未在意。近 1 个月出现逐渐加重的呼吸困难、吞咽不畅。胸部增强 CT 考虑胸腺瘤可能大。开胸探查,术中见前上纵隔一包膜完整肿物,锐性分离。送检快速病理回报:送检增生淋巴组织,内见部分上皮样细胞。根据 WHO 2004 胸腺上皮肿瘤病理学分类,属于哪一型

A. A 型　　　　B. B1 型　　　　C. B2 型

D. B3 型　　　　E. AB 型

【答案】C

【考点】胸腺瘤病理学分型

4. 患者,女,59 岁,因"发热、咳嗽、咳痰 3 天"查胸部 X 线,见双侧肺纹理增粗,前上纵隔肿物,轮廓光整、密度均匀。择期行肿物切除术,病理示 B3 型胸腺瘤,镜下浸润包膜。下一步治疗建议

A. 抗感染　　　　B. 放射治疗

C. 辅助化疗　　　　D. 扩大切除

E. 同步放化疗

【答案】B

【解析】高危因素:ⅡB 期、肿瘤紧邻手术边缘、B 型、肿瘤邻近心包。

【考点】Ⅱ期胸腺瘤术后放疗指征

5. 患者,男,62 岁,胸痛 4 个月,为胸骨处刺痛。胸部增强 CT 示:前纵隔心包前巨大肿物,约 7cm × 5cm,密度欠均匀,向左侧肺实质突入,邻近肺动脉主干受压,未见转移淋巴结。根据 WHO TNM 分期,下述 T 及 N 分期正确的是

A. 2,0　　　　B. 3,0　　　　C. 4,0

D. 3,1　　　　E. 4,1

【答案】B

【解析】T_3 肿瘤侵入邻近结构,如心包、纵隔胸膜、胸壁、大血管、肺等。

【考点】胸腺瘤 WHO TNM 分期

6. 患者,女,50 岁,确诊胸腺癌,下列关于其特点描述,**不正确**的是

A. 镜下形态学为恶性特征

B. 更易侵及周围组织器官、胸膜种植、复发、淋巴及远处转移

C. 癌外表现发生率比胸腺瘤高

D. 预后差

E. 手术是首选治疗

【答案】C

【解析】癌外表现较胸腺瘤发生率低。

【考点】胸腺癌相关基础知识

【A3/A4 型题】

(1~4 题共用题干)

患者,女,39 岁,2 年前出现双下肢乏力感,午后为著,半年前出现间断咳嗽。完善 PET/CT 检查

示:前上纵隔软组织占位伴不均匀高代谢,大小约 3.9cm×2.6cm,最大 SUV 值 4.02。胸部 MRI 示:右前纵隔等 T_1 稍长 T_2 信号软组织肿物,形态欠规则,部分边界不清,部分层面与上腔静脉分界欠清,DWI 呈高信号。余未见肿大淋巴结。

1. 行全麻下胸骨正中劈开前纵隔肿物切除术,双侧胸腺切除术。病理回报:胸腺瘤,B2、B3 混合型,未见脉管瘤栓,肿瘤侵犯周围脂肪组织,未直接侵犯粘连肺组织,紧邻肺切缘可见灶状显著挤压的淋巴样组织。根据 WHO TNM 分期,病理分期

 A. pT_1 B. pT_2 C. pT_3

 D. pT_4 E. pT_3N_0

【答案】D

【考点】胸腺瘤 WHO TNM 分期

2. 术后放疗靶区**不包括**

 A. 残留肿瘤

 B. 残留肿瘤亚临床病灶

 C. 前纵隔淋巴引流区

 D. 锁骨上淋巴引流区

 E. 瘤床

【答案】D

【解析】Ⅳ期胸腺瘤 R1 切除术后放疗范围,胸腺瘤通常不转移至区域淋巴结,不推荐行扩大的选择性淋巴引流区(全纵隔、锁骨上)放疗。

【考点】胸腺瘤术后放疗靶区范围

3. 关于放疗危及器官体积及限量,以下**不恰当**的是

 A. 双肺 V20 不超过 40%

 B. 脊髓不超过 45Gy

 C. 心脏 V40 不超过 30%

 D. 心脏 V30 不超过 40%

 E. 食管 V50 不超过 50%

【答案】A

【解析】双肺 V20 不超过 30%。

【考点】胸腺瘤放疗危及器官限量

4. 拟给予患者总剂量 54Gy 照射,进行计划评估时,下列选项**不正确**的是

 A. 至少 95% 的 PTV 满足靶区的处方剂量

 B. PTV 接受大于 110% 的处方剂量的体积应小于 20%

 C. PTV 接受小于 93% 的处方剂量的体积应小于 3%

 D. PTV 外任何地方不能出现大于 110% 处方剂量

 E. 评价过剂量体积直方图(DVH)则不用再逐层评价

【答案】E

【解析】逐层评价剂量分布以及冷点、热点位置。

【考点】计划评估要点

(5~7 题共用题干)

患者,男,48 岁,疑诊胸腺瘤,行手术治疗。

5. 若手术完整切除浸润性胸腺瘤,术后放疗剂量

 A. 60~70Gy/6~7w   B. 45~50Gy/4~5w

 C. 54Gy/27f   D. 60Gy,1.8~2.0Gy/f

 E. 40Gy/2w

【答案】B

【考点】不同期别胸腺瘤术后放疗剂量

6. 若肿瘤肉眼残留,术后放疗剂量

 A. 60~70Gy/6~7w

 B. 45~50Gy/4~5w

 C. 54Gy/27f

 D. 60Gy,1.8~2.0Gy/f

 E. 40Gy/2w

【答案】D

【考点】不同期别胸腺瘤术后放疗剂量

7. 关于术后放疗靶区的定义,**错误**的是

 A. 如有残留,外科可以金属夹标记,并应画作 GTV

 B. CTV 在 GTV 边界外扩 1cm

 C. 若胸腺只部分切除,应与外科医生共同回顾术中情况后,确定 CTV

 D. PTV 根据各单位系统及摆位误差设定

 E. CTV 在前后左右方向按误差数值外扩形成 PTV

【答案】E

【解析】CTV 形成 PTV 时应三维的各个方向上均匀外放。

【考点】胸腺瘤术后放疗靶区定义

【案例分析题】

案例:患者,男,32 岁,3 个月前无明显诱因出现乏力、抬头无力,双上肢无力明显,伴复视。胸部增强 CT 示:左下肺胸膜下及纵隔多发类椭圆形团块影,与胸膜分界不清,侵及心包,大小分别为 4.3cm×6.7cm×11cm、4.1cm×7.7cm×

10.9cm,左侧胸腔少量积液。行左下胸腔占位穿刺活检,病理回报:胸腺瘤(B1 型)。完善检查期间双上肢无力进行性加重,伴有吞咽困难、呼吸困难。肌电图示:重症肌无力,全身型,抗乙酰胆碱受体抗体阳性。予口服溴吡斯的明后症状减轻。

提问 1:除重症肌无力,胸腺瘤还可以有哪些副肿瘤综合征

    A. Eaton-Lambert 综合征

    B. 强直性肌营养不良症

    C. 僵人综合征

    D. 慢性溃疡性结肠炎

    E. 系统性红斑狼疮

    F. 多发性肌炎

    G. 库欣综合征

    H. 艾迪生病

    I. 微小病变肾病

    J. 红细胞再生障碍性贫血

    K. 低丙种球蛋白血症

【答案】ABCDEFGHIJK

【解析】胸腺瘤合并的副肿瘤综合征有以下方面:神经肌肉综合征、胃肠道疾病、胶原蛋白和自身免疫疾病、皮肤疾病、内分泌系统疾病、泌尿系统疾病、造血系统疾病、免疫缺陷综合征等。

【考点】胸腺瘤的合并症

提问 2:该患者可选择的治疗方案有

    A. 含铂方案化疗

    B. 化疗序贯放疗

    C. 化疗同步放疗

    D. 化疗后重新行手术评估

    E. 减瘤手术

【答案】ABCD

【考点】Ⅳ期胸腺瘤治疗原则

提问 3:对于该患者,放疗注意事项有

    A. 放疗前应先用抗胆碱酯酶药物控制肌无力

    B. 放疗开始时剂量宜小,1Gy/f 起

    C. 治疗中密切观察肌无力的病情变化

    D. 放疗剂量可缓慢加至 2Gy/f

    E. 一旦肌无力情况加重或发生危象,立即处理

    F. 根据肿块退缩情况及时缩野

【答案】ABCDEF

【考点】胸腺瘤合并重症肌无力时放疗注意事项

第三节 腹部肿瘤

一、胃癌

【A1 型题】

1. 胃癌在以下哪个部位最常见

    A. 胃食管结合部   B. 胃小弯

    C. 胃大弯   D. 胃窦

    E. 胃前壁

【答案】D

【解析】胃的任何部位皆可发生胃癌,胃窦部最常见(48.8%~52.5%),其次是贲门部(16.1%~20.6%),胃体部和累及全胃者相对较少(7%~16.6%)。

【考点】胃癌的好发部位

2. 以下选项中是胃癌,尤其是肠型胃癌公认的发展模式的是

    A. 正常胃黏膜—浅表性胃炎—肠上皮化生—慢性萎缩性胃炎—异型增生—胃癌

    B. 正常胃黏膜—浅表性胃炎—慢性萎缩性胃炎—肠上皮化生—异型增生—胃癌

    C. 正常胃黏膜—慢性萎缩性胃炎—肠上皮化生—异型增生—胃癌

    D. 正常胃黏膜—慢性萎缩性胃炎—肠上皮化生—胃癌

    E. 正常胃黏膜—慢性萎缩性胃炎—异型增生—胃癌

【答案】B

【解析】胃癌癌前病变包括肠上皮化生和上皮内瘤变,常在慢性萎缩性胃炎(CAG)基础上发生而来。CAG 的病因不明,浅表性胃炎可经数年到数十年发展为 CAG。所以肠型胃癌最常见的发展模式为"正常胃黏膜—浅表性胃炎—慢性萎缩性胃炎—肠上皮化生—异型增生—胃癌"。

【考点】胃癌发生发展的病理过程

3. 幽门螺旋杆菌(Hp)感染与哪种类型胃癌的发生最相关

    A. 肠型   B. 弥漫型

    C. 混合型   D. 不确定类型

    E. 与类型无关

【答案】B

【解析】Hp 感染与多种疾病的发生相关,慢性萎缩性胃炎、消化道溃疡、胃黏膜相关淋巴组织淋巴瘤、胃癌。在胃癌中与弥漫型胃癌更相关。

【考点】Hp 与胃癌的相关性

4. 关于胃癌的 Lauren 分型,以下说法**不正确**的是

A. 分为肠型、弥漫型和混合型

B. 肠型多见于老年男性,病程较长,预后较好。

C. 弥漫型多见于年轻女性,易出现淋巴结转移和远处转移,预后较差

D. 有 10%~20% 的病例兼有肠型和弥漫型的特征,称为混合型。

E. 弥漫型胃癌呈下降趋势

【答案】E

【解析】1965 年 Lauren 根据胃癌的组织结构和生物学行为,将胃癌分为肠型和弥漫型。肠型胃癌起源于肠化生黏膜,一般具有明显的腺管结构,瘤细胞呈柱状或立方形,可见刷状缘,瘤细胞分泌酸性黏液物质,类似于肠癌的结构;常伴有萎缩性胃炎和肠化生,多见于老年男性,病程较长,发病率较高,预后较好。弥漫型胃癌起源于胃固有黏膜,癌细胞分化较差,呈弥漫性生长,缺乏细胞连接,一般不形成腺管,许多低分化腺癌和印戒细胞癌属于此型;多见于年轻女性,易出现淋巴结转移和远处转移,预后较差。肠型胃癌的发病率在美国男性、女性、非裔和白色人种中均呈现下降趋势,而弥漫型胃癌在同等人群中却呈上升趋势,发病率从 1978 年的 0.3/100 000 人增加至 2000 年的 1.8/100 000 人,其中以印戒细胞癌的增加最为明显。Lauren 分型不仅反映肿瘤的生物学行为,而且体现其病因、发病机理和流行特征。有 10%~20% 的病例兼有肠型和弥漫型的特征,难以归入其中任何一种,从而称为混合型。

【考点】胃癌的 Lauren 分型

5. 胃癌的错配修复基因**不包括**

A. *MLH1*　　B. *MSH2*　　C. *MSH6*

D. *MMR*　　E. *PMS2*

【答案】D

【解析】*MMR* 是错配修复基因的缩写,包括 *MLH1*、*MSH2*、*MSH6* 及 *PMS2*。

【考点】错配修复基因的定义

6. 关于胃食管结合部癌(EGJ)的描述,正确的是

A. EGJ 预后比远端胃癌差

B. EGJ 属于食管癌

C. 局部晚期 EGJ 术前放疗未能提高长期生存率,但是可以提高局部控制率和切除率

D. 不可手术切除的局部晚期 EGJ,最好的治疗为支持治疗

E. EGJ 最常见的远处转移部位为脑转移

【答案】C

【解析】胃食管结合部癌是较为特殊的一类肿瘤,根据第 8 版 AJCC 肿瘤分期,SIEWERTI 和 Ⅱ型按照食管癌治疗,SIEWERTⅢ型按照胃癌治疗。整体预后好于远端胃癌。治疗方案不可手术的局部晚期 EGJ 应选择放化综合治疗。可手术的应给予术前放化疗＋手术,术前放疗未能提高长期生存率,但是可以提高局部控制率和切除率。

【考点】胃食管结合部癌的临床特点

7. 确定早期胃癌的标准主要是根据

A. 肿瘤大小　　　　B. 浸润深度

C. 淋巴结有无转移　D. 脉管癌栓

E. 分化程度

【答案】B

【解析】早期胃癌是指病灶局限于黏膜层或黏膜下层。

【考点】早期胃癌的定义

8. 下列哪项是胃癌 *HER-2* 阳性的判定标准

A. IHC+

B. IHC++

C. FISH *HER-2*:CEP17≥2

D. FISH *HER-2*:CEP17≥1.6

E. FISH *HER-2*:CEP17≤2

【答案】C

【解析】判定 *HER-2* 状态首选 IHC 法检测,+++ 者视为阳性;++ 者需采用 FISH 或其他原位杂交方法检测:用 *HER-2* 基因拷贝数与染色体 17 着丝粒数目的比值来表达(*HER-2*:CEP17),并且要求计数的肿瘤细胞至少有 20 个。*HER-2*:CEP17≥2 为有扩增,<2 无扩增。

【考点】*HER-2* 阳性状态的判定

9. 下列选项中属于胃癌的 N_1 站淋巴结的是

A. 1、2、3、4、5、6、7　　B. 1、2、3、4、5、6、9

C. 1、2、3、4、5、6　　　　D. 1、2、3、4

E. 3、4、5、6

【答案】A

【解析】第一站淋巴结包括 1~7 组,3、7 组淋巴结常常难以明确区分,且第 7 组也极易发生转移。

【考点】N_1 淋巴结的定义

10. 胃($100cm^2$)的放射耐受量(TD5/5)为

A. 4 000cGy　　　　B. 4 500cGy

C. 5 000cGy　　　　D. 5 500cGy

E. 6 000cGy

【答案】B

【解析】$100cm^2$ 的胃受照射剂量达 4 500cGy 时会有 1%~5% 的人会出现溃疡、穿孔、出血的症状。

【考点】胃的耐受剂量

11. 关于胃癌的 T 分期,下列选项中说法**不正确**的是

A. T_{1a}:肿瘤侵犯黏膜固有层或黏膜肌层

B. T_{1b}:肿瘤侵犯黏膜下层

C. T_2:肿瘤侵犯固有肌层

D. T_3:肿瘤穿透浆膜下层结缔组织,侵犯脏层腹膜

E. T_{4b}:肿瘤侵犯邻近组织结构

【答案】D

【解析】T_3应当是肿瘤穿透浆膜下层结缔组织,未侵犯脏层腹膜或邻近组织结构,而T_{4a}是肿瘤侵犯浆膜(脏层腹膜)。

【考点】胃癌的T分期

12. 关于胃癌的N分期,下列选项中说法**不正确**的是

A. N_x:区域淋巴结无法评价

B. N_1:1~2个区域淋巴结有转移

C. N_2:3~6个区域淋巴结有转移

D. N_{3a}:7~15个区域淋巴结有转移

E. N_{3b}:15个(含)以上区域淋巴结有转移

【答案】E

【解析】N_{3b}应当是16个(含)以上区域淋巴结有转移。

【考点】胃癌的N分期

13. 关于胃癌的远处转移(M_1),下列选项中说法**不正确**的是

A. 左锁骨上淋巴结肿大是M_1

B. 腹水细胞学阳性是M_1

C. 对于T_{4b}的患者,不必行腹腔镜探查手术

D. Krukenberg瘤常见于胃印戒细胞癌,也见于结肠癌、乳腺癌、胆囊癌

E. 胃癌出现肝转移的概率较高

【答案】C

【解析】对于T_{4b}的患者,应常规推荐行腹腔镜探查手术评估有无腹腔、腹膜等远处转移。

【考点】胃癌的M分期

14. 下列对于胃癌术前放疗的推荐剂量和技术,**不正确**的是

A. EORTC-ROG建议处方剂量为55Gy/27f

B. NCCN指南推荐41.4~50.4Gy

C. 1.8~2.0Gy/f,5f/w

D. 推荐采用3D-CRT或者IMRT技术

E. 射线能量使用4~18MV的X线

【答案】A

【解析】欧洲癌症治疗研究组放疗协作组(EORTC-ROG)建议的胃癌术前放疗处方剂量为45Gy/25f。

【考点】胃癌的术前放疗剂量

15. 下列对于胃癌术后放疗的推荐剂量和技术,**不正确**的是

A. NCCN指南建议术后放疗剂量45~50.4Gy

B. EORTC指南建议术后放疗剂量55Gy

C. 单次1.8~2Gy

D. 对切缘阳性、有残留灶的患者,应酌情加量

E. 推荐3D-CRT或IMRT技术

【答案】B

【解析】胃癌术后放疗的剂量45~50Gy,除外有残留才考虑局部提高剂量。

【考点】胃癌的术后放疗剂量

16. 胃癌原发灶分期晚,反复慢性出血,下列止血方案应首选

A. 手术切除   B. 介入治疗

C. 内镜下治疗   D. 放疗

E. 内科保守治疗

【答案】D

【解析】胃癌原发灶反复慢性出血,提示病灶负荷较大,通过内科保守治疗和内镜下治疗往往不能达到很好的效果。同时肿瘤的血管变异较多,质地与正常血管不同,难以介入止血。综合患者分期、年龄、身体一般情况等因素,手术常常风险较大,是急性大出血的治疗选择之一,但不作为慢性出血的首选。

【考点】胃癌原发灶慢性出血的治疗

17. 关于胃癌脑转移的治疗,正确的是

A. 单发脑转移可选择手术治疗

B. 多发脑转移可行全脑放疗±SBRT

C. 单发脑转移可选择SBRT治疗

D. 症状明显时应该给予甘露醇等脱水治疗

E. 以上都正确

【答案】E

【解析】胃癌脑转移单发可选择手术和SBRT治疗,多发脑转移应选择全脑放疗,酌情予以部分病灶SBRT治疗。

【考点】胃癌脑转移的治疗

18. 胃癌骨转移伴有明显疼痛症状,下列治疗应首选

A. 粒子植入治疗   B. 手术治疗

C. 化疗   D. 放疗

E. 姑息对症治疗

【答案】D

【解析】胃癌骨转移应首先选择放疗,能够治疗止疼、防止病理性骨折等骨相关事件。

【考点】胃癌骨转移的治疗

19. 下列哪项**不是**胃癌放疗时常用的同期化疗药物

A. 紫杉醇 　　B. 环磷酰胺

C. 替吉奥 　　D. 奥沙利铂

E. 卡培他滨

【答案】B

【解析】NCCN 指南推荐的胃癌同步放化疗中的化疗药物包括:紫杉醇、替吉奥、奥沙利铂、卡培他滨,环磷酰胺不用于胃癌化疗。

【考点】胃癌同步放化疗中化疗方案的选择

20. 局部晚期胃食管结合部癌的最典型症状为

　　A. 上腹部不适或者隐痛

　　B. 食欲减退

　　C. 进行性吞咽困难

　　D. 黑便、呕血

　　E. 消瘦、体重减轻

【答案】C

【解析】胃食管结合部癌容易累及腹段食管,环周性增厚,从而引起进食吞咽不畅,且呈进行性加重的特点。

【考点】局部晚期胃食管结合部癌的临床表现

21. 以下关于胃癌的诊断和治疗描述,**错误**的为

　　A. 胃癌常规分期检查的手段为胸部 CT、腹部 CT、盆腔 CT、超声内镜、PET/CT

　　B. 上消化道造影应作为胃癌的常规检查

　　C. 腹部 MRI 在判断胃癌的 T 分期上逐渐显露出优势,有望成为可参考的分期检查

　　D. 胃癌推荐的术式为近端、远端或全胃根治性切除 +D2 淋巴结清扫术

　　E. 原发灶距离切缘 >5cm 是 D2 根治术的标准之一

【答案】A

【解析】胃癌常规分期检查的手段为胸部 CT、腹部 CT、盆腔 CT、超声内镜,不包括 PET/CT。

【考点】胃癌常规的分期检查手段

22. **胃癌术后放疗哪些范围可以不包括**

　　A. 残胃

　　B. 胃食管结合部高危淋巴引流区:邻近的食管周围、胃周、胰腺上、腹腔干淋巴结和脾门淋巴结区

　　C. 胃窦癌高危淋巴引流区:胃周、胰腺上、腹腔干、肝门和胰十二指肠淋巴结

　　D. 切缘≤3cm 时,必须包括吻合口及以上2cm

　　E. T₃、T₄ 病变应包括瘤床

【答案】A

【解析】胃癌术后放疗范围应包括相应的高危淋巴引流区,胃窦癌远端胃术后切缘不足时应包括吻合口,部分 T_3、T_4 的病变应包括瘤床,但不常规包括残胃。

【考点】胃癌术后放疗范围

23. **胃癌术前放疗哪些范围可以不包括**

　　A. 胃窦癌如果肿瘤扩展到胃十二指肠结合部,放射野应包括胰头、十二指肠第一、二段

　　B. 胃食管结合部高危淋巴引流区:邻近的食管周围、胃周、胰腺上、腹腔干淋巴结和脾门淋巴结区

　　C. 胃窦癌高危淋巴引流区:胃周、胰腺上、腹腔干、肝门和胰十二指肠淋巴结

　　D. 胃食管结合部原发癌,照射野应该包括远端食管 3~5cm、左半横膈膜和邻近的胰体

　　E. 胃体癌高危淋巴结区包括:胃周、胰腺上、腹腔干淋巴结

【答案】E

【解析】胃体癌术前放疗范围应包括邻近的胃周、胰腺上、腹腔干、脾门、肝门和胰十二指肠淋巴结。

【考点】胃癌术前放疗范围

24. 胃癌放疗推荐的正常组织限量,**错误**的是

　　A. 双肺 V20<30%

　　B. 脊髓最大量≤45Gy

　　C. 小肠 V45<195cm³

　　D. 双肾 V20≤33%

　　E. 肝 V30 ≤33%

【答案】D

【解析】应为单肾 V20≤33%,而不是双肾。

【考点】胃癌放疗相关正常组织限量

25. 关于胃癌放疗的准备工作,以下描述**不正确**的为

　　A. 术前放疗定位前应嘱患者空腹 >4 小时

　　B. 术前放疗定位时建议服用阳性对比剂,以后每次摄入相等量的水

　　C. 术后放疗可根据患者的术式决定是否充盈胃

　　D. CT 定位扫描时,通常取仰卧位,扫描范围约 T₄~T₅ 至 L₅~S₁,应使用增强扫描

　　E. 胃癌放疗中,控制呼吸运动常用的技术有 4D-CT、主动呼吸控制、腹部加压技术

【答案】B

【解析】胃癌术前放疗建议采用阴性对比剂,水是较好的选择,能够良好地对比增强扫描时强化的胃原发灶,能充盈胃腔且重复性良好,也能够充盈十二指肠便于勾画。

【考点】胃癌放疗的准备工作

【A2 型题】

1. 患者,男,74 岁,主因"消瘦 4 个月,黑便 1 周"入院。胃镜示胃食管结合部可见溃疡,活检提示腺癌。既往胃炎 30 余年。该患者最可能的 Lauren 分型是

A. 肠型　　　　　　　B. 弥漫型

C. 混合型　　　　　　D. 难以判断

E. 以上都不是

【答案】A

【解析】老年、男性、近端胃癌、慢性胃炎病史,均为肠型胃癌较为典型的临床表现。

【考点】肠型胃癌的临床特点

2. 初治胃癌患者,完善腹部 CT 检查:胃底贲门部胃壁增厚,较厚处 15mm,增强扫描强化明显,与正常胃壁分界不清,浆膜面模糊,病变后方与胰腺脂肪间隙尚清晰。胃周见多发淋巴结影,约 4 个,最大径 10mm。胸部 CT 及盆腔 CT 未见异常,该患者的分期是(AJCC 第 7 版分期)

A. $cT_3N_1M_0$　　　　　B. $cT_{4a}N_1M_0$

C. $cT_3N_2M_0$　　　　　D. $cT_{4a}N_2M_0$

E. $cT_{4b}N_1M_0$

【答案】D

【解析】患者分期检查中腹部 CT 显示胃底贲门部胃壁增厚,浆膜面模糊,病变后方与胰腺脂肪间隙尚清晰,提示浆膜受累可能,但尚未侵及邻近组织,考虑 cT_{4a};胃周多发淋巴结,约 4 个,考虑 cN_2;未见远处转移,cM_0。

【考点】胃癌的 TNM 分期

3. 患者,男,68 岁。全胃切除术后病理回报:胃窦小弯侧可见低分化腺癌,穿透浆膜下层结缔组织,未侵犯脏层腹膜,未见脉管癌栓及神经侵犯,食管断端未见癌,十二指肠断端可见癌,网膜未见癌。淋巴结未见癌转移:1 组 0/2,2 组 0/5,3 组 0/6,4sa 组 1/2,4sb 组 2/4,4d 组 0/1,5 组 0/2,6 组 0/4,7 组 0/1,8 组 0/3,9 组 0/3,11p 组 0/1,11d 组 0/0,12 组 0/1。该患者符合下列哪项术后放疗的指征

A. R1 切除　　　　　　B. R2 切除

C. D1 根治术　　　　　D. $pT_{3-4}N+$

E. pT_2N_0

【答案】A

【解析】该患者符合 D2 根治术,R1 切除,十二指肠断端阳性,分期为 pT_3N_2,应行术后辅助放疗。

【考点】胃癌术后放疗的指征

4. 患者,男,47 岁。行全胃切除术,术后病理回报:胃体小弯侧可见中分化腺癌,侵及胃壁浆膜,未见脉管癌栓,可见神经侵犯,病灶距食管及十二指肠断端 5cm,断端均未见癌,网膜未见癌。淋巴结未见癌转移:1 组 0/2,2 组 0/5,3 组 0/3,4sa 组 0/2,4sb 组 0/3,4d 组 0/5,5 组 0/2,6 组 0/4,7 组 0/1,8 组 0/3,9 组 0/3,11p 组 0/1,11d 组 0/0。该手术**不符合** D2 根治术的是

A. 未见脉管癌栓,可见神经侵犯

B. 病灶距食管及十二指肠断端 5cm

C. 十二指肠断端阴性

D. 清扫淋巴结范围不足

E. 清扫淋巴结数目 >15 枚

【答案】D

【解析】全胃 D2 根治术应清扫 1~7、8a、9、10、11、12a 组淋巴结,该患者病理报告未提及 12 组,清扫范围不足,不符合 D2 根治术。

【考点】胃癌 D2 根治术的定义

5. 患者,女,55 岁,诊断为胃食管结合部低分化腺癌,行"近端胃癌根治性切除 + 残胃与空肠双通道吻合消化道重建术",下列**不是**胃食管结合部的淋巴引流区的是

A. 1、2、3 组　　　　B. 4sa、4sb 组

C. 7、8a、9 组　　　　D. 11p 组

E. 12a 组

【答案】E

【解析】胃食管结合部的淋巴引流区包括:1、2、3、4sa、4sb、7、8a、9、11p 组,不包括 12a 组。

【考点】胃食管结合部的淋巴引流区

6. 患者,男,58 岁,诊断为胃窦部黏液腺癌,行"远端胃根治性切除 + 毕Ⅱ式吻合术"后,下列**不是**胃窦部的淋巴引流区的是

A. 1、3　　　　　　　B. 4sa

C. 5、6、7、8a、9　　　D. 11p

E. 12a

【答案】B

【解析】胃窦部的淋巴引流区包括:1、3、4sb、4d、5、6、7、8a、9、11p、12a 组,不包括 4sa 组。

【考点】胃窦部的淋巴引流区

7. 患者,女,43 岁,诊断为胃体部印戒细胞癌,行"全胃根治性切除 +Roux-en-Y 吻合术"后,关于术后放疗的淋巴引流区,以下说法**错误**的是

A. 需包括 1、2、3

B. 需包括 4sb、4sa,不包括 4d

C. 需包括 5、6、7、8a、9

D. 需包括 10、11

E. 需包括 12a

【答案】B

【解析】胃体癌的淋巴引流区包括:1~7、8a、9、10、11、12a 组,应包括 4d 组。

【考点】胃体部的淋巴引流区

8. 患者,男,85 岁,主因"进食哽噎 3 个月"入院,完善分期检查,诊断胃食管结合部中分化腺癌 $cT_3N_2M_0$。既往:高血压 20 年,最高 180/95mmHg。该患者最适合的治疗方式为

A. 根治性放疗　　 B. 术前放疗 + 手术

C. 手术　　　　　 D. 化疗

E. 靶向治疗

【答案】A

【解析】高龄,既往基础疾病,临床分期为局部晚期的患者,应予以根治性放疗。

【考点】胃癌根治性放疗的适应证

9. 患者,男,62 岁,主因"上腹部疼痛 1 个月"入院,完善分期检查,超声内镜提示距门齿 43~47cm 胃食管结合部环周可见溃疡型占位,侵及部分胃底及小弯,基底凹凸不平,累及 1~4 层,齿状线受侵消失不清。完善分期检查,考虑胃食管结合部中分化腺癌 $cT_3N_1M_0$。既往体健。该患者最适合的治疗方式为

A. 根治性放疗

B. 术前放疗 / 术前化疗 + 手术

C. 手术

D. 化疗

E. 靶向治疗

【答案】B

【解析】胃食管结合部癌,临床分期为 $cT_3N_1M_0$,根据 NCCN 指南推荐,应予以术前放疗 / 术前化疗及手术治疗。

【考点】胃食管结合部术前放化疗

10. 患者,男,72 岁,主因"间断黑便 2 个月"入院。入院后查血红蛋白 73g/L,完善相关检查,腹部 CT 提示胃体部小弯侧明显增厚,

完善内镜及病理:中分化腺癌。经输血治疗后血红蛋白恢复至 84g/L,大便较前恢复,潜血(+),5 日后复测再次跌至 75g/L。对该患者,适合的治疗为

A. 放疗　　　　 B. 手术切除

C. 介入　　　　 D. 内镜

E. 化疗

【答案】A

【解析】胃癌原发灶反复慢性出血,提示病灶负荷较大,通过内科保守治疗和内镜下治疗往往不能达到很好的效果。同时肿瘤的血管变异较多,质地与正常血管不同,难以介入止血。综合患者分期、年龄、身体一般情况等因素,手术常常风险较大,是急性大出血的治疗选择之一,但不作为慢性出血的首选。

【考点】慢性胃出血的治疗

11. 患者,男,65 岁,主因"头晕、头痛 3 日"入院。行头颅 MRI 检查,提示颅内多发占位,数量 >4,最大病灶直径约 2.8cm,增强可见明显强化,考虑脑转移。完善 PET/CT 检查,胃大弯侧胃壁增厚伴代谢增高,胃周、纵隔多发增大淋巴结伴代谢增高,考虑胃癌,伴胃周、纵隔淋巴结转移。患者当前的治疗方案首选

A. 全脑放疗　　　　 B. 全脑 ±SBRT

C. SBRT　　　　　　 D. 化疗

E. 手术

【答案】B

【解析】胃癌多发脑转移,伴临床症状,应考虑给予全脑放疗,较大的病灶可考虑局部 SBRT 加量。

【考点】胃癌脑转移的治疗

12. 患者,男,45 岁,因"右髂腰部疼痛"就诊。行骨扫描提示右髂骨骨转移。完善 PET/CT 检查,胃窦可见胃壁增厚伴代谢增高,胃周多发增大淋巴结伴代谢增高,考虑胃癌,伴胃周淋巴结转移。患者当前的治疗方案首选

A. 粒子植入　 B. 骨水泥　　 C. 放疗

D. 化疗　　　　 E. 手术

【答案】C

【解析】胃癌骨转移,伴临床症状,应先给予骨转移灶放疗,之后再进行全身系统治疗。

【考点】胃癌骨转移的治疗

13. 患者,男,70 岁。远端胃切除术后病理回报:胃窦可见低分化腺癌,部分伴黏液分化,病变穿透肌层,累及浆膜,未见脉管癌栓及

神经侵犯,近端及十二指肠断端均未见癌,网膜未见癌。淋巴结未见癌转移:1 组 0/0,3 组 0/1,4sb 组 1/2,4d 组 0/1,5 组 2/2,6 组 0/1,7 组 0/0,8 组 0/2。该患者符合下列哪项术后放疗的指征

A. R1 切除　　　　　B. R2 切除

C. D1 根治术　　　　D. $pT_{3\sim4}N+$

E. pT_2N_0

【答案】C

【解析】胃窦部的淋巴引流区包括:1、3、4sb、4d、5、6、7、8a、9、11p、12a 组,不包括 4sa 组。该患者清扫范围不足,且清扫淋巴结个数不足 15 枚,因此属于 D1 根治术,应予以术后辅助放疗。

【考点】胃癌术后放疗的指征

14. 患者,男,64 岁。远端胃切除术后病理回报:胃食管结合部中分化腺癌,病变侵透浆膜层,食管断端可见癌,十二指肠断端未见癌累及,网膜未见癌。淋巴结未见癌转移:1 组 0/2,3 组 0/4,4sa 组 0/6,4sb 组 0/4,4d 组 0/5,5 组 0/2,6 组 0/1,7 组 0/2,8 组 0/2,9 组 0/1,11p 组 0/1,12 组 0/1。该患者符合下列哪项术后放疗的指征

A. R1 切除　　　　　B. R2 切除

C. D1 根治术　　　　D. $pT_{3\sim4}N+$

E. pT_2N_0

【答案】A

【解析】该患者食管断端可见癌,切缘阳性,因此属于 R1 切除,应予以术后辅助放疗。

【考点】胃癌术后放疗的指征

15. 患者,女,55 岁,主因"上腹部不适伴黑便 1 个月"入院,完善分期检查,超声内镜提示距门齿 40~45cm 胃食管结合部环周可见溃疡型占位,侵及部分小弯,累及 1~5 层,齿状线受侵消失不清。完善分期检查,腹部 CT 提示胃食管结合部胃壁增厚,胃周淋巴结肿大,数量 >3。余胸部 CT 及盆腔 CT 未见异常。既往体健。该患者最适合的治疗方式为

A. 根治性放疗　　　B. 术前放疗 + 手术

C. 手术　　　　　　D. 化疗

E. 靶向治疗

【答案】B

【解析】胃食管结合部癌,临床分期为 $cT_4N_2M_0$,根据 NCCN 指南推荐,应予以术前放疗(± 化疗)及手术治疗。

【考点】胃食管结合部术前放化疗

16. 患者,男,59 岁,主因"上腹部不适伴间断进食哽噎 2 个月"入院,超声内镜提示距门齿 40~45cm 胃食管结合部环周可见溃疡型占位,侵及部分小弯,累及 1~4 层,齿状线受侵消失不清。完善分期检查,腹部 CT 提示胃食管结合部胃壁增厚,胃周淋巴结肿大,数量 >3。余胸部 CT 及盆腔 CT 未见异常。该患者的分期是(AJCC 第 7 版分期)

A. $cT_3N_1M_0$　　　　　B. $cT_{4a}N_1M_0$

C. $cT_3N_2M_0$　　　　　D. $cT_{4a}N_2M_0$

E. $cT_{4b}N_1M_0$

【答案】C

【解析】患者分期检查中超声胃镜显示胃食管结合部环周可见溃疡型占位,侵及 1~4 层,即侵犯达浆膜下,尚未侵犯第 5 层浆膜层,考虑 cT_3;胃周淋巴结肿大,数量 >3,考虑 cN_2;未见远处转移,cM_0。

【考点】胃癌的 TNM 分期

17. 患者,男,47 岁,主因"体检发现 CEA 升高 2 个月"入院。完善相关检查,诊断为胃窦中低分化腺癌 $cT_3N_1M_0$,除外手术禁忌,予以该患者远端胃根治性切除 +Roux-en-Y 吻合术,术后病理回报:pT_3N_2,病灶距十二指肠断端 2cm,切缘阴性。该患者术后放疗哪些范围可以**不包括**

A. 残胃

B. 吻合口及以上 2cm

C. 胃周、胰腺上、腹腔干淋巴结

D. 肝门和胰十二指肠淋巴结

E. 瘤床

【答案】A

【解析】胃癌术后放疗的常规范围不包括残胃。

【考点】胃癌术后放疗范围

18. 患者诊断胃体部低分化腺癌 $cT_3N_1M_0$,除外手术禁忌,予以该患者全胃根治性切除 + 残胃与空肠双通道吻合消化道重建术,术后病理回报:pT_3N_2,病灶距食管断端 4cm,近远端切缘阴性。该患者术后放疗哪些淋巴引流区域可以**不包括**

A. 邻近的食管周围、胃周、胰腺上淋巴结

B. 腹腔干淋巴结和脾门淋巴结

C. 远端食管 3~5cm

D. 左半横膈膜

E. 肝十二指肠、胰头后淋巴结

【答案】E

【解析】胃体癌术后放疗范围应包括邻近的胃周、胰腺上、腹腔干、脾门、肝十二指肠淋巴结。

【考点】胃癌术后放疗范围

19. 患者,女,37岁,主因"上腹部不适伴消瘦3个月"入院。完善检查,提示:胃食管结合部胃壁增厚,伴胃周淋巴结肿大。病理活检提示:低分化腺癌。既往:卵巢癌病史,已行手术切除。该患者应考虑为

   A. Lynch综合征   B. 直肠癌乳腺转移

   C. 乳腺癌直肠转移   D. 双原发癌

   E. 以上均不是

【答案】A

【解析】Lynch综合征不仅发生大肠的恶性肿瘤,也可发生子宫内膜癌、胃癌、卵巢癌、小肠癌、输尿管和肾盂癌、脑瘤、胆管癌、皮肤癌等大肠外恶性肿瘤。

【考点】Lynch综合征的临床特点

20. 患者,女,62岁,主诉"间断上腹痛3个月"。胃镜检查提示"胃食管结合部可见巨大溃疡,距门齿40~46cm,质硬,表面覆白苔,累及齿状线(齿状线距门齿40cm)"。该患者的SIEWERT分型是

   A. SIEWERT I 型   B. SIEWERT II 型

   C. SIEWERT III 型   D. 难以区分

   E. 以上均不是

【答案】C

【解析】SIEWERT I 型:肿瘤中心位于齿状线上1~5cm;SIEWERT II 型:肿瘤中心位于齿状线上1cm至下2cm;SIEWERT III 型:肿瘤中心位于齿状线下2~5cm。该患者齿状线距门齿40cm,肿瘤距门齿40~46cm,即中心位于43cm,超过齿状线下2cm,因此为SIEWERT III 型。

【考点】SIEWERT分型的定义

21. 患者,女,66岁,主因"上腹部疼痛2个月"入院,完善分期检查,超声内镜提示距门齿42~45cm胃食管结合部可见溃疡型占位,侵及部分胃底,累及1~4层,齿状线受侵。完善分期检查未见其他转移。该患者的T分期为

   A. T_{1a}:肿瘤侵犯黏膜固有层或黏膜肌层

   B. T_{1b}:肿瘤侵犯黏膜下层

   C. T_2:肿瘤侵犯固有肌层

   D. T_3:肿瘤穿透浆膜下层结缔组织,侵犯脏层腹膜

   E. T_{4b}:肿瘤侵犯邻近组织结构

【答案】D

【解析】T_3应当是肿瘤穿透浆膜下层结缔组织,未侵

犯脏层腹膜或邻近组织结构,该患者超声胃镜提示病灶侵及1~4层,即已穿透肌层,达浆膜下结缔组织,尚未侵犯第5层浆膜。

【考点】胃癌的T分期

22. 患者,女,51岁,主因"间断黑便2个月"入院。完善分期检查,超声内镜提示胃窦部增厚隆起型病变,侵及部分胃小弯,累及1~5层,胃周淋巴结肿大,共2枚。腹部CT示胃窦部增厚,胃周淋巴结增大,短径>8mm,数量4枚。该患者的N分期应为

   A. N_x B. N_1 C. N_2

   D. N_{3a} E. N_{3b}

【答案】C

【解析】超声内镜可观察的范围较为有限,仅能较好地查看较近的胃周淋巴结,CT则能全面地反映腹腔淋巴结的情况,该患者CT提示4枚淋巴结,且短径>8mm,因此应为N_2。

【考点】胃癌的N分期

23. 患者,男,49岁,主因"上腹部不适5个月"入院。完善分期检查,超声内镜提示距门齿41~44cm胃食管结合部可见溃疡型占位,侵及部分胃底及小弯,基底凹凸不平,累及1~4层,齿状线受侵消失不清。完善分期检查考虑胃食管结合部中分化腺癌$cT_3N_2M_0$。该患者拟行术前放化疗+手术治疗,下列描述**不正确**的是

   A. 对于术前评估为临界可切除的胃癌,新辅助放疗后间隔4~8周行手术治疗

   B. 新辅助放疗后间隔<4周行手术治疗,可能会因放疗后水肿增加手术难度

   C. 同步放化疗时的化疗方案首选含氟尿嘧啶类的方案,如卡培他滨、5-FU、替吉奥,可考虑联合铂类

   D. 新辅助放疗应行选择性淋巴结照射(ENI)

   E. 术前同步化疗优于单纯放疗

【答案】D

【解析】胃食管结合部癌术前放化疗中应行淋巴引流区预防照射。同步放化疗优于单纯放疗,同步化疗方案可以选择卡培他滨、5-FU、替吉奥,并可考虑联合铂类。放疗后4~8周行手术治疗,一般不短于4周。

【考点】胃食管结合部术前放化疗

24. 患者,男,52岁,主因"进行性进食哽噎2个月"入院。完善分期检查,诊断胃食管结合部中分化腺癌$cT_3N_2M_0$。给予该患者术前

放化疗＋手术治疗,完成放疗 95%PGTV(胃原发灶及转移淋巴结)50Gy/95%PTV(高危淋巴引流区)45Gy/25f,患者诉间断上腹疼痛,进食时加重,评分 4~5 分,口服泰勒宁后可降至 2 分,现进流食,下列描述正确的是

A. 治疗后出现疼痛,不除外病情进展

B. 疼痛进食时加重,应考虑放射性黏膜炎,停止治疗促进黏膜恢复

C. 应积极静脉营养补液治疗

D. 该患者中度疼痛需镇痛药,应为黏膜炎 2 级

E. 密切观察疼痛变化,如疼痛加重首选吗啡对症治疗

【答案】D

【解析】胃癌放疗后最常见的副反应就是黏膜炎,表现为上腹部疼痛,进食时加重,但不应停止放疗,可根据情况积极对症治疗,包括口服肠内营养制剂,难以口服时再考虑静脉的肠外营养支持治疗。该患者中度疼痛,止疼药可控制,应为黏膜炎 2 级,如疼痛加重可考虑其他长效阿片类药物(芬太尼、奥施康定等)。

【考点】放射性黏膜炎

【A3/A4 型题】

(1~3 题共用题干)

患者,男,63 岁,主因"进食哽噎 2 个月"入院。上消化道造影:胃食管结合部可见充盈缺损,钡剂通过受阻。行胃镜检查提示贲门癌侵及胃体,病理:低分化腺癌。超声内镜:距离门齿 42~46cm 溃疡型病变,累及齿状线、胃体小弯及前后壁,病灶呈低回声,侵及 1~5 层,胃周 1.2.3 组多发肿大淋巴结,数量 >3。腹部 CT:胃底贲门壁增厚,较厚处约 15mm,与正常胃壁分界不清,浆膜面模糊;胃周 1.2.3 组多发小淋巴结,数量 >4。

1. 下列选项中,该患者需完善的检查<u>不包括</u>

A. 胸部 CT　　　　B. 盆腔 CT

C. 超声内镜　　　　D. 头颅 MRI

E. 上消化道造影

【答案】D

【解析】胃癌常规分期检查的手段不包括头颅 MRI。

【考点】胃癌常规的分期检查手段

2. 胸部 CT 及盆腔 CT 未见异常。该患者的临床分期为

A. $cT_3N_1M_0$　　　B. $cT_{4a}N_1M_0$　　　C. $cT_3N_2M_0$

D. $cT_{4a}N_2M_0$　　　E. $cT_{4b}N_1M_0$

【答案】D

【解析】患者分期检查中腹部 CT 显示胃底贲门部胃壁增厚,浆膜面模糊,提示浆膜受累可能,考虑 cT_{4a};胃周多发淋巴结,数量 >4,考虑 cN_2;未见远处转移,cM_0。

【考点】胃癌的 TNM 分期

3. 该患者适合的治疗方式及推荐剂量

A. 根治性放疗 60Gy/30f

B. 术前放疗 50Gy/25f＋手术

C. 手术＋术后放疗 45Gy/25f

D. 化疗

E. 靶向治疗

【答案】B

【解析】胃食管结合部癌,临床分期为 $cT_{4a}N_2M_0$,根据 NCCN 指南推荐,应予以术前放疗(±化疗)及手术治疗。NCCN 建议的术前放疗处方剂量为 41.4~50.4Gy,EORTC-ROG 则建议为 45Gy。

【考点】胃食管结合部术前放化疗

(4~6 题共用题干)

患者,女,55 岁,主因"呕血 1 周"入院。行胃镜检查提示幽门占位,病理:低分化腺癌伴黏液成分。超声内镜:胃窦溃疡隆起型病变,累及幽门,尚未累及十二指肠球部,病灶呈低回声,侵及 1~4 层,胃周 5 组可见肿大淋巴结,数量为 2。

4. 该患者既往体健,无高血压、心脏病、慢性肺部疾病等病史。根据该患者的分期,应采取的治疗措施为

A. 根治性放疗　　　　B. 术前放疗＋手术

C. 手术　　　　　　　D. 化疗

E. 靶向治疗

【答案】C

【解析】患者分期检查中超声内镜提示病变侵及 1~4 层,提示病变侵及浆膜下层,但浆膜未受累,考虑 cT_3;胃周多发淋巴结,数量 2,考虑 cN_1;未见远处转移,cM_0。胃窦癌临床分期为 $cT_3N_1M_0$,如无其他不可切除的因素及无手术禁忌,可考虑直接手术治疗,术后根据病理分期辅以放化疗。

【考点】胃窦癌的治疗策略

5. 该患者行"远端胃切除＋毕Ⅱ式消化道重建术",术后病理回报:胃体大弯侧可见低分化腺癌,穿透浆膜下层结缔组织,未侵犯脏层腹膜,未见脉管癌栓及神经侵犯,食管及十二指肠断端均未见癌,网膜未见癌。淋巴结未见癌转移:1 组 0/2,2 组 0/5,3 组 0/6,4sa 组 1/2,4sb 组 2/4,4d 组 0/1,5 组 0/2,6 组 0/4,

7组0/1,8组0/3,9组0/3,11p组0/1,11d组0/0,12组0/1。该患者符合下列哪项指征可考虑术后放疗

A. R1切除   B. R2切除

C. D1根治术   D. $pT_{3\sim4}N+$

E. pT_2N_0

【答案】D

【解析】该患者符合D2根治术,R0切除,但术后病理分期为pT_3N_2,可考虑术后辅助放疗。

【考点】胃癌术后放疗的指征

6. 该患者的术后放疗下列范围选项中可以不·包·括

A. 残胃

B. 胃食管结合部高危淋巴引流区:邻近的食管周围、胃周、胰腺上、腹腔干淋巴结和脾门淋巴结区

C. 胃窦癌高危淋巴引流区:胃周、胰腺上、腹腔干、肝门和胰十二指肠淋巴结

D. 切缘≤3cm时,必须包括吻合口及以上2cm

E. 瘤床

【答案】A

【解析】胃癌术后放疗范围常规不包括残胃。

【考点】胃癌术后放疗范围

(7~9题共用题干)

患者,女,83岁,主因"进食哽噎3个月"入院。完善分期检查,诊断胃食管结合部中分化腺癌$cT_3N_2M_0$,既往高血压20年,最高180/95mmHg

7. 该患者最适合的治疗方式为

A. 根治性放疗   B. 术前放疗+手术

C. 手术   D. 化疗

E. 靶向治疗

【答案】A

【解析】高龄,既往基础疾病,临床分期为局部晚期的患者,应予以根治性放疗。

【考点】胃癌根治性放疗

8. 下列选项中,该患者放疗的范围不·包·括

A. 邻近的食管周围、胃周、胰腺上淋巴结

B. 腹腔干淋巴结和脾门淋巴结

C. 远端食管3~5cm

D. 左半横膈膜

E. 肝十二指肠、胰头后淋巴结

【答案】E

【解析】胃体癌术前放疗范围应包括邻近的胃周、胰腺上、腹腔干、脾门、肝门和胰十二指肠淋巴结。

【考点】胃癌术前放疗范围

9. 该患者放疗的剂量应为

A. 45Gy/25f

B. 50Gy/25f

C. 45~50Gy/25f,之后局部加量

D. 2~2.5Gy/f

E. 40Gy/20f,之后局部加量

【答案】C

【解析】胃癌根治性放疗的剂量为45~50Gy/25f,之后局部加量。

【考点】胃癌根治性放疗的剂量

(10~12题共用题干)

患者,男,70岁,主因"上腹胀痛伴间断呕吐2个月"入院。患者2个月前无明显诱因出现上腹部胀痛,伴间断呕吐胃内容物,呕吐后胀痛较前缓解,近期每1~2日发作一次,进食差。无呕血、黑便等不适。胃镜示:胃窦部溃疡型占位,活检质硬,镜身难以通过。病理结果:低分化腺癌。腹部CT示胃窦部胃壁增厚,增强扫描可见强化,病变与胰腺分界不清,胃周3~7组多发肿大淋巴结,短径6~8mm,成簇分布,数量>7。胸部及盆腔CT未见异常,病来精神、睡眠可,食欲欠佳,大小便无殊,近3个月体重下降4kg

10. 作为门诊首诊医生,以下考虑及处置正确的是

A. 结合病史、症状、体征,超声及实验室检查,考虑诊断:胃窦部低分化腺癌$cT_{4b}N_2M_0$

B. 经过多学科会诊,该患者为可切除病灶,可考虑术前放化疗+手术的治疗

C. 该患者为临界可切除病灶,建议行术前放化疗予以转化,再行手术治疗

D. 该患者为不可切除病灶,建议根治性放化疗

E. 该患者梗阻风险不大,可直接行放化疗

【答案】C

【解析】该患者的临床诊断应为胃窦部低分化腺癌$cT_{4b}N_3M_0$,累及胰腺可能性大,且转移淋巴结数目较多,属于临界可切除病变,应考虑转化治疗充分降期,提高R0切除率。该患者存在梗阻风险,应试行空肠营养管置入,保证营养,后予以放化疗。

【考点】局部晚期胃癌的转化治疗

11. 关于放化疗的方案,下列说法**错误**的是
    A. 术前放疗建议采用 IMRT 或 VMAT 技术,单次剂量 1.8~2Gy,总剂量 45Gy/25f
    B. 考虑肿瘤与胰腺粘连,侵犯胰腺,但胰腺是不耐照射的组织,总剂量应在 40~45Gy
    C. 考虑术后行氟尿嘧啶类为基础的双药联合辅助化疗
    D. 放疗应注意保护小肠、肝脏、肾脏、脊髓等危及器官
    E. N_3 患者淋巴结转移数目较多,易出现远处播散,可考虑两药联合的同步术前化疗方案

【答案】B
【解析】胰腺是相对耐照射的组织,不应为保护正常组织过分降低靶区受量,难以达到转化治疗的目的。
【考点】胃窦癌放化疗的方案

12. 关于患者的靶区范围,下列说法**错误**的是
    A. 如果病变扩展到胃十二指肠结合部,放射野应包括胰头、十二指肠第一、二段
    B. 胃窦癌高危淋巴引流区:胃周、胰腺上、腹腔干、肝门和胰十二指肠淋巴结
    C. 2 组淋巴引流区可以不作为常规照射的范围
    D. 10 组淋巴结作为常规照射的区域
    E. 11p 组淋巴结仍是应被照射的范围

【答案】D
【解析】胃窦癌术前放疗的高危淋巴区范围:1、3、4sb、4d、5、6、7、8a、9、11p、12a 组,10 不应作为常规照射的区域
【考点】胃窦癌术前放疗的靶区范围

(13~15 题共用题干)

患者,女,75 岁,主因"上腹部疼痛 6 个月,黑便 1 个月"入院。患者 6 个月前无明显诱因出现上腹部疼痛,间断刺痛,未予重视。1 个月来出现少量黑便,活动耐力下降,偶有活动后心悸、气促。胃镜示:胃体小弯侧巨大溃疡隆起型占位,活检病理回报:印戒细胞癌。腹部 CT 示胃体小弯侧食管结合部胃壁增厚,增强扫描可见强化,胃小弯可见多发肿大淋巴结,与病灶融合成团,7 组、9 组可见肿大淋巴结。胸部及盆腔 CT 未见异常,病来精神、食欲、睡眠可,大小便

无殊,近 3 个月体重下降 2kg。既往:10 年前急性冠脉综合征,左降支支架植入术后,规律服用阿司匹林;慢性气管炎 8 年,间断咳嗽、伴轻度喘憋。查体:ECOG 评分 1 分,身高 155cm,体重 54kg。睑结膜苍白,全身浅表淋巴结未触及。心肺无殊,腹部平坦,未见腹壁静脉曲张,腹软,全腹无压痛,肝脾肋下未触及,Murphy 征(-),未触及腹部肿块。实验室检查:血红蛋白 63g/L,CEA 11U/ml。

13. 对于该患者的首要处理,下列说法**不正确**的是
    A. 积极药物止血治疗,监测大便及血红蛋白变化
    B. 完善输血相关检查,予以输注红细胞对症治疗
    C. 行放疗准备工作,予以原发灶止血
    D. 停用阿司匹林
    E. 积极手术切除原发灶

【答案】E
【解析】胃癌慢性出血应考虑积极输血、止血对症治疗,去除诱因。该患者高龄、内科合并症较多,不宜首选手术,可考虑原发灶局部放疗止血。
【考点】胃癌慢性出血的治疗

14. 对于该患者的治疗方式,下列说法**不正确**的是
    A. 可给予原发灶单次 3~5Gy,共 3~4 次放疗止血
    B. 放疗属于高姑息治疗
    C. 止血放疗靶区范围主要包括原发灶及融合肿大的淋巴结
    D. 止血放疗的靶区范围还应包括邻近的胃周、胰腺上、腹腔干、脾门、肝门和胰十二指肠淋巴结
    E. 止血后可继续给予常规分割剂量的放疗

【答案】D
【解析】胃体小弯侧局部晚期肿瘤,伴慢性出血,可先给予单次剂量 3~5Gy 的治疗止血,后追加常规分割的放疗。作为姑息止血放疗,靶区范围主要包括原发灶及融合淋巴结,不应包括过大的淋巴引流区。
【考点】胃癌慢性出血放疗的方式

15. 如患者后续仍反复出血,关于治疗下列说法**不正确**的是
    A. 根据血红蛋白变化适时输血、改善肿瘤细胞乏氧

B. 积极止血对症治疗

C. 可暂停放疗,待血红蛋白稍稳定后继续完成放疗

D. 介入治疗

E. 不考虑手术治疗

【答案】E

【解析】如经各种积极保守治疗效果欠佳,反复大量出血者可考虑手术治疗切除原发灶。

【考点】胃癌出血的处理原则

【案例分析题】

案例:患者,男,66岁,主因"进行性进食哽噎5个月"入院。患者5个月前无明显诱因出现进食哽噎,进行性加重,伴消瘦。无呕血、黑便、腹痛等不适。上消化道造影提示胃食管结合部充盈缺损。胃镜示:胃食管结合部溃疡型占位,活检质硬。病理回报:中分化腺癌。腹部CT示胃食管结合部胃壁增厚,增强扫描可见强化,腹段食管受累,浆膜面尚光滑,胃周1~3组、7组多发肿大淋巴结,短径8mm,成簇分布,数量为2。胸部及盆腔CT未见异常,为进一步诊治入院,病来食欲欠佳,大小便无殊,近3个月体重下降3kg。既往体健,否认肿瘤家族史。查体:ECOG评分1分,身高173cm,体重68kg。全身浅表淋巴结未触及。心肺无殊,腹部平坦,未见腹壁静脉曲张,腹软,全腹无压痛,肝脾肋下未触及,Murphy征(−),未触及腹部肿块。实验室检查:CEA 5.7U/ml

提问1:作为门诊首诊医生,以下考虑及处置**不正确**的是

A. 结合病史、症状、体征、超声及实验室检查,考虑诊断:胃食管结合部中分化腺癌 $cT_{4a}N_2M_0$

B. 为进一步明确病变侵犯范围,建议行超声内镜检查

C. 应加做免疫组化,明确 *HER-2* 及错配修复基因状态

D. 为保证患者营养状态,可考虑行空肠营养管置入

E. 建议先行新辅助治疗

【答案】A

【解析】根据分期检查结果,该患者诊断为胃食管结合部中分化腺癌 $cT_3N_2M_0$。应考虑术前放化疗＋手术治疗。

【考点】局部晚期胃食管结合部癌的诊疗思路

提问2:关于该患者的病理及基因检测**不包括**

A. 微卫星不稳定性

B. *HER-2*

C. Lauren 分型

D. PD-1、PD-L1

E. ER、PR

【答案】E

【解析】胃癌的病理免疫组化及基因检测项目包括:Lauren 分型、*HER-2*、微卫星不稳定性、PD-1、PD-L1。

【考点】胃癌的病理免疫组化及基因检测项目

提问3:关于该患者的首程治疗,描述**不正确**的是

A. 经多学科会诊,该患者为临界可切除病灶,可考虑行术前放化疗＋手术＋化疗的治疗方案

B. 该病灶为不可切除病灶,建议根治性放化疗

C. 同步放化疗时的化疗方案首选含氟尿嘧啶类的方案,如卡培他滨、5-FU、替吉奥,可考虑联合铂类

D. 胃食管结合部高危淋巴引流区:邻近的食管周围、胃周、胰腺上、腹腔干淋巴结和脾门淋巴结区

E. 胃食管结合部原发癌,照射野应该包括远端食管3~5cm、左半横膈膜和邻近的胰体

【答案】B

【解析】该患者分期为 $cT_3N_2M_0$,临界可切除病灶,可考虑行术前放化疗＋手术＋化疗的治疗方案。照射野应该包括远端食管3~5cm、左半横膈膜和邻近的胰体,以及高危淋巴引流区:邻近的食管周围、胃周、胰腺上、腹腔干淋巴结和脾门淋巴结区。同步放化疗时的化疗方案首选含氟尿嘧啶类的方案,如卡培他滨、5-FU、替吉奥,可考虑联合铂类。

【考点】胃癌的综合治疗

提问4:该患者放化疗后行手术治疗,术后病理回报:胃食管结合部可见局灶少许癌残留,低分化腺癌,侵及肌层,未见脉管癌栓及神经侵犯,食管及十二指肠断端均未见癌,网膜未见癌。淋巴结未见癌转移:1组0/2,2组0/5,3组1/6,4sa组0/2,4sb组0/4,4d组0/1,5组0/2,6组0/4,7组0/1,8组0/3,9组0/3,11p组0/1,11d组0/0,12组0/1。以下说法**不正确**的是

A. 新辅助放疗后间隔4~8周行手术治疗

B. 手术方式主要是全胃切除＋Roux-en-Y 吻合术

C. 该患者病理符合 D2 根治术,R0 切除

D. TRG 分级为 2 级

E. 休息后继续行辅助化疗

【答案】D

【解析】新辅助放疗后间隔 4~8 周行手术治疗。胃食管结合部癌的主要术式为手术方式主要是全胃切除 +Roux-en-Y 吻合术。该患者完整切除原发灶,淋巴结清扫 >15 枚,且清扫范围足够,符合 D2 根治术,R0 切除。仅见局灶少许癌残留,TRG 分级为 1 级。但患者术前分期较晚,仍应行术后辅助化疗。

【考点】胃癌的综合治疗

提问 5:该患者完成治疗后 2 年,复查腹部 CT 发现肝脏 S5,S6 占位,复查肝脏 MR 提示,S5、S6 占位,倾向转移,余肝脏内未见异常。以下描述**不正确**的是

A. 该患者适合选择以化疗为主的治疗方式,根据情况联合局部治疗

B. 胃癌肝脏转移的预后较差,肝转移瘤的局部治疗存在争议

C. 胃癌肝转移瘤的局部治疗手段有手术、射频消融、SBRT 等

D. 可以直接行手术切除

E. 肝转移瘤的 SBRT 治疗,通常要求:靶区包括转移瘤,考虑呼吸运动及摆位误差形成 PTV,处方剂量 BED>80Gy,注意保护余肝,特别是一程放疗时肝脏受到一定剂量的照射

【答案】D

【解析】胃癌肝转移的预后较差,局部治疗的价值有待进一步研究。但是对肝脏的寡转移瘤直接实施积极的手术治疗,目前尚有争议。近 20 余年,研究者对肝转移瘤的 SBRT 治疗进行了大胆的尝试,疗效与射频消融术(RFA)相似,而在 >3cm 的肝转移瘤的治疗中,SBRT 的局部控制更有优势。关于肝转移瘤的 SBRT 治疗,应注意治疗环节的质控与安全。

【考点】胃癌肝脏寡转移的局部治疗

提问 6:如该患者初始治疗时即发现上述肝转移,关于治疗方案下列说法**不正确**的是

A. 初治分期为Ⅳ期,应考虑以化疗为主的综合治疗

B. 明确 *HER-2* 状态,可考虑联合靶向治疗

C. 如患者原发灶慢性出血或梗阻,可考虑直接手术切除

D. 肝内寡转移,根据化疗的情况决定是否接受手术切除原发灶及转移灶

E. 可考虑入组临床试验

【答案】C

【解析】初治分期为Ⅳ期,应考虑以化疗为主的综合治疗,*HER-2* 阳性者可用靶向治疗,也可入组临床试验。如患者局部梗阻或出血症状较重,可行局部放疗。虽为肝内寡转移,但分期较晚,应在全身治疗控制良好的情况下再考虑局部治疗。

【考点】胃癌Ⅳ期的综合治疗

二、肝癌

【A1 型题】

1. 中国肝细胞癌发生的最主要危险因素是

A. 慢性丙型肝炎　　B. 黄曲霉菌感染

C. 慢性乙型肝炎　　D. 过量饮酒

E. 肠道寄生虫感染

【答案】C

【解析】我国大部分肝癌患者由慢性乙型肝炎发展而来。

【考点】肝癌发生的主要危险因素

2. 下列选项中是肝癌首选的普查手段的是

A. 腹部超声　　　　B. 腹部增强 CT

C. 腹部增强 MRI　　D. 肝脏介入造影

E. PET/CT

【答案】A

【解析】早期肝癌的诊断性检查如 MRI、超声造影均可以,但筛查还要求检查方式简单,经济,易操作,故超声最为常用。

【考点】肝癌的检查手段

3. 诊断肝癌的重要指标和特异性最强的肿瘤标志物是

A. 癌胚抗原(CEA)

B. 血清甲胎蛋白(AFP)及异质体

C. 糖类抗原 CA19-9

D. 血清铁蛋白

E. 糖类抗原 CA24-2

【答案】B

【解析】血清 AFP 是诊断肝癌的重要指标和特异性最强的肿瘤标志物,国内常用于肝癌的普查、早期诊断、术后监测和随访。AFP 对肝癌诊断的阳性率一般为 60%~70%。

【考点】肝癌的检查手段

4. 治疗小肝癌首选

A. 根治性切除术　　B. 局部消融治疗

C. 肝脏介入治疗　　D. 靶向治疗

E. 立体定向放疗

【答案】A

【解析】小肝癌进行根治性切除是最有效的治疗手段。

【考点】肝癌治疗手段

5. 肝脏储备功能评估经常使用的 Child-Pugh 分级**不包括**

　　A. 总胆红素水平

　　B. 人血清白蛋白水平

　　C. 肝脏体积

　　D. 凝血酶原时间延长

　　E. 腹水程度

【答案】C

【解析】Child-Pugh 分级可作为反映肝脏储备功能的一项重要指标，CP 分级包括总胆红素水平、人血清白蛋白水平、凝血酶原时间延长、腹水程度和肝性脑病分级。

【考点】肝硬化的肝功能分级

6. 关于原发性肝癌放疗适应证描述**不正确**的是

　　A. 小肝癌无手术和消融指征可以行立体定向放疗

　　B. 外科或介入治疗后出现的门静脉癌栓或下腔静脉癌栓应行放疗

　　C. 远处转移的肝癌晚期患者，局部姑息放疗可以减症

　　D. 肝功能 Child-Pugh A 级，一般情况好的患者可以行肝脏放疗

　　E. 全肝放疗是肝癌患者放疗的常规选择

【答案】E

【解析】肝癌放疗适应证广泛，按照原国家卫生健康委员会《原发性肝癌诊疗规范》，小肝癌可以行立体定向放疗，合并门静脉癌栓的肝癌患者首选放疗，远处转移的肝癌患者可以行转移灶放疗。肝癌放疗首选调强放疗，要求放疗前肝功能评级为 CP 分级 A 级。

【考点】原发性肝癌放疗的基本原则

【A2 型题】

1. 患者，女，52 岁，主因"体检发现肝占位 5 年"就诊。既往身体健康。腹部增强 CT 示肝右叶Ⅶ段占位，5cm×4cm，动脉期至门静脉期自占位周边向内充填，门静脉后期仍未完全充填。实验室检查：AFP3μg/L。初步诊断为

A. 原发性肝癌　　　　B. 胆管细胞癌

C. 肝脓肿　　　　　　D. 肝血管瘤

E. 转移性肝癌

【答案】D

【解析】此题主要考查原发性肝癌的鉴别诊断。肝血管瘤多见于女性，病程长，发展慢，CT 增强扫描见自占位周边开始强化充填，呈"快进慢出"，与肝细胞癌的"快进快出"区别。

【考点】原发性肝癌的诊断和鉴别

2. 患者，男，52 岁，主因"体检发现肝占位 2 周"就诊。既往有酒精性肝硬化 10 年病史。腹部增强 CT 示肝右叶Ⅶ段占位，3cm×2cm，动脉期明显强化，门静脉期强化减低。实验室检查：AFP 50μg/L。初步诊断为

A. 原发性肝细胞癌　　B. 胆管细胞癌

C. 肝脓肿　　　　　　D. 肝血管瘤

E. 转移性肝癌

【答案】A

【解析】此题主要考查原发性肝癌的鉴别诊断。在 MRI 或 CT 增强扫描动脉期(主要在动脉晚期)，肝细胞癌呈不均匀明显强化，门静脉期和 / 或实质平衡期扫描肿瘤强化明显减弱或降低，这种"快进快出"的增强方式是肝癌诊断的特点。

【考点】原发性肝癌的诊断和鉴别

3. 患者，男，40 岁，主因"消瘦乏力 20 日"就诊。近期体重下降 5kg。既往有慢性乙型肝炎，肝硬化病史。腹部 CT 增强检查示肝右后叶见 8cm×9cm 病灶，动脉期强化，静脉期、延迟期密度减低，余肝内未见异常。少量腹水。体格检查：巩膜黄染，腹部稍膨隆，右上腹触及质硬、表面不光滑包块，以下最可能的诊断是

A. 原发性肝癌　　　　B. 肝脓肿

C. 肝硬化　　　　　　D. 转移性肝癌

E. 慢性肝炎

【答案】A

【解析】患者既往有慢性乙型肝炎、肝硬化的基础疾病，是肝癌的高危人群，腹部增强 CT 可见肝右后叶占位，并符合"快进快出"的影像特征，故诊断为原发性肝癌。

【考点】原发性肝癌的诊断和鉴别诊断

4. 患者，男，50 岁，主因"肝癌术后 1 个月"就诊。1 个月前行肝脏右后叶及门静脉切除术，术后病理：肝细胞癌，Ⅲ级，大小约 6cm×4.5cm，肿瘤局限于肝内，侵及门静脉腔内，可见脉管癌栓，未见神经侵犯，门静脉内可见癌，按照 AJCC 第 7 版分期，该患者肿瘤 T 分期为

A. T_0　　　　B. T_1　　　　C. T_2

D. T_3　　　　E. T_4

【答案】D

【解析】根据 AJCC 肝癌 TNM 第 7 版分期,多发肿瘤最大径 >5cm 或肿瘤侵犯门静脉或肝静脉分支定义为 T_3 期

【考点】肝癌的分期

5. 患者,男,60 岁,主因"食欲减退伴乏力 7 日"就诊。腹部超声发现肝左叶多灶占位,腹部增强 CT 示肿瘤最大径≤5cm,未累及血管,胸部 CT 未见转移。既往乙型肝炎病史 20 年。遂行肝占位根治术,术后病理:肝细胞癌Ⅲ级,淋巴结 0/2。该患者肿瘤病理分期为

　　A. Ⅰ期　　　　　　　B. Ⅱ期
　　C. ⅢA 期　　　　　　D. ⅢB 期
　　E. ⅢC 期

【答案】B

【解析】按照 (AJCC) 肝癌 TNM 分期,多发肿瘤最大径≤5cm 未侵犯血管,属于 T_2。区域淋巴结未见癌转移,属于 N_0。T_2N_0 属于Ⅱ期。

【考点】肝癌的分期

6. 患者,男,56 岁,主因"右侧肝区疼痛 2 周"就诊。腹部增强 MRI 示肝右叶多发占位,穿刺活检示中分化肝细胞癌,肝门及腹腔未见转移淋巴结,Child-Pugh A 级,既往乙型肝炎肝硬化史 10 年。按照巴塞罗那临床肝癌分期系统(BCLC)应属于以下哪期

　　A. A2 期　　　　B. A3 期　　　　C. A4 期
　　D. B 期　　　　　E. C 期

【答案】D

【解析】根据巴塞罗那临床肝癌分期系统,多发性大病灶无血管侵犯,无肝外转移属 B 期。

【考点】肝癌的分期

7. 患者,男,70 岁,主因"肝癌多次射频及介入治疗后 6 年,发现门静脉癌栓 2 周"就诊。腹部增强 MRI 示肝左叶治疗后,肝 S7 病变内强化结节未见活性。肝右后叶门静脉充盈缺损,考虑瘤栓,存在活性。肝硬化。Child-Pugh B 级。按照巴塞罗那临床肝癌分期系统(BCLC)应属于以下哪期

　　A. A2 期　　　B. A3 期　　　C. A4 期
　　D. B 期　　　　E. C 期

【答案】E

【解析】根据巴塞罗那临床肝癌分期系统,多发性大病灶累及血管,无肝外转移,Child-Pugh A 或者 B 级属 C 期。

【考点】肝癌的分期

8. 患者,男,62 岁,主因"确诊肝癌 7 年,发现门静脉癌栓 1 个月"就诊。腹部增强 MRI 示肝 S6 占位,约 3cm×2cm,伴门静脉右支癌栓,肝 S8 及 S6 异常灌注。肝功能分级 Child-Pugh A 级,既往乙型肝炎病史 28 年。按照巴塞罗那临床肝癌分期系统(BCLC)应属于以下哪期

　　A. A2 期　　　　B. A3 期　　　　C. A4 期
　　D. B 期　　　　　E. C 期

【答案】E

【解析】根据巴塞罗那临床肝癌分期系统,肝癌血管侵犯,无肝外转移属 C 期。

【考点】肝癌的分期

9. 患者,男,45 岁,主因"间断腹痛 1 周"就诊。腹部增强 MRI 示肝右叶癌,5cm×4cm,门静脉主干及左右支充盈缺损。食管 - 胃底静脉曲张。肝功能分级 Child-Pugh A 级。既往有慢性乙型肝炎史 13 年,未予药物治疗。目前患者的最佳治疗是

　　A. 门静脉瘤栓放疗　　B. 肝动脉介入治疗
　　C. 手术切除　　　　　D. 靶向药物治疗
　　E. 局部消融治疗

【答案】A

【解析】此题主要考查原发性肝癌的治疗。肝癌门静脉癌栓的治疗首选放疗。放疗范围可以是单独门静脉瘤栓放疗或者门静脉瘤栓 + 原发灶放疗。

【考点】原发性肝癌治疗原则

10. 患者,男,63 岁,主因"体检发现肝占位 2 日"就诊。腹部增强 CT 诊断肝癌,肝右后叶单发占位,大小约 2cm×3cm,肝功能分级 Child-Pugh A 级。既往:冠心病史 10 年,陈旧心肌梗死史 2 年,丙型肝炎病史 10 年。考虑并发症较多,不建议行手术治疗。目前患者的最佳治疗是

　　A. 放射治疗　　　　　B. 肝动脉介入治疗
　　C. 营养支持治疗　　　D. 靶向药物治疗
　　E. 局部消融治疗

【答案】E

【解析】此题主要考查原发性肝癌的治疗。射频消融治疗是无法耐受手术的根治性治疗手段,适用于不宜手术切除的肝癌,肿瘤的直径应在 5cm 以内;最佳治疗大小在 3cm 以内。

【考点】原发性肝癌治疗原则

11. 患者,男,36 岁,主因"腹胀 1 个月,确诊肝癌 2 周"就诊。腹部增强 CT 示肝内多发动

脉期强化灶,较大肿瘤最大径 2cm×3cm,门静脉主干及左右支内见较大范围充盈缺损。脾脏明显增大,肝门区及腹膜见多发小淋巴结,较大者约 8mm,可见少量腹水。肝功能分级 Child-Pugh A 级。既往:乙型肝炎病史 36 年。目前患者首选的最佳治疗是

- A. 靶向治疗 + 放射治疗
- B. 肝动脉栓塞化疗(TACE)+ 放射治疗
- C. 营养支持治疗
- D. 靶向药物治疗
- E. 局部消融治疗

【答案】B

【解析】此题主要考查原发性肝癌的治疗。根据《肝癌诊疗规范》,晚期肝癌伴门静脉癌栓,Child-Pugh A 级患者首选放疗联合 TACE 治疗。靶向药物治疗对于门静脉癌栓效果欠佳。

【考点】原发性肝癌治疗原则

12. 患者,女,69 岁,主因"原发性肝癌术后 1 个月"就诊。既往:丙型肝炎病史 20 年。术前腹部增强 CT 示病变紧邻门静脉及下腔静脉,相邻层面下腔静脉管腔受压变窄邻近肝短静脉受压,术中发现肿瘤与门静脉右支关系密切,遂行肝部分切除术,术后病理:肝细胞癌伴坏死,Ⅲ级,未见血管侵犯,肝切缘未见癌。肝功能分级 Child-Pugh A 级。目前患者的最佳治疗是

- A. 术后放疗
- B. 肝动脉介入治疗
- C. 定期复查
- D. 靶向药物治疗
- E. 局部消融治疗

【答案】A

【解析】此题主要考查原发性肝癌的治疗,中央型肝癌窄切缘术后应行术后放疗,降低局部复发。

【考点】原发性肝癌治疗原则

13. 患者,女,33 岁,主因"腹胀腹痛 1 个月,肝区疼痛 10 日"就诊。诊断原发性肝癌,腹部增强 CT 示肝右叶肿物,范围约 9.6cm×8.1cm,肿块周围可见多发转移结节,门静脉主干及左右分支内可见广泛充盈缺损,肝硬化,门静脉高压,食管 - 胃底静脉及脾静脉曲张,脾大。肝门周围及腹腔腹膜后多发肿大淋巴结。目前患者的最佳治疗是

- A. 全身化疗
- B. 门静脉瘤栓放疗
- C. 局部消融治疗
- D. 手术治疗
- E. TACE

【答案】B

【解析】此题主要考查原发性肝癌的治疗。对于有门静脉癌栓的晚期肝癌,应选择进行放射治疗。

【考点】原发性肝癌治疗原则

14. 患者,男,50 岁,主因"确诊肝癌 6 年,多次介入术后复发 1 个月"就诊。1 个月前复查腹部 MRI 示肝脏多发病灶内及其周围碘油沉积,肝尾状叶发现微小结节灶,约 8mm×9mm,考虑转移。目前患者的最佳治疗是

- A. 局部消融治疗
- B. 局部放疗
- C. 靶向治疗
- D. 手术治疗
- E. TACE

【答案】B

【解析】此题主要考查原发性肝癌的治疗。立体定向放疗适用于位置不适合进行手术或者射频消融治疗的小肝癌或者治疗后复发病例。

【考点】原发性肝癌治疗原则

【A3/A4 型题】

(1~3 题共用题干)

患者,男,60 岁,主因"体检发现肝占位 2 日"就诊。查体:ECOG 评分 0 分,神清语利,皮肤巩膜无黄染,浅表未及肿大淋巴结,触诊未及明显包块,移动性浊音(−),下肢无水肿。腹部增强 CT 示后叶单发占位,2cm×3cm,增强扫描动脉期可见不均匀高强化,门静脉期强化衰减快于其他肝实质。AFP 102μg/L,CEA 5.2μg/L。TBIL 15μmol/L。肝功能分级 Child-Pugh A 级。既往:乙型肝炎肝硬化病史 15 年。

1. 目前患者最可能的诊断是

- A. 原发性肝细胞癌
- B. 胆管细胞癌
- C. 肝脓肿
- D. 肝血管瘤
- E. 转移性肝癌

【答案】A

【解析】此题主要考查原发性肝癌的鉴别诊断。肝血管瘤多见于女性,病程长,发展慢,CT 增强扫描见自占位周边开始强化充填,呈"快进慢出",与肝细胞癌的"快进快出"区别。

【考点】原发性肝癌的诊断和鉴别

2. 按照巴塞罗那临床肝癌分期系统(BCLC)应属于以下哪期

- A. A2 期
- B. A3 期
- C. A4 期
- D. B 期
- E. C 期

【答案】A

【解析】单发肿瘤,有门静脉高压,无胆红素升高属

于 BCLC 的 A2 期。

【考点】原发性肝癌的诊断和鉴别

3. 患者最适宜的治疗是

  A. 根治性手术   B. 全身化疗

  C. 立体定向放疗   D. 局部消融治疗

  E. 靶向药物治疗

【答案】A

【解析】根治性手术是治疗单发性肝癌的首选根治性手段。

【考点】原发性肝癌的治疗

（4~6 题共用题干）

患者,男,40 岁,主因"肝癌术后 6 个月"就诊。6 个月前体检发现肝脏占位,考虑原发性肝癌,行肝癌右叶切除术,术后病理:中分化肝细胞癌,Ⅱ级,可见脉管癌栓,门静脉右支可见癌栓伴出血坏死,肝十二指肠韧带淋巴结未见癌转移 0/6,周围肝组织呈结节性硬化表现。患者术后行索拉非尼靶向治疗。术后 6 个月复查肝脏增强 MRI 示门静脉右支瘤栓,考虑复发。

4. 按照 AJCC 第 7 版肝癌分期,该患者术后的肿瘤分期为

  A. Ⅰ期   B. Ⅱ期

  C. ⅢA 期   D. ⅢB 期

  E. ⅢC 期

【答案】D

【解析】原发肿瘤侵犯门静脉,故为 T_{3b},无淋巴结转移,故为 N_0,$T_{3b}N_0M_0$ 为 ⅢB 期。

【考点】肝癌的分期

5. 患者目前最适宜的治疗是

  A. 手术切除

  B. 局部放疗

  C. 射频消融

  D. 肝动脉化疗栓塞（TACE）

  E. 靶向治疗

【答案】B

【解析】肝癌术后门静脉癌栓,服用靶向药物后进展,首选门静脉癌栓放疗。

【考点】肝癌的治疗原则

6. 可能是患者复查最敏感的监测指标的是

  A. 癌胚抗原（CEA）

  B. 血清甲胎蛋白（AFP）

  C. 糖类抗原 CA19-9

  D. 血清铁蛋白

  E. 糖类抗原 CA24-2

【答案】B

【解析】AFP 是肝癌特异性的肿瘤标志物。

【考点】肝癌的鉴别诊断

（7~9 题共用题干）

患者,男,47 岁,主因"间断上腹痛 1 个月"就诊。查体:ECOG 评分 0 分,神志清言利,皮肤巩膜无黄染,浅表未及肿大淋巴结,腹部平坦,右上腹未触及质硬包块,移动性浊音（–）,下肢无水肿。影像学检查:肝右叶占位,较大层面约 14.9cm×6.8cm,并门静脉右支主干增宽,可见充盈缺损。肝周少量积液。实验室检查:AFP 300μg/L,CEA 3.34μg/L,TBIL 18.6μmol/L,ALB 40.3g/L。凝血酶原时间 11.5 秒(正常值范围 11~14 秒),既往乙型肝炎病史 10 年。

7. 该患者的肝功能 Child-Pugh 分级为

  A. A 级 5 分   B. A 级 6 分

  C. B 级 7 分   D. B 级 8 分

  E. B 级 9 分

【答案】B

【解析】Child-Pugh 分级因素根据患者检验结果,为 6 分,A 级。

【考点】肝硬化的肝功能分级

8. 最能明确该疾病诊断的检查是

  A. 血清甲胎蛋白（AFP）

  B. 肝穿刺活检

  C. 肝脏超声造影

  D. 肝脏占位普美显增强 MRI

  E. 肝炎病史

【答案】B

【解析】病理诊断是目前肿瘤诊断的金标准。

【考点】肝癌的诊断

9. 该患者目前最适宜的治疗是

  A. 手术切除 + 术后介入治疗

  B. TACE+ 放疗

  C. 单纯靶向药物

  D. 放疗联合靶向药物

  E. 全身化疗

【答案】B

【解析】晚期肝癌伴门静脉癌栓,Child-Pugh A 级,首选 TACE+ 放疗。

【考点】原发性肝癌的治疗原则

(10~12 题共用题干)

患者,男,50 岁,因"全身皮肤黄染 1 个月,PTCD 引流术后 1 周"就诊。查体:皮肤巩膜稍黄染,浅表未及肿大淋巴结,触诊未及包块,无压痛,无反跳痛,移动性浊音(−),下肢无水肿。实验室检查:AFP 500μg/L,CEA 4.0μg/L,TBIL 51.9mmol/L,ALB 42.1g/L,凝血酶原时间 13.3 秒。增强 CT 及 MRI 检查见肝门处肿物,大小约 4.4cm×3.8cm,边界不清,占位包绕肝动脉,与门静脉主干紧邻。腹腔未见明显肿大淋巴结。胸 CT 未见肺部转移,骨扫描未见转移。拟行进一步手术治疗。

10. 目前患者最可能的诊断是

    A. 原发性肝癌　　　B. 胆管细胞癌

    C. 肝脓肿　　　　　D. 肝血管瘤

    E. 转移性肝癌

【答案】A

【解析】患者 AFP 显著升高,增强 CT 及 MRI 检查见肝门处肿物,原发性肝癌可能性最大。

【考点】原发性肝癌的诊断和鉴别

11. 按照巴塞罗那临床肝癌分期系统(BCLC)应属于以下哪期

    A. A2 期　　　B. A3 期　　　C. A4 期

    D. B 期　　　　E. C 期

【答案】C

【解析】患者单发肝脏肿瘤,侵犯肝动脉、门静脉。

【考点】肝癌的分期

12. 目前患者术后最适宜的治疗是

    A. 全身化疗

    B. 放疗

    C. 射频消融

    D. 肝动脉化疗栓塞(TACE)

    E. 靶向治疗

【答案】B

【解析】中央型肝癌窄切缘术后应行术后放疗。

【考点】肝癌的治疗原则

(13~15 题共用题干)

患者,男,65 岁,主因"右上腹痛 2 周"就诊。腹部增强 CT 示右肝占位,最大 5cm×6cm,门静脉右后支充盈缺损,AFP 1 200μg/L。既往:慢性乙型肝炎 20 年,冠心病 10 年,冠脉支架植入术后 5 年。该患者临床诊断为肝癌,行 TACE 治疗 1 次。

13. 原发性肝癌最常见的组织学类型是

    A. 未分化癌　　　B. 胆管细胞癌

    C. 肝细胞癌　　　D. 类癌

    E. 混合性肝癌

【答案】C

【解析】原发性肝癌按病理组织学类型可分为肝细胞癌、胆管细胞癌和混合型肝癌。肝细胞癌最为常见,占原发性肝癌90%。且肝细胞癌多伴有肝炎肝硬化病史。

【考点】肝癌的病理分型

14. 按照 AJCC 第 7 版肝癌分期,该患者的 T 分期应属于

    A. T_0 期　　　B. T_1 期　　　C. T_2 期

    D. T_3 期　　　E. T_4 期

【答案】D

【解析】门静脉右后支充盈缺损提示肝脏肿瘤侵犯门脉,故分期为 T_{3b}。

【考点】肝癌的 TNM 分期

15. 该患者采用介入 TACE 治疗,最不可能发生的并发症是

    A. 放射性脊髓炎　　B. 肝损伤

    C. 白细胞降低　　　D. 放射性皮肤损伤

    E. 恶心呕吐

【答案】A

【解析】TACE 为介入治疗,常发生栓塞后综合征,同时灌注化疗药物会引起肝损伤,白细胞降低,恶心呕吐等,少数患者会出现介入后的放射性皮肤损伤。

【考点】肝癌介入治疗的不良反应

(16~18 题共用题干)

患者,男,54 岁,主因"体检发现肝占位 2 日"就诊。查体:ECOG 评分 0 分,神清语利,皮肤巩膜无黄染,浅表未及肿大淋巴结,触诊未及明显包块,移动性浊音(−),下肢无水肿。腹部增强 CT 示肝右叶单发占位,2cm×3cm,与门静脉及下腔静脉紧邻,肝功能分级 Child-Pugh A 级。既往:乙型肝炎肝硬化病史 15 年。行手术切除肿物。术后病理示肝细胞癌Ⅱ级。术后拟行放疗。

16. 按照国际抗癌联盟肝癌分期系统(AJCC 第 7 版),该患者的 T 分期应属于

    A. T_0 期　　　B. T_1 期　　　C. T_2 期

    D. T_3 期　　　E. T_4 期

【答案】B

【解析】孤立肿瘤,小于 5cm,未浸润血管,故为 T_1。

【考点】肝癌的 TNM 分期

17. 关于肝脏放疗**不正确**的描述是
    A. Child-Pugh A 级患者全肝平均剂量 <23Gy
    B. 剩余肝体积应 >700ml
    C. 术后放疗总剂量 50~60Gy
    D. 应行全肝照射
    E. 调强放疗更优于三维照射

【答案】D

【解析】肝癌放疗的基本原则:剩余肝体积要大于 700ml,肝硬化或者肝炎患者全肝平均剂量小于 23Gy,肝癌放疗总剂量 50~60Gy,推荐使用调强放疗。目前不推荐全肝照射。

【考点】原发性肝癌放疗的基本原则

18. 以下选项中**不是**肝脏放疗的累及器官的是
    A. 脊髓   B. 双肾
    C. 十二指肠   D. 胃
    E. 双肺

【答案】E

【解析】肝脏放疗的累及器官是脊髓、双肾、十二指肠、结肠、小肠和胃。

【考点】原发性肝癌放疗的基本原则

【案例分析题】

案例一:患者,男,60 岁,主因"间断腹痛 1 周"就诊。查体:ECOG 评分 0 分,神清语利,皮肤巩膜无黄染,浅表未及肿大淋巴结,腹软,无压痛反跳痛,触诊未及明显包块,移动性浊音(−),下肢无水肿。腹部增强 CT 示:肝右叶Ⅷ段占位,约 6cm×9cm,周围多个小病灶,数量大于 4,有明显"快进快出"特点,门静脉右支充盈缺损,肝硬化,脾大,食管静脉曲张。实验室检查:血清 AFP 3 400μg/L。既往:慢性乙型肝炎病史 15 年。

提问 1:该患者的诊断首先应考虑的是
    A. 肝囊肿
    B. 肝转移瘤
    C. 肝母细胞瘤
    D. 肝血管瘤
    E. 原发性肝细胞癌
    F. 肝胆管细胞瘤

【答案】E

【解析】该患者有慢性乙型肝炎病史,MRI 提示:肝右叶肿块,肿块直径大于 2cm,有明显"快进快出"特点,并合并门静脉右支主干充盈缺损,血清 AFP 3 400μg/L,有肝炎病史首先应考虑原发性肝细胞癌诊断。

【考点】原发性肝癌的鉴别诊断

提问 2:若该患者临床诊断为原发性肝癌合并门静脉右支瘤栓,肝功能分级 Child-Pugh A 级,按照巴塞罗那临床肝癌分期系统(BCLC)应属于
    A. A2 期   B. A3 期
    C. A4 期   D. B 期
    E. C 期

【答案】E

【解析】患者原发性肝癌侵犯门静脉一级分支,肝功能分级 Child-Pugh A 级,故为 BCLC C 期。

【考点】肝癌的 BCLC 分期

提问 3:患者首先应选择的治疗是
    A. 根治性手术切除
    B. 射频消融
    C. 放射治疗
    D. 肝动脉化疗栓塞(TACE)
    E. 靶向治疗
    F. 营养支持治疗

【答案】D

【解析】根据目前已有证据,该患者应首选肝动脉化疗栓塞(TACE)。

【考点】原发性肝癌的治疗原则

提问 4:该患者已经 TACE 治疗 2 次后,复查肝脏增强 MRI 示肝内瘤灶缩小为 3cm×4cm,肝内见多发碘油沉积,与治疗前比较,原有病灶未见活性。未见新发肝内病灶,门静脉瘤栓基本同前,可见动脉期强化,下一步合适的治疗选择是
    A. 手术切除
    B. 放疗
    C. 射频消融
    D. 继续肝动脉化疗栓塞(TACE)
    E. 靶向治疗
    F. 观察

【答案】B

【解析】研究证实:肝细胞癌合并门静脉癌栓患者选择 TACE 联合放疗的疗效明显优于单纯 TACE 治疗,因此该患者进一步的治疗应选择放疗。

【考点】肝癌的治疗原则

案例二:患者,男,65 岁,主因"食欲减退、消瘦 2 个月"就诊。患者无发热、盗汗,无腹泻,大小便正常。既往:否认糖尿病、甲亢病史,慢性阻塞性肺气肿 20 年,乙型肝炎肝硬化 15 年,有酗酒史和吸烟史。腹部超声发现肝右叶占位,约 2cm×3cm。

提问1:下列有助于鉴别诊断的检查是

    A. 肝脏增强 CT

    B. 肝脏增强 MRI

    C. 肝肾功能

    D. 血常规

    E. 血沉 + 便常规

    F. 血清甲胎蛋白（AFP）

【答案】ABF

【解析】肝癌的诊断依据包括影像学检查和血清肿瘤标志物,特别是 AFP。

【考点】肝癌的治疗原则

提问2:患者肝硬化需要进行肝功能分级,常用的 Child-Pugh 分级因素包括

    A. 肝性脑病

    B. 腹水

    C. 血清胆红素

    D. 人血清白蛋白

    E. 凝血酶原时间

    F. 转氨酶

【答案】ABCDE

【解析】肝性脑病、腹水、血清胆红素、白蛋白和凝血酶原时间都是肝功能分级的参考因素。

【考点】肝硬化的 Child-Pugh 分级

提问3:患者完善检查确诊肝恶性肿瘤,肝功能分级 Child-Pugh A 级,未见远处转移,但是因患者肺功能较差,不耐受手术治疗,下列治疗较为合适的是

    A. 消融治疗　　　B. 中医中药治疗

    C. TACE　　　　　D. 靶向药物治疗

    E. 立体定向放疗　F. 全身化疗

【答案】AE

【解析】射频消融适用于不宜手术切除的肝癌,是根治性治疗手段。肿瘤最佳治疗大小在 3cm 以内。立体定向放疗也是不能手术的小肝癌的根治性替代手段之一。

【考点】肝癌的治疗原则

案例三:患者,男,44 岁,主因"右上腹疼痛半年,加重 1 个月"就诊,伴腹胀、食欲减退、恶心,无呕吐、腹泻,大小便正常,体重下降 5kg。查体:全身皮肤无黄染,腹平软,右上腹压痛,无肌紧张,肝脾未及,腹部叩诊鼓音,无移动性浊音,肝上界叩诊在第五肋间,肝区叩痛。实验室结果:TBIL 40μmol/L,AFP 1 880μg/L,CA19-9 24mg/ml。超声:肝右叶第 Ⅵ 段肿物,大小约 4cm×5cm,

肝内外胆管不扩张。既往:乙型肝炎病史 14 年。

提问1:该患者的初步诊断是

    A. 原发性肝癌　　B. 转移性肝癌

    C. 胰腺癌　　　　D. 肝血管瘤

    E. 肝囊肿　　　　F. 肝硬化

【答案】A

【解析】患者右上腹疼痛伴右上腹包块,轻度巩膜黄染,首先考虑为肝脏病变,再结合乙型肝炎病史及 AFP 明显升高,原发肝癌可能性最大。

【考点】肝癌的诊断和鉴别诊断

提问2:如果需要明确该患者诊断和组织类型,应该进行的检查项目是

    A. 肝脏动态增强 CT

    B. 肝脏动态增强 MRI

    C. 肝穿刺活检

    D. 消化道造影

    E. ERCP

    F. 胃镜活检

【答案】ABC

【解析】肝癌的临床诊断依靠肝脏动态增强 CT 或者肝脏动态增强 MRI,病理诊断需肝穿刺活检。

【考点】肝癌的诊断和鉴别诊断

提问3:患者全身检查未见转移,肝功能分级 Child-Pugh A 级,一般状况尚可,患者的 BCLC 分期为

    A. A1 期　　　　　B. A2 期

    C. A3 期　　　　　D. B 期

    E. C 期　　　　　　F. D 期

【答案】C

【解析】肝癌的分期

提问4:患者接受手术治疗。术后 2 年发现肝左叶约 2cm 占位,腹部增强 CT 有快进快出表现,AFP 500μg/L,肝功能基本正常,患者拒绝手术治疗,目前适合的治疗是

    A. 全身化疗

    B. 肝左叶肿物立体定向放疗

    C. 中药治疗

    D. 射频消融治疗

    E. 手术切除

【答案】BD

【解析】患者术后单发转移结节,可考虑手术、射频、局部放射治疗,但患者不考虑手术,故可选择后两者,全肝照射对肝功能影响大,患者仅有单发小结节,暂时不考虑。

【考点】肝癌的治疗原则

三、胰腺癌

【A1 型题】

1. 根据解剖结构,毗邻胰腺的腹腔血管**不包括**
   A. 肠系膜上动、静脉、门静脉
   B. 下腔静脉、右肾静脉
   C. 腹主动脉
   D. 脾动、静脉
   E. 胃左动脉

【答案】E
【解析】胰头后方为下腔静脉,胰头钩突包绕肠系膜上动静脉,胰腺颈部是肠系膜上静脉与门静脉交界处,脾静脉在胰腺后方汇入门静脉。胰体部后方为腹主动脉。
【考点】胰腺周围解剖

2. 胰腺的分泌功能包括外分泌、内分泌功能,以下**不是**胰腺分泌的为
   A. 含有消化酶的胰液
   B. 促胰液素
   C. 胰岛素
   D. 胰高血糖素
   E. 促胃液素

【答案】B
【解析】胰腺的外分泌功能可以分泌消化酶,内分泌功能主要包括胰岛素、胰高血糖素、促胃液素、血管活性肠肽。而促胰液素主要由十二指肠和胃窦部分泌,主要促进胰液分泌。
【考点】胰腺的功能

3. 局部晚期胰头癌最典型症状为
   A. 上腹部不适或者隐痛
   B. 腹部胀闷、食欲减退
   C. 黄疸
   D. 腰背部不适,酸胀隐痛
   E. 消瘦、体重减轻

【答案】C
【解析】胰头部癌容易侵犯肝胰壶腹、胆总管等,引起胆管梗阻,造成阻塞性黄疸。
【考点】胰腺癌的临床表现

4. 胰腺癌最常见的肿瘤标志物为
   A. CA19-9
   B. CA12-5
   C. NSE
   D. 胃泌素释放肽前体
   E. ISL1

【答案】A
【解析】胰腺癌常伴有 CA19-9 升高,但是 CA19-9 升高也见于肝胆、胃、结直肠来源的恶性肿瘤。CA12-5 常见于卵巢癌、子宫内膜癌、宫颈癌、肠道来源肿瘤和肺癌。神经元特异性烯醇化酶(NSE)、胃泌素释放肽前体、ISL1 升高常见于神经内分泌来源的恶性肿瘤。
【考点】肿瘤标志物

5. 以下关于胰腺癌诊断和治疗的描述,**错误**的为
   A. 胰腺癌的诊断需要完善腹部 CT、胸部 CT、肝功能检查、肿瘤标志物检查等
   B. 胰腺 CT(层厚≤3mm)对诊断胰腺癌是必须的,同时可以用于判断胰腺癌是否可切除,是否有微小转移
   C. MRCP、ERCP 并非胰腺癌诊疗过程中常规要求的检查手段
   D. 在胰腺癌手术前必须取得活检病理
   E. 胰头癌常用手术方式为胰十二指肠切除术

【答案】D
【解析】胰腺癌诊断、治疗前应完善腹部 CT/MRI、血常规、肝肾功能、肿瘤标志物,排除肺、肝等远处转移。明确肿瘤分期、合并症(急症)、可切除性等。选择合适的治疗方案。其中,可切除胰腺癌应以手术治疗为主,对高度怀疑胰腺癌时,因取活检困难,可剖腹探查 + 胰腺癌根治术。胰头部癌常行胰十二指肠切除术(Whipple 手术)。
【考点】胰腺癌的治疗前评估以及基本的手术原则

【A2 型题】

1. 患者,男,42 岁,主诉"上腹部胀痛,伴背部不适"就诊。查腹部 CT 提示胰体部肿物,大小 2.5cm,增强扫描强化明显。肿物位于胰腺内,未累及胰腺被膜。临床考虑胰腺癌,其 T 分期应为
   A. T_1
   B. T_2
   C. T_3
   D. T_4
   E. ⅡA 期

【答案】B
【解析】胰腺癌临床分期,参考 AJCC 第 7 版分期,肿瘤局限于胰腺内,直径 >2.0cm,考虑 T_2。
【考点】胰腺癌临床分期

2. 患者男性,45 岁,主诉"体检发现胰腺占位 1 周"就诊。查腹部 CT 提示胰体部肿物,考虑不可切除。均为不可切除胰体部恶性肿瘤的判断标准**不包括**

A. 肿瘤包绕肠系膜上动脉(SMA)>180°

B. 肿瘤包绕腹腔干(CA)>180°

C. 肿瘤侵犯腹主动脉

D. 肿瘤轻度侵犯下腔静脉

E. 肿瘤累及并闭塞肝门静脉(PV)

【答案】D

【解析】胰腺癌周围毗邻血管繁多,其可切除性的评价非常复杂。①可切除的胰腺癌标准为:未累及腹腔干、肠系膜上动脉(SMA)、肝总动脉(CHA);未累及肠系膜上静脉(SMV)、门静脉(PV)或累及 SMV/PV 但是没有超过180°且没有血管压迫变形。②不可切除的标准有:远处转移;胰头部肿瘤累及 SMA>180°、累及 CA>180°;胰体尾部肿瘤累及 SMA 或 CA>180°或同时累及 CA 和降主动脉;肿瘤累及 SMV/PV 导致不可重建。③介于上述两者之间者,为临界可切除肿瘤。

【考点】胰腺癌可切除性评估

3. 患者,女,58 岁,诊断胰头癌累及胆总管,出现全身黄疸,进行性胆红素升高,以直接胆红素为主。首选的支持治疗为

A. 紧急姑息放疗

B. 经皮"T 管"引流

C. 内镜下经胰胆管植入支架,通畅引流

D. 开腹胆肠吻合

E. 开腹胃肠吻合

【答案】C

【解析】胰腺癌引起胆管梗阻时,首选内镜下植入支架,解除梗阻。

【考点】胰腺癌合并症的处理

4. 关于胰腺癌放射治疗准备工作,以下描述**不正确**的为

A. 定位前尽可能在内镜超声引导下或者 CT 引导下,于胰腺肿瘤内或者肿物周围植入金标,用于标记肿瘤位置

B. 胰腺癌局部放疗,通常取仰卧位,扫描范围约 T_{4-5} 至 L_5-S_1,扫描层厚 2~3mm

C. CT 模拟扫描时,应使用增强扫描,并口服造影剂以更好的显示胃肠道

D. 胰腺癌放疗中,控制呼吸运动常用的技术有 4D-CT、主动呼吸控制、腹部加压技术、CBCT

E. 胰腺癌放疗常用的放疗技术有 3D-CRT、IMRT、SBRT,尽可能地提高肿瘤靶区剂量,并保护危及器官

【答案】D

【解析】胰腺癌定位前准备、体位固定及模拟定位、

呼吸运动的控制、放疗技术的选择如 A、B、C、E 所述。其中,控制呼吸运动引起的误差的方式主要有:4D-CT 了解呼吸运动,形成 ITV;主动呼吸控制、门控技术、追踪放疗技术、腹部加压技术。其中 CBCT 是一种位置验证工具,并非控制呼吸运动误差的方法。

【考点】胰腺癌放疗的准备工作,特别是呼吸运动的控制

5. 患者,男,54 岁,诊断胰头癌,$T_3N_0M_0$,侵犯十二指肠,肠系膜上静脉。多学科会诊考虑患者为局部晚期胰腺癌,建议行术前放化疗后评估,进而手术。关于术前放疗的描述,**不正确**的为

A. 可切除胰腺癌术前放疗是目前标准治疗方案

B. 术前放疗、放化疗可以提高肿瘤 R0 切除率

C. 术前放疗可以降低因手术造成的腹腔种植

D. 术前放疗可以与化疗联合,如序贯化放疗、化疗 + 同步放化疗、同步放化疗

E. 术前放疗的处方剂量可以选择 36Gy/15f 或 45~54Gy/25~30f

【答案】A

【解析】对可切除 / 临界可切除胰腺癌,可以行术前化疗、放化疗。但是以目前的证据尚未形成标准治疗方案。

【考点】可切除 / 临界可切除胰腺癌的新辅助治疗

6. 以下关于胰腺癌放射治疗描述**不正确**的是

A. 对于术前评估为临界可切除(borderline resectable)的胰腺癌,新辅助放疗后间隔 4~8 周行手术治疗

B. 新辅助放疗后间隔 >8 周行手术治疗,可能会因放疗后纤维化增加手术难度

C. 新辅助放疗应行选择性淋巴结照射(ENI)

D. 同步放化疗时的化疗方案首选含氟尿嘧啶类的方案,如卡培他滨、5-FU 持续灌注、5-FU+ 顺铂

E. 同步放化疗的化疗方案,可以选择吉西他滨

【答案】C

【解析】胰腺癌新辅助放化疗中,是否行淋巴引流区预防照射尚未形成共识。关于同步放化疗,同步化疗方案可以选择卡培他滨、5-FU、5-FU+ 顺铂、吉西他滨。放疗后 4~8 周行手术治疗,一般不超过 8 周。

【考点】胰腺癌新辅助放化疗

7. 患者,男,60 岁,胰腺癌 Whipple 术后,术后分期 pT_3N_1。术后病理提示:切缘未见癌,胰

下淋巴结转移 1/3,余淋巴结未见转移。现患者欲行术后放疗,以下描述**不正确**的为

A. 术后放疗仍在研究中,目前认为有复发高危因素者可以考虑行术后放疗,如切缘阳性、淋巴结转移

B. 术后辅助放疗时,通常联合化疗

C. 辅助放疗的处方剂量推荐高危区域 45~46Gy/1.8~2.0Gy,瘤床区局部补量 5~9Gy,术后放疗的处方剂量尽量 <54Gy

D. 辅助放疗的靶区通常包括:胰腺周围高危淋巴结;吻合口(肝肠吻合、胃肠吻合等)、胰腺瘤床区

E. 瘤床区通常需要根据术前影像检查及术中放置银夹标记等方式确定

【答案】D

【解析】胰腺癌术后放疗的指征不完全明确,目前认为有复发高危因素者,如切缘阳性、淋巴结转移,可能从辅助放疗中获益。辅助放疗靶区主要包括瘤床和高危淋巴引流区,不常规包括吻合口。处方剂量通常不高于 54Gy。

【考点】胰腺癌术后辅助放疗原则

8. 患者,女,62 岁,3 个月前因背部疼痛起病,诊断胰腺癌 cT₄N₀M₀,肿瘤直径 5.0cm,包绕肠系膜上动、静脉。已行 GP 方案化疗 2 周期,评效 SD。多学科会诊考虑局部晚期胰腺癌,不可切除,GP 方案化疗后疗效欠佳,建议行根治性放化疗。关于局部晚期不可切除胰腺癌放化疗的描述,**错误**的是

A. 放疗的目的在于抑制或者延缓肿瘤进展,缓解疼痛及局部阻塞症状

B. 常用的放疗剂量推荐为:45~54Gy/1.8~2.0Gy

C. 胰腺癌 SBRT 治疗尚未形成共识,可以参考 30~45Gy/3f,或者 25~45Gy/5f

D. GTV 靶区包括肿瘤原发灶及转移淋巴结,GTV 外扩 0.5~1.5cm 形成 CTV。CTV 还应包括胰腺周围、腹膜后、肝总及肝门部淋巴引流区

E. 自由呼吸状态下胰腺癌放疗,应行 4D-CT 模拟定位,以评估因呼吸运动造成的肿瘤移动,形成 ITV

【答案】D

【解析】对不可切除胰腺癌的放射治疗,通常仅包

括胰腺肿物及转移的阳性淋巴结,不做淋巴引流区预防照射。

【考点】胰腺癌根治性放疗原则

9. 患者,男,68 岁,诊断胰腺癌Ⅳ期,右侧髂骨翼骨转移。目前腹痛症状明显,VAS 7 分,口服奥施康定 30mg/12h,缓解不明显。无明显髂骨疼痛。以下放疗建议**不正确**的有

A. 患者诊断胰腺癌Ⅳ期,无局部放疗指征,建议全身化疗

B. 患者明显腹部疼痛,可考虑行胰腺原发灶姑息放疗,减轻患者症状

C. 姑息放疗通常采用短疗程放疗,放疗次数控制在 1~15 次为佳

D. 常用姑息放疗的处方剂量为 30Gy/10f,也可以考虑 25~36Gy/2.4~5Gy 放疗,处方剂量及分割模式主要根据肿瘤负荷、正常组织耐受及预计生存期来确定

E. 该患者可考虑行姑息性放疗 / 放化疗,进而行全身化疗

【答案】A

【解析】晚期胰腺癌,伴有骨转移,患者有明显疼痛症状,且内科治疗缓解不明显者;转移灶有骨折风险,或者引起严重并发症风险者,可考虑先行姑息放疗。

【考点】晚期胰腺癌的姑息治疗

10. 以下关于胰腺癌放疗危及器官的描述,**不正确**的为

A. 双肾功能正常者,双肾 V18<30%

B. 如果只有一侧肾有功能,V18<10%

C. 胃、十二指肠、空肠是重要的危及器官,要求 Dmax<55Gy,V45<30%

D. 胰腺距离肝脏较远,通常不考虑肝脏的剂量限制

E. 脊髓为串行器官,Dmax<45Gy

【答案】D

【解析】胰腺位于上腹部,周围毗邻十二指肠、胃、空肠、结肠等空腔脏器,并与肝脏、肾脏、脊髓邻近,因而胰腺癌放射治疗应注意这些器官的保护。

【考点】胰腺癌放疗的危及器官的保护

【A3/A4 型题】

(1~3 题共用题干)

患者,男,50 岁,4 个月前无明显诱因出现上腹部不适及腰背部隐痛,食欲下降,面色黄染。便秘,大便颜色浅,成白陶土样。CT 检查示:胰头

部可见类圆形低密度影,大小约 2.5cm×2.0cm,增强扫描不均匀强化,累及胆总管,可疑侵犯肠系膜上血管。实验室检查:ALT 307U/L,AST 160U/L,TBIL 162.7μmol/L,DBIL 94.1μmol/L,ALB 40.4g/L,Cr 59mg/L,BUN 4.8mg/L;感染筛查:阴性。CA19-9 120.31U/ml。1 个月前行开腹探查,发现胰头部肿物,肿瘤累及胆总管,包绕肠系膜上动、静脉,胰腺周围无肿大淋巴结。肿瘤难以切除,行胃空肠吻合、胆肠吻合。术中取活检提示胰腺分化差的癌。术后恢复良好,黄疸症状较前改善。为行进一步治疗入院。自发病以来,饮食减退、大便同上所述,小便同前,体重下降 5kg。入院查体:KPS 80 分,全身浅表淋巴结未触及,皮肤、巩膜无黄染。腹部平坦,腹正中纵行手术瘢痕,约 25cm,愈合良好。肝、脾肋下未触及。肠鸣音 4~5 次/min。术后辅助检查:肝、肺、腹盆腔未见转移。

1. 该患者临床 TNM 分期为

  A. $T_2N_0M_0$ B. $T_3N_0M_0$

  C. ⅡA 期   D. Ⅲ 期

  E. Ⅳ 期

【答案】D

【解析】患者术前腹部 CT 及术中所见提示,肿瘤累及胰腺外,如胆总管;另外,肿瘤侵犯肠系膜上动、静脉,分期为 $T_4N_0M_0$,Ⅲ 期(AJCC 第 7 版)。

【考点】胰腺癌临床分期

2. 该患者下一步治疗方案是

  A. 待症状改善后,行根治性手术

  B. 化疗

  C. 放疗

  D. 放化联合治疗

  E. 化疗 + 靶向治疗

【答案】D

【解析】患者为不可切除胰腺癌,伴有肝功能异常、阻塞性黄疸。目前已经解除胆管梗阻的情况下建议选择根治性放疗联合化疗。

【考点】不可切除胰腺癌的治疗

3. 如果该患者行放射治疗,以下描述不正确的是

  A. 建议行计划性术前放疗/化疗,放化疗后有望行手术治疗

  B. 该患者为局部晚期不可切除患者,放疗/化疗难以转化为可切除病变,建议行化疗 + 根治性放疗

C. 目前患者已行改道手术,放疗的并发症会有所降低,因而建议行根治性放化疗,处方剂量可以适当提高

D. 放疗靶区应该包括肿瘤原发灶及附近可疑阳性淋巴结

E. 该患者放射治疗过程中,最重要的危及器官是胰腺周围肠管

【答案】A

【解析】术前评估为不可切除胰腺癌,应选择放化联合的治疗方案,其中,放射治疗的靶区主要包括胰腺肿瘤病灶及转移的阳性淋巴结。

【考点】不可切除胰腺癌的治疗策略,不可切除胰腺癌放疗的靶区与剂量

(4~6 题共用题干)

患者,男,65 岁,主诉"皮肤黄染,伴腹痛、腹胀、消瘦 2 个月"就诊。近 2 个月小便深茶色,大便灰白色。超声及腹盆腔 CT 示:胰头占位性病变,与正常组织及周围脂肪间隙模糊,与十二指肠降段分界不清。超声内镜引导下细针穿刺病理示:腺癌。腹部 CT 提示肝脏 S6 段 2 处稍低密度结节,增强扫描提示,动脉期边缘强化,肝实质期强化不明显。考虑肝脏转移。胸部 CT 未见肺及纵隔转移征象。骨扫描未见异常放射性浓聚。实验室检查提示:ALT 225U/L,AST 150U/L,TBIL 98μmol/L,DBIL 70μmol/L,ALB 28g/L,Cr 78μmol/L,BUN 4.8mmol/L;感染筛查:阴性。CA19-9 550.6U/ml。查体:KPS 80 分,浅表淋巴结未触及肿大。皮肤、巩膜黄染。心肺未及异常。腹部平坦,未见腹壁静脉曲张。腹软,全腹无压痛,肝脾肋下未触及,腹部未及包块,未及腹壁液波震颤。

4. 患者为晚期胰腺癌患者,分期 $T_4N_0M_1$,Ⅳ 期(AJCC 7th),该患者目前症状明显,以下对症治疗方案中不合适的为

  A. 患者黄疸明显,建议 ERCP 下植入支架

  B. 目前患者黄疸明显,有胰腺导管梗阻风险,建议禁食水,并抑制胃酸、抑制消化酶治疗

  C. 患者腹部疼痛明显,建议药物止疼,并尽早行姑息性放疗,缓解局部症状

  D. 患者消瘦明显,可行经皮空肠置管或者肠外营养

  E. 适当补充白蛋白,护肝、降黄治疗

【答案】B

【解析】患者为晚期胰腺癌,胆管梗阻及消化不良症状明显,目前无肠梗阻及胰腺炎表现,不需要禁食水、抑制胃酸、抑制消化酶治疗。

【考点】胰腺癌并发症的处理原则

5. 患者胰腺癌肝转移,以下化疗方案的选择中,**无**明确证据的为

 A. FOLFOX 方案

 B. FOLFIRINOX 方案

 C. 吉西他滨 + 白蛋白紫杉醇

 D. 吉西他滨 + 厄洛替尼

 E. 吉西他滨

【答案】A

【解析】目前无高级别证据认可 FOLFOX 方案在胰腺癌治疗中的作用。

【考点】晚期胰腺癌化疗方案的选择

6. 以下关于局部治疗的描述,正确的是

 A. 患者腹痛症状明显,可以针对胰腺病灶行同步放化疗

 B. 胰腺部位的局部放疗应该包括胰腺肿物及周围淋巴引流区预防照射

 C. 为缓解胰腺肿物引起的压迫症状及疼痛,建议给予 ≥60Gy 的高剂量照射

 D. 患者合并有肝转移,考虑患者转移器官单一、转移灶少,为寡转移。行肝转移灶局部治疗,如射频治疗、SBRT、手术等,可以带来生存获益

 E. 建议行胰腺及肝转移灶同时放疗

【答案】A

【解析】晚期胰腺癌伴有远处转移者,对局部压迫症状明显者,可行胰腺原发灶放射治疗,以缓解症状。胰腺癌肝转移预后较差,尽管该患者属于寡转移,但目前无证据提示肝转移灶的局部治疗可以带来生存获益。

【考点】晚期胰腺癌伴有肝转移、胰腺及转移灶的局部治疗策略

(7~9 题共用题干)

患者,女,51 岁,主诉"上腹部疼痛不适 2 个月"就诊。患者 2 个月前无明显诱因出现上腹部不适隐痛,偶有腰背部疼痛,无恶心呕吐及腹胀腹泻。腹部 CT 显示胰体低密度结节 2.0cm×1.2cm,伴胰管扩张,未见肿大淋巴结。MRI 检查考虑恶性。既往:患者高血压病史 10 余年、糖尿病史 5 个月,否认脑血管病、肝炎及其他传染病史。无烟酒及其他不良嗜好。体格检查:体温 36.4℃,脉搏 80 次 /min,血压 130/90mmHg。身高 160cm,体重 50kg,体表面积 1.52m²。心肺腹体格检查未见异常。辅助检查:血尿便常规检查均正常;血生化:ALT 18U/L,AST 22U/L,TBIL 9.7μmol/L,DBIL 2.47μmol/L,TP 75.2g/L,ALB 45.3g/L,Cr 79μmol/L,BUN 3.5mmol/L。CA19-9 80.39U/ml。

7. 经过多学科会诊,考虑来源于胰腺的恶性肿瘤可能性大,建议剖腹探查。术中快速病理提示胰腺腺癌。遂行胰腺部分切除 + 胰腺周围淋巴结清扫,术后病理提示:肿瘤位于胰体内,直径 1.8cm。未侵犯胰腺包膜。未见脉管癌栓及神经侵犯,切缘阴性,淋巴结转移 0/6。该患者病理分期为

 A. $pT_1N_0M_0$ B. $pT_2N_0M_0$

 C. Ⅰ B 期   D. Ⅱ A 期

 E. Ⅱ B 期

【答案】A

【解析】肿瘤直径 <2.0cm,局限于胰腺内,根据 AJCC 第 7 版分期,为 $pT_1N_0M_0$,Ⅰ A 期。

【考点】胰腺癌临床分期

8. 该患者术后辅助治疗的推荐,以下合理的为

 A. 胰腺癌恶性程度较高,术后可考虑行辅助化疗

 B. 该患者分期较早,手术切除彻底,本着治愈的目的,应该行术后辅助放疗

 C. 辅助化疗方案可以选择 5-FU 或者吉西他滨

 D. 该患者没有术后高危因素,因此不需要辅助放疗

 E. 辅助化疗方案可以选择吉西他滨 + 卡培他滨

【答案】D

【解析】目前,对可切除胰腺癌的辅助放疗证据不足,因而不做常规推荐。但是,对切缘阳性、淋巴结转移等复发高危患者,可以考虑行术后辅助放疗。辅助化疗,目前有多个临床研究证实其疗效,方案可以选择 5-FU,吉西他滨,吉西他滨 + 卡培他滨等。

【考点】对可切除胰腺癌的辅助治疗的选择

9. 该患者术后 1 年余,复查腹部 CT 提示,残留胰腺边缘新生物,大小约 2.0cm,与腔静脉关系密切。同时 CA19-9 再次升高,CA19-9 67U/ml。考虑局部复发。以下治疗**不合理**的为

A. 肿瘤累及腔静脉,手术难以切除,可选择行同步放化疗

B. 全身复查排除其他部位转移后,考虑行 SBRT+ 化疗

C. SBRT 治疗,可以考虑给予 30~45Gy/3f

D. 尽管评估肿瘤为不可切除,但是减瘤手术仍有生存获益

E. 复发胰腺癌 SBRT 应注意保护周围小肠、十二指肠、结肠、胃、肝脏、双肾、脊髓等危及器官

【答案】D

【解析】对于局部复发胰腺癌,首先应进行全面评估,是否存在区域及远处转移。对单纯局部复发,应尽量争取再次手术切除,但是减瘤手术目前没有明确证据。对不可切除的复发胰腺癌,如果前期未行放射治疗,可以选择同步放化疗,SBRT 联合化疗。如果前期有放疗史,可以考虑全身化疗,或者纳入临床研究。

【考点】复发胰腺癌的治疗

(10~11 题共用题干)

患者,男,55 岁,主诉"进行性消瘦 2 个月"就诊。患者 2 个月前无明显诱因出现体重减轻,进行性消瘦。多次出现虚汗、晕厥。无发热、腹痛、皮肤巩膜黄染,伴食欲减退乏力。腹部 CT 显示胰尾占位,直径约 3cm,局限于胰腺内,无肿大淋巴结。既往体健,体格检查无特殊。辅助检查:血、尿、便常规检查均正常。血生化:ALT 35U/L,AST 45U/L,TBIL 13.7μmol/L,TP 65g/L,ALB 42.4g/L,Cr 49μmol/L,BUN 3.8mmol/L,血糖 3.0mmol/L。乙型肝炎病毒五项均阴性。CA19-9 4U/ml。外科行开腹探查,行肿物活检提示为胰腺岛细胞成分,考虑胰岛素细胞瘤。行胰腺部分切除 + 周围淋巴结清扫。术后病理提示胰岛细胞瘤,G_2,Ki-67 15%。淋巴结转移 0/8。

10. 以下关于胰腺来源神经内分泌肿瘤的描述,**不正确**的是

A. 胰腺来源的神经内分泌肿瘤主要包括无功能 NETs、胃泌素瘤、胰岛细胞瘤、胰高血糖素细胞瘤、血管活性肽细胞瘤等

B. 局部胰腺神经内分泌肿瘤以手术治疗为主,因易发生淋巴结转移,大部分需要清扫区域淋巴结

C. 转移的胰腺内分泌肿瘤,必须选择以化疗为主的治疗措施

D. 胰腺内分泌肿瘤常见的标志物有嗜铬细胞蛋白 A、血浆胰岛素、C- 肽、VIP、胰高血糖素、胃泌素、CDX2、ISL1、PAX8 等

E. 胰腺内分泌肿瘤应注意激素水平的检测及全身症状的控制

【答案】C

【解析】胰腺分内分泌部、外分泌部,主要的内分泌肿瘤来源包括胃泌素瘤、胰岛细胞瘤、胰高血糖素细胞瘤、血管活性肽细胞瘤;胰腺内分泌肿瘤易发生淋巴结转移,根治性手术应该行区域淋巴结清扫;胰腺内分泌肿瘤根据其细胞来源,通常伴有血清中激素水平升高;组织学方面,某些组织学指标有一定诊断价值;胰腺内分泌肿瘤相对惰性,对于可切除的转移瘤,建议手术治疗;不可切除或者不能耐受手术的患者,也可以行积极局部治疗,如转移瘤的 SBRT 治疗、射频治疗、减瘤手术等。全身治疗方面,可以考虑奥曲肽、依维莫司、舒尼替尼等,也可以考虑系统化疗。

【考点】胰腺内分泌肿瘤的治疗

11. 上述患者术后,症状缓解,未行进一步治疗。2 年后复查 MRI 发现,肝脏 S4 段新发病灶,大小 4.0cm,T_1 呈等低信号,T_2 呈稍高信号,增强扫描,动脉期呈环形强化,肝实质期呈强化不明显,DWI 呈高信号。考虑胰腺胰岛细胞瘤肝转移。以下治疗策略的描述**不正确**的是

A. 多学科会诊讨论,肝脏病灶为可切除病灶,建议手术治疗

B. 对不可切除或者因自身因素不适合手术者,可以行肝转移灶 RFA、冷冻消融等治疗

C. 可以考虑行肝转移瘤 SBRT 治疗,建议 BED>75Gy

D. 应行局部治疗联合全身治疗

E. 全身治疗应以 5-FU 为基础的化疗为主

【答案】E

【解析】胰腺内分泌来源,特别是恶性程度较低的内分泌肿瘤,当出现孤立性转移时,建议积极局部治疗,如根治性手术、减瘤手术、射频消融、SBRT 等。

【考点】胰腺内分泌肿瘤肝脏寡转移的治疗

【案例分析题】

案例:患者,男,57 岁,主因"上腹部疼痛 3 个月,黄疸 2 周"入院。患者 3 个月前无明显诱因出现上腹部隐痛,伴有消化不良,消瘦。近 2 周来,

出现进行性加重的皮肤、巩膜黄染,大便白陶土样改变。外院查腹部超声提示:胰头部实性占位,直径约 4.0cm,胆总管扩张。肝、胆、脾、双肾未见明显异常。为进一步诊治入院。自发病以来,精神、睡眠较好,饮食差,大便变白,小便同前,体重下降 8kg。既往体健,无烟酒嗜好,家庭成员体健,否认肿瘤家族史。查体:ECOG 评分1 分,身高 170cm,体重 74kg。皮肤巩膜黄染,全身浅表淋巴结未触及。双肺呼吸音清,未闻及干湿啰音;心率 70 次/min,律齐,未闻及额外心音及瓣膜区杂音;腹部平坦,未见腹壁静脉曲张,腹软,全腹无压痛,肝脾肋下未触及,Murphy 征(−),未触及腹部肿块。实验室检查:血生化,ALT 95U/L,AST 55U/L,TBIL 132.7μmol/L,DBIL 84.1μmol/L,TP 65g/L,ALB 42.4g/L,Cr 49μmol/L,BUN 3.8mmol/L;乙型肝炎病毒五项均阴性;CA19-9 79.9U/ml

提问 1:作为首诊医生,正确的考虑及处置是

  A. 结合病史、症状、体征、超声及实验室检查,考虑诊断:胰头部占位,恶性肿瘤? 梗阻性黄疸

  B. 为明确占位来源及侵犯范围,建议行上腹部增强 CT 或者 MRI 检查

  C. 为明确性质,建议行 ERCP 活检或者 CT 引导下穿刺活检

  D. 为解除梗阻,考虑行 ERCP 支架植入或者"T 管"引流

  E. 为降低胆管炎、胰腺炎风险,可考虑剖腹探查,明确诊断并解除梗阻

【答案】ABCDE

【解析】胰腺肿瘤起病隐匿,出现症状时往往分期较晚,且伴有梗阻症状。应尽快明确诊断,判断肿瘤分期,并解除梗阻。

【考点】可疑胰腺癌患者的初诊诊疗思路

提问 2:该患者已完成 CT 引导下穿刺活检,病理提示胰腺癌。"T 管"引流后,黄疸消退,TBIL 37μmol/L,DBIL 21μmol/L。腹部 MRI:肿瘤位于胰头部,直径约 4.5cm,侵犯十二指肠,伴有胆总管、胰腺导管扩张。肿瘤压迫肠系膜上静脉,与之关系密切,肿瘤未累及肠系膜上动脉、门静脉、腔静脉等。胰周、腹主动脉旁未见明显肿大淋巴结。以下关于该患者的评估,正确的是

  A. 该患者的临床分期为 $cT_3N_0M_0$,ⅡA 期

  B. 该患者的临床分期为 $cT_4N_0M_0$,Ⅲ 期

  C. 经多学科会诊,该患者为临界可切除病灶,可考虑行术前放化疗 + 手术 + 化疗的治疗方案

  D. 该病灶为不可切除病灶,建议根治性放化疗

  E. 手术方式主要为胰腺十二指肠切除术(Whipple 手术)

【答案】ACE

【解析】肿瘤累及十二指肠、肠系膜上静脉,考虑为 T_3 病变;无淋巴结转移及远处转移,因而 TNM 分期为 $T_3N_0M_0$ ⅡA 期。肿瘤可疑侵犯肠系膜上静脉,未累及门静脉、腔静脉、肠系膜上动脉等,因而考虑为临界可切除病变。应选择以手术为主的治疗方式,同时配合术前或者术后放化疗。术前放化疗可能提高手术切除率。手术方式为"胰腺十二指肠切除术"。

【考点】胰腺癌肿瘤分期,可切除性判断以及多学科协作

提问 3:该患者选择行 2 周期 GP 方案化疗,化疗后评效 SD,血液学毒性Ⅱ度,消化道毒性Ⅱ度。后行"胰腺十二指肠切除术",术中见肿瘤累及少部分肠系膜上静脉,手术剥离肿瘤,保护 SMV,完整切除胰腺及十二指肠,同时行胆肠吻合、胃肠吻合。术后病理示:胰腺肿物直径约4.0cm,侵犯胰腺周围脂肪组织,周围切缘阴性。可见脉管癌栓,淋巴结未见癌转移 0/8。以下关于术后辅助治疗的推荐,正确的是

  A. 术后继续行 GP 方案化疗

  B. 考虑肿瘤与血管粘连,侵犯胰腺周围脂肪组织,建议行术后辅助放疗

  C. 考虑行术后吉西他滨 + 同步放疗

  D. 辅助放疗的范围包括:瘤床区,胰腺周围淋巴引流区,部分 SMV,不包括吻合口

  E. 辅助放疗应注意保护小肠、胃、肝脏、肾脏等危及器官

【答案】ABCDE

【解析】患者手术切除彻底,但是有复发高危因素,建议行辅助放疗。辅助化疗可以延续原方案,同步放化疗时可以考虑同步吉西他滨单药,或者卡培他滨、5-FU。辅助放疗的靶区主要包括高危复发区域,可以做部分预防照射。

【考点】术后辅助治疗,辅助放疗的范围及注意事项

提问 4:该患者完成治疗后 2 年,复查腹部 CT发现肝脏 S5,S6 占位;复查肝脏 MRI 提示:S5、

S6 占位,倾向转移,余肝脏内未见异常。以下描述正确的是

    A. 该患者适合选择以化疗为主的治疗方式,根据情况联合局部治疗

    B. 胰腺癌肝脏转移的预后较差,肝转移瘤的局部治疗存在争议

    C. 胰腺癌肝转移瘤的局部治疗手段有:手术切除、射频消融、SBRT 等

    D. 由于患者肝转移间隔时间较长,且为单个器官的寡转移,因而可以考虑行局部治疗

    E. 肝转移瘤的 SBRT 治疗,通常要求:靶区包括转移瘤,考虑呼吸运动及摆位误差形成 PTV 处方剂量 BED>80Gy,注意保护余肝,特别是一程放疗时肝脏也会受到一定剂量的照射

【答案】ABCDE

【解析】胰腺癌肝转移的预后较差,局部治疗的价值有待进一步研究。但是对高选的寡转移瘤实施积极的局部治疗,有望给患者带来获益。近 20 余年,研究者对肝转移瘤的 SBRT 治疗进行了大胆的尝试,疗效与 RFA 相似,而在 >3cm 的肝转移瘤的治疗中,SBRT 的局部控制更有优势。关于肝转移瘤的 SBRT 治疗,应注意治疗环节的质控与安全。

【考点】胰腺癌肝脏寡转移的局部治疗

四、直肠癌、肛管癌

【A1 型题】

1. 直肠癌术后 pT_3N_1,R0 切除,其放疗剂量为

    A. 30Gy   B. 40Gy   C. 50Gy

    D. 55Gy   E. 60Gy

【答案】C

【解析】NCCN 指南推荐直肠癌的术后放疗剂量为 45~50Gy,如 R1/R2 切除局部需要加量 5.4~9Gy。

【考点】直肠癌的术后放疗剂量

2. 以下**不属于**直肠的区域淋巴结的是

    A. 直肠上动脉淋巴结

    B. 髂外淋巴结

    C. 髂内淋巴结

    D. 直肠系膜区淋巴结

    E. 骶前淋巴结

【答案】B

【解析】髂外淋巴结不属于直肠的区域淋巴结,其余直肠上动脉淋巴结、髂内、骶前、直肠系膜区均为直肠癌

的区域淋巴结。

【考点】直肠的淋巴引流

3. 下段直肠癌侵犯肛提肌,T 分期为

    A. T_1 B. T_2 C. T_3

    D. T_{4a} E. T_{4b}

【答案】E

【解析】对于下段直肠癌,侵犯肛提肌为 T_{4b}。

【考点】直肠癌的临床分期

4. 直肠癌术前长程放化疗的 pCR 率约为

    A. 10%   B. 20%   C. 30%

    D. 40%   E. 50%

【答案】B

【解析】直肠癌术前长程放化疗的病理完全缓解(pCR)率在 10%~30% 之间,一般为 20% 左右。

【考点】直肠癌术前放疗的疗效

5. NCCN 指南推荐短程放疗的剂量分割方式为

    A. 25Gy/5f   B. 28Gy/7f

    C. 28Gy/8f   D. 30Gy/10f

    E. 30Gy/12f

【答案】A

【解析】NCCN 指南推荐直肠癌术前短程放疗的剂量分割为 25Gy/5f。

【考点】直肠癌术前短程放疗的剂量分割方式

6. NCCN 指南推荐术前短程放疗结束后多久行手术

    A. 1~2 周   B. 2~3 周   C. 3~5 周

    D. 6~8 周   E. 8~12 周

【答案】A

【解析】NCCN 指南推荐术前短程放疗结束后 1~2 周行外科手术。

【考点】直肠癌短程放疗和手术的间隔

7. 关于直肠癌术前放疗作用的叙述,**错误**的是

    A. 降低肿瘤分期

    B. 提高完整切除率

    C. 降低术后局部复发率

    D. 提高总生存率

    E. 增加保肛率

【答案】D

【解析】直肠癌术前放化疗可以降低肿瘤分期、提高完整切除率、降低术后局部复发率、增加保肛率,是否提高总生存存在争议。

【考点】直肠癌术前放疗的作用

8. 直肠的长度为

    A. 8~10cm   B. 10~12cm

    C. 12~15cm   D. 15~17cm

    E. 17~20cm

【答案】C

【解析】直肠的长度为 12~15cm。

【考点】直肠的解剖

9. 可作为直肠癌分段标准的检查手段是

　　A. 直肠指诊　　　　B. 纤维肠镜

　　C. 硬质肠镜　　　　D. 盆腔 MRI

　　E. 超声内镜

【答案】C

【解析】NCCN 指南指出,应以硬质肠镜下测量的长度为直肠癌的分段标准。

【考点】直肠癌的分段标准

10. 肛管癌照射野的上界通常为

　　A. 第 5 腰椎体上缘　　B. 第 5 腰椎体下缘

　　C. 第 4 腰椎体上缘　　D. 第 4 腰椎体下缘

　　E. 第 3 腰椎体上缘

【答案】B

【解析】肛管癌照射野的上界应为髂总动脉分叉处,骨性标记为第 5 腰椎下缘。

【考点】肛管癌放疗照射野范围

【A2 型题】

1. 患者,男,56 岁,间断便血 1 年余,查大便潜血阳性,直肠指诊提示距肛缘 6cm 可触及质硬肿物,指套染血(+)。下一步确诊需要做的检查是

　　A. 肿瘤标志物 CEA、CA19-9、CA24-2

　　B. 下消化道造影

　　C. 盆腔 CT

　　D. 盆腔 MRI

　　E. 肠镜检查

【答案】E

【解析】肠镜检查和病理活检能够确诊是否为直肠癌。其他检查均为辅助手段,不能确诊。

【考点】直肠癌的诊断方法

2. 患者,女,60 岁,因"大便次数增多伴便血 1 年"就诊,硬质,直肠镜示距肛缘 4~8cm 菜花样肿物,取病理活检为腺癌。该患者的诊断为

　　A. 直肠下段腺癌　　B. 直肠中下段腺癌

　　C. 直肠中段腺癌　　D. 直肠中上段腺癌

　　E. 直肠上段腺癌

【答案】A

【解析】肿瘤下界距离肛缘在 5cm 以内,因此为下段直肠癌。

【考点】直肠的分段

3. 患者,男,56 岁,间断便血 1 年余,肠镜提示距肛缘 6~8cm 肿物,取病理活检为中分化腺癌,需要完善分期检查。以下哪一项不是必需的

　　A. 盆腔 MRI　　　　B. 胸部 CT

　　C. 腹部 CT　　　　D. 直肠腔内超声

　　E. 骨扫描

【答案】E

【解析】直肠癌发生骨转移的机会较少,骨扫描不是分期检查所必需的,有相应症状时可以再进行检查。

【考点】直肠癌的分期检查

4. 患者,男,62 岁,肠镜检查距肛门 6~9cm 可见菜花样隆起性肿物,病理示中分化腺癌。行盆腔 MRI 示:直肠病变侵达肠壁外,直肠周围系膜内数个淋巴结,转移可能性大。胸腹 CT 检查未见转移征象。下一步的治疗策略是

　　A. 直接手术治疗

　　B. 手术 + 术后放化疗

　　C. 术前放化疗 + 手术

　　D. 术前化疗 + 手术

　　E. 手术 + 术后化疗

【答案】C

【解析】术前放化疗是局部晚期直肠癌的标准治疗手段。

【考点】局部晚期直肠癌的治疗原则

5. 患者,男,60 岁,诊断为局部晚期直肠癌,拟行术前放化疗,放疗同期推荐应用的化疗药物为

　　A. 替吉奥

　　B. 卡培他滨

　　C. 奥沙利铂 + 卡培他滨

　　D. 伊利替康

　　E. 奥沙利铂 + 伊利替康

【答案】B

【解析】NCCN 指南推荐,放疗同期应用的化疗药物为口服卡培他滨或静脉用 5-FU,其余药物均无确切证据。

【考点】直肠癌术前同步化疗药物选择

6. 患者,男,72 岁,因"大便习惯改变 2 年,加重 1 个月"就诊。肠镜发现距肛门 5~7cm 肿物,侵犯肠腔约 20%,取病理活检为腺癌;超声内镜提示肿瘤侵犯黏膜肌层;盆腔 MRI、胸腹 CT 未见盆腔淋巴结转移和远处转移。行直肠癌局部切除术,局部切除术后行放疗的指征不包括

A. 切缘阳性

B. 病理为低分化腺癌

C. 脉管浸润

D. 神经浸润

E. *BRAF* 突变型

【答案】E

【解析】切缘阳性、分化程度低、脉管浸润、神经浸润都是局部切除术后复发的高危因素，推荐再次根治切除，若无法根治切除，则可行术后放疗。

【考点】直肠癌局部切除术后的辅助治疗

7. 患者，男，60岁，肠镜提示距肛门 3~8cm 溃疡型肿物，病理示腺癌。行盆腔 MRI 示：直肠中下段肠壁不规则增厚，肛提肌受侵，直肠系膜内可见 4 枚肿大淋巴结，胸腹 CT 无转移征象。根据目前检查，该患者的临床分期为（AJCC 第 7 版 2010）

A. $T_2N_1M_0$　ⅢA 期　　B. $T_2N_{2a}M_0$　ⅢB 期

C. $T_3N_{2a}M_0$　ⅢB 期　　D. $T_{4b}N_1M_0$　ⅢC 期

E. $T_{4b}N_{2a}M_0$　ⅢC 期

【答案】E

【解析】肛提肌受侵为 T_{4b}，4~6 枚淋巴结转移为 N_{2a}，故为 $T_{4b}N_{2a}M_0$ ⅢC 期。

【考点】直肠癌的临床分期

8. 患者，男，58岁，行直肠癌术前同步放化疗中。出现尿频、尿急，小便次数超过基线水平的 2 倍，约每间隔 2 小时排一次小便。根据 RTOG 急性放射反应分级，该患者的泌尿系反应为几级

A. 0 级　　　　B. 1 级　　　　C. 2 级

D. 3 级　　　　E. 4 级

【答案】C

【解析】小便或夜尿间隔超过 1 小时，需局部麻醉的小便困难、尿急、膀胱痉挛，为 2 级。

【考点】直肠癌放疗的不良反应分级

9. 患者，女，52岁，肠镜发现距离肛门 6~8cm 肿物，病理活检为腺癌，完善分期检查未见远处转移。行直肠癌低位前切除术，术后病理分期为 pT_3N_1，术后放疗靶区**不包括**

A. 骶前区　　　　B. 吻合口

C. 坐骨直肠窝　　D. 髂内淋巴引流区

E. 闭孔淋巴引流区

【答案】C

【解析】直肠癌低位前切除术后放疗靶区不需要包括坐骨直肠窝。

【考点】直肠癌术后放疗的靶区勾画

10. 患者，男，60岁，肠镜提示距肛门 3~8cm 肿物，病理示腺癌。盆腔 MRI 示直肠肿物侵及精囊、前列腺，直肠系膜区、髂内及闭孔区多发肿大淋巴结，拟行术前同步放化疗。该类患者转化为可切除直肠癌的可能性是

A. 都不能　　B. 很少　　　C. 一半

D. 多于一半　　E. 都能

【答案】D

【解析】局部晚期不手术切除直肠癌术前同步放化疗是标准治疗。2008 年的瑞典研究对比了局部晚期直肠癌术前同步放化疗和单纯放疗的疗效，其中约 85% 患者通过术前同步放化疗得到根治性手术切除的机会。

【考点】局部晚期不可切除直肠癌的转化治疗

11. 患者，女，62岁，诊断直肠下段腺癌，行腹会阴联合切除术。术后病理：低分化腺癌，肿瘤侵达深肌层，环周切缘未见癌。肠周淋巴结转移性癌(3/17)，术后恢复可。拟行术后放疗，则放疗靶区**不包括**的部位是

A. 坐骨直肠窝　　　　B. 骶前区

C. 髂内区　　　　　　D. 闭孔区

E. 髂外区

【答案】E

【解析】腹会阴联合切除术后放疗范围应包括坐骨直肠窝、骶前区、髂内区、闭孔区，该患者非 T_{4b}，因此不需要包括髂外区。

【考点】直肠癌术后放疗的靶区勾画

12. 患者，女，52岁，肠镜发现距离肛门 6~8cm 肿物，病理活检为中分化腺癌，完善分期检查未见远处转移。行直肠癌低位前切除术，术后病理分期为 pT_3N_1。该患者下一步的治疗原则是

A. 化疗

B. 放疗

C. 同步放化疗和辅助化疗

D. 随访观察

E. 同步放化疗

【答案】C

【解析】术后病理证实为 $T_{3\sim4}/N+$ 的直肠癌患者，术后应进行同步放化疗和辅助化疗。

【考点】局部晚期直肠癌的术后治疗原则

13. 患者，男，50岁，直肠癌术前同步放化疗中，肛周皮肤黏膜出现散在的伪膜反应，直径约 1cm。根据 RTOG 急性放射反应分级，该患者的皮肤黏膜反应为几级

A. 0 级　　B. 1 级　　C. 2 级

D. 3 级　　E. 4 级

【答案】C

【解析】散在的伪膜反应,直径 <1.5cm,为 2 级皮肤黏膜反应。

【考点】直肠癌放疗不良反应分级

14. 患者,女,52 岁,肠镜发现距离肛门 6~8cm 肿物,病理活检为中分化腺癌,完善分期检查未见远处转移,行直肠癌低位前切除术,术后病理分期为 pT_3N_1。拟行术后放疗,以下方式中最有利于减少小肠受照射剂量的是

A. 俯卧位 + 充盈膀胱

B. 俯卧位,不充盈膀胱

C. 仰卧位 + 充盈膀胱

D. 仰卧位,不充盈膀胱

E. 每次放疗前排空直肠

【答案】A

【解析】研究证实俯卧位并充盈膀胱的情况下小肠受照射剂量最低。

【考点】直肠癌术后放疗前的准备措施和体位要求

15. 患者,男,62 岁,肠镜检查示距肛门 6~10cm 可见隆起型肿物,病理示中分化腺癌。行盆腔 MRI 示:直肠中下段肠壁不规则增厚,增强扫描见不规则强化,纤维面粗糙,直肠系膜区及髂内区可见多枚肿大淋巴结,胸腹 CT 未见异常。拟行术前放疗。临床肿瘤靶区范围**不包括**

A. 原发肿瘤及上下 2cm

B. 髂内区

C. 直肠系膜区

D. 骶前区

E. 坐骨直肠窝

【答案】E

【解析】直肠癌术前放疗中,未侵犯肛提肌和肛门外括约肌者不需要包括坐骨直肠窝。

【考点】直肠癌术前放疗靶区勾画

16. 患者,男,50 岁,2 年前行直肠癌低位前切除术,术后行辅助化疗,未行放疗。1 个月来出现便中带血,复查肠镜示吻合口复发,下一步的治疗策略为

A. 放疗　　　　　B. 化疗

C. 靶向治疗　　　D. 手术

E. 放化疗 + 手术

【答案】E

【解析】直肠癌术后复发者,可先行放化疗再手术,提高切除率、降低再次复发率。

【考点】直肠癌术后吻合口复发的治疗原则

17. 患者,男,52 岁,诊断直肠下段低分化腺癌 $cT_3N_2M_0$。行术前同步放化疗 50Gy/25f,放疗期间口服卡培他滨化疗,目前放化疗已完成,应多久之后行手术治疗

A. 即刻手术

B. 休息 1~2 周后手术

C. 休息 2~4 周后手术

D. 休息 6~8 周手术

E. 休息 8~16 周手术

【答案】D

【解析】NCCN 指南推荐长程放化疗后 5~12 周行手术,临床上多在 6~8 周后行手术。

【考点】直肠癌术前放疗和手术的间隔

18. 患者,男,65 岁,半年前无明显诱因出现间断大便带血,鲜红色,伴有少量黏液。直肠指诊:距肛缘约 5cm 触及全周性溃疡型肿物,质硬固定。患者结肠镜检查发现距肛门 5~9cm 处侵及直肠全周的溃疡型肿物,溃疡底深且覆以白苔,溃疡堤不规则隆起,质脆易出血。取直肠肿物活检,病理报告为腺癌。为明确肿瘤局部侵犯范围,以下检查中最佳的是

A. 盆腔 MRI　　　B. 盆腔 CT

C. 盆腔 BUS　　　D. 钡剂造影

E. PET/CT

【答案】A

【解析】MRI 的软组织分辨能力强,可以清楚显示肠壁各层结构,以及肠周脂肪组织,不仅可以预测 T 分期和环周切缘,还可同时显示盆腔肿大的淋巴结,其综合判断 TN 分期优于其他检查。

【考点】直肠癌的分期检查手段

19. 患者,女,58 岁,2 年前行直肠癌低位前切除术,术后病理为直肠高分化腺癌 pT_2N_1,术后行 XELOX 方案辅助化疗及同步放化疗。该患者目前的随访间隔应为

A. 3 个月 1 次　　　B. 3~6 个月 1 次

C. 6 个月 1 次　　　D. 6~12 个月 1 次

E. 12 个月 1 次

【答案】C

【解析】术后 2 年至 5 年应每 6 个月进行 1 次随访。

【考点】直肠癌的术后随访间隔

20. 患者,男,46 岁,体重指数(BMI)29kg/m²,诊断直肠中段中分化腺癌。行直肠癌低位前切除术,术后病理回报:直肠隆起型中分化腺癌,肿瘤侵达肠周脂肪组织,环周切缘阳性。脉管癌栓(+)。淋巴结转移性癌(3/10)。免疫组化:MLH1(−)MSH2(+++)MSH6(+++)PMS(++)。以下选项中,术后复发的不良预后因素**不包括**

 A. 肥胖

 B. 微卫星不稳定

 C. 环周切缘阳性

 D. 脉管癌栓

 E. 淋巴结清扫数目少于 12 枚

【答案】B。

【解析】微卫星不稳定患者预后优于微卫星稳定患者。

【考点】直肠癌的不良预后因素

21. 患者,男,55 岁,半年前无明显诱因出现黏液脓血便。结肠镜检查发现距肛门 4~9cm 处侵及直肠全周的溃疡型肿物,病理报告为腺癌。盆腔 MRI 显示直肠中下段肠壁不规则增厚,最厚处达 1.8cm,肠周见肿大淋巴结影。胸腹 CT 未见异常。完善各项检查后行腹会阴联合切除术,术前未进行放化疗,术后病理为直肠溃疡型中分化腺癌,肿瘤侵透肌层达浆膜下脂肪组织,上下切缘未见癌,淋巴结转移 1/36。若不行辅助治疗,该患者术后的局部复发率是为

 A. <10%   B. 10%~20%

 C. 20%~30%   D. 30%~40%

 E. >50%

【答案】B

【解析】Ⅲ期直肠癌 TME 术后复发率为 10%~20%。

【考点】直肠癌术后的复发率

22. 患者,男,73 岁,4 年前行直肠癌低位前切除术,术后病理为中分化腺癌 pT₂N₁,行辅助放疗和化疗,术后定期复查。1 个月前腹部 CT 发现肝左叶被膜下孤立占位,约 2cm 大小,增强扫描呈环形强化,考虑转移。既往:冠心病及慢性支气管炎病史。肺功能示通气功能重度减低。该患者下一步应首选的治疗方法是

 A. 肝介入治疗   B. 靶向治疗

 C. 手术   D. 立体定向放疗

 E. 观察

【答案】D

【解析】患者直肠癌术后肝转移,因高龄,手术风险大,可选择行立体定向放疗。

【考点】直肠癌肝转移的治疗

23. 患者,男,62 岁,肠镜检查示距肛门 4~8cm 可见隆起型肿物,病理示腺癌。行盆腔 MRI 示:直肠中下段肠壁不规则增厚,最厚处达 2.4cm,增强扫描见不规则强化,外膜面粗糙,周围直肠间隙内见多发条索影,直肠系膜区及髂内区可见 3 枚肿大淋巴结,较大者直径约 1.2cm。胸腹 CT 未见异常。根据目前检查,该患者的临床分期为(AJCC 第 7 版 2010)

 A. T₁N₀M₀,Ⅰ期   B. T₄N₀M₀,Ⅱ期

 C. T₂N₁M₀,ⅢA 期   D. T₃N₁M₀,ⅢB 期

 E. T₄bN₁M₀,ⅢC 期

【答案】D

【解析】原发肿瘤侵犯到直肠旁脂肪组织但是未累及周围器官属于 T₃,有 1~3 枚淋巴结转移为 N₁,没有远处转移,所以临床分期为 T₃N₁M₀,ⅢB 期。

【考点】直肠癌的临床分期

24. 患者,女,47 岁,主因"间断便血 2 个月"就诊。病中排便次数增加,伴肛门疼痛、里急后重感,体重无明显变化。首选的检查方法是

 A. 血清肿瘤标志物   B. 盆腔 MRI

 C. 腹盆 CT   D. 直肠指诊

 E. 肠镜

【答案】D

【解析】此题主要考查肛管癌的初步筛查方法。直肠指诊方便、快捷、无创,可以进行临床初步诊断,是早期发现肛管癌的重要检查手段。

【考点】肛管癌的检查方法

25. 患者,男,50 岁,主因"便血 3 个月"就诊。肠镜发现距肛门 2cm 肿物,活检病理中分化鳞状细胞癌;盆腔 MRI 提示肛管左后壁见肿物,约 28mm×12mm,累及肛门外括约肌,直肠周围系膜内、双侧腹股沟及髂血管旁见多发肿大淋巴结。完善全身检查未见远处转移。根据 AJCC 第 7 版分期,该患者临床分期是

 A. cT₂N₂M₀   B. cT₂N₃M₀   C. cT₃N₂M₀

 D. cT₃N₃M₀   E. cT₄N₂M₀

【答案】B

【解析】此题主要考查肛管癌的诊断及2010年AJCC第7版分期标准。根据AJCC第7版分期,肿瘤最大径>2cm,≤5cm,为T_2;双侧腹股沟及髂血管旁淋巴结转移,为N_3;无远处转移,为M_0。

【考点】肛管癌的分期

26. 患者,女,51岁,便血2个月,伴肛门坠胀感。直肠指诊示:距肛门2cm可及肿物,边界不清,质硬,活动度差,指套染血(+)。初步诊断是

  A. 痔疮   B. 直肠癌

  C. 直肠息肉   D. 肛管癌

  E. 肛瘘

【答案】D

【考点】肛管癌的临床表现及鉴别诊断

27. 患者,男,45岁,3个月前出现间断便血。肠镜发现距肛门2cm肿物,活检病理为中分化鳞状细胞癌,盆腔MRI提示肛管后壁见一肿物,约35mm×20mm,累及肛门外括约肌,盆腔、双侧髂血管旁及腹股沟区未见肿大淋巴结。完善全身检查未见远处转移。该患者首选治疗方案是

  A. 同步放化疗   B. 手术+术后放疗

  C. 单纯手术治疗   D. 单纯化疗

  E. 单纯放疗

【答案】A

【解析】此题主要考查肛管癌的治疗原则。对于无远处转移的肛管癌($T_{1-4}N_0M_0$或T_xN+M_0)首选同步放化疗。

【考点】肛管癌的治疗原则

28. 患者,女,45岁,主因"便血3个月"就诊。肠镜提示进镜2cm可见菜花样肿物,活检病理提示低分化鳞状细胞癌。该患者靶区勾画时淋巴引流区应包括

  A. 直肠系膜、骶前、髂内、闭孔淋巴引流区

  B. 直肠系膜、骶前、髂外、闭孔淋巴引流区

  C. 直肠系膜、骶前、髂内、闭孔、腹股沟淋巴引流区

  D. 直肠系膜、骶前、髂内、髂外、闭孔淋巴引流区

  E. 直肠系膜、骶前、髂内、髂外、闭孔、腹股沟淋巴引流区

【答案】E

【解析】肛管鳞癌勾画靶区时淋巴引流区应该包括直肠系膜区、骶前、髂内、髂外、闭孔、腹股沟引流区。

【考点】肛管癌的靶区勾画范围

29. 患者,女,45岁,3个月前出现间断便中带血。查体:双侧腹股沟区可触及多发肿大淋巴结,质硬,活动度差。直肠指诊提示距肛门2cm可及肿物,边界不清,指套染血(+)。肠镜活检病理提示低分化鳞状细胞癌。以下说法正确的是

  A. 该疾病常见血行转移

  B. 该疾病是由痔疮演变过来的

  C. 该疾病通常不出现盆腔淋巴结转移

  D. 该疾病很少肺转移不需要胸部X线或CT检查

  E. 该疾病常见淋巴结转移

【答案】E

【解析】肛管癌不是由痔疮演变而来的。肛管癌常见淋巴结转移,包括直肠系膜区、髂血管旁和腹股沟淋巴结,血行转移少见。分期检查时常规行胸部CT检查除外肺转移。

【考点】肛管癌的生物学行为

30. 患者,男,46岁,主因"间断便血7个月"就诊。盆腔MRI提示肛管近环周增厚,以左侧壁为主,长度约5.1cm,最厚处1.6cm,累及肛门内、外括约肌,直肠周围系膜内、双侧腹股沟及髂血管旁见多发肿大淋巴结。病理:低分化鳞状细胞癌。胸部CT提示左肺下叶占位,倾向转移。该患者首选治疗方案是

  A. 单纯放疗   B. 手术+术后放疗

  C. 化疗+局部放疗   D. 术前化疗+手术

  E. 手术+术后化疗

【答案】C

【解析】此题主要考查肛管癌的治疗原则。对于初诊时远处转移的肛管癌,以全身化疗为主,化疗达到缓解后,再根据情况进行局部放疗。

【考点】肛管癌的治疗原则

31. 患者,女,45岁,主因"便血3个月"就诊。肠镜病理活检提示肛管低分化鳞状细胞癌,拟行同步放化疗。关于照射野范围,正确的是

  A. 上界通常位于第5腰椎下缘,下界应距肿瘤下缘至少2cm

  B. 上界通常位于第5腰椎下缘,下界应距肿瘤下缘至少1cm

  C. 上界通常位于第5腰椎上缘,下界应距肿瘤下缘至少2cm

D. 上界通常位于第 5 腰椎上缘,下界应距
肿瘤下缘至少 1cm

E. 上界通常位于第 4 腰椎下缘,下界应距
肿瘤下缘至少 2cm

【答案】A

【解析】肛管癌照射野的上界应为髂总动脉分叉处,
骨性标记为第 5 腰椎下缘,下界应距肿瘤下缘至少 2cm。

【考点】肛管癌放疗照射野范围

32. 患者,女,45 岁,主因"便血 3 个月"就诊。
肠镜病理活检提示肛管低分化鳞状细胞癌,
拟行同步放化疗。关于放疗靶区勾画,**错误**
的是

A. 靶区上界位于髂内外血管分叉处

B. CTV 包括腹股沟淋巴引流区

C. PTV 为 CTV 外扩 0.5~1cm

D. CTV 包括髂内淋巴引流区

E. CTV 不包括髂外淋巴引流区

【答案】E

【解析】肛管鳞癌勾画靶区时淋巴引流区应该包括
直肠系膜区、骶前、髂内、髂外、闭孔、腹股沟淋巴引流区。

【考点】肛管癌靶区勾画定义

33. 患者,男,50 岁,主因"便血 3 个月"就诊。
直肠指诊:距肛门 2cm 可及肿物,边界不清,
质硬,活动度差,指套染血(+)。下一步需完
善的检查**不包括**

A. 胸部 CT   B. 腹部 CT

C. 盆腔 MRI   D. 骨扫描

E. 肠镜

【答案】D

【解析】骨扫描不是肛管癌的常规分期检查。

【考点】肛管癌的相关检查

34. 患者,男,55 岁,诊断肛管低分化鳞状细胞
癌 $cT_2N_0M_0$ II 期。标准同步放化疗结束后 5
个月出现左侧腹股沟 1 个肿大淋巴结,直径
约 1.5cm,质硬,活动度差,活检病理鳞状细
胞癌。下列说法正确的是

A. 局部热疗

B. 治疗首选化疗

C. 可进行区域淋巴引流区照射

D. 手术切除

E. 随访观察

【答案】D

【解析】肛管癌同步放化疗后局部区域失败的患者,
可采用手术补救。

【考点】肛管癌初治后淋巴结转移的评估与治疗

【A3/A4 型题】

(1~3 题共用题干)

患者,男,60 岁,半年前无明显诱因间断出现大
便带血,伴有少量黏液,近 2 个月发现大便变细。
直肠指诊:距肛缘约 4cm 触及溃疡型肿物,质硬
固定,上界未触及,退指后指套染血。患者结肠
镜检查发现距肛门 4~8cm 处溃疡型肿物,质脆
易出血。取活检,病理报告为低分化腺癌。

1. 为明确肿瘤局部侵犯范围,最佳的检查是

A. 盆腔 MRI

B. 盆腔 CT

C. 下消化道钡剂造影

D. PET/CT

E. 盆腔超声

【答案】A

【解析】MRI 具有较高的软组织分辨率,可以清楚显
示肠壁各层结构,不仅可以预测 T 分期和环周切缘,还
可同时显示盆腔肿大的淋巴结,其综合判断 TN 分期优
于其他检查。

【考点】直肠癌的分期检查方法

2. 患者盆腔 MRI 显示直肠中下段肠壁不规则增
厚,最厚处达 2.6cm,增强扫描见不规则强化,
病变穿透肌层,周围直肠间隙内见多发条索
影,直肠周围系膜内、直肠上动脉走行区见 6
枚肿大淋巴结。胸腹 CT 未见异常。根据目
前检查,该患者的临床分期是(AJCC 第 7 版)

A. $T_2N_1M_0$,IIIA 期   B. $T_2N_{2a}M_0$,IIIB 期

C. $T_3N_1M_0$,IIIB 期   D. $T_3N_{2a}M_0$,IIIB 期

E. $T_{4a}N_{2a}M_0$,IIIC 期

【答案】D

【解析】原发肿瘤侵犯到直肠旁脂肪组织但是未累
及周围器官属于 T_3,有 6 枚淋巴结转移为 N_{2a},没有远处
转移,所以临床分期为 $T_3N_{2a}M_0$。

【考点】直肠癌的临床分期

3. 该患者下一步应该采取的治疗策略是

A. 术前同步放化疗 + 手术

B. 手术 + 术后同步放化疗

C. 手术 + 术后化疗

D. 术前化疗 + 手术

E. 手术 + 术后放疗

【答案】A

【解析】局部晚期直肠癌的标准治疗是术前长程同
步放化疗或短程放疗,然后再行手术治疗。

【考点】局部晚期直肠癌的治疗原则

(4~6 题共用题干)

患者,男,60 岁,主因"大便带血 1 年,大便变细 1 个月"就诊,肠镜提示距肛门 3~8cm 溃疡型肿物,病理示腺癌。行盆腔 MRI 示:直肠中下段肠壁不规则增厚,肛提肌受侵,直肠系膜内可见 4 枚肿大淋巴结,胸腹 CT 无转移征象。

4. 该患者下一步的治疗策略是

 A. 术前短程放疗 + 手术

 B. 术前长程放化疗 + 手术

 C. 术前化疗 + 手术

 D. 术前放疗 + 靶向治疗 + 手术

 E. 手术 + 术后放化疗

【答案】B

【解析】患者为 $T_{4b}N_{2a}M_0$ 的局部晚期低位直肠癌,应进行术前长程放化疗,待肿瘤缩小降期后再行手术。

【考点】局部晚期直肠癌的治疗原则

5. 术前同步放化疗与术后同步放化疗相比,其优势**不包括**

 A. 降低局部区域复发率

 B. 提高保肛率

 C. 放疗毒副作用发生率较低

 D. 术前组织血供好,放疗疗效较好

 E. 能进一步提高总生存率

【答案】E

【解析】术前同步放化疗能进一步降低局部复发率,提高保肛率,放疗相关毒副作用发生率较低,术前盆腔组织氧合好,放疗疗效好;但术前同步放化疗相比术后同步放化疗不能提高总生存。

【考点】术前同步放化疗与术后同步放化疗的比较

6. 关于术前长程放化疗与术前短程放疗的对比,以下**错误**的是

 A. 长程放化疗后肿瘤降期更显著

 B. 长程放化疗后病理完全缓解率更高

 C. 长程放化疗的毒性反应更高

 D. 长程放化疗的局部复发率更低

 E. 长程放化疗和手术的间隔时间更长

【答案】D

【解析】波兰研究和 TROG01.04 研究均显示长程放化疗和短程放疗的术后复发率无显著差异。

【考点】直肠癌术前长程放疗和短程放疗的比较

(7~9 题共用题干)

患者,男,65 岁,1 年前无明显诱因出现间断大便带血,近 2 个月发现大便变细。直肠指诊:距肛缘 4cm 触及全周性溃疡型肿物,质硬固定,肿物上界未触及,退指后指套染血。肠镜发现距肛门 4~10cm 处侵及直肠全周的溃疡型肿物;直肠肿物活检,病理报告为腺癌。盆腔 MRI 显示直肠中下段肠壁全周性不规则增厚,最厚处达 4cm,向后侵及骶前筋膜及盆壁肌肉,直肠系膜区、双侧髂血管周围见多发肿大淋巴结影,大于 6 个,大者直径约 1.2cm。胸腹 CT 未见异常。

7. 根据目前检查,该患者的临床分期是(AJCC 第 7 版)

 A. $T_2N_1M_0$,ⅢA 期

 B. $T_3N_1M_0$,ⅢB 期

 C. $T_{4a}N_1M_0$,ⅢB 期

 D. $T_3N_{2b}M_0$,ⅢC 期

 E. $T_{4b}N_{2b}M_0$,ⅢC 期

【答案】E

【解析】原发肿瘤累及周围器官属于 T_{4b},有大于 6 个淋巴结转移为 N_{2b},没有远处转移,所以临床分期为 $T_{4b}N_{2b}M_0$,ⅢC 期。

【考点】直肠癌的临床分期

8. 该患者应该采取的最佳治疗模式是

 A. 术前长程同步放化疗 + 手术

 B. 术前短程放疗 + 手术

 C. 术前化疗 + 手术

 D. 手术 + 术后同步放化疗

 E. 手术 + 术后化疗

【答案】A

【解析】局部晚期不能手术切除直肠癌术前同步放化疗是标准治疗,其中约 85% 患者通过术前同步放化疗得到根治性手术切除的机会。术前短程不推荐应用于 T_4 的患者。

【考点】局部晚期不能手术的直肠癌的治疗原则

9. 该患者术前同步放化疗 50Gy 后 8 周复查 MRI,评价仍不能根治性手术切除,此时下一步的治疗是

 A. 缩小照射范围继续放疗至 60~70Gy

 B. 化疗

 C. 定期复查观察肿瘤是否进一步缩小

 D. 姑息手术切除

 E. 化疗 + 靶向治疗

【答案】A

【解析】对于局部不可切除的直肠癌患者行术前同步放化疗后重新评估,如果可以 R0 切除,则建议手术,否则行根治性放化疗,故可缩野后照射至根治剂量。

【考点】局部晚期不可手术直肠癌的治疗原则

（10~12题共用题干）

患者,女,62岁,1年前无明显诱因出现大便后出血,呈鲜红色,量不多,伴大便次数增多、变细,最多可达每日10次。偶有肛门坠胀及腹胀。查肠镜示距肛门3~9cm可见一溃疡型肿物,表面破溃、出血。病理:腺癌。盆腔CT检查示:直肠中下段肠壁增厚,其周脂肪间隙可见小淋巴结。胸腹CT未见转移征象。1个月前行腹会阴联合切除术,术后病理:低分化腺癌,肿瘤侵达深肌层,环周切缘未见癌。肠周淋巴结转移性癌(3/17),术后恢复可。

10. 患者病理分期为(根据AJCC第7版)

   A. $pT_3N_{1a}M_0$ ⅢB期

   B. $pT_3N_{1b}M_0$ ⅢB期

   C. $pT_2N_{1a}M_0$ ⅢA期

   D. $pT_2N_{1b}M_0$ ⅢA期

   E. $pT_3N_2M_0$ ⅢB期

   【答案】D

   【解析】肿瘤侵及深肌层为T_2,淋巴结转移3/17为N_{1b},因此为pT_2N_{1b}ⅢA期。

   【考点】直肠癌的术后病理分期

11. 本例患者术后辅助治疗的推荐方案为

   A. 化疗

   B. 放疗

   C. 同步放化疗和辅助化疗

   D. 随访观察

   E. 同步放化疗

   【答案】C

   【解析】术后病理证实为$T_{3~4}$/N+的直肠癌患者,术后应进行同步放化疗和辅助化疗。

   【考点】直肠癌术后辅助治疗原则

12. 在直肠癌术后放疗中,减少小肠毒性反应的方法**不包括**

   A. 使用Belly板,俯卧位放疗

   B. 放疗前1小时饮水600~800ml,使膀胱充盈

   C. 采用调强放疗技术

   D. 勾画出小肠作为危及器官,并严格限定小肠受量

   E. 放疗前1小时排空直肠,大便排不尽者应用杜密克或开塞露辅助排便

   【答案】E

   【解析】排空直肠是为了减少直肠的动度,其余方法均可以减少小肠放疗受量。

   【考点】减少直肠癌放疗小肠毒性的措施

（13~15题共用题干）

患者,女,41岁,2012年8月行肠镜及盆腹腔CT诊断为直肠癌。2012年8月26日行直肠癌根治术(Miles)。术后病理:直肠低分化腺癌,癌组织浸润至肠壁外膜,侵犯肛管,淋巴结转移性癌(12/16)。术后XELOX方案化疗8周期。未行放疗。2016年8月无诱因出现骶尾部间断性疼痛,行盆腔MRI提示骶骨左前缘可见不规则软组织影,增强扫描明显强化。行超声引导下骶前包块穿刺,病理:中分化腺癌。

13. 该患者下一步的治疗原则是

   A. 化疗   B. 化疗+靶向治疗

   C. 局部放疗   D. 放化疗±手术

   E. 手术治疗+化疗

   【答案】D

   【解析】本例初次治疗时,术后未做放疗,故复发时治疗策略为术前放化疗后依据具体情况决定是否能手术切除。

   【考点】直肠癌术后盆腔复发的治疗原则

14. 患者行放疗时,采用俯卧位,其目的为

   A. 保护膀胱   B. 保护子宫

   C. 保护卵巢   D. 保护小肠

   E. 保护结肠

   【答案】D

   【解析】临床实践已证实,俯卧位时前腹壁下坠,小肠亦随之下坠,可明显降低小肠的受射量。

   【考点】直肠癌放疗俯卧位的优点

15. 直肠癌术后以下部位中复发率最高的为

   A. 骶前区

   B. 前方器官如子宫、阴道、膀胱

   C. 会阴区

   D. 腹股沟淋巴结

   E. 腹膜后淋巴结

   【答案】A

   【解析】直肠癌术后最常见的复发部位为骶前区。

   【考点】直肠癌术后的复发模式

（16~18题共用题干）

患者,男,50岁,1年前无明显诱因出现黏液脓血便,1个月来症状加重。直肠指诊:距肛缘约3cm触及溃疡型肿物,质硬固定,上界未触及,退指后指套染血。患者结肠镜检查发现距肛门3~6cm处溃疡型肿物,质脆易出血。取活检,病理报告为黏液腺癌。盆腔MRI示直肠下段肠壁

增厚,肠腔狭窄,最厚处约 1.0cm。病变穿透肌层,MRF(+),直肠周围系膜内、髂内区见 6 枚淋巴结,较大者直径 1cm。

16. 该患者的临床分期为(根据 AJCC 第 7 版)

    A. $T_3N_{1a}M_0$　ⅢB 期　　B. $T_3N_{1b}M_0$　ⅢB 期

    C. $T_2N_{1a}M_0$　ⅢA 期　　D. $T_2N_{1b}M_0$　ⅢA 期

    E. $T_3N_{2a}M_0$　ⅢB 期

【答案】E

【解析】肿瘤侵透肌层为 T_3,淋巴结转移 6 枚为 N_{2a},因此为 $T_3N_{2a}M_0$　ⅢB 期。

【考点】直肠癌的临床分期

17. 该患者拟行术前放疗,勾画靶区时,髂内血管周围外扩多少即可包全 95% 的髂内区淋巴结

    A. 3mm　　　　B. 5mm　　　　C. 7mm

    D. 9mm　　　　E. 11mm

【答案】C

【解析】髂内血管周围外扩 7mm 即可包全 95% 以上的髂内区淋巴结。

【考点】直肠癌的靶区勾画

18. 术前放疗中口服卡培他滨,常规应用为

    A. 1 000mg/m², 口服, 2 次 /d, 1~5 日 / 周

    B. 1 500mg/m², 口服, 2 次 /d, 1~5 日 / 周

    C. 1 650mg/m², 口服, 2 次 /d, 1~5 日 / 周

    D. 2 000mg/m², 口服, 2 次 /d, 1~5 日 / 周

    E. 2 500mg/m², 口服, 2 次 /d, 1~5 日 / 周

【答案】C

【解析】放疗期间卡培他滨与放疗同步 1 650mg/m²,每日分 2 次,每周 1~5 日。

【考点】直肠癌放疗同期口服化疗药物用法

(19~21 题共用题干)

患者,男,45 岁,2 年前行直肠癌低位前切除术。术后病理为中分化腺癌 pT_3N_1,行辅助放疗无化疗,术后每 3 个月进行 1 次复查。1 个月前腹部 CT 发现肝左叶新发两个类圆形占位,分别为 1.5cm 和 2cm 大小,增强扫描呈环形强化。胸部 CT 及盆腔 MRI 检查未见复发转移征象,CEA 10μg/L。

19. 该患者肝脏病灶考虑为

    A. 直肠癌肝转移灶　B. 肝囊肿

    C. 肝血管瘤　　　　D. 肝癌

    E. 肝脏脓肿

【答案】A

【解析】环形强化为肝转移灶的影像学特征。

【考点】肝转移的影像学表现

20. 下一步治疗首选

    A. 介入治疗 + 化疗

    B. 手术 + 化疗 ± 靶向治疗

    C. 手术

    D. 放疗 + 化疗

    E. 化疗 + 靶向治疗

【答案】B

【解析】直肠癌术后出现异时性肝转移,转移灶数量较少,为可切除病灶,CEA 水平较低,可先行手术切除肝转移灶,再行全身化疗。

【考点】直肠癌术后肝转移的治疗原则

21. 患者拒绝行手术治疗,要求保守治疗,则下一步治疗应首选

    A. 随访观察

    B. 化疗

    C. 常规分割放疗 + 化疗

    D. 立体定向放疗 + 化疗

    E. 化疗 + 靶向治疗

【答案】D

【解析】直肠癌肝转移灶可行立体定向放疗,控制局部肿瘤,同时应行全身化疗,以消灭微小转移灶。

【考点】立体定向放疗的应用

(22~24 题共用题干)

患者,女,47 岁,便血 3 个月,排便次数增多,伴肛门坠胀感。查体:体温 36.5℃,左侧腹股沟可触及一枚肿大淋巴结,直径约 2cm,质硬,活动度差;直肠指诊:距肛门 2cm 可及肿物,边界不清,质硬,活动度差,指套染血(+)。完善胸腹 CT 未见异常。

22. 该患者最可能的诊断是

    A. 肛管癌　　　　B. 痔疮

    C. 直肠息肉　　　D. 直肠癌

    E. 肛周脓肿

【答案】A

【解析】患者直肠指诊可触及肛管质硬肿物,腹股沟可疑转移淋巴结,故诊断肛管癌可能性大。

【考点】肛管癌的临床表现及鉴别诊断

23. 为明确诊断,首选的检查为

    A. 盆腔 MRI　　　B. 盆腔 CT

    C. PET/CT　　　　D. 肠镜 + 活检

    E. 钡剂造影

【答案】D

【解析】病理活检是明确诊断的金标准，所以首先应进行的检查是肠镜和活检。

【考点】肛管癌的诊断金标准

24. 该患者首选治疗方案是

A. 同步放化疗　　　B. 化疗

C. 手术切除　　　　D. 继续观察

E. 放疗

【答案】A

【解析】肛管癌的首选治疗方案是同步放化疗。

【考点】肛管癌的治疗原则

（25～27题共用题干）

患者，男，50岁，主因"便血3个月"就诊。盆腔MRI提示肛管左后壁见肿物，约20mm×15mm，累及肛门外括约肌，左侧腹股沟、左侧髂内血管旁见多发肿大淋巴结，考虑转移。完善全身检查未见远处转移。

25. 根据AJCC第7版分期，该患者临床分期是

A. $cT_1N_1M_0$　　　　B. $cT_1N_2M_0$

C. $cT_2N_1M_0$　　　　D. $cT_2N_2M_0$

E. $cT_2N_3M_0$

【答案】B

【解析】原发肿瘤≤2cm，故为T_1，腹股沟和髂内区有淋巴结转移，故为N_2，所以分期为$T_1N_2M_0$。

【考点】肛管癌的分期

26. 该患者首选治疗方案是

A. 手术＋术后放疗

B. 单纯手术治疗

C. 术前化疗＋手术

D. 单纯放疗

E. 同步放化疗

【答案】E

【解析】肛管癌的首选治疗方案是同步放化疗。

【考点】肛管癌的治疗原则

27. 关于该疾病的说法，正确的是

A. 常见血行转移

B. 危险因素不包括HIV感染

C. 常见腹主动脉旁淋巴结转移

D. 疾病早期多无症状

E. 疾病早期以排便习惯改变为主

【答案】D

【解析】HIV感染是肛管癌的危险因素，疾病早期多无症状，直肠系膜区、髂血管旁和腹股沟淋巴结转移常见，血行转移和腹主动脉旁淋巴结转移少见。

【考点】肛管癌的基础知识

（28～30题共用题干）

患者，男，45岁，2个月前出现间断便血，伴肛门坠胀感。盆腔MRI提示肛管近环周增厚，以左侧壁为主，长度约4.2cm，最厚处1.5cm，累及肛门内、外括约肌，直肠周围系膜内、双侧髂血管旁见多发肿大淋巴结，较大者2cm×2cm，考虑转移。病理活检提示低分化鳞状细胞癌，完善全身检查未见远处转移。

28. 关于患者的治疗，下列说法正确的是

A. 因无远处转移单纯放疗即可

B. 目前多采用二维常规放疗

C. 治疗前应排空膀胱

D. 照射野下界距肿瘤下缘1cm即可

E. 淋巴引流区包括腹股沟淋巴引流区

【答案】E

【解析】肛管癌治疗原则为同步放化疗，目前多采用调强放疗技术，治疗前应排空膀胱后再饮水憋尿，肛管鳞癌勾画靶区时应该包括直肠系膜区、骶前、髂内、髂外、闭孔、腹股沟淋巴引流区及原发肿瘤下方2cm。

【考点】肛管癌的放疗前准备、靶区勾画原则

29. 该患者原发灶的放疗剂量为

A. 45～50.4Gy　　　　B. 50.4～54Gy

C. 54～59Gy　　　　　D. 59～64.4Gy

E. 64.4～69.8Gy

【答案】C

【解析】NCCN指南推荐肛管原发灶的放疗剂量为54～59Gy。

【考点】肛管癌放疗剂量范围

30. 患者治疗过程中常见的副反应**不包括**

A. 白细胞下降　　　B. 恶心、呕吐

C. 胸闷、憋气　　　D. 尿频、尿急

E. 肛周皮肤红肿

【答案】C

【解析】肛管癌放疗期间的不良反应包括骨髓抑制、恶心、呕吐、泌尿系反应和肛周皮肤反应，胸闷、憋气不属于肛管癌放疗的反应。

【考点】肛管癌放疗的不良反应

【案例分析题】

案例一：患者，男，65岁，1年前无明显诱因出现间断大便带血，近2个月发现大便变细。直肠指诊：距肛缘4cm触及全周性溃疡型肿物，质硬固定，肿物上界未触及，退指后指套染血。肠镜发现距肛门4～8cm处溃疡型肿物，取活检病理

报告为腺癌。盆腔 MRI 显示直肠中下段肠壁不规则增厚，最厚处达 4cm，侵及肛提肌，直肠系膜区、双侧髂内血管周围见多发肿大淋巴结影，大者直径约 1.2cm。胸腹 CT 未见异常。

提问 1：该患者下一步的治疗选择包括

　　A. 新辅助放化疗

　　B. 新辅助化疗 + 放化疗

　　C. 单纯化疗

　　D. 化疗 + 靶向治疗

　　E. 直接手术

【答案】AB

【解析】NCCN 指南推荐局部晚期直肠癌患者进行新辅助同步放化疗或新辅助化疗序贯同步放化疗，然后再进行手术。

【考点】局部晚期直肠癌的治疗原则

提问 2：对于该患者，术前同步放化疗与术后同步放化疗相比其优势有

　　A. 降低局部区域复发率

　　B. 降低分期

　　C. 毒副作用较低

　　D. 能进一步提高总生存率

　　E. 降低远处转移率

【答案】ABC

【解析】德国和美国的两项随机分组研究比较了可手术切除直肠癌术前同步放化疗和术后同步放化疗的疗效和毒副作用。结果提示术前同步放化疗能进一步降低局部复发率，而放疗相关毒性显著降低。

【考点】直肠癌术前放化疗和术后放化疗的比较

提问 3：放疗靶区范围应包括

　　A. 直肠原发肿瘤

　　B. 骶前区

　　C. 髂内区

　　D. 直肠系膜区

　　E. 闭孔区

【答案】ABCDE

【解析】直肠癌术前放疗的靶区范围包括直肠原发肿瘤、髂内区、闭孔区、直肠系膜区和骶前区。

【考点】直肠癌术前放疗的靶区勾画

案例二：患者，男，68 岁，4 个月前无明显诱因出现大便次数增加伴便血。体格检查示距肛门 5~12cm 隆起病变，取病理活检为管状腺癌；盆腔 MRI 示直肠中段病变，穿透肌层，与邻近覆膜反折分界不清，直肠上动脉旁及直肠系膜区多发肿大淋巴结，数量大于 7。胸腹 CT 扫描未

见异常。3 周前开始行术前放化疗，95%PGTV 50Gy/95%PTV 45Gy/25f，同步口服卡培他滨化疗。

提问 1：直肠癌术前放疗的常见急性副反应包括

　　A. 放射性直肠炎

　　B. 放射性膀胱炎

　　C. 放射性小肠炎

　　D. 放射性肾脏损伤

　　E. 放射性皮炎

【答案】ABCE

【解析】放射性直肠炎、放射性膀胱炎、放射性小肠炎、放射性皮炎都是直肠癌术前放化疗常见的不良反应。

【考点】直肠癌术前放疗的不良反应

提问 2：患者出现大便次数增多，4~6 次 /d，每次量少，伴里急后重感，不需要抗副交感神经药物治疗，无腹痛，不需要胃肠外营养支持。患者放射性直肠炎的分级为

　　A. 1 级　　　　　　B. 2 级

　　C. 3 级　　　　　　D. 4 级

　　E. 0 级

【答案】A

【解析】不需药物处理的大便次数增加或习惯改变，或不需镇痛药的直肠不适，为 1 级放射性直肠炎。

【考点】直肠癌放疗不良反应分级

提问 3：为缓解症状，可采用的措施包括

　　A. 避免辛辣、刺激食物

　　B. 每日放疗后温水坐浴

　　C. 高蛋白、低脂肪、低纤维饮食

　　D. 放疗前憋尿充盈膀胱

　　E. 应用地衣芽孢杆菌活菌、蒙脱石散等药物治疗

【答案】ABCE

【解析】避免辛辣、刺激食物，每日放疗后温水坐浴，高蛋白、低脂肪、低纤维饮食，应用地衣芽孢杆菌活菌、蒙脱石散等药物治疗都是治疗放射性直肠炎的措施。

【考点】直肠癌放疗中放射性直肠炎的处理

案例三：患者，女，41 岁，因"大便习惯改变 1 年"就诊。行肠镜示距肛缘 3~8cm 肿物，取病理活检为腺癌，盆腔 MRI 示直肠中下段增厚，直肠系膜区可见淋巴结影，约 4mm 大小。腹部 CT 及胸部 CT 未见远处转移。1 个月前行直肠癌根治术（Miles）。术后病理：直肠低分化腺癌。癌组织浸润至肠壁外膜层，并侵犯至肛管，淋巴结转移性癌（2/13）。

提问1:该患者下一步的治疗原则为

 A. 定期复查

 B. 辅助化疗

 C. 辅助放疗 + 辅助化疗

 D. 辅助放疗

 E. 辅助化疗 + 靶向治疗

【答案】C

【解析】该患者术后病理分期为 pT_3N_1，应行辅助放疗和辅助化疗，减少复发转移风险。

【考点】局部晚期直肠癌术后治疗原则

提问2:该患者的放疗靶区包括的区域是

 A. 坐骨直肠窝

 B. 会阴部皮肤手术瘢痕处

 C. 髂内区和闭孔区

 D. 髂外区

 E. 骶前区

【答案】ABCE

【解析】患者 Miles 术后放疗靶区范围应包括坐骨直肠窝、会阴部皮肤手术瘢痕处、髂内区、闭孔区、骶前区，不包括髂外区。

【考点】直肠癌 Miles 术后的靶区勾画

提问3:为减少放射性小肠炎,可采用的措施有

 A. 采用调强放疗

 B. 放疗前饮水憋尿,充盈膀胱

 C. 采用俯卧位放疗

 D. 勾画小肠作为危及器官,严格限量

 E. 每日放疗后温水坐浴

【答案】ABCD

【解析】调强放疗相比三维适形和常规放疗能减少小肠受照射量；膀胱充盈可以减少坠入盆腔的小肠，故减少小肠受照射范围；俯卧位放疗相比仰卧位也能减少小肠受量；制订放疗计划中勾画小肠作为危及器官，严格限量，也有助于减少小肠受照射剂量。放疗后温水坐浴是减轻放射性直肠炎症状的措施。

【考点】减少放射性小肠炎的措施

案例四:患者,男,60岁,因"直肠癌术后 2 年,便血 1 个月"入院。患者 2015 年 1 月于外院行腹腔镜辅助直肠癌低位前切除术,术后病理回报为黏液腺癌,侵及外膜,淋巴结未见癌转移(0/14)。术后未行放化疗。近 1 个月出现便血,每次量不多,伴里急后重感,肠镜示距肛缘 2~6cm 吻合口处可见环周肿物,活检病理为黏液腺癌。

提问1:下一步还需要完善的检查有

 A. 盆腔 MRI B. 腹部 CT

 C. 胸部 CT D. 骨扫描

 E. 头颅 MRI

【答案】ABC

【解析】直肠癌复发后应完善的分期检查为盆腔 MRI、胸腹 CT。

【考点】直肠癌术后复发的分期检查

提问2:盆腔 MRI 示直肠下端环周增厚,管腔狭窄,肿物与前列腺分界不清。余分期检查未见异常。则患者下一步的治疗原则为

 A. 手术   B. 化疗

 C. 放化疗 D. 放化疗 + 手术

 E. 化疗 + 手术

【答案】D

【解析】直肠癌术前术后未行放疗，术后局部复发，复发灶侵犯前列腺，为局部不可切除，可先行放化疗，转化为可切除病灶后再手术治疗。

【考点】直肠癌术后复发的治疗原则

提问3:以下选项中,放疗的靶区应包括范围的是

 A. 髂内区 B. 直肠病灶

 C. 坐骨直肠窝 D. 骶前区

 E. 闭孔区

【答案】ABDE

【解析】放疗靶区应包括直肠病灶、髂内区、闭孔区、骶前区，坐骨直肠窝不需要照射。

【考点】直肠癌术后局部复发的靶区勾画

案例五:患者,女,45岁,因"便血 3 个月"就诊。既往体健。查体:体温 37.0℃,左侧腹股沟区可触及数枚肿大淋巴结,质硬,活动度差,双肺呼吸音清,未闻及干湿啰音,腹软,无压痛,腹部未触及包块。直肠指诊:距肛门 1.5cm 可及肿物,以左侧壁为主,边界不清,手指不能通过,指套染血(+)。肠镜活检病理提示低分化鳞状细胞癌。

提问1:该患者还需完善的常规检查包括

 A. 血常规 B. 肿瘤标志物

 C. 胸部 CT D. 腹部 CT

 E. 盆腔 MRI F. 钡剂造影

 G. 超声心动图 H. 肝肾功能

 I. 凝血功能

【答案】ABCDEH

【解析】此题主要考查对肛管癌辅助检查的掌握。完善血常规、肝肾功能，除外治疗禁忌；明确有无异常肿瘤标志物，作为后期随访、判定复发的指标之一；完善盆腔 MRI、胸腹 CT 明确分期及有无远处转移。

【考点】肛管癌的辅助检查

提问2:完善全身检查未见远处转移,行同步放化疗,放疗靶区以下说法正确的是

 A. 上界在 $L_5\sim S_1$ 之间

 B. 上界在腹主动脉分叉处

 C. 包括髂内淋巴引流区

 D. 包括髂外淋巴引流区

 E. 不包括骶前区

 F. 包括直肠系膜区

 G. 包括腹股沟淋巴引流区

 H. 包括坐骨直肠窝

 I. 男性包括前列腺、女性包括阴道和宫颈

【答案】ACDFGH

【解析】肛管鳞癌勾画靶区时应该包括直肠系膜区、骶前、髂内、髂外、闭孔、腹股沟淋巴引流区及原发肿瘤下方2cm,还应包括坐骨直肠窝,上界在 $L_5\sim S_1$ 水平。

【考点】肛管癌的综合治疗

提问3:患者治疗过程中可能出现的不良反应包括

 A. 肛周皮肤破溃

 B. 腹泻

 C. 尿频、尿急、尿痛

 D. 白细胞减少

 E. 肠梗阻

 F. 手脚麻木

 G. 放射性脊髓炎

 H. 皮肤色素沉着

 I. 恶心、呕吐

【答案】ABCDEFHI

【解析】此题主要考查肛管癌同步放化疗的不良反应,包括血液学毒性、放射性皮肤反应、放射性肠炎、泌尿系统损伤、消化道反应、神经毒性等。

【考点】肛管癌同步放化疗的副反应

案例六:患者,男,49岁,2个月前出现间断便血,伴肛门坠胀感。既往体健。查体:体温36.5℃,全身浅表淋巴结未及肿大,双肺呼吸音清,未闻及干湿啰音,腹软,无压痛,腹部未触及包块。盆腔MRI提示肛管左后壁见一肿物,约 $30mm\times20mm$,累及肛门外括约肌,盆腔、双侧髂血管旁及腹股沟区未见肿大淋巴结。病理活检提示低分化鳞状细胞癌,完善全身检查未见远处转移。

提问1:关于该患者所患疾病的描述,正确的有

 A. 女性发病率高于男性

 B. 直肠指诊是重要的检查手段之一

 C. 血行转移最常见

 D. 危险因素包括 HPV、HIV 感染

 E. 常见腹主动脉旁淋巴结转移

 F. 疾病早期多无症状

 G. 病理类型以鳞状细胞癌居多

 H. 盆腔 MRI 是诊断金标准

【答案】ABDFG

【解析】肛管鳞癌女性多见,直肠指诊是最重要的检查手段之一;血行转移少见,区域淋巴结转移多见,腹主动脉旁淋巴结转移少见;HPV 和 HIV 感染都是危险因素,疾病早期多无症状;病理诊断是金标准,病理类型以鳞癌居多。

【考点】肛管癌的流行病学、临床表现及辅助检查

提问2:关于该患者的治疗,以下说法正确的是

 A. 肿瘤局限手术切除即可

 B. 同步放化疗

 C. 化疗方案为单药卡培他滨或 5-FU

 D. 化疗方案为 5-FU+ 顺铂

 E. 肿瘤原发灶放疗剂量为 54~59Gy

 F. 腹股沟淋巴引流区预防照射 36~40Gy

 G. 不做腹股沟淋巴引流区预防照射

 H. 每次放疗前均需饮水使膀胱充盈

 I. 目前多采用 IMRT 或 3D-CRT

【答案】BDEFHI

【解析】肛管癌的治疗原则为同步放化疗,化疗方案多用 5-FU+ 顺铂;原发肿瘤放疗剂量 54~59Gy,腹股沟淋巴引流区预防照射 36~40Gy;每次放疗前均需饮水憋尿以减少小肠和膀胱的受照射体积;目前多采用 IMRT 或 3D-CRT 放疗技术。

【考点】肛管癌的综合治疗

提问3:若患者放疗 16 次后出现腹泻,为黏液便,每日 10 余次,伴里急后重、头晕、乏力、心悸。以下说法正确的是

 A. 避免进食辛辣、刺激、生冷食物

 B. 暂停放疗

 C. 为正常反应不用处理,继续放疗

 D. 静脉补液

 E. 口服止泻药治疗

 F. 完善血常规、电解质、便常规复查

 G. 放疗前排空膀胱可以减少该情况的发生

 H. 必要时予抗生素治疗

【答案】ABDEFH

【解析】放射性肠炎的处理包括避免进食辛辣、刺激、生冷食物,完善血常规、电解质、便常规复查,口服止泻药物治疗,必要时予以抗生素和补液治疗。如达到 3 级以上,可暂停放疗,放疗前憋尿可减少放射性肠炎的发生。

【考点】放射性肠炎的诊断及治疗

五、泌尿系统肿瘤

【A1 型题】

1. 睾丸精原细胞瘤,发生转移的第一站淋巴结是

    A. 腹股沟淋巴结

    B. 髂内淋巴结

    C. 闭孔淋巴结

    D. 髂总淋巴结

    E. 腹主动脉旁淋巴结

【答案】E

【解析】睾丸发源于胚胎中肾层,在发育过程中是从肾门水平下将至阴囊中。因此,睾丸的第一站淋巴回流应该在腹主动脉旁,肾门水平。

【考点】睾丸肿瘤病例特点

2. 局限于肾被膜内的肾癌,治疗策略应是

    A. 放疗 + 化疗

    B. 单纯肾切除 + 放疗

    C. 单纯肾切除 + 化疗

    D. 单纯肾切除 + 放疗 + 化疗

    E. 根治性肾切除

【答案】E

【解析】局限期肾癌治疗应以手术切除为主,目前还缺乏辅助放疗或化疗的循证医学证据。

【考点】肾癌主要治疗方式

3. 膀胱癌最常见的症状是

    A. 无痛性肉眼血尿

    B. 尿频、尿急、尿痛

    C. 排尿困难

    D. 尿潴留

    E. 下腹包块

【答案】A

【解析】膀胱癌在临床上最常见的症状为无痛性肉眼血尿,只有伴有炎症时才有尿路刺激症状。晚期病例可同时伴有排尿困难等症状。

【考点】膀胱癌临床症状

4. 非浸润性膀胱原位癌的病变

    A. 限于固有层　　　B. 限于膀胱黏膜层

    C. 达膀胱浅肌层　　　D. 达膀胱深肌层

    E. 侵犯膀胱壁外

【答案】B

【解析】膀胱原位癌特指限于黏膜层的尿路上皮癌,浸润肌层不符合非浸润性癌的诊断。

【考点】膀胱癌的病理分期

5. 诊断膀胱癌最可靠的方法是

    A. 尿脱落细胞检查　　B. 静脉肾盂造影

    C. 膀胱双合诊　　　　D. 超声

    E. 膀胱镜检及活检

【答案】E

【解析】活检病理是膀胱癌定性诊断金标准,其他几项影像学检查不是确诊的手段。

【考点】膀胱癌的诊断方式

6. 决定膀胱癌预后的是

    A. 肿瘤大小

    B. 肿瘤部位

    C. 肿瘤单发多发

    D. 治疗方法

    E. 癌细胞分化程度和浸润深度

【答案】E

【解析】分化程度决定膀胱癌恶性程度,浸润深度决定分期,这两项是决定生存预后的最重要因素。

【考点】膀胱癌预后因素

7. 对放射治疗最敏感的泌尿系肿瘤是

    A. 肾癌

    B. 肾盂癌

    C. 输尿管肿瘤

    D. 精原细胞癌

    E. 膀胱癌

【答案】D

【解析】所有泌尿系肿瘤中,精原细胞瘤对放射线最为敏感。

【考点】肿瘤细胞的放射敏感性

8. 多发 T_1 期膀胱癌,多次电切术后膀胱灌注化疗后再次复发,后续治疗应考虑

    A. 膀胱部分切除术

    B. 膀胱癌根治术

    C. 卡介苗膀胱灌注治疗

    D. 膀胱肿瘤电切术 + 辅助放疗

    E. 辅助性全身化疗

【答案】D

【解析】非肌层浸润性膀胱癌,多次电切复发者可考虑膀胱全切,如希望保留膀胱可选择肿瘤局部电切 + 辅助放疗。

【考点】多学科合作

9. 多参数 MRI 检查中，**不符合**典型前列腺癌表现的是

    A. T_2WI 低信号

    B. T_1WI 高信号

    C. DWI 高信号

    D. 对比剂灌注早期强化

    E. 动态增强流出型曲线

【答案】B

【解析】前列腺癌在多参数 MRI 检查中的典型表现是 T_2 低信号，DWI 高信号，早期强化及动态增强流出行曲线。不包括 T_1 高信号。

【考点】前列腺癌影像诊断

10. 男性泌尿生殖系统恶性肿瘤中，发病率最高的是

    A. 肾细胞癌   B. 膀胱癌

    C. 肾盂输尿管癌   D. 前列腺癌

    E. 肾上腺肿瘤

【答案】D

【解析】全球男性泌尿生殖系统恶性肿瘤发病率最高的是前列腺癌，第二位为膀胱癌，第三位为肾细胞癌。

【考点】泌尿系统肿瘤流行病学

【A2 型题】

1. 患者，男，40 岁，无痛性肉眼血尿 2 个月。膀胱镜检查提示右侧壁 3cm×2.5cm×2cm 大小乳头状新生物，膀胱部分切除术后发现病变侵犯膀胱壁浅肌层，UICC 分期为

    A. T_a B. T_{is} C. T_1

    D. T_{2a} E. T_{1b}

【答案】D

【解析】膀胱肿瘤侵犯膀胱壁浅肌层，分期为 T_{2a}。

【考点】膀胱癌的病理分期

2. 患者，男，3 岁，左侧腹部进行性增大包块 1 个月，不规律发热，促红细胞生成素(EPO)升高，排泄性尿路造影(IVU)检查提示右肾不显影。最可能的诊断为

    A. 肾细胞癌

    B. 肾母细胞瘤

    C. 先天性肾积水

    D. 肾上腺神经母细胞瘤

    E. 右肾神经母细胞瘤

【答案】B

【解析】儿童肾脏原发肿瘤发病率最高的是肾母细胞瘤(Wilms 瘤)。

【考点】肾母细胞瘤的临床特点及诊断

3. 患者，女，56 岁，间歇性无痛性全程血尿 2 年余。膀胱镜检查示膀胱右侧壁一约 3cm×2.5cm×2cm 带蒂的乳头状瘤。下列治疗中应作为首选的是

    A. 术后免疫治疗

    B. 膀胱部分切除术

    C. 膀胱全切术

    D. 术后膀胱内灌注化疗

    E. 经尿道膀胱肿瘤电切术

【答案】E

【解析】根据患者年龄、主诉症状首先考虑为膀胱癌可能，为了明确诊断应首先行经尿道膀胱肿瘤电切术取得病理。

【考点】膀胱癌的手术治疗

4. 患者，男，75 岁，排尿困难 10 年，一直按前列腺增生治疗，近 2 周来出现终末血尿。直肠指诊：前列腺有不规则质硬结节，高度怀疑为前列腺癌。确诊需做的检查是

    A. PSA

    B. 膀胱镜检查

    C. 经直肠前列腺超声

    D. 经会阴或直肠前列腺穿刺活检

    E. 经腹超声引导下前列腺活检术

【答案】D

【解析】老年男性，直肠指诊触及前列腺硬结，可疑前列腺癌，需行 PSA、盆腔 MRI 及病理活检。但这些检查中，病理活检是确诊金标准。因前列腺所处解剖部位所限，经腹超声无法穿刺，须经会阴或直肠前列腺穿刺活检。

【考点】前列腺癌的临床特点及诊断

5. 患者，男，55 岁，半年前出现全程无痛性肉眼血尿 4 次，未经诊治而自行消失，1 周来肉眼血尿重新出现，并有小血块。为明确诊断，下列哪项检查适宜作为初步筛选检查

    A. 超声检查   B. 尿脱落细胞检查

    C. 尿红细胞位相检查   D. 尿常规检查

    E. 尿找结核分枝杆菌

【答案】B

【解析】尿脱落细胞学检查可以作为膀胱癌初筛手段，其他几项检查特异性差。

【考点】膀胱癌的诊断

6. 患者，男，75 岁，半年前出现全程无痛性肉眼血尿 4 次，未经诊治而自行消失，1 周来再次出现全程无痛性肉眼血尿，并有血块。诊断可能性最小的是

    A. 肾细胞癌   B. 肾盂癌

C. 输尿管癌   D. 膀胱癌

E. 前列腺癌

【答案】E

【解析】间歇无痛性肉眼血尿说明病变位于上尿路，因此肾癌、肾盂癌、输尿管癌、膀胱癌均有可能。前列腺癌偶有血尿症状，但往往伴有局部尿痛等症状。

【考点】外科血尿的鉴别

7. 患者，男，24 岁，右侧阴囊肿物行睾丸切除，病理提示睾丸精原细胞瘤，3cm×4cm×4.5cm，伴脉管癌栓，同侧睾丸白膜、精索、肉膜、阴囊未见侵犯，腹部 CT 见腹主动脉右侧 3 个肿大淋巴结，大者直径 3.5cm。胸部纵隔 CT 未见明确异常。此患者肿瘤分期为

A. ⅠA 期   B. ⅠB 期   C. ⅡA 期

D. ⅡB 期   E. Ⅲ期

【答案】D

【解析】该病例精原细胞瘤诊断明确，腹膜后淋巴结直径 <5cm，因此分期为Ⅱb 期。

【考点】睾丸精原细胞瘤分期

8. 患者，男，24 岁，右侧阴囊肿物行睾丸切除。病理提示睾丸精原细胞瘤，3cm×4cm×4.5cm，伴脉管癌栓，同侧睾丸白膜、精索、肉膜、阴囊未见侵犯，腹部 CT 未见异常，胸部纵隔 CT 可见下纵隔区肿大淋巴结，直径 3cm。此患者肿瘤分期为

A. ⅠA 期   B. ⅠB 期   C. ⅡA 期

D. ⅡB 期   E. Ⅲ期

【答案】E

【解析】此病例精原细胞瘤诊断明确，已出现纵隔淋巴结转移，且无内脏转移证据，分期应为Ⅲ期。

【考点】睾丸精原细胞瘤分期

9. 患者，男，24 岁，右侧阴囊肿物行睾丸切除。病理提示睾丸精原细胞瘤，3cm×4cm×4.5cm，伴脉管癌栓，同侧睾丸白膜、精索、肉膜、阴囊未见侵犯，腹部 CT 未见异常，胸部纵隔 CT 可见下纵隔区肿大淋巴结，直径 3cm。此患者下一步治疗推荐为

A. 纵隔淋巴结区放疗 Dt 30~36Gy

B. 纵隔肿瘤局部切除后再放疗 Dt 30~36Gy

C. 铂类药物为基础的全身化疗

D. 纵隔肿瘤局部切除后再放疗 Dt 20~26Gy

E. 同步放化疗

【答案】C

【解析】该病例为Ⅲ期精原细胞瘤，纵隔淋巴结转移，治疗应以全身治疗为主，如化疗后病灶残留，再考虑局部放疗。

【考点】睾丸精原细胞瘤辅助治疗

10. 患者，男，24 岁，右侧阴囊肿物行睾丸切除，病理提示睾丸精原细胞瘤，3cm×4cm×4.5cm，伴脉管癌栓，同侧睾丸白膜、精索、肉膜、阴囊未见侵犯，腹部 CT、胸部纵隔 CT 均未见异常。术前哪项指标对于患者预后影响最大

A. CA12-5   B. β-HCG

C. AFP   D. LDH

E. CA15-3

【答案】D

【解析】在精原细胞瘤诊断检查中，LDH 决定预后，LDH 升高影响肿瘤分期。其他几项指标对预后影响较小。

【考点】睾丸精原细胞瘤预后因素

11. 患者，男，18 岁，左侧睾丸肿物切除术后诊断为睾丸精原细胞瘤，可见白膜受侵。腹部胸部 CT 未见异常，腹主动脉旁预防照射的常规剂量是

A. 50Gy/25f   B. 45~50Gy/25f

C. 30Gy/15f   D. 20~26Gy/10~13f

E. 40Gy/20f

【答案】D

【解析】睾丸精原细胞瘤Ⅰb 期病例，术后辅助放疗标准剂量为 20~26Gy/10~13f。

【考点】睾丸精原细胞瘤术后放疗

12. 患者，男，76 岁，血清 tPSA 22μg/L，MRI 提示前列腺右侧外周带异常信号，局灶侵犯包膜，包膜周围脂肪光整，穿刺病理诊断前列腺癌，Gleason 评分 3+4=7 分。该患者诊断为

A. 前列腺癌局限期中危病例

B. 前列腺癌局限期高危病例

C. 前列腺癌局限期低危病例

D. 前列腺癌局部进展期病例

E. 前列腺癌寡转移病例

【答案】B

【解析】tPSA 22μg/L，Gleason 评分 3+4=7 分，$T_2N_0M_0$，分期分组为前列腺癌局限期高危病例。

【考点】前列腺癌分期分组

13. 患者，男，66 岁，ECOG 评分 0 分。血清 tPSA 22μg/L，MRI 提示前列腺双侧外周带异常信号，包膜光整，精囊、淋巴结、骨未见转移征象，穿刺病理诊断前列腺癌，Gleason 评分 4+4=8 分。该患者首选的根治性治疗为

A. 新辅助内分泌治疗 2 个月 + 根治性放疗 + 辅助内分泌治疗 2 年

B. 新辅助内分泌治疗 4 个月 + 根治性放疗 + 辅助内分泌治疗 2 年

C. 新辅助内分泌治疗 3 个月 + 前列腺癌根治术

D. 前列腺癌根治术

E. 前列腺癌根治性放疗

【答案】D

【解析】此病例为相对年轻的前列腺癌，局限期病例，长期生存方面，手术优于放疗。

【考点】前列腺癌治疗原则

14. 患者，男，76 岁，ECOG 评分 1 分。血清 tPSA 35μg/L，MRI 提示前列腺体积 86ml，双侧外周带异常信号，包膜光整，精囊、淋巴结、骨未见转移征象，穿刺病理诊断前列腺癌，Gleason 评分 4+4=8 分。该患者首选的治疗策略为

A. 新辅助内分泌治疗 2 个月 + 根治性放疗 + 辅助内分泌治疗 2 年

B. 新辅助内分泌治疗 4 个月 + 根治性放疗 + 辅助内分泌治疗 2 年

C. 新辅助内分泌治疗 3 个月 + 前列腺癌根治术

D. 前列腺癌根治术

E. 前列腺癌根治性放疗

【答案】B

【解析】此病例为 >75 岁前列腺癌局限期高危病例，长期预后放疗等同于手术，且放疗毒副反应更加温和。前列腺体积 86ml，属于巨大前列腺，建议新辅助内分泌治疗 >3 个月，缩小前列腺体积更加有利于放疗后毒副反应恢复。

【考点】前列腺癌治疗原则

15. 患者，男，58 岁，ECOG 评分 0 分。间断无痛性肉眼血尿 2 个月。膀胱镜检查提示膀胱三角区右侧近输尿管开口处可见广基底肿物，取病理提示为高级别尿路上皮癌。患者保留膀胱意愿强烈。下列最合适的治疗选择是

A. TURBT 术 + 辅助放疗

B. 膀胱部分切除术

C. 同步放化疗

D. TURBT 术 + 同步放化疗

E. TURBT 术 + 膀胱灌注卡介苗

【答案】D

【解析】患者高级别肌层浸润性膀胱癌，根治性治疗手段包括膀胱全切或 TURBT 术 + 同步放化疗。患者本人保留器官意愿强烈，因此应选择后者。

【考点】膀胱癌综合治疗

16. 患者，男，58 岁，ECOG 评分 0 分。间断无痛性肉眼血尿 2 个月，膀胱镜检查提示膀胱三角区右侧近输尿管开口处可见广基底肿物，取病理提示为高级别尿路上皮癌。盆腔增强 CT 未见其他异常表现。患者保留膀胱意愿强烈。则治疗中下列放疗范围更合理的是

A. 全膀胱照射

B. 全膀胱照射 + 肿瘤局部推量

C. 双侧髂内、髂外、闭孔、腹股沟淋巴引流区 + 全膀胱照射

D. 双侧髂内、髂外、闭孔淋巴引流区 + 全膀胱照射

E. 双侧髂总、髂内、髂外、闭孔淋巴引流区 + 全膀胱照射 + 肿瘤局部推量

【答案】B

【解析】患者为浸润性膀胱癌，无淋巴结转移，照射范围应至少包括全膀胱照射 + 肿瘤局部推量，淋巴结区是否照射有争议，答案 C、E 范围过大或过小。

【考点】膀胱癌综合治疗

17. 患者，男，68 岁，ECOG 评分 0 分。血清 tPSA 8μg/L，前列腺癌根治术后，病理提示：前列腺腺癌。Gleason 评分 4+4=8 分，右侧叶 21/53（+），左侧叶 0/54，局部可见包膜外脂肪肿瘤浸润，右侧尖部切缘可见肿瘤浸润，精囊（−）、左侧闭孔淋巴结 0/2，右侧闭孔淋巴结 0/3。骨扫描未见骨转移征象。该患者术后病理分期为

A. pT_{3a}　　　　B. pT_{3b}　　　　C. pT_{2a}

D. pT_{2b}　　　　E. pT_{2c}

【答案】A

【解析】前列腺癌术后病例提示局部可见肿瘤浸透被膜，病理分期应为 pT_{3a}。

【考点】前列腺癌术后分期

18. 患者，男，72 岁，ECOG 评分 0 分。血清 tPSA 8μg/L，前列腺癌根治术后，病理提示：前列腺腺癌。Gleason 评分 4+4=8 分，右侧叶 21/53（+），左侧叶 0/54，右侧尖部切缘可见肿瘤浸润，精囊（−）、左侧闭孔淋巴结 0/2，右

侧闭孔淋巴结 0/3。骨扫描未见骨转移征象。该患者术后病理分期为

A. pT_{3a} 局限期高危病例

B. pT_{3b} 局部进展期病例

C. pT_{2a} 局限期中危病例

D. pT_{2b} 局限期高危病例

E. pT_{2c} 局限期高危病例

【答案】D

【解析】前列腺癌术后病理提示肿瘤侵犯单侧叶(右侧)<50%,Gleason 评分 8 分,应属于 pT_{2a} 局限期高危病例。

【考点】前列腺癌术后分期

19. 患者,男,72 岁,ECOG 评分 0 分。血清 tPSA 8μg/L,骨扫描未见骨转移征象,前列腺癌根治术后病理提示:前列腺腺癌。Gleason 评分 4+4=8 分,右侧叶 21/53(+),左侧叶 0/54,右侧尖部切缘可见肿瘤浸润,精囊(–)、左侧闭孔淋巴结 0/2,右侧闭孔淋巴结 0/3。术后 6 周查血清 tPSA 0.087μg/L。该患者术后治疗选择,最为合理的是

A. 辅助内分泌治疗

B. 辅助内分泌治疗 + 放疗

C. 观察 PSA 变化,结合尿控恢复情况给予辅助放疗

D. 观察 PSA 变化,结合尿控恢复情况给予早挽救放疗

E. 内分泌治疗 + 辅助放疗 + 多西他赛全身化疗

【答案】C

【解析】患者前列腺癌根治术后病理提示切缘阳性,应该给予辅助放疗。患者 PSA 未达到生化失败标准,此类病例术后内分泌治疗无明确循证医学证据。

【考点】前列腺癌术后辅助放疗适应证

20. 患者,男,72 岁,ECOG 评分 1 分。血清 tPSA 79μg/L,骨扫描见 L_3、S_1 椎体、左侧骶髂关节可见骨转移征象,穿刺病理提示:Gleason 评分 4+4=8 分,盆腔 MRI 提示右侧叶外周带,右侧尖部异常信号灶,局部侵犯精囊腺。双侧左侧闭孔多发淋巴结肿大,大者直径 3cm。患者自诉下腰椎位置夜间疼痛。该患者治疗策略最为合理的是

A. 最大雄激素阻断内分泌治疗,CRPC 后再全身化疗

B. 最大雄激素阻断内分泌治疗,3 个月后前列腺原发灶放疗

C. 最大雄激素阻断内分泌治疗,3 个月后前列腺原发灶转移灶放疗

D. 最大雄激素阻断内分泌治疗,序贯原发灶转移灶放疗,之后全身化疗

E. 最大雄激素阻断内分泌治疗,同步全身化疗,之后原发灶转移灶放疗

【答案】E

【解析】此病例为转移性前列腺癌,3 处骨转移并多发淋巴结转移,临床研究结果显示此类病例应在内分泌治疗基础上联合全身化疗,残留病灶局部放疗可改善生存。

【考点】前列腺癌治疗策略

【A3/A4 型题】

(1~2 题共用题干)

患者,女,64 岁,体检超声发现左侧肾脏占位,经泌尿 CT 及 MRI 检查,考虑肾实质/肾盂来源辨别困难。行左肾切除术,请根据术后病理判断原发灶来源。

1. 镜下见何种表现时,考虑患者为肾盂癌

A. 癌细胞形态和排列多种多样呈条索状、腺管状排列,癌细胞多为透明细胞

B. 癌细胞绝大多数为移行细胞,少数为鳞状细胞和腺上皮细胞

C. 二者均有

D. 二者均无

E. 癌细胞多数为鳞状细胞

【答案】B

【解析】肾盂癌镜下应为尿路上皮癌为主表现。

【考点】膀胱癌病理表现

2. 镜下见何种表现时,考虑患者为肾细胞癌

A. 癌细胞形态和排列多种多样呈条索状、腺管状排列,癌细胞多为透明细胞

B. 癌细胞绝大多数为移行细胞,少数为鳞状细胞和腺上皮细胞

C. 二者均有

D. 二者均无

E. 癌细胞多数为鳞状细胞

【答案】A

【解析】肾细胞癌镜下多为透明细胞癌表现。

【考点】肾癌病理表现

(3~5 题共用题干)

患者,男,58 岁,间断无痛性肉眼血尿就诊,经过

一系列临床检查发现如下异常,请判断这些临床检查的意义。

3. 发现患者尿脱落细胞学检查阳性,应考虑

    A. 肾癌   B. 膀胱癌

    C. 睾丸肿瘤   D. 前列腺癌

    E. 肾上腺肿瘤

【答案】B

【解析】尿脱落细胞学阳性一般出现于尿路上皮癌中,选项中仅有膀胱癌是尿路上皮癌。

【考点】膀胱癌临床表现

4. 如患者血清 PSA 升高,应考虑

    A. 肾癌   B. 膀胱癌

    C. 睾丸肿瘤   D. 前列腺癌

    E. 肾上腺肿瘤

【答案】D

【解析】前列腺特异性抗原(PSA)升高常见于前列腺癌。

【考点】前列腺癌临床表现

5. 如血清学检查发现人绒毛膜促性腺激素(HCG)升高,应考虑

    A. 肾癌   B. 膀胱癌

    C. 睾丸肿瘤   D. 前列腺癌

    E. 肾上腺肿瘤

【答案】C

【解析】部分睾丸肿瘤病例会出现 HCG 升高,其他选项疾病无此表现。

【考点】睾丸肿瘤临床表现

(6~10 题共用题干)

患者,男,76 岁,近期出现间断血尿,请根据临床上判断血尿原因的一般原则回答下列问题。

6. 何种情况下,考虑泌尿系肿瘤引起的血尿

    A. 无痛性肉眼血尿

    B. 终末血尿或镜下血尿伴膀胱刺激症状

    C. 初始血尿

    D. 疼痛伴血尿

    E. 血尿 + 蛋白尿

【答案】A

【解析】尿路上皮肿瘤首要表现为无痛性肉眼血尿。

【考点】血尿鉴别诊断

7. 何种情况下,考虑尿路结石引起的血尿

    A. 无痛性肉眼血尿

    B. 终末血尿或镜下血尿伴膀胱刺激症状

    C. 初始血尿

    D. 疼痛伴血尿

    E. 血尿 + 蛋白尿

【答案】D

【解析】结石导致血尿往往会伴有肾、输尿管区、会阴区绞痛症状。

【考点】血尿鉴别诊断

8. 何种情况下,考虑肾小球肾炎性血尿

    A. 无痛性肉眼血尿

    B. 终末血尿或镜下血尿伴膀胱刺激症状

    C. 初始血尿

    D. 疼痛伴血尿

    E. 血尿 + 蛋白尿

【答案】E

【解析】肾小球肾炎血尿(内科血尿)往往同时伴有蛋白尿。

【考点】血尿鉴别诊断

9. 何种情况下,考虑尿路感染性血尿

    A. 无痛性肉眼血尿

    B. 终末血尿或镜下血尿伴膀胱刺激症状

    C. 初始血尿

    D. 疼痛伴血尿

    E. 血尿 + 蛋白尿

【答案】B

【解析】尿路感染血尿同时会伴有尿路刺激症状。

【考点】血尿鉴别诊断

10. 何种情况下,考虑尿道膀胱颈病变引起的血尿

    A. 无痛性肉眼血尿

    B. 终末血尿或镜下血尿伴膀胱刺激症状

    C. 初始血尿

    D. 疼痛伴血尿

    E. 血尿 + 蛋白尿

【答案】C

【解析】膀胱颈病变引起的血尿往往为初始血尿。

【考点】血尿鉴别诊断

(11~14 题共用题干)

患者,男,74 岁,体检发现 PSA 10.5μg/L。MRI 提示前列腺内可见异常信号灶(PIRADS 4 类),经穿刺确诊为前列腺腺癌。

11. 偶发肿瘤体积 > 所切除组织体积的 5%,对应的分期为

    A. T_{1a} B. T_{1b} C. T_{1c}

    D. T_{2a} E. T_{2b}

【答案】B

【解析】偶发肿瘤体积＞所切除组织体积的 5%,在前列腺癌分期中定义为 T_{1b} 期。

【考点】前列腺癌的病理分期

12. 穿刺活检发现的肿瘤(如由于 PSA 升高),对应的分期为

A. T_{1a} B. T_{1b} C. T_{1c}

D. T_{2a} E. T_{2b}

【答案】C

【解析】影像学不可见,仅在穿刺活检中发现的前列腺癌定义为 T_{1c} 期。

【考点】前列腺癌的病理分期

13. 肿瘤超过单叶的 1/2 但限于该单叶,对应的分期为

A. T_{1a} B. T_{1b} C. T_{1c}

D. T_{2a} E. T_{2b}

【答案】E

【解析】前列腺癌中,肿瘤超过单叶的 1/2 但限于该单叶,定义为 T_{2b} 期。

【考点】前列腺癌的病理分期

14. 肿瘤侵犯精囊,对应的分期为

A. T_{1a} B. T_{1b} C. T_{1c}

D. T_{2a} E. T_{3b}

【答案】E

【解析】前列腺癌中,肿瘤侵犯精囊定义为 T_{3b} 期。

【考点】前列腺癌的病理分期

(15~16 题共用题干)

患者,男,66 岁,ECOG 评分 0 分。血清 tPSA 22μg/L,MRI 提示前列腺双侧外周带异常信号,包膜光整,精囊、淋巴结、骨盆未见转移征象,穿刺病理诊断前列腺癌,Gleason 评分 4+4=8 分。

15. 按照诊疗常规,患者下一步需做的检查是

A. 腹部增强 CT

B. 胸部增强 CT

C. 全身骨扫描

D. 全身 MRI-DWI

E. 全身 PET/CT

【答案】C

【解析】此病例为高危前列腺癌,骨转移风险高,按照诊疗流程应行全身骨扫描检查。

【考点】前列腺癌辅助检查

16. 结合现有资料,患者的首选治疗方式应为

A. 放射性粒子植入术

B. 前列腺癌根治术 + 盆腔淋巴结清扫

C. 根治性外放疗

D. 内分泌治疗 + 根治性外放疗

E. 内分泌治疗 + 根治术

【答案】B

【解析】此病例相对年轻,局限期高危病例;长期随访结果显示,根治性手术生存优于放疗。手术联合内分泌治疗未获得更好生存结果。

【考点】前列腺癌治疗策略

【案例分析题】

案例:患者,男,78 岁,近 3 年来尿频、尿急、夜尿增多。查血清 tPSA 15μg/L,f/T 14%。既往:高血压病史 20 年,口服降压药血压控制良好,糖尿病 15 年,口服降糖药血糖控制满意,否认肝炎结核病史,无既往重大手术史。体格检查:胸腹盆未见异常,直肠指诊提示前列腺质地韧,前列腺右侧叶似可触及结节。

提问 1:进一步须进行的临床检查不包括

A. 盆腔多参数 MRI 成像(mpMRI)

B. 全身骨扫描

C. 腹盆增强 CT

D. 前列腺穿刺活检

E. 全身 PET/CT

【答案】E

【解析】此病例 78 岁,男性,PSA 15μg/L,可疑前列腺癌,转移风险不高,根据诊疗常规应完善 A、B、C、D 选项的检查,全身 PET/CT 并非必选。

【考点】前列腺癌的诊疗流程

提问 2:必要的临床资料检查结果显示,患者诊断为前列腺腺泡癌,Gleason 评分 4+3=7 分,$cT_{2c}N_0M_0$,右侧外周带包膜受累不除外。结合上述临床资料,根据 NCCN 病例分组模式,患者诊断为

A. 前列腺癌局限期低危

B. 前列腺癌局限期中危

C. 前列腺癌局限期单项高危

D. 前列腺癌局限期高危

E. 前列腺癌局部进展期

【答案】B

【解析】78 岁,男性,PSA 15μg/L,Gleason 评分 4+3=7 分,$cT_{2c}N_0M_0$。按 NCCN 病例分组模式为前列腺癌局限期中危。

【考点】前列腺癌的诊疗流程

提问3:根据现有循证医学证据,该患者首选治疗策略应为

    A. 密切观察

    B. 根治手术

    C. 根治放疗

    D. 内分泌治疗 + 根治放疗

    E. 根治手术 + 内分泌治疗

【答案】D

【解析】高龄男性、前列腺癌局限期中危预后不良病例,首选根治放疗 + 雄激素剥夺治疗。

【考点】前列腺癌的治疗

第四节 乳 腺 癌

【A1 型题】

1. 乳头乳晕湿疹样癌,又称"Paget 病",常起源于

    A. 外上象限   B. 内上象限

    C. 乳头内的大乳管   D. 中央区

    E. 整个乳房内

【答案】C

【解析】乳腺 Paget(佩吉特)病常起源与乳头、乳晕区。

【考点】Paget 病的病理起源

2. 乳腺癌多发于女性,男性乳腺癌所占比例约为

    A. 0.5%   B. 1%   C. 1.5%

    D. 2%   E. 2.5%

【答案】B

【考点】男性乳腺癌的流行病学基本特点

3. 与他莫昔芬的疗效相关的因素是

    A. 肿块大小

    B. 淋巴结转移状况

    C. 雌激素受体(ER)及孕激素受体(PR)状况

    D. HER-2 状况

    E. 绝经状况

【答案】C

【考点】乳腺癌内分泌治疗

4. 保乳术后放疗禁忌证**不包括**

    A. 大乳房

    B. 不同象限内多个肿瘤

    C. 肿瘤切缘持续阳性

    D. 妊娠期妇女

    E. 既往曾进行乳腺放疗

【答案】A

【考点】保乳术后辅助放疗的禁忌证

5. HER-2 过表达的乳腺癌占所有乳腺癌的比例为

    A. 10%   B. 10%~20%

    C. 20%~30%   D. 40% 以上

    E. 50% 以上

【答案】C

【考点】HER-2 过表达乳腺癌的流行病学特点

6. 以下关于内乳淋巴结描述**错误**的是

    A. 主要接受乳腺内及中央区的淋巴引流

    B. 也是乳腺淋巴引流的第一站

    C. 主要位于内乳动、静脉周围,胸骨缘内侧 1cm 处

    D. 以第 1~3 肋间多见

    E. 淋巴液可引流入锁骨内侧端后面的胸导管

【答案】C

【解析】内乳淋巴结主要位于内乳动、静脉周围,在胸骨缘外侧 1~2cm 处。

【考点】内乳淋巴结的解剖及引流特点

7. 乳腺癌根治术后,下列情况中术后放疗存在争议的是

    A. T_3 患者

    B. T_4 患者

    C. 腋窝淋巴结阳性≥4 个

    D. 1~3 个腋窝淋巴结阳性,腋窝清扫不彻底者

    E. 1~3 个腋窝淋巴结阳性,腋窝清扫彻底者

【答案】E

【解析】早期乳腺癌,腋窝清扫彻底,1~3 个腋窝淋巴结阳性患者是否需要术后辅助放疗,尚有一定争议。

【考点】乳腺癌根治术后放疗指征

8. 乳腺癌根治术后锁骨上下区放疗的剂量为

    A. 40Gy/4 周   B. 45Gy/5 周

    C. 50Gy/5 周   D. 55Gy/5 周

    E. 60Gy/6 周

【答案】C

【考点】乳腺癌根治术后锁骨区放疗剂量

9. 关于新辅助化疗的描述**不正确**的是

    A. 可消灭微小转移灶

    B. 可缩小肿瘤,便于手术

    C. 化疗后临床和病理上的反应可帮助术后治疗方案的选择

    D. 可减少远处转移

E. 对患者而言,除了化疗药物的不良反应外,没有其他风险

【答案】E

【解析】新辅助化疗在缩小肿瘤、消灭转移灶同时,部分患者对化疗方案不敏感,则可能导致肿块继续增大,导致手术切除范围增大。

【考点】乳腺癌新辅助化疗的特点

10. 最有可能导致心脏毒性的化疗药物是
    A. 博来霉素　　　　B. 长春碱类
    C. 顺铂　　　　　　D. 环磷酰胺
    E. 阿霉素

【答案】E

【解析】阿霉素可通过肌质网空泡形成、肌原纤维减退和线粒体膨大,导致严重的心脏毒性。

【考点】化疗药物的常见毒副作用

11. 以下关于乳腺黏液腺癌的描述**不正确**的是
    A. 相对少见
    B. 病理特点:有大量细胞外黏液
    C. 肿瘤生长缓慢
    D. 腋窝淋巴结转移常见
    E. 预后较好

【答案】D

【解析】乳腺黏液腺癌肿瘤生长缓慢,病程长,且腋窝淋巴结转移少见,预后较好。

【考点】乳腺黏液腺癌的病理、生理特点

12. 以下**不是**乳腺癌新辅助化疗适应证的是
    A. 炎性乳腺癌
    B. 腋窝淋巴结较大或粘连
    C. 有保乳意愿的 T_3 患者
    D. 多中心病灶
    E. 胸大肌受累

【答案】D

【考点】乳腺癌新辅助化疗的适应证

13. 以下关于炎性乳腺癌的描述,**不正确**的是
    A. 是一种浸润性乳腺癌的临床综合征
    B. 1/3 以上的乳腺皮肤会出现红斑和水肿(橘皮样变)
    C. 需与乳腺炎及蜂窝织炎鉴别
    D. 经新辅助化疗完全缓解者可考虑保乳术
    E. 如 HER-2 受体阳性,需完成至多 1 年的曲妥珠靶向治疗

【答案】D

【解析】炎性乳腺癌是一种浸润性乳腺癌的临床综合征,其累及广泛,保乳术不能完全切除病灶,建议行乳腺癌改良根治手术,必要时考虑乳房重建。

【考点】炎性乳腺癌的临床特点

14. 以下四种乳腺癌病理类型,恶性程度由低至高,排列正确的是
    A. 浸润性导管癌,黏液腺癌,小叶原位癌,炎性乳腺癌
    B. 黏液腺癌,浸润性导管癌,小叶原位癌,炎性乳腺癌
    C. 炎性乳腺癌,黏液腺癌,小叶原位癌,浸润性导管癌
    D. 小叶原位癌,浸润性导管癌,黏液腺癌,炎性乳腺癌
    E. 小叶原位癌,黏液腺癌,浸润性导管癌,炎性乳腺癌

【答案】E

【解析】炎性乳腺癌是一种极具侵袭性的乳腺癌,恶性程度高;小叶原位癌属原位癌,恶性程度最低。

【考点】乳腺癌病理类型与生物特性的关系

15. 下列选项为乳腺癌放疗的早期反应的是
    A. 皮肤毛细血管扩张、纤维化
    B. 肺纤维化
    C. 肋骨骨折
    D. 放射性干性或湿性皮炎
    E. 缺血性心脏病

【答案】D

【解析】对于乳腺癌术后放疗患者,早期反应主要为放射性干性或湿性皮炎,其余为晚期反应。

【考点】乳腺癌术后放疗的急性反应

16. 以下关于乳腺癌改良根治术后的常规放疗锁骨区范围的描述,**错误**的是
    A. 上界为环甲膜水平
    B. 下界为锁骨头下缘 0.5~1cm
    C. 下界与胸壁野上界共线接野
    D. 内侧界为胸锁乳突肌外侧缘
    E. 外侧界为肱骨头内侧缘

【答案】D

【解析】改良根治术后常规放疗,锁骨区的内侧界为胸锁乳突肌内侧缘。

【考点】乳腺癌术后常规放疗的锁骨区靶区范围

17. 对于乳腺癌免疫组化结果的解读,正确的是
    A. ER 1% 阳性即定义为阳性
    B. ER 5% 阳性即定义为阳性
    C. ER 10% 阳性即定义为阳性
    D. HER-2(+)即定义为阳性
    E. HER-2(++)即定义为阳性

【答案】A

【考点】乳腺癌病理免疫组化结果的判读

18. 关于男性乳腺癌,正确的是
   A. 约占全部乳腺癌患者的 2%
   B. 绝大部分为三阴型乳腺癌
   C. 生存预后较女性乳腺癌差
   D. 术后患者均需接受辅助放化疗
   E. 激素受体阳性患者应接受内分泌治疗
   【答案】E
   【考点】男性乳腺癌的临床病理特点及治疗原则

19. 关于乳腺癌筛查,正确的是
   A. 我国乳腺癌发病年龄呈年轻化,推荐的筛查起始年龄为 35 岁
   B. 乳腺 MRI 是乳腺癌筛查的首选方法
   C. 乳腺钼靶检查尤其适用于致密型腺体女性
   D. 乳腺超声由于没有辐射,可替代钼靶用于乳腺癌筛查
   E. 影像检查 BI-RADS 分级 4 级的患者需穿刺活检
   【答案】E
   【考点】乳腺癌筛查相关影像学知识

20. 下列选项中,乳腺癌发生的危险因素**不包括**
   A. 月经初潮早　　　B. 绝经晚
   C. 未生育　　　　　D. 口服避孕药
   E. 激素替代治疗
   【答案】D
   【考点】乳腺癌风险因素

【A2 型题】

1. 患者,女,48 岁,因"体检发现右乳 2cm×2cm 结节"就诊。穿刺活检病理为:浸润性乳腺癌。下列选项中,常规术前检查**不包括**
   A. 乳腺及淋巴结超声
   B. 胸部 X 线或 CT 检查
   C. 乳腺钼靶
   D. 腹部超声
   E. 头颅 MRI
   【答案】E
   【解析】对于无症状的早期乳腺癌患者,头颅 MRI 不作为常规术前分期检查。
   【考点】乳腺癌常规的分期检查

2. 患者,女,43 岁,因"体检发现右乳结节 3 日"就诊。家族中一姑姑及一妹妹患乳腺癌,下列对其乳腺癌筛查的描述,**错误**的是

   A. 其属于乳腺癌高危人群
   B. 建议每年筛查 1 次
   C. 筛查手段包括乳腺钼靶
   D. 对致密型乳腺,可考虑乳腺超声与钼靶联合
   E. 不推荐乳腺 MRI
   【答案】E
   【解析】对于乳腺癌高危的人群,乳腺 MRI 等新的影像学手段可应用于筛查。
   【考点】乳腺癌的高危人群定义及其筛查

3. 患者,女,68 岁,定期体检乳腺钼靶提示:可见左乳内上象限结节,另有直径 3mm 的爆米花样钙化。下列选项中关于钼靶的描述,正确的是
   A. 乳腺钼靶常包括内外侧位及头足位
   B. 需使乳腺组织充分展平,不能包括胸肌组织
   C. 临床可触及的肿块在 X 线上均能显示
   D. 该患者的报告中需描述肿块边界、形态、密度
   E. 该患者的钙化灶提示恶性疾病
   【答案】D
   【解析】乳腺钼靶常包括双侧内外侧斜位及头足位;乳腺组织需充分展平,需包括部分胸肌在内;临床可触及的肿块因乳腺实质丰富,不一定在 X 线上显示;该患者的钙化灶提示退变的纤维腺瘤,为良性疾病。
   【考点】乳腺钼靶的基本要求

4. 患者,女,38 岁,乳腺肿物穿刺确诊为浸润性乳腺癌,行乳腺癌改良根治术及术后乳房重建术。关于全乳切除术后乳房重建对肿瘤治疗的影响,下列选项中,描述**错误**的是
   A. 不增加局部复发率
   B. 不增加远处转移率
   C. 不影响总生存率
   D. 不可用于需术后放疗患者
   E. 不增加手术并发症率
   【答案】D
   【解析】全乳切除术后乳房重建术不影响肿瘤治疗的疗效,局部区域复发率及远处转移率与改良根治术相同,1 期重建患者也可接受术后放疗。
   【考点】乳腺癌重建手术对治疗疗效的影响

5. 患者,女,确诊左乳浸润性导管癌,新辅助化疗 6 周期后,行乳腺癌改良根治术。该患者以下哪种情况需要术后放疗
   A. 新辅助疗前分期为 T_2N_0 病变,术后病理提示残留广泛导管原位癌

B. 新辅助疗前分期为 T_2N_0 病变, 未达 pCR

C. 新辅助疗前分期为 T_2N_{0-1}, 术后淋巴结阳性 1 枚

D. 术后脉管癌栓阳性

E. 年龄 <40 岁, 伴脉管癌栓阳性

【答案】C

【解析】乳腺癌改良根治术后放疗指征:原发肿瘤大于 5cm、淋巴结阳性数大于等于 4。分期晚、年轻、脉管癌栓及三阴性为复发的高危因素。新辅助化疗后腋窝淋巴结仍有转移患者需术后放疗。

【考点】乳腺癌改良根治术后放疗指征及新辅助化疗后放疗适应证

6. 患者, 女, 55 岁, 因"发现左乳肿物 1 个月"就诊。查体:左乳可触及一 3cm×3cm 肿物, 行左乳肿物穿刺活检提示癌。下列关于其前哨淋巴结活检术的适应证的描述, **错误**的是

A. 其腋窝临床未触及肿大淋巴结

B. 其原发乳腺病灶为多中心性

C. 腋窝未触及淋巴结, 新辅助化疗后行前哨淋巴结活检

D. 原发肿瘤为炎性乳腺癌

E. 原发灶穿刺病理为浸润性癌

【答案】D

【解析】炎性乳腺癌为前哨淋巴结活检的禁忌证, 其余为适应证。

【考点】前哨淋巴结活检的适应证

7. 患者, 女, 55 岁, 因"发现左乳肿物 1 个月"就诊。行乳腺癌改良根治术, 术后使用靶向治疗的病理检测指征, 下列选项正确的是

A. 免疫组化 HER-2(-)

B. 免疫组化 HER-2(++)

C. 原位杂交单探针每个细胞 HER-2 拷贝数 = 3.0

D. 原位杂交单探针每个细胞 HER-2 拷贝数 = 4.0

E. 原位杂交双探针 HER-2/CEP17=3.0

【答案】E

【解析】HER-2 阳性的标准为:免疫组化 HER-2(+++), 或原位杂交单探针每个细胞 HER-2 拷贝数≥6.0, 或原位杂交双探针 HER-2/CEP17≥2.0。

【考点】HER-2 阳性的结果判定

8. 患者, 女, 55 岁, 因"发现左乳肿物 1 个月"就诊。穿刺病理诊为乳腺癌, 行乳腺癌改良根治术。术后关于靶向治疗的描述, 下列选项 **错误**的是

A. HER-2 过表达时, 推荐使用靶向治疗

B. 常用曲妥珠单抗, 也可用帕妥珠单抗、拉帕替尼

C. 曲妥珠单抗一般不与阿霉素化疗同期使用, 但可序贯使用

D. 曲妥珠单抗治疗期间, 每 4~6 个月需监测一次左心室射血分数

E. 若治疗中出现左心射血分数(LVEF)低于 50%, 需暂停治疗, 直至恢复至 50% 以上

【答案】A

【解析】对于原发肿块≥1cm、HER-2 过表达患者推荐使用曲妥珠单抗靶向治疗, 对于 T_{1a} 和 T_{1b} 且淋巴结阴性患者, 是否靶向治疗存在争议。

【考点】术后靶向治疗的使用指征及注意事项

9. 患者, 女, 45 岁, 因"发现左乳肿物 1 个月"就诊。行乳腺癌改良根治术, 术后辅助放疗指征的描述, 下列选项中**错误**的是

A. 原发肿瘤最大径≥5cm

B. 肿瘤侵及皮肤、胸壁

C. 腋窝淋巴结阳性数≥4 个

D. 腋窝无转移淋巴结, 伴免疫组化:ER(-), PR(-), HER-2(+)

E. 腋窝阳性淋巴结 3 个, 腋窝淋巴结清扫个数为 7 个

【答案】D

【解析】改良根治术后腋窝淋巴结 1~3 个阳性患者的术后放疗指征尚有争议, 可根据复发转移的高危因素决定是否辅助放疗, 如年龄≤40 岁、激素受体阴性、HER-2 过表达、淋巴结清扫不彻底或转移比率大于 20%。

【考点】改良根治术后辅助放疗的指征

10. 患者, 女, 因"发现右乳肿物 1 个月"就诊。右乳肿物穿刺活检病理:浸润性小叶癌, 行右乳腺癌保乳术, 术后病理分期为 $pT_2N_1M_0$。下列关于辅助放疗指征的描述, 说法正确的是

A. 若该患者年龄≥65 岁, 可考虑不行辅助放疗

B. 若该患者年龄≥65 岁, 免疫组化:ER(+), PR(-), HER-2(+), 可考虑不行辅助放疗

C. 若该患者年龄≥70 岁, 免疫组化:ER(+), PR(-), HER-2(+), 可考虑不行辅助放疗

D. 若该患者术后接受全身辅助化疗, 可考虑不行辅助放疗

E. 无论年龄, 均应辅助放疗

【答案】E

【解析】保乳术后患者通过辅助放疗可有效减少局部复发;对于高选择性的低危患者,可考虑单纯手术 + 内分泌治疗,如:70 岁以上、T_1 肿瘤、腋窝淋巴结阴性、激素受体阳性。

【考点】保乳术后辅助放疗的指征

11. 患者,女,43 岁,因"体检发现右乳结节 3 日"就诊。经空心针穿刺病理提示浸润性癌,行右乳腺癌保乳术。下列选项中对其术后放疗时机的描述,**错误**的是
    A. 为避免局部复发,术后应尽早开始放疗
    B. 辅助放疗可与辅助化疗同时进行
    C. 辅助放疗可与靶向治疗同时进行
    D. 若无辅助化疗,放疗建议在术后 8 周内进行
    E. 因术后可能存在术腔血清肿,不推荐术后 4 周内开始放疗

【答案】B

【解析】术后辅助放疗在辅助化疗结束后使用,同时使用毒性较大;辅助放疗可与靶向治疗同时应用。

【考点】乳腺癌术后辅助放疗的时机

12. 患者,女,46 岁,因"左乳腺癌改良根治术后 1 个月"就诊。其辅助放疗中,关于使用填充物于皮肤表面的作用,下列选项正确的是
    A. 起隔离作用,保护锁骨区域皮肤
    B. 填充局部皮肤凹陷,使放疗剂量更均匀
    C. 起部分固定作用,使靶区位置准确
    D. 使剂量建成区前移,提高皮肤表面放疗剂量
    E. 使剂量建成区后移,降低皮肤表面放疗剂量

【答案】D

【解析】皮肤表面填充物的作用为:使剂量建成区前移,提高皮肤表面放疗剂量。

【考点】填充物的物理作用及剂量建成概念

13. 患者,女,42 岁,发现左侧腋窝多发肿大淋巴结 1 周,部分融合固定。穿刺病理:转移性腺癌,考虑乳腺来源,ER(+50%),PR(+70%),HER-2(+);乳腺 MRI 检查未见病变,PET/CT 检查全身其他部位未见异常病灶。以下治疗方案中正确的是
    A. 新辅助化疗后行左腋窝淋巴结清扫术,术后内分泌治疗
    B. 新辅助化疗后行左腋窝淋巴结清扫术,术后锁骨上下区放疗,内分泌治疗

C. 新辅助化疗后行左腋窝淋巴结清扫术,术后左乳腺 + 锁骨上下区放疗,内分泌治疗
    D. 新辅助化疗后行左乳腺癌改良根治术,术后内分泌治疗
    E. 双侧乳腺切除术 + 左侧腋窝淋巴结清扫术,术后化疗及内分泌治疗

【答案】C

【考点】隐匿性乳腺癌的治疗原则

14. 患者,女,46 岁,因"左乳腺癌改良根治术后 1 个月"就诊。患者术前乳腺 MRI 提示左侧内乳淋巴结肿大,经新辅助化疗后,复查未再见肿大。现术后需对其行辅助放疗,则采用常规放疗进行内乳淋巴结照射时,下列描述正确的是
    A. 剂量参考点应定在皮下 1cm
    B. 剂量参考点应定在皮下 3cm
    C. 剂量参考点应定在皮下 5cm
    D. 剂量参考点应定在皮下 7cm
    E. 剂量参考点应定在皮下 10cm

【答案】B

【考点】乳腺癌内乳淋巴结常规放疗的基本概念及内乳淋巴结解剖

15. 患者,女,46 岁,因"左乳腺癌改良根治术后 1 个月"就诊,患者术前乳腺 MRI 提示左侧内乳淋巴结肿大,经新辅助化疗后,复查未再见肿大。现术后需对其行辅助放疗,在采用常规放疗进行内乳淋巴结照射时,照射范围应为
    A. 第 1 前肋至第 3 前肋上缘
    B. 第 1 前肋至第 4 前肋上缘
    C. 第 1 前肋至第 5 前肋上缘
    D. 第 2 前肋至第 4 前肋上缘
    E. 第 2 前肋至第 5 前肋上缘

【答案】B

【考点】乳腺癌内乳淋巴结常规放疗的基本概念及内乳淋巴结解剖位置

16. 患者,女,46 岁,因"发现左乳结节 1 个月"就诊。乳腺超声提示:左乳内下象限 2cm × 2.5cm 等回声肿物,行乳结节切除活检术,病理提示:乳腺癌。关于该患者病理结果的进一步描述,**错误**的是
    A. 应报告乳腺肿物的大小、组织学类型、分级等
    B. 同时应报告乳腺癌的组织学类型及癌周乳腺组织存在的其他病变

C. 如肿瘤有浸润性癌和原位癌两种成分，大小应以浸润性成分的测量值为准

D. 原位癌伴多个微浸润灶时，应将微浸润灶大小累加得到浸润灶最大径

E. 浸润性癌均应行 ER、PR、Ki-67 及 HER-2 免疫组化染色

【答案】D

【解析】乳腺原位癌伴浸润时，应以浸润性成分的测量值为准，应以最大浸润灶的最大径为肿瘤最大径，而不能将多灶累加。

【考点】乳腺癌微浸润的肿瘤大小定义

17. 患者，女，46 岁，因"发现左乳结节 1 个月"就诊。经空心针穿刺确诊为乳腺癌，行左乳腺癌改良根治术，术后病理提示：腋窝第Ⅰ、Ⅱ组淋巴结阴性，其单独第Ⅲ组腋窝淋巴结转移的概率为

A. <3%　　　B. 5%　　　C. 10%

D. 15%　　　E. 20%

【答案】A

【解析】乳腺癌腋窝淋巴结为逐站式转移，极少数情况存在跳跃转移现象。

【考点】乳腺癌腋窝淋巴结转移规律

18. 患者，女，66 岁，因"右乳腺癌改良根治术后 3 年，发现胸壁结节 1 个月"就诊。其改良根治术后未行辅助放疗，现胸壁结节活检病理为：低分化腺癌。结合病史考虑为乳腺癌转移，则此次全胸壁放疗的照射剂量为

A. 45Gy

B. 50Gy

C. 60Gy

D. 70Gy

E. 50Gy 后，病灶区加量 10~20Gy

【答案】E

【解析】乳腺癌改良根治术后最常见的复发为胸壁局部复发，则其放射治疗剂量需在全胸壁 50Gy 基础上，进行复发病灶局部加量。

【考点】乳腺癌术后胸壁复发的治疗方式

19. 患者，女，56 岁，因"发现左乳结节 1 个月"就诊。经空心针穿刺确诊为乳腺癌，行左乳腺癌改良根治术，属于腋窝放疗适应证的术后病理是

A. 腋窝淋巴结转移数 1~3 个

B. 腋窝淋巴结转移数≥4 个

C. 腋窝淋巴结与腋血管粘连，无法完整切除

D. 腋窝淋巴结≥3cm

E. 腋窝淋巴结穿透包膜

【答案】C

【解析】乳腺癌腋窝淋巴结清扫术后，不常规放疗腋窝，因可明显增加上肢水肿的风险，但有腋窝淋巴结未完整切除者，需进行腋窝残留淋巴结放疗。

【考点】乳腺癌腋窝淋巴结放疗的指征

20. 患者，女，因"发现右乳结节 6 个月"就诊。查体：右乳外上象限可及一 4cm×3cm 肿块，质硬，活动差，并出现局部乳腺皮肤凹陷。提示其病变已累及

A. 皮肤　　　　　B. 皮下浅筋膜

C. 乳腺悬韧带　　D. 乳腺导管

E. 胸大肌

【答案】C

【考点】乳腺癌病理及解剖特点

21. 患者，女，57 岁，因"右乳腺癌保乳术后 1 个月"就诊。行术后放疗过程中出现皮肤色素沉着，片状湿性脱皮，多集中于乳房下皱褶及腋窝皱褶处，伴局部水肿。该患者的皮肤反应属于放射性皮炎几度（CTCAE 5.0 版）

A. Ⅰ度　　　B. Ⅱ度　　　C. Ⅲ度

D. Ⅳ度　　　E. 0 度

【答案】B

【考点】放射性皮炎的分级

22. 患者，女，56 岁，乳腺癌脑转移患者，行全脑及脑转移灶放疗。治疗后 5 年疾病稳定，出现中度认知障碍，但是能独立生活，需要专业人员定期给予短时间护理。考虑为认知障碍几度（CTCAE 5.0 版）

A. 0 度　　　B. Ⅰ度　　　C. Ⅱ度

D. Ⅲ度　　　E. Ⅳ度

【答案】C

【考点】放射性中枢神经损伤的分级

23. 患者，女，67 岁，左侧乳腺癌保乳术后，行术后辅助放疗。既往：无心脏相关疾病，放疗后 8 年余。心电图示传导阻滞，偶有胸闷，无明显胸痛、心悸等症状，口服中成药可好转。考虑为心脏传导障碍几度（CTCAE 5.0 版）

A. 0 度　　　B. Ⅰ度　　　C. Ⅱ度

D. Ⅲ度　　　E. Ⅳ度

【答案】B

【考点】放射致心脏传导障碍的分度

24. 患者,女,38岁,因"左侧乳腺癌保乳术后1个月"就诊。其术后病理为:(左乳)浸润性导管癌Ⅱ级,肿瘤大小3cm×3cm×2cm,(上、下、内、外、底)切缘阴性,前哨淋巴结可见癌转移(1/2);免疫组化:ER(−),PR(−),HER-2(+++)。未行腋窝淋巴结清扫术。则该患者的术后放疗计划应包括
　　A. 左乳腺 + 瘤床
　　B. 左乳腺 + 瘤床 + 腋窝淋巴结Ⅰ+Ⅱ组
　　C. 左乳腺 + 瘤床 + 腋窝淋巴结Ⅰ+Ⅱ组 + 锁骨上区
　　D. 左乳腺 + 瘤床 + 腋窝淋巴结Ⅰ+Ⅱ组 + Ⅲ组
　　E. 左乳腺 + 瘤床 + 腋窝淋巴结Ⅰ组 +Ⅱ组 + Ⅲ组 + 锁骨上区
【答案】E
【解析】保乳术后、原发肿瘤 T_{1-2}、腋窝前哨淋巴结 1~2 个阳性、未行新辅助治疗的患者,术后可行腋窝Ⅰ+Ⅱ组淋巴结放疗替代腋窝清扫;而因该患者年轻,分子分型为 HER-2 阳性型,前哨淋巴结阳性率 50%,局部区域复发风险高,故应行腋窝Ⅲ组 + 锁骨上区的预防照射。
【考点】前哨淋巴结阳性患者的淋巴引流区放疗范围

25. 患者,女,38岁,因"左侧乳腺癌保乳术后1个月"就诊。其术后病理为:(左乳)浸润性导管癌Ⅱ级,大小2cm×2cm,(上、下、内、外、底)切缘阴性,前哨淋巴结可见癌转移(1/2),免疫组化:ER(−),PR(−),HER-2(+++)。未行腋窝淋巴结清扫术。该患者的术后放疗区域淋巴引流区的照射剂量为
　　A. 30Gy　　　B. 40Gy　　　C. 50Gy
　　D. 60Gy　　　E. 70Gy
【答案】C
【解析】早期乳腺癌区域淋巴结照射的剂量推荐为50Gy/25f。
【考点】早期乳腺癌区域淋巴结照射剂量

26. 患者,女,因"左乳腺癌"行左侧乳腺癌改良根治术。关于对其锁骨上野定位时的描述,下列选项中错误的是
　　A. 中心于患者锁骨上区,源皮距 100cm
　　B. 在透视下将内界放在椎体边缘
　　C. 外界避开肱骨头
　　D. 下界放在锁骨头下缘
　　E. 上界放在环甲膜下,机架向患侧转 15°
【答案】E

【解析】锁骨上野的照射时,机架向健侧转15°可以避开脊髓照射。
【考点】锁骨上野的常规放疗定位要点

27. 患者,女,46岁,因"左乳腺癌改良根治术后1个月"就诊。患者术前乳腺 MRI 提示左侧内乳淋巴结肿大,经新辅助化疗后,复查未再见肿大。现术后需对其行辅助放疗,则采用常规放疗进行内乳淋巴结照射时,应选用下列哪项射线垂直照射
　　A. 4MeV X 线　　　B. 6MeV X 线
　　C. 4MeV 电子线　　D. 6MeV 电子线
　　E. 12MeV 电子线
【答案】E
【考点】乳腺癌内乳淋巴结常规放疗的基本概念及内乳淋巴结解剖

28. 患者,女,46岁,4年前曾行左乳腺癌改良根治术。现患者出现右侧髋关节疼痛,X 线显示右侧髂骨和股骨头出现骨质破坏。不首选内分泌治疗的情况是
　　A. 仅 ER 阳性
　　B. 仅 PR 阳性
　　C. 出现骨和软组织转移
　　D. 辅助治疗后 DFS>2 年
　　E. ER、PR 均阴性
【答案】E
【解析】若患者 ER、PR 阴性或内脏危象,应首选化疗。
【考点】乳腺癌复发内分泌治疗原则

29. 患者,女,56岁,绝经 6 年,4 年前曾行左乳腺癌改良根治术。现口服他莫昔芬。近半年出现阴道不规则出血,量时多时少,超声示:子宫内膜厚度 7mm;妇科查体示:阴道、宫颈未见肿块。为明确诊断,该患者应首选的检查是
　　A. 宫颈刮片
　　B. 血清 CEA、CA12-5
　　C. 分段子宫内膜活检
　　D. 盆腔 MRI
　　E. 淋巴造影
【答案】C
【解析】老年患者,绝经多年后出现阴道出血,且既往乳腺癌病史口服他莫昔芬,子宫内膜增厚,需考虑子宫内膜癌可能性。而子宫内膜癌的诊断最重要的为分段子宫内膜活检的病理结果。
【考点】乳腺癌内分泌治疗的副反应及治疗原则

30. 患者,女,45岁,右乳肿物穿刺病理诊断:浸润性导管癌。腋窝超声检查未见肿大淋巴结,拟行前哨淋巴结活检。关于示踪剂注射部位,正确的是
　　A. 肿瘤周围皮下　　B. 肿瘤内注射
　　C. 腋窝皮下注射　　D. 腋窝深部注射
　　E. 乳腺腺体边缘注射
【答案】A
【考点】前哨淋巴结活检的相关操作

31. 患者,女,28岁,因"发现右乳外上象限一肿物1周"就诊。查体:右乳外上象限可触及一2cm×2cm肿块,质韧,伴压痛,乳腺皮肤正常。双侧腋窝未触及淋巴结肿大。为帮助诊断,该患者首先考虑要做的检查是
　　A. 乳腺钼靶　　　　B. 乳腺超声
　　C. 胸部CT　　　　D. 乳管镜
　　E. PET/CT
【答案】B
【考点】乳腺肿块的常用检查

32. 患者,女,54岁,因"发现右乳肿物2周"就诊。查体:右乳外下象限可触及一2cm×2cm大小肿物,质硬,可活动,乳腺皮肤正常。超声未见腋窝异常肿大淋巴结。该患者经细针穿刺提示右乳结节为癌,如计划行保乳术,则其需要的腋窝淋巴结外科分期为
　　A. Ⅰ组腋窝淋巴结
　　B. Ⅱ组腋窝淋巴结
　　C. Ⅲ组腋窝淋巴结
　　D. Ⅰ、Ⅱ组的腋窝淋巴结
　　E. Ⅰ、Ⅱ、Ⅲ组的腋窝淋巴结
【答案】D
【解析】乳腺癌常规需进行Ⅰ、Ⅱ组腋窝淋巴结解剖,如术中见有较多淋巴结可疑阳性或影像学提示第Ⅲ组淋巴结阳性,则需进一步清扫第Ⅲ组淋巴结。
【考点】早期乳腺癌保乳术腋窝淋巴结的解剖

33. 患者,女,54岁,因"发现右乳肿物2周"就诊。其细针穿刺提示右乳结节为癌,右腋窝前哨淋巴结活检术,提示腋窝未见阳性淋巴结(0/2)。前哨淋巴结对腋窝淋巴结转移的阳性预测率接近
　　A. 100%　　　B. 90%　　　C. 80%
　　D. 70%　　　E. 60%

【答案】B
【解析】乳腺癌淋巴结转移多遵循逐站式,故前哨淋巴结对腋窝淋巴结转移有预测作用。
【考点】乳腺癌前哨淋巴结的意义

34. 患者,女,53岁,因"发现左乳肿物2周"就诊。查体:左乳外下象限一4cm×3cm大小肿物,质硬,可活动,伴左乳腺弥漫性增大,皮肤红肿,皮温增高,无乳头溢液。腋窝未触及肿大淋巴结。乳腺肿物细针穿刺为癌。乳腺超声提示:左乳10点可探及等回声结节,大小36mm×32mm×24mm,形态不规则,边界欠清晰,边缘毛刺状;乳腺皮肤及皮下脂肪组织层增厚明显,回声增强,皮下脂肪组织层内可见条带状扩张的淋巴管回声。则该患者最可能的临床分期为
　　A. $T_2N_0M_0$ ⅡA期　　　B. $T_3N_0M_0$ ⅡB期
　　C. $T_4N_0M_0$ ⅢA期　　　D. $T_2N_1M_0$ ⅡB期
　　E. $T_4N_0M_0$ ⅢB期
【答案】E
【解析】患者原发肿瘤有皮肤红肿及皮下水肿,结合病史考虑为炎性乳腺癌,临床分期为$T_4N_0M_0$ ⅢB期。
【考点】炎性乳腺癌的临床分期

35. 患者,女,43岁,因"发现左乳肿物2周"就诊。查体:左乳外下象限一2cm×2cm大小肿物,质硬,可活动,乳腺皮肤正常,无乳头溢液。腋窝未触及肿大淋巴结。乳腺肿物细针穿刺为癌。前哨淋巴结活检:淋巴结可见癌转移(1/2),最大浸润灶直径为1mm。则该患者最可能的临床分期为
　　A. $T_1N_1M_0$ ⅡA期　　　B. $T_2N_1M_0$ ⅡB期
　　C. $T_1N_{1mi}M_0$ ⅠB期　　D. $T_2N_{1mi}M_0$ ⅡB期
　　E. $T_1N_{1mi}M_0$ ⅡA期
【答案】C
【解析】患者原发肿瘤分期为T_1,腋窝淋巴结微转移为N_{1mi},临床分期为T_1N_{1mi} ⅠB期。
【考点】腋窝淋巴结微转移的定义及临床分期

36. 患者,女,53岁,因"左乳腺癌保乳术后4年,左臂无力3个月"就诊。患者4年前保乳术后,因左锁骨上淋巴结残留,行术后放疗:左乳+左锁骨区50Gy/25f,左锁骨区残留淋巴结:66Gy/33f。近3个月出现左上肢麻痹无力,伴感觉减退,偶有向指尖放射样疼痛,则该患者最可能的临床诊断为
　　A. 冠状动脉粥样硬化性心脏病

B. 肩周炎

C. 颈椎病

D. 放射性臂丛神经损伤

E. 上肢静脉血栓

【答案】D

【解析】患者左侧锁骨上区高剂量放疗4年后,出现同侧上肢麻痹无力,伴感觉减退,有放射样疼痛,需警惕为放疗后的臂丛神经损伤。

【考点】放射性臂丛神经损伤的特点

37. 患者,女,46岁,因"发现左乳结节1个月"就诊。行左乳结节穿刺活检术,病理提示:乳腺癌,其拟行腋窝前哨淋巴结活检。则以下关于前哨淋巴结的描述,正确的是

　　A. 前哨淋巴结活检的假阴性率极低,可以完全替代腋窝淋巴结清扫

　　B. 前哨淋巴结活检必须在新辅助化疗前进行,以免化疗导致淋巴结降期

　　C. 可单独使用蓝染料示踪,也可联合核素示踪剂使用

　　D. 如前哨淋巴结未显影,则不再需要进一步腋窝淋巴结清扫

　　E. 淋巴结肿瘤病灶最大径 <0.2mm 时,分期为 $pN_{1(sn)}$

【答案】C

【解析】前哨淋巴结活检不能完全代替腋窝淋巴结清扫;其可在新辅助化疗前或后进行;淋巴结肿瘤病灶最大径 <0.2mm,为孤立肿瘤细胞,分期为 $pN_{0(i+)}$。

【考点】乳腺前哨淋巴结活检的特点

38. 患者,女,46岁,因"发现左乳结节1个月"就诊。乳腺肿物穿刺活检提示乳腺癌,行左乳腺癌改良根治术,术后病理:左乳浸润性导管癌,肿瘤大小 3cm×2cm,侵及胸肌筋膜,切缘阴性。腋窝可见淋巴结转移癌(5/13)。以下关于该患者术后康复治疗的描述,错误的是

　　A. 功能锻炼包括肩关节功能锻炼和预防上肢水肿

　　B. 术后 3~4 天,前臂伸屈运动

　　C. 术后应尽早开始肩关节爬墙及器械锻炼,通常术后1周内开始

　　D. 术后 2 周开始功能锻炼,应达到上臂能伸直、抬高绕过头顶摸到对侧耳

　　E. 患侧上肢避免蚊虫叮咬及负重

【答案】C

【考点】乳腺癌术后功能锻炼的注意事项

39. 患者,女,56岁,4年前曾行左乳腺癌乳腺单纯切除 + 前哨淋巴结活检术,术后未行放化疗。近1个月患者出现左侧腋窝淋巴结肿大,行腋窝淋巴结穿刺活检术,病理示:低分化腺癌,结合免疫组化结果,符合乳腺癌转移。关于该患者进一步的治疗描述,错误的是

　　A. 手术为主要治疗手段

　　B. 应行腋窝淋巴结清扫术

　　C. 腋清后应对锁骨区及胸壁行预防性放疗

　　D. 如腋窝淋巴结不能完全切除,照射范围应包括腋窝

　　E. 对其内乳淋巴结区也应行预防性照射

【答案】E

【解析】乳腺癌腋窝淋巴结复发原则上不常规进行内乳淋巴结区的预防照射。

【考点】乳腺癌腋窝复发的治疗原则

40. 患者,女,56岁,4年前曾行右乳腺癌改良根治术。术后病理为:(右乳)浸润性导管癌Ⅲ级,大小 3cm×2cm,(上、下、内、外、底)切缘阴性,腋窝淋巴结可见癌转移(3/12),免疫组化:ER(>75%+),PR(>25%+),HER-2(+++)。术后行放化疗,后持续内分泌治疗。近1个月出现腰骶部酸痛,活动后加重。则关于下一步诊疗的描述,错误的是

　　A. 需要注意鉴别骨质疏松

　　B. 可通过骨扫描确诊有无骨转移

　　C. 可监测碱性磷酸酶、血钙等指标

　　D. 对可疑部位,可行 MRI、CT 检查进一步确认

　　E. PET/CT 有与骨扫描相似的灵敏度和更高的特异度

【答案】B

【解析】骨扫描可作为骨转移的初筛检查,但不能作为确诊依据。

【考点】乳腺癌骨转移的诊断方法

41. 患者,女,55岁,4年前曾行右乳腺癌改良根治术,术后行放化疗。近1个月出现腰骶部酸痛,约 5 级,无下肢放射性痛,活动后加重,夜间影响休息,骨扫描提示:骶骨多发溶骨性改变。关于骨转移镇痛治疗的描述,错误的是

　　A. 镇痛治疗首选口服及无创给药途径

B. 镇痛药物包括非甾体抗炎药、阿片类及辅助用药

C. 当非甾体抗炎药镇痛效果不佳时，推荐合用阿片类药物

D. 约40%的骨转移患者伴有暴发性疼痛

E. 对于频繁发作的突发性疼痛，可以通过增加镇痛药的按时用药剂量缓解

【答案】D

【解析】约63%的骨转移患者伴有暴发性疼痛。

【考点】乳腺癌骨转移镇痛治疗的基本原则

【A3/A4 型题】

(1~3题共用题干)

患者,女,43岁,因"发现左乳肿物2周"就诊。查体:左乳内下象限一4cm×3cm大小肿物,质硬,可活动,乳腺皮肤正常。左腋窝可触及肿大淋巴结,质硬。乳腺肿物细针穿刺为癌。患者行左乳腺癌改良根治术+腋窝淋巴结清扫术,术后病理:左乳导管原位癌伴局部浸润,肿瘤大小3cm×2cm,浸润处最大径为1cm,侵及胸肌筋膜,切缘阴性。免疫组化:ER(+>75%),PR(+>10%),HER-2(+)。腋窝可见淋巴结转移癌(5/13)。

1. 该患者的术后分期为

A. $pT_{is}N_2M_0$ B. $pT_1N_2M_0$

C. $pT_2N_2M_0$ D. $pT_3N_2M_0$

E. $pT_4N_2M_0$

【答案】B

【解析】患者原发肿瘤病理提示肿瘤浸润处直径1cm,而不考虑导管原位癌的大小,故为T_1;腋窝淋巴结阳性数为5个,为N_2。

【考点】乳腺癌术后病理分期

2. 该患者完成AC-T方案辅助化疗后,拟接受放疗,则放疗的射野及剂量应为

A. 仅照射胸壁,50Gy

B. 仅照射胸壁,60Gy

C. 仅照射锁骨上区,50Gy

D. 照射锁骨上区及胸壁,50Gy

E. 照射锁骨上区及腋窝,50Gy

【答案】D

【解析】乳腺癌改良根治术后,患者高危因素较多,应行胸壁+锁骨区放疗减少术后局部复发风险。因患者已行腋窝清扫术,无残留,故即使阳性淋巴结多也不再行腋窝放疗,否则上肢水肿风险较高。

【考点】乳腺癌术后辅助放疗的射野设计及放疗处方剂量

3. 该患者尚未绝经,若采用内分泌治疗,应首先采用

A. 来曲唑   B. 阿那曲唑

C. 他莫昔芬   D. 甲地孕酮

E. 不需要内分泌治疗

【答案】C

【解析】ER或PR阳性乳腺癌患者可采用内分泌治疗,绝经前患者常用他莫昔芬,绝经后患者常用芳香化酶抑制剂。

【考点】乳腺癌术后内分泌治疗药物选择的基本原则

(4~6题共用题干)

患者,女,55岁,因"发现右乳肿物2周"就诊。查体:右乳外下象限可触及一2cm×2cm大小肿物,质硬,可活动,乳腺皮肤正常。右乳肿物穿刺活检示:浸润性癌。患者行保乳术,术后病理为:右乳浸润性癌I级,大小1.5cm×1.5cm,伴局部导管原位癌成分,切缘未见癌。免疫组化:ER(+>50%),PR(+>25%),HER-2(-),Ki-67(+1%)。前哨淋巴结未见癌(0/3)。

4. 以下与乳腺癌不良预后无关的因素有

A. 绝经状况   B. 年龄

C. 肿块大小   D. HER-2 表达状况

E. 淋巴结状况

【答案】A

【解析】年龄<45岁、肿块大于2cm、HER-2高表达及腋窝淋巴结阳性为乳腺癌不良预后因素,而绝经状态与预后无明确关系。

【考点】乳腺癌术后的不良因素与预后

5. 该患者术后辅助放疗的切线野上界为

A. 锁骨头下缘水平   B. 第二前肋水平

C. 第二后肋水平   D. 第三前肋水平

E. 胸骨角水平

【答案】B

【解析】乳腺癌术后放疗一般选择切线野照射,其上界为第二前肋水平。

【考点】乳腺癌术后放疗切线野的界限

6. 该患者进行术后放疗后,放射治疗的常见并发症不包括

A. 放射性皮炎   B. 放射性肺炎

C. 放射性食管炎   D. 气管软骨坏死

E. 上肢水肿

【答案】D

【解析】乳腺癌保乳术后放疗范围包括患侧乳腺、瘤床 ± 锁骨上淋巴引流区，不包括纵隔照射，且常规分割剂量不会引起气管软骨坏死。

【考点】乳腺癌保乳术后放疗的常见副反应

(7~9 题共用题干)

患者，女，48 岁，发现左乳肿物 1 周。查体：左乳内上象限可触及大小 2.5cm×2cm 肿物，腋窝未及肿大淋巴结。乳腺肿物细针穿刺为癌。

7. 患者拟行左乳腺癌保乳术，则手术一般**不包括**

    A. 肿瘤切除术

    B. 乳腺象限切除术

    C. Ⅰ、Ⅱ组腋窝淋巴结清扫

    D. 乳腺手术切缘全面仔细的病理检查

    E. Ⅰ、Ⅱ、Ⅲ组腋窝淋巴结彻底清扫

【答案】E

【解析】早期乳腺癌行保乳术时，如术前辅助检查未提示腋窝淋巴结转移可能，则常规不需行第Ⅲ组腋窝淋巴结清扫。

【考点】早期乳腺癌保乳术的手术切除范围

8. 该患者术后病理为：左乳浸润性导管癌Ⅱ级，肿物大小 2.5cm×1.5cm，皮肤及切缘未见癌，腋窝淋巴结可见癌转移(4/9)，其术后分期应为（AJCC 第 8 版）

    A. $pT_2N_1M_0$ ⅡB 期　　　B. $pT_2N_2M_0$ ⅡB 期

    C. $pT_2N_1M_0$ ⅢA 期　　　D. $pT_2N_2M_0$ ⅢA 期

    E. $pT_1N_2M_0$ ⅢA 期

【答案】D

【考点】乳腺癌术后分期

9. 该患者术后放疗的作用描述，**不正确**的是

    A. 降低局部区域复发率

    B. 局部区域复发率可降低 2/3

    C. 提高无瘤生存率

    D. 提高乳腺癌专项生存率

    E. 不提高总生存率

【答案】E

【解析】乳腺癌保乳术后放疗可以降低局部区域复发率，提高无瘤生存率、乳腺癌专项生存率及总生存率。

【考点】乳腺癌保乳术后放疗的意义

(10~12 题共用题干)

患者，女，50 岁，发现右乳肿物 1 周。查体：右乳内上象限可触及大小 5cm×5cm 肿物，右腋窝可触及肿大淋巴结，融合固定，质硬。乳腺肿物细针穿刺为癌。腋窝淋巴结针吸活检：可见癌细胞。乳腺 MRI：右乳内上象限见一卵圆形肿块影，边缘模糊，边界不清，T_1WI 上呈低信号，T_2WI 上高信号，增强后不规则环形强化，病变大小约 4cm×4.5cm×3cm。右腋窝可见多发肿大淋巴结，融合。

10. 该患者完善分期检查，未见远处转移。则目前最合适的治疗方案为

    A. 右乳腺癌保乳术 + 腋窝淋巴结清扫术

    B. 右乳腺癌改良根治术 + 腋窝淋巴结清扫术

    C. 新辅助放疗

    D. 新辅助化疗

    E. 新辅助放化疗

【答案】D

【解析】新辅助化疗的适应证：局部晚期不能手术的患者可能获得手术根治机会；不能保乳患者可能获得保乳机会。

【考点】新辅助化疗的适应证

11. 如果该患者术后的病理报告结果 HER-2 免疫组化为(++)，后续应

    A. HER-2(++)即为阳性，可直接考虑曲妥珠单抗靶向治疗

    B. HER-2(++)即为阴性，无法使用曲妥珠单抗靶向治疗

    C. 重新进行免疫组化检测

    D. 进行 HER-2 的 FISH 检测

    E. 进行 HER-2 的 PCR 检测

【答案】D

【解析】HER-2(++)不能确定 HER-2 是否阳性，需进行 FISH 检测。

【考点】免疫组化结果的解读

12. 该患者行改良根治术，术中腋窝淋巴结与腋静脉粘连，部分切除，术后病理 8/22，辅助放疗范围描述**错误**的是

    A. 包括患侧胸壁

    B. 不包括患侧腋窝

    C. 包括患侧锁骨上淋巴引流区

    D. 包括内乳淋巴结区

    E. 已无瘤床，不需瘤床补量照射

【答案】B

【解析】腋窝淋巴结与腋静脉粘连，未能完整切除，腋窝清扫不充分，需要腋窝放疗。

【考点】改良根治术后放疗的照射范围

(13~15 题共用题干)

患者，女，35 岁，未绝经，查体发现右乳内上象限

肿物及右腋窝肿大融合淋巴结。乳腺肿物细针穿刺为癌。腋窝淋巴结针吸活检:可见癌细胞。行右乳腺癌改良根治术,术后病理为:浸润性癌Ⅲ级,肿瘤大小4cm×3cm,可见脉管癌栓,切缘未见癌。腋窝淋巴结可见癌转移(3/13)。免疫组化:ER(+>75%),PR(-),HER-2(++),Ki-67(+80%)。

13. 该患者下一步治疗方案,**错误**的是
    A. 有辅助化疗的指征
    B. 有辅助内分泌治疗的指征
    C. 有靶向治疗的指征
    D. 有辅助放疗的指征
    E. 放疗应在化疗后进行
    【答案】C
    【解析】免疫组化HER-2(++)时,需进一步行FISH检测,提示HER-2高表达则应行曲妥珠单抗靶向治疗。
    【考点】乳腺癌靶向治疗的指征

14. 若该患者有靶向治疗的指征,则关于曲妥珠单抗靶向治疗的描述,**错误**的是
    A. 可以和蒽环类药物联合使用
    B. 可以和紫杉醇联合使用
    C. 可以和放疗联合使用
    D. 可以和阿那曲唑联合使用
    E. 使用过程中需监测左心射血分数(LVEF)
    【答案】A
    【解析】辅助曲妥珠单抗靶向治疗,联合蒽环类化疗时可能增加心肌损害,严重者会发生心力衰竭,故一般不联合使用,而序贯使用。
    【考点】曲妥珠单抗靶向治疗的心脏损害作用

15. 该患者乳腺癌根治术后辅助放疗,描述正确的一项是
    A. 根治术后均应行,因可提高局部控制率和生存率
    B. 对绝经前患者,能提高局部控制率和生存率
    C. 对绝经后患者,能提高局部控制率和生存率
    D. 对Ⅰ、Ⅱ期高危组患者,能提高局部控制率和生存率
    E. 对Ⅰ、Ⅱ期患者,能提高局部控制率和生存率
    【答案】D
    【解析】乳腺癌根治术后放疗可提高早期高危组患者的局部控制率和生存率,与是否绝经无明显关系。
    【考点】乳腺癌根治术后放疗的意义

(16~18题共用题干)
患者,女,33岁,因"发现左乳肿物2周"就诊。查体:左乳外象限一5cm×3cm大小肿物,质硬,可活动,乳腺皮肤正常。左腋窝未触及肿大淋巴结。乳腺肿物细针穿刺为癌。患者行左乳腺癌保乳术+腋窝淋巴结清扫术,术后病理:左乳浸润性导管癌,肿瘤大小4cm×2.5cm,可见脉管癌栓,切缘阴性。腋窝可见淋巴结转移癌(3/13)。ER(80%+),PR(60%+),HER-2(+)。

16. 该患者的术后病理分期为
    A. $pT_2N_1M_0$ ⅡB期   B. $pT_2N_2M_0$ ⅡB期
    C. $pT_2N_1M_0$ ⅢA期   D. $pT_2N_2M_0$ ⅢA期
    E. $pT_1N_2M_0$ ⅢA期
    【答案】A
    【考点】乳腺癌病理分期

17. 该患者的术后治疗策略,下列**不正确**的是
    A. 该患者需要辅助化疗
    B. 该患者需要辅助放疗
    C. 该患者需要辅助内分泌治疗
    D. 该患者需要辅助靶向治疗
    E. 放疗可以和内分泌治疗同时进行
    【答案】D
    【解析】免疫组化HER-2(+),提示低表达,不需进行靶向治疗。
    【考点】乳腺癌靶向治疗指征

18. 该患者保乳术后放疗的描述,正确的是
    A. 放疗会影响乳房的美观,故全乳剂量不宜超过40Gy
    B. 会导致放射性肺炎,最好全程以电子线照射
    C. 若肿瘤小于2cm、切除完全、腋窝无淋巴结转移,则可不行放疗
    D. 瘤床补量照射可提高局部控制率
    E. 即使放疗局部复发率仍会较高,故采用改良根治术更可靠
    【答案】D
    【解析】乳腺癌保乳术后放疗全乳剂量建议为45~50Gy;瘤床补量可进一步降低复发;保乳术后除外有选择的低危复发人群外,均需行术后放疗,可减少局部复发,达到与改良根治术相似的局部控制率。
    【考点】乳腺癌保乳术后放疗的作用及疗效

(19~21题共用题干)
患者,女,62岁,7年前行左乳腺癌改良根治

术,术后病理:左乳浸润性导管癌Ⅲ级,大小1.5cm×1.5cm×1.2cm,切缘阴性。免疫组化:ER(−),PR(+>75%),HER-2(+++),腋窝淋巴结未见癌转移(0/16)。术后行 AC 方案辅助化疗及口服内分泌治疗 5 年,后定期复查。2 个月前发现左胸壁手术切口外下方一无痛小结节。后结节逐渐长大,来就诊。查体:左胸壁手术刀口外下方见一 1cm×1cm 大小结节,表面稍红,可活动。左腋窝及锁骨上区未触及肿大淋巴结。

19. 该患者下一步处理应为
    A. 密切观察
    B. 结节为肿瘤复发,应行抗肿瘤治疗
    C. 左胸壁结节穿刺细胞学检查
    D. 胸部增强 CT
    E. 全身 PET/CT 检查
    【答案】C
    【解析】胸壁为乳腺癌术后常见复发部位,但仍需病理检查方能确定结节性质,且可获得免疫组化结果,指导下一步治疗。
    【考点】乳腺癌复发的治疗方案

20. 该患者胸壁结节细胞学检查提示癌,全身其他部位检查未见异常,则下一步治疗应首选
    A. 胸壁放疗   B. 全身化疗
    C. 内分泌治疗   D. 手术
    E. 同步放化疗
    【答案】D
    【解析】患者仅为胸壁局部复发,且复发灶小,可通过再次手术切除获得完全缓解,故应首选手术切除。而胸壁放疗应放在手术之后。
    【考点】乳腺癌胸壁复发的治疗策略

21. 该患者拟行放疗,则放疗范围应为
    A. 左侧胸壁肿瘤区外扩 2~3cm
    B. 左侧全胸壁
    C. 左侧胸壁 + 锁骨区
    D. 左侧胸壁 + 左内乳区
    E. 左侧胸壁 + 腋窝顶 + 左内乳区
    【答案】C
    【解析】该患者复发结节经手术完全切除后,应对高危复发区进行预防放疗,包括左侧胸壁 + 锁骨区。
    【考点】乳腺癌胸壁复发的放疗范围

(22~24 题共用题干)
患者,女,43 岁,因"发现左乳肿物 2 周"就诊。乳腺肿物细针穿刺为癌。患者行"左乳腺癌保乳术 + 前哨淋巴结活检术",术后病理:左乳浸润性导管癌,肿瘤大小 3cm×2.5cm,可见脉管癌栓,切缘阴性。免疫组化:ER(>75%+),PR(−),HER-2(+++),Ki-67(50%+)。前哨淋巴结未见癌转移(0/3)。

22. 该患者的术后治疗策略,下列选项**不正确**的是
    A. 该患者需要辅助化疗、放疗、靶向治疗、内分泌治疗
    B. 曲妥珠单抗可以和 AC-T 方案辅助化疗同时使用
    C. 曲妥珠单抗可以和辅助放疗同时使用
    D. 曲妥珠单抗可以和内分泌治疗同时使用
    E. 内分泌治疗可以在放疗结束后开始,也可以同时进行
    【答案】B
    【解析】曲妥珠单抗和 AC(蒽环类药物如表柔比星、吡柔比星、多柔比星 + 环磷酰胺)不能在辅助治疗同时使用,因心脏毒性大;但可与辅助放疗或内分泌治疗同时使用。
    【考点】曲妥珠单抗靶向治疗的毒副作用

23. 该患者辅助内分泌治疗为口服来曲唑,则推荐的使用时间为
    A. 1 年   B. 2 年   C. 3 年
    D. 5 年   E. 10 年
    【答案】D
    【解析】非甾体类内分泌治疗目前推荐使用的时间为 5 年。
    【考点】乳腺癌非甾体类药物内分泌治疗的时间

24. 该患者来曲唑内分泌治疗后,**不会**出现的副作用是
    A. 恶心、消化不良   B. 脱发、多汗
    C. 关节疼痛   D. 骨质疏松
    E. 子宫内膜增厚
    【答案】E
    【解析】恶心、消化不良、脱发、多汗、关节痛及骨质疏松为来曲唑的常见副作用,子宫内膜增厚为他莫昔芬的副作用。
    【考点】来曲唑辅助内分泌治疗的常见副作用

(25~27 题共用题干)
患者,女,53 岁,因"发现左乳肿物 2 周"就诊。乳腺肿物细针穿刺为癌。患者"行左乳腺癌保乳术 + 前哨淋巴结活检术",术后病理:左乳浸润性导管癌,肿瘤大小 4cm×2.5cm,可见脉管癌栓,切缘阴性。免疫组化:ER(>75%+),PR(−),HER-2(+),Ki-67(30%+)。前哨淋巴结未见癌转移(0/2)。

25. 根据病理结果,该患者的分子分型为
    A. Lunimal A 型
    B. Lunimal B 型(HER-2 阴性)
    C. Lunimal B 型(HER-2 阳性)
    D. HER-2 阳性型
    E. 三阴型 / 基底样型
    【答案】B
    【考点】乳腺癌的分子分型

26. 为减少术后放疗的心脏毒性,以下描述中**错误**的是
    A. 左侧乳腺癌心脏受照射无法避免,常规的放疗剂量不会对患者产生任何不良影响
    B. 术后放疗患者比不放疗患者的乳腺癌相关生存率提高,但非乳腺癌死亡率增加
    C. 乳腺癌患者放疗后,非乳腺癌死亡原因主要是心脏病
    D. 在保证乳腺原发肿瘤瘤床足够照射剂量的前提下,可采用电子线瘤床补量,减少心脏照射剂量
    E. 采用自主呼吸控制技术,患者深吸气屏气时照射,可减少心脏照射范围
    【答案】A
    【解析】左侧乳腺癌保乳术后放疗,心脏会有部分照射剂量,可能出现慢性的心脏损害,包括心肌细胞及心脏传导系统等。
    【考点】放疗相关的心脏毒性及相关避免措施

27. 关于该患者内分泌治疗的说法,**错误**的是
    A. 无论绝经与否,都可以使用他莫昔芬
    B. 无论绝经与否,都可以使用托瑞米芬
    C. 无论绝经与否,都可以使用依西美坦
    D. 如已绝经,可使用阿那曲唑
    E. 如尚未绝经,可使用卵巢功能抑制 + 来曲唑
    【答案】C
    【解析】他莫昔芬和托瑞米芬为雌激素受体调节剂,可用于绝经前和绝经后患者,依西美坦、来曲唑、阿那曲唑只能用于绝经后妇女。
    【考点】乳腺癌内分泌治疗原则

(28~30 题共用题干)

患者,女,46 岁,发现右乳外上象限一肿物,4cm × 3cm 肿块,腋窝未触及肿大淋巴结。乳腺肿物粗针穿刺病理结果显示:乳腺导管原位癌。

28. 该患者辅助检查的描述**错误**的是

A. 应完善乳腺 X 线及乳腺超声检查
B. 拟行保乳术,术前可选择性行 X 线检查
C. 必要时应行乳腺 MRI 检查
D. 钼靶检查可见簇状微小钙化
E. MRI 表现为沿导管分布的段样成簇小环状强化或局灶性、区域性、弥漫性强化
【答案】B
【解析】导管原位癌常沿乳腺导管分布,X 线可呈局灶、区域或弥漫性钙化,如拟行保乳术,则术前需行乳腺 X 线检查明确病灶范围。
【考点】乳腺导管原位癌的临床特点

29. 该患者进一步治疗的描述,**错误**的是
    A. 可考虑行肿块切除术,不行淋巴结处理,术后全乳放疗
    B. 可行全乳切除 ± 前哨淋巴结活检
    C. 可行全乳切除 ± 前哨淋巴结活检 ± 乳房重建术
    D. 手术切缘墨汁染色阴性即为切缘阴性
    E. 手术扩大切缘(即切缘大于 10mm)不能进一步降低局部复发
    【答案】D
    【解析】导管原位癌的切缘不采用"墨汁染色"评估,认为大于 2mm 的切缘为安全距离,而小于 1mm 的切缘是不够的。墨汁染色法为评估浸润性癌的切缘方法。
    【考点】乳腺导管原位癌的治疗原则

30. 关于导管原位癌放疗的描述,正确的是
    A. 因导管原位癌恶性程度低,保乳术后可行瘤床放疗减少局部复发风险
    B. 扩大切缘(大于 10mm)可以进一步降低保乳术 + 术后放疗的局部复发率
    C. 保乳术 + 放疗的局部控制率与全乳切除术相当
    D. 保乳术后的全乳放疗可降低约 30% 的同侧复发风险
    E. 保乳术后的放疗可减少导管原位癌的复发风险,但不能减少浸润性癌的复发风险
    【答案】C
    【解析】导管原位癌保乳术后应行全乳放疗,可降低约 50% 的同侧乳腺复发风险,其中约一半的复发是导管原位癌,一半是浸润性癌;扩大切缘不能进一步降低局部复发率。
    【考点】乳腺导管原位癌的放射治疗原则

(31~33 题共用题干)

患者,女,45 岁,未绝经,因"发现左乳肿物 3 周"

就诊。乳腺肿物细针穿刺为癌。患者行"左乳腺癌保乳术 + 前哨淋巴结活检术"，术后病理：左乳浸润性导管癌Ⅲ级，肿瘤大小 3cm×2.5cm×2cm，可见脉管癌栓，切缘阴性。免疫组化：ER（−），PR（−），HER-2（++），Ki-67（50%+）。前哨淋巴结活检：共 2 枚淋巴结，其中一枚可见癌，最大浸润灶直径为 0.1mm。

31. 则该患者的术后分期为

　　A. $T_1N_1M_0$ ⅡA 期　　B. $T_2N_1M_0$ ⅡB 期

　　C. $T_1N_{0(i+)}M_0$ ⅠA 期　　D. $T_2N_{0(i+)}M_0$ ⅡA 期

　　E. $T_2N_{0(i+)}M_0$ ⅡB 期

【答案】D

【解析】患者原发肿瘤分期为 T_2，腋窝淋巴结微转移为 $N_{0(i+)}$，即孤立肿瘤细胞，其在分期时按 N_0 处理，故分期为 $T_2N_{0(i+)}M_0$ ⅡA 期。

【考点】腋窝淋巴结孤立肿瘤细胞的定义及临床分期

32. 关于该患者的治疗，描述正确的是

　　A. 患者相对年轻，肿瘤 3cm 且病理为Ⅲ级，不宜行保乳治疗，应该行改良根治术

　　B. 患者腋窝淋巴结可见癌转移，必须进一步行腋窝淋巴结清扫术

　　C. 患者如不行乳腺切除，术后放疗必须在化疗前开始，以减少复发风险

　　D. 患者 HER-2 阳性，需给予 1 年的靶向治疗

　　E. 患者术后需要化疗，但不需要内分泌治疗

【答案】E

【解析】肿瘤 3cm 及病理Ⅲ级不是保乳禁忌证；腋窝前哨淋巴结孤立肿瘤细胞的患者可以不再行腋窝淋巴结清扫；HER-2（++）不能确定 HER-2 基因扩增，需进一步行 FISH 检测加以确认；患者有术后化疗指征，但 ER、PR 阴性，不需要内分泌治疗。

【考点】乳腺癌保乳术后的治疗原则

33. 关于该患者术后放疗的时机，描述正确的是

　　A. 放疗应在术后 2~4 周进行

　　B. 放疗应在术后 4~8 周进行

　　C. 放疗应在末次辅助化疗后 2~4 周进行

　　D. 放疗应在靶向治疗结束后进行

　　E. 放疗开始时间与手术切口愈合无关

【答案】C

【解析】术后无须辅助化疗的患者，放疗应在术后 4~8 周进行；而该患者需要辅助化疗，则放疗应在末次化疗后 2~4 周进行。

【考点】术后辅助放疗的时机

【案例分析题】

案例一：患者，女，39 岁，未绝经，因"发现左乳肿物 2 周"就诊。乳腺肿物细针穿刺为癌。患者行"左乳腺癌保乳术 + 腋窝淋巴结清扫术"，术后病理：左乳浸润性导管癌Ⅲ级，肿瘤大小 4cm×2.5cm×2cm，可见脉管癌栓，切缘阴性。免疫组化：ER（>75%+），PR（−），HER-2（+），Ki-67（50%+）。腋窝淋巴结见癌转移（3/13）。

提问 1：该患者术后需要进一步的治疗为

　　A. 辅助放疗

　　B. 辅助化疗

　　C. 抗 HER-2 靶向治疗

　　D. 内分泌治疗

　　E. 免疫治疗

【答案】ABD

【解析】保乳术后患者需行辅助放疗，该患者有年轻、原发肿瘤大、肿瘤分级高、腋窝淋巴结转移等高危复发因素，应行辅助化疗及内分泌治疗。

【考点】乳腺癌的保乳术后综合治疗原则

提问 2：该患者合适的内分泌治疗方案为

　　A. 他莫昔芬

　　B. 他莫昔芬 + 卵巢功能抑制

　　C. 阿那曲唑

　　D. 来曲唑 + 卵巢功能抑制

　　E. 依西美坦

【答案】ABD

【解析】他莫昔芬是绝经前患者的常用内分泌治疗，该患者有年轻、原发肿瘤大、肿瘤分级高、腋窝淋巴结转移等高危复发因素，故建议内分泌治疗为他莫昔芬 + 卵巢功能抑制，也可选择第三代芳香化酶抑制剂 + 卵巢功能抑制。

【考点】绝经前患者的内分泌治疗原则

提问 3：该患者内分泌治疗后可能出现的副反应为

　　A. 更年期症状

　　B. 骨质疏松

　　C. 血栓风险增加

　　D. 肝肾功能损伤

　　E. 子宫内膜增厚

【答案】ABCDE

【解析】该患者的内分泌治疗可以为他莫昔芬或第三代芳香化酶抑制剂 + 卵巢功能抑制，故可以有以上提及的副反应。

【考点】内分泌治疗的常见副反应

案例二:患者,女,50岁,发现右乳肿物1周。无其他不适主诉。既往无其他疾病病史。查体:右乳中央象限可触及大小3cm×2cm肿物,皮肤正常。右腋窝可触及一枚肿大淋巴结,大小1.5cm×1cm,质硬,活动,无融合。血常规及生化检查各指标正常。乳腺肿物粗针穿刺病理为浸润性导管癌,腋窝淋巴结细针穿刺可见癌细胞。

提问1:以下检查,该患者常规术前检查**不包括**

A. 乳腺及淋巴结超声

B. 乳腺钼靶

C. 胸部 X 线或 CT

D. 骨扫描

E. 头颅 MRI

【答案】DE

【解析】临床Ⅰ、Ⅱ期乳腺癌患者不需常规进行骨扫描及头颅 MRI 检查,只有当出现临床症状时或碱性磷酸酶异常升高时,才需要进行骨扫描检查。初诊乳腺癌患者脑转移率低,不需常规头颅 MRI 检查。

【考点】乳腺癌的术前分期检查

提问2:以下关于乳腺 MRI 的作用描述,正确的是

A. 用于 X 线或超声检查不能确定的乳腺病变诊断

B. 用于乳腺癌的分期

C. 用于新辅助化疗的疗效评估

D. 用于腋窝淋巴结转移,原发灶不明者

E. 用于保乳术后复发的监测

【答案】ABCDE

【考点】乳腺 MRI 的临床应用

提问3:如分期检查未见远处转移,下一步诊疗计划正确的是

A. 补充穿刺病理免疫组化检查

B. 腋窝前哨淋巴结活检

C. 新辅助化疗 + 保乳治疗

D. 改良根治术 + 化疗 ± 放疗

E. 改良根治术 + Ⅰ期乳腺重建 + 化疗 ± 放疗

【答案】ACDE

【解析】腋窝淋巴结穿刺阳性患者,前哨淋巴结活检为禁忌证;中央区肿瘤不是保乳禁忌证。

【考点】乳腺癌治疗模式

案例三:患者,女,39岁,因"发现左乳肿物2周"就诊。乳腺肿物细针穿刺为癌。患者行"左乳

腺癌改良根治术 + 腋窝淋巴结清扫",术后病理:左乳浸润性导管癌,双灶,肿瘤大小分别为3.5cm×3.5cm×3cm 及 2cm×1.5cm×1cm,可见脉管癌栓,切缘阴性。免疫组化:ER(1%+),PR(−),HER-2(+),Ki-67(80%+)。腋窝淋巴结见癌转移(其中第Ⅰ组 1/12,第Ⅱ组 0/3,第Ⅲ组 1/1)。

提问1:该患者的术后分期为

A. $T_2N_1M_0$ ⅡB 期

B. $T_2N_2M_0$ ⅢA 期

C. $T_2N_3M_0$ ⅢC 期

D. $T_3N_1M_0$ ⅢA 期

E. $T_3N_3M_0$ ⅢB 期

【答案】C

【解析】乳腺癌的 TNM 分期,腋窝第Ⅲ组淋巴结转移时,N 分期为 N_3。

【考点】乳腺癌的 TNM 分期

提问2:该患者术后行辅助放疗的依据包括

A. 年轻

B. 乳腺原发肿瘤大

C. 脉管癌栓

D. 腋窝淋巴结转移 2/16

E. 第Ⅲ组淋巴结转移

F. ER(1%+),PR(−)

【答案】ABCDEF

【解析】乳腺癌改良根治术后的患者,腋窝淋巴结小于 4 枚的术后放疗仍有一定争议,但如有以下高危复发因素,应酌情考虑术后放疗:年轻、原发肿瘤大、激素受体阴性、腋窝淋巴结转移个数多、脉管癌栓。此患者锁骨下淋巴结转移,也是术后放疗指征。

【考点】乳腺癌改良根治术后放疗的指征

提问3:若该患者行术后放疗,则关于放疗毒副反应的预防和处理,描述正确的是

A. 照射野皮肤应避免暴晒、摩擦

B. 照射野皮肤可采用外涂无刺激性软膏、霜剂保护

C. 患侧上肢避免负重和蚊虫叮咬

D. 患侧上肢可适当垫高,促进淋巴回流

E. 进软食,避免刺激性食物,保护食管黏膜

F. 放疗结束 2 个月时如出现发热,考虑行胸部 CT 检查

【答案】ABCDEF

【解析】乳腺癌术后放疗常见的毒副反应为放射性皮炎、上肢水肿、放射性食管炎、放射性肺炎。

【考点】乳腺癌术后放疗毒副反应的预防和处理原则

第五节 淋 巴 瘤

【A1 型题】

1. 在我国,最常见的淋巴瘤类型是
   A. 霍奇金淋巴瘤
   B. NK/T 细胞淋巴瘤
   C. 滤泡性淋巴瘤
   D. 血管免疫母细胞 T 细胞淋巴瘤
   E. 弥漫大 B 细胞淋巴瘤
   【答案】E
   【解析】淋巴瘤可分为霍奇金淋巴瘤(HL)和非霍奇金淋巴瘤(NHL)两大类。在中国恶性淋巴瘤中非霍奇金淋巴瘤所占的比例远高于霍奇金淋巴瘤。非霍奇金淋巴瘤分为 B 细胞和 T 细胞两种类型,其中,弥漫大 B 细胞淋巴瘤可能占到 30%~40%。
   【考点】淋巴瘤的流行病学特点

2. 如分期相同,霍奇金淋巴瘤预后**最差**的类型是
   A. 混合细胞型
   B. 淋巴细胞为主型
   C. 结节硬化型
   D. 淋巴细胞减少型
   E. 结节性淋巴结细胞为主型
   【答案】D
   【解析】霍奇金淋巴瘤的预后与组织类型及临床分期紧密相关,淋巴细胞为主型预后最好,5 年生存率为 94.3%;而淋巴细胞减少型最差,5 年生存率仅 27.4%;结节硬化及混合细胞型在两者之间
   【考点】霍奇金淋巴瘤的病理分型

3. 下列**不属于**经典型霍奇金淋巴瘤的是
   A. 结节硬化型
   B. 淋巴细胞消减型
   C. 结节性淋巴细胞为主型
   D. 富含淋巴细胞型
   E. 混合细胞型
   【答案】C
   【解析】2000 年 WHO 将霍奇金淋巴瘤分为结节性淋巴细胞为主型霍奇金淋巴瘤和经典型霍奇金淋巴瘤。后者分为:①结节硬化型;②混合细胞型;③淋巴细胞消减型;④富含淋巴细胞型。
   【考点】霍奇金淋巴瘤的病理分型

4. 常发生于成年人,镜下见大量经典 R-S 细胞分散在弥漫性或模糊的结节性的炎性背景中,以下类型属于无结节性的硬化和纤维化的霍奇金淋巴瘤的是
   A. 结节性淋巴细胞为主型
   B. 淋巴细胞为主型
   C. 结节硬化型
   D. 混合细胞型
   E. 淋巴细胞消减型
   【答案】D
   【解析】混合细胞型经典型霍奇金淋巴瘤(MCCHL)是经典型霍奇金淋巴瘤的一种亚型,组织学特点为:散在经典的 R-S 细胞分散在弥漫性或模糊的结节性的炎性背景中,无结节性的硬化和纤维化。占所有经典型霍奇金淋巴瘤的 20%~25%。
   【考点】霍奇金淋巴瘤的组织分型特点

5. 弥漫大 B 细胞淋巴瘤常见的染色体易位(*Bcl-2* 基因)是指
   A. t(14;18)　　　　B. t(11;14)
   C. t(11;18)　　　　D. t(8;14)
   E. t(2;5)
   【答案】A
   【解析】滤泡性淋巴瘤和弥漫大 B 细胞淋巴瘤的常见染色体易位为 t(14;18),套细胞淋巴瘤为 t(11;14),黏膜相关淋巴组织淋巴瘤为 t(11;18),伯基特(Burkitt)淋巴瘤为 t(8;14),间变性大细胞淋巴瘤为 t(2;5)。
   【考点】淋巴瘤的常见染色体易位

6. 对于早期霍奇金淋巴瘤预后良好组的患者,化疗后给予受累野放疗的最小合适剂量为
   A. 15Gy　　　B. 20Gy　　　C. 25Gy
   D. 30Gy　　　E. 35Gy
   【答案】B
   【解析】根据德国霍奇金淋巴瘤研究小组的 HD10 研究结果,早期霍奇金淋巴瘤预后良好组给予 2 周期或 4 周期 ABVD 方案(阿霉素+博来霉素+长春碱+氮烯米胺)及之后给予 20Gy 或 30Gy 受累野放疗的效果无显著差别,故目前推荐对于早期预后良好组霍奇金淋巴瘤应给予 20Gy 放疗。
   【考点】霍奇金淋巴瘤的放疗剂量及范围

7. 对于 I 期的鼻腔 NK/T 细胞淋巴瘤,经标准根治性治疗后预计的 5 年生存率是
   A. <10%　　　　　B. 10%~20%
   C. 20%~40%　　　D. 40%~60%
   E. 70%~90%
   【答案】E
   【解析】对于 I 期的鼻腔 NK/T 细胞淋巴瘤,采用以放疗为主的根治性治疗的 5 年生存率约为 70%,对于局限 I 期,这一数值可高达 90%。
   【考点】鼻腔 NK/T 细胞淋巴瘤预后

8. 目前认为大部分胃 MALT 淋巴瘤与下列哪种感染相关

    A. Hp   B. EBV   C. 支原体

    D. 衣原体   E. HTLV-1

【答案】A

【解析】胃 MALT 淋巴瘤患者其 Hp 感染率为 85%。Hp 的慢性感染状态刺激了黏膜内淋巴细胞聚集，由此而引发的一系列自身免疫反应激活免疫细胞及其活性因子（如 IL-2 等），造成了胃黏膜内淋巴滤泡的增生，为胃淋巴瘤的发生奠定了基础。MALT 淋巴瘤的发生与 Hp 感染有关，而根除 Hp 的治疗能使 MALT 淋巴瘤消退。

【考点】胃 MALT 淋巴瘤的发病机制与治疗

9. 下列属于 B 细胞抗原的是

    A. CD2   B. CD3   C. CD4

    D. CD7   E. CD19

【答案】E

【解析】CD19、CD20 属于 B 细胞抗原，CD2、CD3、CD4、CD5、CD8 属于 T 细胞抗原。

【考点】淋巴细胞表面标志

10. 关于霍奇金淋巴瘤，以下描述不正确的是

    A. 诊断时多为早期，多见于年轻人

    B. 绝大多数原发于淋巴结，原发于结外部位的少见

    C. 组织学上可见少数 R-S 细胞及其变异细胞，周围大量非肿瘤反应性细胞

    D. 30%~50% 伴有淋巴瘤 B 症状

    E. 发生于老年人预后相对较差

【答案】D

【解析】20%~30% 霍奇金淋巴瘤伴淋巴瘤 B 症状。

【考点】霍奇金淋巴瘤的临床和病理学特点

11. 原发性纵隔大 B 细胞淋巴瘤特点不包括

    A. 中位年龄 30 岁，男性多于女性

    B. 一般不侵犯骨髓

    C. 常为前上纵隔大肿块，纵隔压迫症状多见

    D. 结外受侵常见

    E. Ⅰ~Ⅱ期多见

【答案】A

【解析】原发性纵隔大 B 细胞淋巴瘤是弥漫大 B 细胞淋巴瘤的一个独立亚型，好发于年轻患者，且女性高于男性。临床特征主要是以前上纵隔大肿块为主，以及大肿块压迫引起的相关疾病（如胸腔积液、心包积液、上腔静脉综合征等），但骨髓侵犯少见，初诊以 Ⅰ~Ⅱ 期为主。

【考点】原发性纵隔大 B 细胞淋巴瘤的特点

12. 非霍奇金淋巴瘤国际预后指数（IPI）项目不包括

    A. 年龄   B. 血沉

    C. LDH   D. 分期

    E. 结外器官受侵

【答案】B

【解析】血沉是霍奇金淋巴瘤的预后指标。

【考点】非霍奇金淋巴瘤国际预后指数共 5 分，其对应项目分别是：年龄 >60 岁，Ⅲ~Ⅳ 期，ECOG 评分 ≥2 分，乳酸脱氢酶（LDH）升高，结外受累部位 >1 个。0~1 分为低危，2 分为低中危，3 分为高中危，4~5 分为高危。

13. 鼻腔 NK/T 细胞淋巴瘤特点不包括

    A. 多见于中年男性，与 EBV 有关

    B. 常见症状为鼻塞、鼻出血，伴恶臭

    C. 易侵及同侧上颌窦，筛窦和鼻咽

    D. 发现时晚期较多

    E. 对放疗敏感

【答案】D

【解析】鼻腔 NK/T 细胞淋巴瘤早期多见。

【考点】鼻腔 NK/T 细胞淋巴瘤特点

14. 关于原发睾丸淋巴瘤，以下说法中不正确的是

    A. 最常见的类型是弥漫大 B 细胞淋巴瘤

    B. 是 60 岁以上的常见睾丸恶性肿瘤

    C. 较易发生双侧睾丸受侵

    D. 放疗时不需要行对侧睾丸预防照射

    E. 即使早期也需要综合治疗

【答案】D

【解析】原发睾丸淋巴瘤较易发生双侧睾丸受侵，需要对侧睾丸预防放疗。

【考点】原发睾丸淋巴瘤特点

15. 早期原发眼眶黏膜相关淋巴组织淋巴瘤推荐的放疗剂量是

    A. 10Gy   B. 20Gy   C. 30Gy

    D. 40Gy   E. 50Gy

【答案】C

【考点】黏膜相关淋巴组织淋巴瘤放疗剂量

16. 我国最常见的 B 细胞惰性淋巴瘤是

    A. 1~2 级滤泡性淋巴瘤

    B. 黏膜相关淋巴组织淋巴瘤

    C. 原发皮肤滤泡中心细胞淋巴瘤

    D. 蕈样肉芽肿

    E. 原发性皮肤间变性大细胞淋巴瘤

【答案】B

【解析】滤泡性淋巴瘤（FL）是典型的惰性淋巴瘤，是欧美国家最常见的淋巴瘤类型，我国则相对少见；我国最常见的惰性淋巴瘤是 MALT 淋巴瘤。

【考点】惰性淋巴瘤

17. 关于我国淋巴瘤的发病特点,下列描述**不正确**的是
    A. 发病年龄呈曲线双峰
    B. 霍奇金淋巴瘤发病率男性高于女性
    C. 霍奇金淋巴瘤所占比例低于欧美国家
    D. T 细胞淋巴瘤所占比例高于欧美国家
    E. 结外弥漫大 B 细胞淋巴瘤高于国外

【答案】A

【解析】淋巴瘤在我国发病年龄为曲线单峰,在欧美为曲线双峰,我国淋巴瘤发病率男性高于女性,主要以 T 细胞淋巴瘤为主,淋巴母细胞淋巴瘤 / 白血病、外周 T 细胞淋巴瘤多于欧美国家。

【考点】淋巴瘤在我国的发病特点

18. 进展期霍奇金淋巴瘤的预后不良因素中,以下描述**不正确**的是
    A. 年龄≥45 岁
    B. 男性
    C. Ⅳ期
    D. 白细胞计数≥10 × 10⁹/L
    E. 人血清白蛋白 <40g/L

【答案】D

【解析】关于进展期霍奇金淋巴瘤的预后的不良因素,根据国际预后评分(IPS),共有 7 分。分别为:男性;年龄≥45 岁;Ⅳ期;血红蛋白 <105g/L;人血清白蛋白 <40g/L;淋巴细胞减少(<8% 或 <0.6 × 10⁹/L);白细胞计数升高(≥15 × 10⁹/L)。

【考点】进展期霍奇金淋巴瘤预后不良因素

19. 早期预后良好型霍奇金淋巴瘤的最佳治疗模式是
    A. 单纯放疗
    B. 单纯化疗
    C. 手术
    D. 化疗 + 扩大野放疗
    E. 化疗 + 受累野放疗

【答案】E

【解析】目前 NCCN 建议早期预后良好型霍奇金淋巴瘤的最佳治疗模式为综合治疗,包括全身化疗(ABVD 方案 4 周期)和受累野放疗(20~30Gy)。

【考点】早期预后良好型霍奇金淋巴瘤的治疗

20. 下列选项中是无症状低负荷的Ⅲ~Ⅳ期滤泡性淋巴瘤的最佳治疗选择的是
    A. 单纯放疗
    B. 单纯化疗
    C. 观察等待
    D. 手术
    E. 化疗 + 受累野放疗

【答案】C

【解析】1~2 级滤泡性淋巴瘤治疗选择:早期可治愈,以放疗为主;晚期不可治愈,无症状的患者可观察等待。

【考点】滤泡性淋巴瘤的治疗

【A2 型题】

1. 患者,男,11 岁,半年前发现右颈部肿块,伴持续发热,无盗汗、体重下降,近日自觉呼吸困难。胸部 X 线片检查显示中纵隔增大。体格检查可触及右颈部数个肿大淋巴结,最大者 3.0cm × 2.5cm,相互融合、粘连。切取淋巴结活检提示:镜下可见淋巴滤泡消失,大量形态较单一的肿瘤细胞弥漫性浸润,瘤细胞呈圆形,与正常淋巴细胞相似,但体积稍大,可见较多病理性核分裂象,被膜亦有浸润。首先考虑该患者的诊断是
   A. 淋巴细胞白血病　　B. 类白血病反应
   C. 颈部转移癌　　　　D. 霍奇金淋巴瘤
   E. 非霍奇金淋巴瘤

【答案】E

【解析】非霍奇金淋巴瘤是单克隆扩展的结果,肿瘤成分单一,结合年龄、症状、体征和病理,该患者考虑非霍奇金淋巴瘤。

【考点】非霍奇金淋巴瘤的诊断

2. 患者,女,37 岁,发现右颈包块 2 个月,伴发热,体温最高 38.5℃,持续近 1 个月,可自行退热,无咳嗽、咳痰等。CT 检查发现颈部、纵隔及腹膜后淋巴结多发肿大,考虑为肿瘤侵犯。右颈淋巴结活检示弥漫大 B 细胞淋巴瘤,骨髓活检可见瘤细胞。该患者分期为
   A. Ⅱ期　　　　B. ⅢB 期　　　　C. ⅢA 期
   D. ⅣA 期　　　E. ⅣB 期

【答案】E

【解析】患者全身多发淋巴结肿大,位于横膈两侧,同时伴骨髓受侵,属于Ⅳ期淋巴瘤,此外,高热 1 个月,为 B 症状。因此诊断为非霍奇金淋巴瘤ⅣB 期。

【考点】非霍奇金淋巴瘤的分期

3. 患者,女,68 岁,因"发热伴盗汗 3 个月"入院。入院查体:ECOG 评分 2 分,双颈可及多个肿大淋巴结,心肺无异常,腹部膨隆,肝肋下 5 指可及,移动性浊音阴性。超声检查示腹膜后多发淋巴结肿大,肝脏多发性占位病变,考

虑为转移瘤。血清 LDH 正常范围内。颈部淋巴结切除活检病理为:非霍奇金淋巴瘤,外周 T 细胞淋巴瘤(非特指)。该患者国际预后指数(IPI)应为

A. 1 分　　　　B. 2 分　　　　C. 3 分

D. 4 分　　　　E. 5 分

【答案】D

【解析】非霍奇金淋巴瘤的国际预后指数(IPI)包括:年龄 >60 岁;LDH 升高;一般状况评分(ECOG 评分 2~4 分);临床分期Ⅲ~Ⅳ期;淋巴结受侵部位 >1 个。每项预后因素记 1 分,低危 0~1 分,中低危 2 分,中高危 3 分,高危 4~5 分。患者年龄 >60 岁,ECOG 评分 2 分,临床分期Ⅳ期,受侵淋巴结部位 >1 处,有 4 项危险因素,故记 4 分,为高危组。

【考点】非霍奇金淋巴瘤的国际预后指数

4. 患者,男,26 岁,因"胸闷、气促 1 周"入院。胸部 CT 示纵隔巨大肿块,纵隔镜活检示"霍奇金淋巴瘤",诊断为霍奇金淋巴瘤Ⅰ A 期,行 6 周期 ABVD 方案化疗后,患者胸闷症状消失,复查胸部 CT 示纵隔肿块较前明显缩小,但仍有残留。下一步治疗方案首选

A. 继续 ABVD 方案化疗 2~4 周期

B. 手术切除残留病灶

C. 纵隔区放疗

D. 自体干细胞移植

E. 异体干细胞移植

【答案】C

【解析】早期霍奇金淋巴瘤的治疗原则是以全身化疗、受累野放疗为主进行综合治疗。该患者大纵隔,化疗 6 周期后仍有残留,可对纵隔行放疗,争取达到完全缓解。

【考点】霍奇金淋巴瘤的治疗原则

5. 患者,男,16 岁,发现双颈淋巴结肿大 2 个月,憋气 2 周,伴发热超过 38 ℃,持续约 1 周,无盗汗及体重下降。查体:双颈部多发淋巴结肿大,大者直径约 4cm,质韧,活动,无压痛。行左颈淋巴结切取活检,病理诊断:T 淋巴母细胞淋巴瘤 / 白血病。全身 CT 示:双颈、纵隔可见多发肿大淋巴结,相互融合,包绕颈部及纵隔大血管,其中前纵隔肿物约 11cm × 8cm。骨髓细胞学检查:无异常。该患者临床分期是

A. Ⅰ XA 期　　　B. Ⅰ XB 期　　　C. Ⅱ XA 期

D. Ⅱ XB 期　　　E. Ⅲ XA 期

【答案】D

【解析】患者有双颈及纵隔淋巴结受侵,位于横膈一侧,伴 >10cm 的纵隔大肿块,有淋巴瘤 B 症状,故分期为Ⅱ XB 期。

【考点】非霍奇金淋巴瘤的分期

6. 患者,男,68 岁,因"腹痛半年余"就诊于当地医院。肠镜发现结肠多发肿物,病理示:非霍奇金淋巴瘤,套细胞淋巴瘤。全身 PET/CT:结肠多发黏膜结节,肝脾多发占位,代谢增高,双侧髂血管旁、双腹股沟双侧膈脚后、肠系膜、腹膜后多发淋巴结,伴代谢增高,考虑淋巴瘤侵犯。该患者应选择的最佳治疗模式为

A. 化疗,如疗效为 PR,可考虑异基因造血干细胞移植

B. 放疗

C. 化疗 + 放疗

D. 化疗,如疗效为 PR,可考虑自体造血干细胞移植

E. 化疗 + 手术治疗

【答案】A

【解析】套细胞淋巴瘤目前无标准的治疗方案,绝大多数晚期患者需要进行全身化疗。放疗通常用于对化疗耐药、不适合化疗的患者,以及用于缓解症状等。造血干细胞移植,主要用于化疗后肿瘤部分缓解或完全缓解但难以根治的患者,行自体造血干细胞移植可使生存期得到延长。一线治疗失败后的患者可考虑行异基因造血干细胞移植。

【考点】套细胞淋巴瘤的治疗

7. 患者,男,51 岁,发现左颈部淋巴结肿大半年余,2cm 左右,质韧,无压痛,无发热、盗汗、体重下降。CT 示:左颈部淋巴结肿大。左颈部淋巴结切除活检病理示:非霍奇金淋巴瘤,滤泡性淋巴瘤 1 级。该患者应选择的治疗模式为

A. 化疗

B. 放疗

C. 化疗 + 放疗

D. 化疗 + 自体造血干细胞移植

E. 观察等待

【答案】B

【解析】对于惰性淋巴瘤,目前认为晚期是不可治愈的,如果无治疗适应证可以选择观察等待,而对早期,唯一的根治性手段为受累野的放疗。虽然近期化疗的研究有一定进展,尤其是对利妥昔单抗的研究认为疗效较好,但主要针对晚期惰性淋巴瘤。目前放疗仍是早期滤泡性淋巴瘤的唯一根治性治疗手段。

【考点】滤泡性淋巴瘤 1 级的治疗

8. 患者,女,40岁,8个月前发现右侧锁骨上肿物。肿物大小约3cm,质韧,活动,无发热及盗汗,无体重下降,未在意,肿物进行性增大超过10cm。行右锁骨上淋巴结活检,病理示:弥漫大B细胞淋巴瘤。PET/CT示:右上颈部、右锁骨上多个肿大淋巴结,最大径13cm,代谢明显增高,考虑淋巴结受侵。血常规和肝肾功能正常。骨髓检查未见骨髓受侵。该患者首选的治疗方案是

    A. CHOP 化疗

    B. CHOP 化疗 + 利妥昔单抗

    C. 单纯利妥昔单抗

    D. 放化疗综合治疗

    E. 单纯放疗

【答案】D

【解析】早期大包块的弥漫大B细胞淋巴瘤首选放化疗综合治疗,根据年龄、IPI、分期相应调整。

【考点】弥漫大B细胞淋巴瘤的治疗

9. 患者,男,29岁,近半年右颈部肿块进行性增大,3cm×4cm。无痛,活动欠佳,切除活检示包膜完整,无明显出血、坏死。镜下发现大量束状纤维组织增生,其间散在一些大细胞,胞质丰富、透明,胞核大,核仁多,呈双叶或多叶状,与周围形成透明间隙,并可见大量浆细胞、淋巴细胞、嗜酸性粒细胞、中性粒细胞、组织细胞等。该患者最可能的诊断是

    A. 霍奇金淋巴瘤,结节硬化型

    B. 霍奇金淋巴瘤,混合细胞型

    C. 非霍奇金淋巴瘤

    D. 淋巴结反应性增生

    E. 淋巴结炎

【答案】A

【解析】霍奇金淋巴瘤是一种肿瘤细胞占少数、背景细胞占多数的恶性肿瘤,肿瘤细胞为R-S细胞及其变异细胞,不同分型的病理表现有所不同。结节性淋巴细胞是以主型为单一小淋巴细胞增生为背景,散在分布变异型的R-S细胞,即"爆米花"细胞。经典型霍奇金淋巴瘤表现为以混合性细胞增生为背景,可见较明显嗜酸性粒细胞。结节硬化型常可见陷窝细胞,混合细胞型的病变组织内有多种成分,可见大量经典的R-S细胞,淋巴细胞减少型的R-S细胞相对多,淋巴细胞少见,富含淋巴细胞型类似结节性淋巴细胞为主型,但有经典型R-S细胞。

【考点】霍奇金淋巴瘤的分型

10. 患者,男,56岁,无意中发现左锁骨上区无痛性肿块,伴发热超过38℃,持续约1周,

无盗汗、体重下降,就诊当地医院。行左锁骨上区肿物活检病理结果为:霍奇金淋巴瘤。免疫组化:CD20(+++),CD79a(+++),CD5(-),Ki-67(70%+)。行全身PET/CT检查显示双颈部多发肿大淋巴结,最大SUV值17,肝脏弥漫受侵,SUV值13.6。血常规:白细胞计数10.3×10⁹/L,淋巴细胞绝对值1.54×10⁹/L,淋巴细胞百分比28.8%,血红蛋白102g/L,血小板计数164×10⁹/L;生化:总蛋白59.2g/L,白蛋白32.9g/L,白蛋白/球蛋白=1.25,乳酸脱氢酶310U/L。该患者国际预后评分(IPS)应为

    A. 0 分   B. 1~2 分   C. 3~4 分

    D. 5~6 分   E. 7 分

【答案】D

【解析】进展期霍奇金淋巴瘤的国际预后评分(IPS)包括:男性;≥45岁;Ⅳ期;血红蛋白<105g/L;血白蛋白<40g/L;血淋巴细胞减少(<8%或0.6×10⁹/L);血白细胞计数≥15×10⁹/L。每项预后因素符合则记1分。该患者为:男性,56岁,Ⅳ期,血红蛋白<105g/L,血白蛋白<40g/L,故共记5分。

【考点】进展期霍奇金淋巴瘤的国际预后评分

11. 患者,男,48岁,主因"右侧鼻塞5个月"就诊。近半年无明显诱因出现体温升高,最高38.6℃,一般在38℃以上,无盗汗,无体重减轻。查体:ECOG评分1分,浅表未触及明显肿大淋巴结,右侧鼻腔狭窄,可见肿物表面糜烂,无明显出血,左侧鼻腔通畅。鼻咽和口咽无异常。右侧鼻腔肿物活检病理示:右鼻腔NK/T细胞淋巴瘤。MRI:右侧鼻腔软组织影,最大截面约4.1cm×2.3cm,右侧上颌窦可见软组织影。胸部和腹部CT及浅表淋巴结超声均未见异常。血常规和生化未见明显异常。该患者的Ann Arbor分期是

    A. ⅠEA 期   B. ⅠEB 期   C. ⅡEA 期

    D. ⅡEB 期   E. ⅢEB 期

【答案】B

【解析】患者的临床分期为Ⅰ期,因鼻腔NK/T细胞淋巴瘤为结外淋巴瘤故应标E,有淋巴瘤B症状,所以分期为ⅠEB期。

【考点】NK/T细胞淋巴瘤的临床分期

12. 患者,男,26岁,发现左颈部无痛性肿块3个月,大小约3cm,无发热、盗汗、体重下降。当地医院行左颈部淋巴结切除活检,病理结

果为霍奇金淋巴瘤。行全身 PET/CT 检查显示左颈部、纵隔多发肿大淋巴结,前纵隔肿物 11cm×10cm,SUV 值 16.7,其余无异常。该患者选择最佳治疗方案为

A. ABVD 方案化疗 2~4 周期

B. ABVD 方案化疗 4~6 周期

C. ABVD 方案化疗 6~8 周期

D. ABVD 方案化疗 4~6 周期 + 受累野放疗

E. ABVD 方案化疗后残留者行自体干细胞移植

【答案】D

【解析】早期伴预后不良因素的霍奇金淋巴瘤的治疗原则为全身化疗、受累野放疗为主的综合治疗。

【考点】霍奇金淋巴瘤的治疗原则

13. 患者,男,21 岁,发现左颈部肿块 1 个月,无发热、盗汗、体重下降。当地医院行左颈部淋巴结切除活检,病理结果显示:霍奇金淋巴瘤。全身 PET/CT 检查显示左颈部多发肿大淋巴结,大者 3cm,SUV 值 11.4,其余无异常。该患者选择最佳治疗方案为

A. 单纯放疗

B. 单纯化疗

C. 化疗后受累野放疗

D. 放疗后巩固化疗

E. 同步放化疗

【答案】C

【解析】该患者为预后良好的霍奇金淋巴瘤,德国霍奇金淋巴瘤研究小组的 HD10 研究结果显示,对于早期预后良好的霍奇金淋巴瘤,行 2~4 周期 ABVD 化疗联合受累野放疗后可取得理想的疗效。

【考点】霍奇金淋巴瘤的治疗原则

14. 患者,男,32 岁,上腹痛半年,进食后加重。当地医院行胃镜检查:胃窦可见溃疡性改变。行活检病理:Hp(+),结合病理及免疫组化结果诊断黏膜相关淋巴组织(MALT)淋巴瘤。腹部 CT 检查:胃腔充盈可,胃窦部胃壁广泛增厚,外缘光滑,管腔未见明显狭窄;胃和邻近器官脂肪间隙完整,增强后胃壁明显强化,符合淋巴瘤。完善其他检查后排除其他部位受侵。基因检测 t(14;18);t(11;18) 无突变。下一步的治疗选择

A. 根治性手术　　B. 放化疗联合治疗

C. 根治性化疗　　D. 根治性放疗

E. 抗 Hp 治疗

【答案】E

【解析】胃 MALT 淋巴瘤 t(14;18);t(11;18) 无突变的 I 期患者,首先应行抗 Hp 治疗,抗 Hp 无效者首选放疗。

【考点】胃 MALT 淋巴瘤的治疗原则

15. 患者,男,54 岁,6 周前因轻度呼吸困难、全身不适伴干咳被诊断为社区获得性肺炎,经对症治疗后无好转。查体:ECOG 评分 1 分,左下肺区闻及啰音和支气管呼吸音。胸部 CT 提示:左肺下叶有广泛实变,相对应的右肺下叶上段有实变病灶,经治疗后无改变。PET/CT:发现左肺下叶和右肺下叶实变灶,SUV 值升高,分别为 12.4 和 14.1,其他区域未提示有病变。病理检查:可见大量不规则细胞核的小淋巴细胞浸润,染色质凝集,细胞质数量中等,颜色苍白,边界清晰。免疫组化显示:CD20、CD43 和 Bcl-2 阳性,CD5、CD10、CD23 和 cyclin D1 阴性。胃镜检查未发现有幽门螺杆菌或其他感染。骨髓检查未发现浸润表现。该患者初诊治疗应首选

A. 观察　　B. 手术　　C. 化疗

D. 放疗　　E. 抗 Hp 治疗

【答案】C

【解析】该患者诊断为原发性肺 MALT 淋巴瘤。但该疾病进展相对缓慢,预后较好,诊断和分期比较困难。目前的治疗方案是,对病灶局限的患者进行手术治疗,对疾病进展相对晚期的患者进行化疗(伴或不伴抗体治疗)。可选择利妥昔单抗 +CHOP 的治疗方案。

【考点】肺 MALT 淋巴瘤的治疗原则

16. 患者,男,45 岁,因"经常性流泪"就诊。查体:可见双侧结膜肿块。病理活检:可见弥漫性 B 淋巴细胞浸润,表达 CD20、CD5、Bcl-2、cyclin D1 阳性。PET/CT 检查提示多个结外器官受累。该患者的诊断首先考虑为

A. 套细胞淋巴瘤

B. 弥漫大 B 细胞淋巴瘤

C. MALT 淋巴瘤

D. 小淋巴细胞淋巴瘤 / 慢性淋巴细胞白血病

E. Burkitt 淋巴瘤

【答案】A

【解析】套细胞淋巴瘤的特征为 cyclin D1(+),如果 cyclin D1(-) 则诊断困难,可行 FISH 分析,t(11;14) 易位。

【考点】套细胞淋巴瘤的诊断

17. 患者,男,77岁,发现左侧睾丸无痛性肿大3个月。超声:提示左侧睾丸实性病变。腹盆CT:左侧睾丸内可见类圆形实性软组织占位,病灶边缘较清楚,增强后中度较均匀强化,左侧睾丸鞘膜可见积液征象。病理提示弥漫大B细胞淋巴瘤。该患者治疗方案选择

    A. 手术 + 左侧睾丸放疗 + 化疗

    B. 手术 + 双侧睾丸放疗 + 化疗

    C. 左侧睾丸放疗 + 化疗

    D. 双侧睾丸放疗 + 化疗

    E. 大剂量化疗

【答案】B

【解析】该患者分期为Ⅰ期,睾丸弥漫大B细胞淋巴瘤早期的治疗仍然需要综合治疗,包括手术、放疗、化疗。由于双侧睾丸受侵发生率高,需要进行对侧睾丸预防放疗。

【考点】睾丸弥漫大B细胞淋巴瘤的治疗原则

18. 患者,男,51岁,左侧鼻塞半年余。近1个月出现体温升高,超过38℃,无盗汗,无体重减轻。查体:ECOG评分1分,左侧鼻腔中下鼻道可见新生物,表面糜烂,鼻咽和口咽无异常。鼻腔肿物活检病理结果:鼻腔NK/T细胞淋巴瘤。MRI:左侧鼻腔软组织影,最大截面约2.6cm×1.5cm,左侧上颌窦被软组织影完全充填。颈部超声、胸部和腹部CT均未见异常。血常规和生化未见明显异常。若该患者首先选择放疗,放疗的合适剂量是

    A. 20Gy   B. 30Gy   C. 40Gy

    D. 50Gy   E. 60Gy

【答案】D

【解析】鼻腔NK/T细胞淋巴瘤的放疗剂量一般是50Gy。

【考点】鼻腔NK/T细胞淋巴瘤放疗

19. 患者,男,65岁,双侧下眼睑肿胀、疼痛2个月。4年前因三度房室传导阻滞植入永久性心脏起搏器。查体:双下眼睑水肿,可触及明显的肿物。头部CT:双下眼睑增大,未见相关颈部淋巴结肿大。肿物切除活检示黏膜相关淋巴组织(MALT)淋巴瘤。全面查体未发现其他病灶。诊断:双下眼睑局限性MALT淋巴瘤。治疗首先选择

    A. 手术   B. 放化疗综合治疗

    C. 化疗   D. 放疗

    E. 抗Hp治疗

【答案】D

【解析】眼睑MALT淋巴瘤局限期首选放疗。

【考点】眼睑MALT淋巴瘤的治疗原则

20. 患者,男,49岁,发现右腋窝肿块1个月。手术后切除病理活检示:外周T细胞淋巴瘤(非特指)。完善相关检查,其余部位均未见异常,骨髓细胞学未见淋巴瘤侵犯。下一步治疗方案应选择

    A. CHOP方案化疗3周期

    B. CHOP方案化疗3周期 + 右腋窝放疗

    C. CHOP方案化疗6周期

    D. CHOP方案化疗6周期 + 右腋窝放疗

    E. 右腋窝放疗

【答案】D

【解析】外周T细胞淋巴瘤(非特指)属于侵袭性淋巴瘤,对放疗敏感,早期建议CHOP方案化疗6~8周期后行受累野(右腋窝)放疗。

【考点】外周T细胞淋巴瘤的治疗原则

21. 患者,男,58岁,退休工人,咽干,左侧扁桃体肿大2个月。无发热盗汗,无体重变化。就诊于当地医院耳鼻喉科,发现左侧扁桃体肿物,行左侧扁桃体活检术,术后病理示:(左侧扁桃体)非霍奇金淋巴瘤,符合套细胞淋巴瘤。全身PET/CT:左扁桃体切除术后,术区软组织略厚,伴代谢增高,为术后改变;右扁桃体、鼻咽顶后壁软组织增厚,伴代谢增高,考虑淋巴瘤侵犯;双肺多发结节、肿物,伴代谢增高,双颈部、双锁骨上区、双腋窝、右侧内乳区、双侧髂血管旁及双腹股沟多发淋巴结,伴代谢增高,考虑淋巴瘤侵犯;胸骨、左10肋、T₇左侧横突、L₁、左髂骨多发代谢增高灶,大部分考虑淋巴瘤侵犯。该患者当时的临床分期是

    A. ⅡA期   B. ⅡB期   C. ⅢA期

    D. ⅢB期   E. ⅣA期

【答案】E

【解析】该患者已出现淋巴结以外器官的弥漫性受侵,故诊断为Ⅳ期;且无全身症状,无巨块病变,故其分期为ⅣA期。

【考点】非霍奇金淋巴瘤的分期

22. 患者,男,44岁,于10个月前无明显诱因出现右颈部一肿块,大小约2cm×2cm,无红肿

热痛及其他不适。右颈部肿块逐渐增大,增多,不伴疼痛,不伴压痛,不伴低热及盗汗。于 6 个月前行右颈部淋巴结活检术,术后病理示:结合形态及免疫组化结果符合非霍奇金淋巴瘤,考虑为外周 T 细胞淋巴瘤(非特指)。完善分期检查,颈胸部 CT 示:双颈部、锁骨上、双侧腋下、纵隔多发肿大淋巴结,部分融合成团,大者约 2.1cm×3.5cm;双肺多发小结节影,最大的约 1.5cm,考虑受侵。腹盆腔 CT 提示:心包横膈组、腹膜后、肠系膜、双侧髂血管区、腹股沟可见多发肿大淋巴结,部分融合成团,大者约 3.2cm×3.1cm。近半年体重下降 7kg(65kg→58kg)。该患者应采用什么治疗模式

A. 定期观察

B. 定期观察,如患者治疗意愿强烈,可化疗

C. 联合化疗 4 周期 + 全身放疗

D. 联合化疗 4 周期

E. 联合化疗 6~8 周期

【答案】E

【解析】外周 T 细胞淋巴瘤(非特指)(PTCL-NOS)是外周 T 细胞淋巴瘤中最常见的亚型。最常发生于淋巴结,但许多患者存在结外受侵,包括肝脏、骨髓、胃肠道和皮肤。与 B 细胞淋巴瘤相比,PTCL-NOS 的总生存率和无事件生存率较低。该患者诊断为外周 T 细胞淋巴瘤(非特指),ⅣB 期,病变较广泛,治疗以全身化疗为主,应给予联合化疗 6~8 周期。

【考点】外周 T 细胞淋巴瘤的治疗原则

23. 患者,男,18 岁。患者就诊前 3 个月,无意中发现双颈淋巴结肿大,大者直径约 1.5cm 大小,质韧,活动,无压痛,无发热、盗汗及体重下降,颈部淋巴结迅速增大、增多。行右颈淋巴结切取活检,病理诊断:T 淋巴母细胞淋巴瘤 / 白血病。免疫组化:TDT(末端脱氧核糖核酸转移酶)(+),CD10(+),CD34(+),CD117(+),CD3(+),CD20(-),CD5(+),Ki-67 约 70%。颈胸腹盆 CT 示:双颈、纵隔可见多发肿大淋巴结,相互融合,包绕颈部及纵隔大血管,其中前纵隔肿物约 8cm×6cm。骨髓细胞学检查:无异常。该患者诊断 T 淋巴母细胞淋巴瘤的两项主要免疫组化指标分别是

A. CD3(+),TDT(+)

B. CD3(+),Ki-67(70%+)

C. CD10(+),CD34(+)

D. CD117(+),CD3(+)

E. CD10(+),CD117(+)

【答案】A

【解析】TDT 是不成熟淋巴细胞的标志物,约 95% 的淋巴母细胞淋巴瘤 TDT(+),而 CD3 是 T 细胞的标志物,说明肿瘤细胞来源于 T 细胞。

【考点】T 淋巴母细胞淋巴瘤的病理诊断

24. 患者,女,32 岁,1 年前无明显诱因出现下肢皮肤瘙痒,发热,下午 4 点至 6 点体温升至 38℃,自行降至正常,持续约 4 周,伴盗汗,无咳嗽、胸闷、气短乏力等不适。当地医院行胸部 X 线片及胸部 CT 示:纵隔巨大肿物,约 13cm×9cm。活检病理:霍奇金瘤,结节硬化型。PET/CT 提示:双颈部,锁骨上,纵隔多发淋巴结高代谢灶,考虑淋巴瘤,患者行 ABVD 方案化疗 6 周期,6 周期化疗后复查疗效评价为 PR。患者化疗后接受累淋巴结区域照射 40Gy,放疗后 2 周期患者出现胸闷憋气,咳嗽,发热,心率增快,最高体温 39℃,血常规未见异常。胸部 CT 提示:纵隔旁双肺内侧跨肺叶多发渗出改变。该患者目前肺部病变考虑

A. 细菌性肺炎　　　B. 病毒性肺炎

C. 真菌性肺炎　　　D. 放射性肺炎

E. 淋巴瘤肺浸润

【答案】D

【解析】患者既往接受 ABVD 方案化疗,化疗方案中的博来霉素容易出现肺损伤,化疗后接受纵隔病灶放疗,患者既往大纵隔,照射范围大,这些都是放射性肺炎的危险因素。患者在放疗结束后 2 周出现高热、憋气,血常规不支持细菌感染,胸部 CT 提示在照射野内的跨肺叶病变,放射性肺损伤诊断成立。

【考点】霍奇金淋巴瘤纵隔放疗的常见副作用——放射性肺损伤的诊断

【A3/A4 型题】

(1~4 题共用题干)

患者,男,48 岁,主因"右侧鼻塞 2 个月"就诊。近 1 个月患者无明显诱因出现体温升高,最高 38.6℃,一般在 38℃以上,无盗汗,无体重减轻。查体:ECOG 评分 0 分,浅表未触及明显肿大淋巴结,右侧鼻腔狭窄,可见肿物表面糜烂,无明

显出血,左侧鼻腔通畅。鼻咽和口咽无异常。右侧鼻腔肿物活检病理示:右鼻腔 NK/T 细胞淋巴瘤。MRI:右侧鼻腔软组织影,最大截面约 4.1cm×2.3cm,右侧上颌窦可见软组织影。胸部和腹部 CT 及浅表淋巴结超声均未见异常。血常规和生化未见明显异常。

1. 该患者的 Ann Arbor 分期是

    A. ⅠEA 期   B. ⅠEB 期   C. ⅡEB 期

    D. ⅢEB 期   E. ⅣEB 期

【答案】B

【解析】患者的临床分期是Ⅰ期,结外淋巴瘤 E,有淋巴瘤 B 症状,所以该患者分期为ⅠEB 期。

【考点】NK/T 细胞淋巴瘤的临床分期

2. 若该患者首选放疗,放疗的合适剂量是

    A. 20Gy   B. 30Gy   C. 40Gy

    D. 50Gy   E. 60Gy

【答案】D

【解析】患者的临床分期是ⅠEB 期,鼻腔 NK/T 细胞淋巴瘤的放疗剂量一般是 50Gy。

【考点】鼻腔 NK/T 细胞淋巴瘤放疗

3. 若患者选择放疗,放疗的靶区包括

    A. 右侧鼻腔和同侧上颌窦

    B. 双侧鼻腔和同侧上颌窦

    C. 双侧鼻腔、双侧前组筛窦和同侧上颌窦

    D. 双侧鼻腔、双侧筛窦和双侧上颌窦

    E. 双侧鼻腔、双侧筛窦、双侧上颌窦和双侧颈部

【答案】C

【解析】该患者累及右侧鼻腔及同侧上颌窦,放疗靶区需包括受累的邻近器官,鼻腔 NK/T 细胞淋巴瘤不做颈部预防照射,所以靶区包括双侧鼻腔、双侧前组筛窦和同侧上颌窦。

【考点】鼻腔 NK/T 细胞淋巴瘤放疗靶区

4. 若该患者采用以放疗为主的治疗,预期的 5 年生存率是

    A. 20%~30%   B. 30%~40%

    C. 40%~50%   D. 50%~60%

    E. 60%~80%

【答案】E

【解析】患者的临床分期是ⅠEB 期,经过放化疗综合治疗后,鼻腔 NK/T 细胞淋巴瘤的 5 年生存率是 60%~80%。

【考点】鼻腔 NK/T 细胞淋巴瘤的预后

(5~8 题共用题干)

患者,女,35 岁,主因"无明显诱因出现全身皮肤瘙痒半年"就诊。近期反复发热,体温 38~38.5℃,无咳嗽、咳痰、喘憋,无盗汗,半年内体重下降 12%。在当地医院就诊,患者行全身 CT 检查,结果显示:右侧颈中下深、右侧锁骨上可见多发肿大淋巴结,大者约 2.2cm,中度强化。前纵隔肿物,最大横截面约 5.6cm×4.5cm,余纵隔(2R、4R、5、6 组)多发淋巴结,部分融合,大者约 2.1cm。行淋巴结切除活检,病理:(右颈部)经典型霍奇金淋巴瘤,混合细胞型。免疫组化:ALK(−)、CD15(−)、CD20(−)、CD21(FDC+)、CD3(−)、CD30(+)、EMA(−)、Ki-67(大细胞 +)、CD4(−)。原位杂交 EBV-EBER(−)。完善骨髓检查未发现 R-S 细胞。血沉 52mm/h

5. 患者最可能的诊断是

    A. 淋巴瘤   B. 胸腺瘤

    C. 生殖细胞肿瘤   D. 淋巴结结核

    E. 胸骨后甲状腺肿

【答案】A

【解析】患者以皮肤瘙痒和发热症状为首发表现,为霍奇金淋巴瘤的典型症状,常见纵隔受侵。

【考点】纵隔肿物的鉴别诊断

6. 为明确诊断,患者应做的检查是

    A. 颈部淋巴结细针穿刺

    B. 颈部淋巴结粗针穿刺

    C. 纵隔淋巴结细针活检

    D. 颈部淋巴结切除活检

    E. 颈部淋巴结清扫

【答案】D

【解析】如果考虑可疑淋巴瘤,应行淋巴结的完整切除活检,淋巴瘤病理诊断应基于完整淋巴结结构基础,确定淋巴瘤分型,所以需要淋巴结完整切除标本。

【考点】淋巴瘤活检

7. 基于目前检查结果,患者的分期为

    A. Ann Arbor ⅠB 期,早期预后良好组

    B. Ann Arbor ⅡB 期,早期预后良好组

    C. Ann Arbor ⅢB 期

    D. Ann Arbor ⅡX 期,早期预后不良组

    E. Ann Arbor ⅡB 期,早期预后不良组

【答案】E

【解析】根据 Ann Arbor 分期原则,患者累及淋巴结部位包括颈部(包括锁骨上)和纵隔两个部位分区,同属于横膈一侧,为Ⅱ期。有 B 症状,所以分期为ⅡB 期。早期预后不良因素有以下情况。①美国 NCCN 指南:大纵隔或大肿块(>10cm),B 症状,血沉 >50mm/h,>3 个部位受累。②德国霍奇金淋巴瘤研究小组:无 B 症状及血沉 >50mm/h 或有 B 症状及血沉 >30mm/h,纵隔肿块最大径/

胸廓最大径 >0.33,>2 个部位受侵,结外受侵。③欧洲癌症治疗研究组(EORTC)定义:≥50 岁,无 B 症状及血沉 >50mm/h 或有 B 症状及血沉 >30mm/h,纵隔肿块最大径 /T_{5-6} 胸廓内径 >0.35,>3 个淋巴结区域受侵。

【考点】霍奇金淋巴瘤 Ann Arbor 分期

8. 患者基于目前诊断分期,应给予的治疗为
    A. 单纯化疗
    B. 单纯放疗
    C. 惰性淋巴瘤等待观察
    D. 放化疗综合治疗
    E. 化疗 + 自体骨髓干细胞移植

【答案】D

【解析】早期霍奇金淋巴瘤推荐标准治疗为放化疗结合的综合治疗。

【考点】早期霍奇金淋巴瘤的治疗

(9~11 题共用题干)

患者,女,22 岁,1 年前无明显诱因出现下肢皮肤瘙痒,1 个月前出现发热、体温升至 38.5℃,自行降至正常,伴盗汗,无咳嗽、胸闷、气短乏力等不适。当地医院行胸部 X 线片及胸部 CT 示纵隔巨大肿物,约 12cm×9cm 大小。患者既往体健,无特殊病家族史。患者治疗前 CT 示:左前纵隔不规则软组织肿物,约 8cm×10cm×15cm,向上达胸腔入口,向下达心包底部,余肺未见异常结节或实变。纵隔 4R、3 区、6 区前多发淋巴结,最大短径约 1.8cm。胸腔及心包未见积液。

9. 患者最可能的诊断是
    A. 淋巴瘤   B. 胸腺癌
    C. 肺癌   D. 淋巴结结核
    E. 胸骨后甲状腺肿

【答案】A

【解析】患者前纵隔肿物,结合年龄、发热、盗汗、体重下降的 B 症状、纵隔多发肿大淋巴结,淋巴瘤可能性大。

【考点】淋巴瘤的症状及影像学诊断

10. 患者行胸腔镜下纵隔肿物活检术,术后病理明确为:霍奇金淋巴瘤,混合细胞型。完善检查,血常规、肝肾功能、骨髓检查、腹部 CT 大致正常。血沉:50mm/h。根据目前检查,患者分期为
    A. Ann Arbor ⅠBX 期,早期预后良好组
    B. Ann Arbor ⅠBX 期,早期预后不良组
    C. Ann Arbor ⅡBX 期,早期预后良好组

    D. Ann Arbor ⅡBX 期,早期预后不良组
    E. Ann Arbor ⅠAX 期,早期预后不良组
    F. Ann Arbor ⅡAX 期,早期预后不良组

【答案】B

【解析】患者累及纵隔一个区域的淋巴结,为Ⅰ期。B 代表 B 症状,X 代表大肿块 / 大纵隔。初治霍奇金淋巴瘤的预后不良因素:①大纵隔;②血沉≥50mm/h;③超过三个部位;④B 症状;⑤结外病变。

【考点】淋巴瘤的 Ann Arbor 分期及预后不良因素

11. 患者行 ABVD 方案化疗 4 周期疗效评价基本 CR,按照患者目前情况,接下来应该建议的治疗是
    A. 因为患者疗效评价 CR,所以等待观察
    B. 因为患者疗效评价 CR,所以巩固治疗,采用自体骨髓干细胞移植
    C. 因为患者疗前存在大肿块,所以做放疗,仅对大肿块区域进行照射
    D. 结合影像学检查对疗前受累的区域进行受累野放疗
    E. 患者存在众多不良预后因素,所以应行扩大野的照射,采用次全淋巴结放疗

【答案】D

【解析】对于早期霍奇金淋巴瘤,大纵隔,化疗后应行受累野放疗。

【考点】霍奇金淋巴瘤的综合治疗

(12~14 题共用题干)

患者,男,28 岁,发现右颈部肿物 2 个月,无发热、盗汗及体重减轻。行 PET/CT 示:右颈部、双侧锁骨上及纵隔区多发肿大淋巴结,伴 SUV 值升高;行右颈淋巴结切除活检诊断经典型霍奇金淋巴瘤,混合细胞型。完善治疗前检查,考虑 Ann Arbor ⅡB 期,早期预后不良组,行 4 周期 ABVD 方案化疗后评价为 PR,改行 BEACOPP 方案化疗 2 周期疗效评价为 PR,遂转诊放疗科。

12. 对于目前情况,放疗的射野原则和剂量该如何选择
    A. 次全淋巴结照射,20Gy
    B. 斗篷野照射,20Gy
    C. 斗篷野照射,30Gy
    D. 累及野照射,45Gy
    E. 累及野照射,30Gy

【答案】E

【解析】综合治疗中,放疗采用累及野照射,对于预

后不良的早期霍奇金淋巴瘤,ABVD 化疗后放疗的常规剂量为 30Gy,但是明显残留部位可以加量至 40Gy。

【考点】霍奇金淋巴瘤的综合治疗

13. 本例病例采用累及野照射,恰当的放疗范围应包括
  A. 双全颈、双锁骨上下、纵隔和肺门
  B. 双全颈、双锁骨上下、纵隔、双腋窝
  C. 右全颈、双锁骨上下、纵隔和肺门
  D. 右全颈、双锁骨上下、纵隔、右腋窝
  E. 右全颈、双锁骨上下、纵隔、右腋窝、腹主动脉旁

【答案】C

【解析】综合治疗中,放疗采用累及野照射,对于预后不良的早期霍奇金淋巴瘤,ABVD 化疗后放疗的常规剂量为 30Gy,但是明显残留部位可以加量至 40Gy。

【考点】霍奇金淋巴瘤的综合治疗

14. 本例病例放疗结束后多久行评效检查及评效检查的方法
  A. 放疗结束后即刻,CT 检查
  B. 放疗结束后 2 周,CT 检查
  C. 放疗结束后 6 周,超声检查
  D. 放疗结束后 6 周,PET/CT 检查
  E. 放疗结束后 4 周,CT 检查

【答案】D

【解析】淋巴瘤放疗结束后 6~8 周放疗组织水肿基本消退,放疗的疗效达最佳时机,检查手段首选 PET/CT。

【考点】霍奇金淋巴瘤的放疗后疗效评估方法及时机。

(15~17 题共用题干)

患者,男,35 岁,发现右颈部包块。约 3.5cm×2.8cm 大小,无发热、盗汗、体重下降等表现。行右颈部淋巴结切除活检术,病理示:滤泡性淋巴瘤 1~2 级。患者全身检查仅显示右颈部肿大淋巴结,其余全身淋巴结区域和器官无受累。患者诊断为:非霍奇金淋巴瘤,滤泡性淋巴瘤 Ⅱ 级,Ann Arbor 分期:Ⅰ A 期,侵及右颈部淋巴结。

15. 对于滤泡性淋巴瘤,其预后不良评分项目不包括
  A. 年龄≥60 岁
  B. Ann Arbor 分期:Ⅲ/Ⅳ期
  C. 血红蛋白 <120g/L

  D. 侵犯淋巴结 >4 个
  E. 血沉升高

【答案】E

【解析】血沉升高为霍奇金淋巴瘤早期预后不良的指标。

【考点】滤泡性淋巴瘤的预后不良评分项目

16. 本例患者滤泡性淋巴瘤国际预后指数(FLIPI)评分为 0 分。患者下一步应该接受的根治性治疗为
  A. CVP 方案根治性化疗
  B. CHOP 方案根治性化疗
  C. R-CHOP 方案根治性化疗
  D. 含氟达拉滨(fludarabine)方案的根治性化疗
  E. 累及野放疗

【答案】E

【解析】对于惰性淋巴瘤,目前认为晚期是不可治愈的,而对早期,唯一的根治性手段为受累野的放疗。虽然近期化疗的研究有一定进展,尤其是利妥昔单抗的研究认为其疗效较好,但主要针对晚期惰性淋巴瘤。故目前放疗仍是早期滤泡性淋巴瘤的唯一根治性治疗手段。

【考点】早期滤泡性淋巴瘤的治疗原则

17. 患者采用累及野放疗,推荐的放疗剂量为
  A. 10Gy　　　B. 15Gy　　　C. 30Gy
  D. 40Gy　　　E. 45Gy

【答案】C

【解析】惰性淋巴瘤属于对放疗射线敏感肿瘤,根据英国的剂量随机研究,对于低级别淋巴瘤,更低的剂量(如 24Gy)与高剂量组相比,效果相当。国际上惰性淋巴瘤放疗剂量推荐 24~30Gy。

【考点】早期滤泡性淋巴瘤的放疗原则

(18~21 题共用题干)

患者,女,48 岁,6 个月前发现右鼻腔新生物,无发热、盗汗及体重减轻伴随症状。当地医院行鼻部 CT 检查,发现右鼻腔软组织影,行鼻腔镜下右鼻腔肿物活检术,病理报告:考虑 NK/T 细胞淋巴瘤。全身 CT 检查确定病变仅局限于双侧鼻腔、邻近后鼻孔,余部位未发现异常肿块。血常规检查:白细胞计数 $4.05×10^9$/L,血红蛋白 129g/L,血小板计数 $200×10^9$/L。乳酸脱氢酶 222U/L。骨髓检查:未见骨髓受侵。肝肾功能:未见明显异常。患者诊断:结外 NK/T 细胞淋巴瘤,鼻型。原发部位:双侧鼻腔,Ⅰ EA 期。IPI 评分 1 分。

18. 患者目前的治疗原则为
    A. 观察等待
    B. 行根治性手术
    C. 行化疗为主的根治性治疗
    D. 行放疗为主的根治性治疗
    E. 化疗后行自体骨髓干细胞移植治疗
【答案】D
【解析】对于鼻腔原发的早期 NK/T 细胞淋巴瘤,应行放疗为主的根治性治疗。
【考点】早期 NK/T 细胞淋巴瘤的治疗原则

19. 本例患者采用根治性放疗,恰当的射野应**不包括**
    A. 双侧鼻腔
    B. 双侧上颌窦
    C. 双侧筛窦(前组)
    D. 硬腭
    E. 颈部淋巴引流区域
【答案】E
【解析】对于鼻腔 NK/T 细胞淋巴瘤,放射野要包括邻近的解剖部位,原发鼻腔的 I 期 NK/T 细胞淋巴瘤不做颈部预防照射,对于原发韦氏环或韦氏环受累的病例,应考虑颈部淋巴结照射。
【考点】早期 NK/T 细胞淋巴瘤的放疗靶区范围

20. 对于原发灶,应给予的合适放疗剂量是
    A. 10Gy   B. 20Gy   C. 30Gy
    D. 40Gy   E. 50Gy
【答案】E
【解析】鼻腔 NK/T 细胞淋巴瘤的根治剂量至少达 50Gy,对于消退较慢或疗前肿块较大病变可考虑给至 56Gy。较低剂量会导致局部控制下降。
【考点】早期 NK/T 细胞淋巴瘤的放疗剂量

21. 对于 I 期的鼻腔 NK/T 细胞淋巴瘤,预计的 5 年生存率接近于
    A. 10%   B. 20%   C. 30%
    D. 50%   E. 70%
【答案】E
【解析】对于 I 期的鼻腔 NK/T 细胞淋巴瘤,采用以放疗为主的根治性治疗的 5 年生存率约为 70%,对于局限 I 期,这一数值可高达 90%。
【考点】早期 NK/T 细胞淋巴瘤的预后

(22~26 题共用题干)
患者,女,35 岁,上腹部隐痛 1 年,进食后明显。当地医院行胃镜检查,发现胃体溃疡,碳 14 呼气试验阳性。行活检病理:结合组织形态及免疫组化符合黏膜相关淋巴组织(MALT)淋巴瘤。CT 检查:胃腔充盈可,胃体黏膜增厚,符合淋巴瘤。

22. 本例患者检测 t(14;18);t(11;18) 没有突变,目前分期为 I 期,下一步应接受的治疗为
    A. 根治性手术   B. 肿块切除术
    C. 化疗   D. 根治性放疗
    E. 抗 Hp 治疗
【答案】E
【解析】胃 MALT 淋巴瘤中 Hp(+),如果存在 t(14;18);t(11;18) 或 t(1;14) 基因改变者,对抗 Hp 治疗有效率不高,应考虑直接行放疗。
【考点】胃 MALT 淋巴瘤的治疗原则

23. 如果抗 Hp 疗效不佳,病变局部进展,再次活检后发现无大细胞转化,仍为 MALT 淋巴瘤,下一步处理为
    A. 根治性手术   B. 肿块切除术
    C. 根治性化疗   D. 根治性放疗
    E. 继续抗 Hp 治疗
【答案】D
【解析】胃 MALT 淋巴瘤抗 Hp 治疗后局部进展,没有出现大细胞转化,病灶局限,应考虑直接行放疗。
【考点】胃 MALT 淋巴瘤放疗的介入时机

24. 目前认为胃 MALT 淋巴瘤 I 期根治性放疗的恰当射野是
    A. 仅对有病变的胃部病灶照射
    B. 全胃照射
    C. 全胃 + 区域淋巴引流区
    D. 上腹部照射
    E. 全腹照射 + 胃缩野照射
【答案】C
【解析】胃 MALT 淋巴瘤的放疗靶区范围应该包括全胃及区域淋巴引流区。
【考点】胃 MALT 淋巴瘤放疗靶区范围

25. 胃 MALT 淋巴瘤恰当的放疗剂量是
    A. 15Gy   B. 20Gy
    C. 30Gy   D. 40Gy
    E. 45Gy
【答案】C
【解析】胃 MALT 淋巴瘤的放疗剂量是 30Gy/15f。
【考点】胃 MALT 淋巴瘤放疗剂量

26. 对胃 MALT 淋巴瘤疗效评价最重要的手段
    A. 上腹部增强 CT   B. 胃镜结合活检
    C. PET/CT   D. 超声
    E. MRI

【答案】B

【解析】胃 MALT 淋巴瘤评价疗效最重要的指标是胃镜检查 + 活检病理评估。

【考点】胃 MALT 淋巴瘤的评价疗效手段

(27~30 题共用题干)

患者,女,45 岁,发现左锁骨上区无痛性肿块,不伴发热、盗汗、体重下降。当地医院行锁骨上肿物切取活检病理示:弥漫大 B 细胞淋巴瘤(DLBCL)。免疫组化:Ki-67 阳性率 70%,CD20(+++),行全身 PET/CT 检查显示左颈部多发肿大淋巴结,最大 SUV 值 15。血乳酸脱氢酶正常。目前诊断为:弥漫大 B 细胞淋巴瘤 I 期,累及左颈部淋巴结。

27. 弥漫大 B 细胞淋巴瘤关于预后预测的 IPI 评分项目**不包括**
    A. 年龄 >60 岁
    B. PS 评分≥2 分
    C. 乳酸脱氢酶增高
    D. 结外受累部位 >1 个
    E. 血沉升高

【答案】E

【解析】弥漫大 B 细胞淋巴瘤(DLBCL)关于预后预测的 IPI 评分项目:年龄 >60 岁,PS 评分≥2 分,LDH 增高,结外受累部位 >1 个,临床分期。血沉升高是霍奇金淋巴瘤的不良预后因素。

【考点】弥漫大 B 细胞淋巴瘤的 IPI 评分项目

28. 患者 6 周期 R-CHOP 化疗后,疗效评价达 CR,下一步推荐治疗方案是
    A. 继续完成 2 周期化疗,使总疗程数达到 8 周期
    B. 目前达到 CR,继续观察
    C. 目前达到 CR,继续利妥昔单抗单药维持治疗
    D. 为巩固疗效,行骨髓干细胞移植
    E. 受累野的放疗

【答案】E

【解析】患者为早期弥漫大 B 细胞淋巴瘤,预后良好型,化疗 6 周期后 CR,应该进一步行受累野放疗。多项研究证实,即使化疗后 CR 患者,放化综合治疗的疗效仍优于单纯化疗。研究表明,利妥昔单抗单药维持治疗未能带来进一步获益。

【考点】放疗在弥漫大 B 细胞淋巴瘤治疗中的应用

29. 本例患者行累及野放疗,应包括的部位是
    A. 同侧颈部
    B. 同侧颈部 + 同侧锁骨上下区
    C. 双侧颈部
    D. 双侧颈部 + 双侧锁骨上下区
    E. 双侧颈部 + 双侧锁骨上下区 + 纵隔

【答案】A

【解析】患者为弥漫大 B 细胞淋巴瘤,化疗 6 周期后 CR,应该进一步行受累野放疗。

【考点】弥漫大 B 细胞淋巴瘤受累区域照射的靶区范围

30. 本例患者推荐的放疗剂量是
    A. 20~30Gy
    B. 30~40Gy
    C. 40~45Gy
    D. 45~50Gy
    E. 50~55Gy

【答案】B

【解析】对于化疗后 CR 的病例,国际上推荐的放疗剂量为 30~40Gy 之间。

【考点】弥漫大 B 细胞淋巴瘤化疗 CR 后放疗的剂量

【案例分析题】

案例一:患者,男,65 岁,6 个月前体检发现前纵隔肿物,约 5cm。纵隔镜肿物活检示:弥漫大 B 细胞淋巴瘤。主要免疫组化结果:CD20(+++),Ki-67(80%+)。PET/CT 示:前纵隔多发淋巴结肿大伴高代谢,部分融合呈软组织肿物,符合淋巴瘤侵犯。患者一般情况可,无盗汗,无发热,近 3 个月体重减轻 16kg(3 个月前体重 70kg)。辅助检查:血、尿、便常规均正常。乳酸脱氢酶 144U/L。骨髓穿刺涂片:正常。

提问1:弥漫大 B 细胞淋巴瘤属于哪一类型的淋巴瘤
    A. B 细胞淋巴瘤
    B. 侵袭性淋巴瘤
    C. 惰性淋巴瘤
    D. T 细胞淋巴瘤
    E. 侵袭性与惰性淋巴瘤之间

【答案】AB

【解析】弥漫大 B 细胞淋巴瘤属于侵袭性 B 细胞淋巴瘤。

【考点】弥漫大 B 细胞淋巴瘤的侵袭性

提问2:结合患者的影像学检查,此患者的分期错误的是
    A. ⅠB 期
    B. ⅢA 期
    C. ⅣB 期
    D. ⅠA 期
    E. ⅡA 期

【答案】BCDE

【解析】Ann Arbor 分期：Ⅰ期，侵及单个淋巴结区或淋巴样组织或一个结外部位。Ⅱ期，侵及横膈一侧2个或2个以上淋巴结区域或局限性的结器官或部位。Ⅲ期，侵及横膈两侧的淋巴结区或结外淋巴组织。Ⅳ期，淋巴结外器官的弥漫受侵。X，肿块>10cm或纵隔病变>胸腔横径的1/3。E，局限性孤立的结外病变，肝和骨髓受侵除外（归入Ⅳ期）。A，无全身症状。B症状，6个月内无明显原因发热、盗汗、体重减轻>10%。此患者病灶局限在纵隔，体重减轻>10%，肿块小于10cm，因此分期为ⅠB期。

【考点】Ann Arbor 分期

提问3：患者IPI预后评分及危险度分层，正确的是

    A. 0分，低危   B. 1分，低危

    C. 3分，中危   D. 4分，高危

    E. 3分，中危

【答案】B

【解析】IPI评分是由5个独立影响预后的因素评分：①年龄（≤60岁或>60岁）；②分期（Ⅰ~Ⅱ期或Ⅲ~Ⅳ期）；③结外累及部位的数目（≤1或>1）；④行为状态ECOG评分（0~1分或≥2分）；⑤血清乳酸脱氢酶水平（≤正常上限或>正常上限）。每个因素的后一项（年龄>60岁、分期Ⅲ~Ⅳ期、结外累及部位的数目>1、行为状态ECOG评分≥2分、血清LDH水平>正常上限）为不良预后因素，每出现一个记1分。根据不良预后因素的数目评分可把侵袭性淋巴瘤患者分为：①低危，0分或1分；②低中危，2分；③中高危，3分；④高危，4分或5分。此患者年龄大于60岁，因此IPI评分1分，低危。

【考点】弥漫大B细胞淋巴瘤的IPI评分

提问4：此患者在指南中推荐的最佳治疗方案为

    A. 单纯放疗

    B. R-CHOP 方案化疗

    C. XELOX 方案化疗

    D. ABVD 方案化疗

    E. R-CHOP 方案化疗联合放疗

【答案】BE

【解析】前瞻性研究表明，弥漫大B细胞淋巴瘤的标准一线方案是R-CHOP方案。对于早期患者化疗后接受局部病灶的放疗可以提高无进展生存期；目前NCCN指南推荐行3周期R-CHOP联合放疗或行6~8周期R-CHOP方案化疗。

【考点】弥漫大B细胞淋巴瘤的一线治疗方案

提问5：此患者R-CHOP方案化疗6周期后评效：CR，下一步放疗的最佳治疗方案剂量应为

    A. 30Gy   B. 36Gy

    C. 45Gy   D. 50Gy

    E. 60Gy

【答案】AB

【解析】前瞻性研究表明，弥漫大B细胞淋巴瘤化疗后达到CR。局部放疗剂量推荐为30~36Gy，局部病灶的放疗可以提高无进展生存期。

【考点】早期弥漫大B细胞淋巴瘤局部放疗剂量

案例二：患者，男，54岁，患者于9个月前无明显诱因出现左颈部肿块，大小约3cm×2cm，无红肿热痛及其他不适。患者左颈部肿块逐渐增大，增多，并双颈部多个肿块，大者为4.0cm×3.0cm，质韧，活动度可，不伴疼痛，不伴压痛，不伴低热及盗汗。行右颈部淋巴结活检术，术后病理示：结合形态及免疫组化结果符合霍奇金淋巴瘤，结节硬化型。PET/CT示：双侧颈深各组、颈后三角区、锁骨上、气管食管沟，以及纵隔1、2R/L、3A、4R/L、5、6、7区多发，部分融合成团，大者约2.6cm×3.0cm；考虑淋巴瘤受侵。为进一步治疗入院。目前患者无发热，二便正常，近半年体重下降7kg（62kg→55kg）。辅助检查：血、尿、便常规未见异常。肝肾功能正常。乙型肝炎五项均阴性。血沉46mm/h。乳酸脱氢酶294U/L（正常值为135~225U/L）。骨髓穿刺未见骨髓受侵。

提问1：根据目前检查，患者分期为

    A. Ann Arbor ⅠA期，早期预后良好组

    B. Ann Arbor ⅡB期，早期预后不良组

    C. Ann Arbor ⅡA期，早期预后良好组

    D. Ann Arbor ⅢA期，早期预后不良组

    E. Ann Arbor ⅢB期，早期预后不良组

【答案】B

【解析】患者累及颈部锁骨上及纵隔区域的淋巴结，为Ⅱ期。B代表B症状，初治霍奇金淋巴瘤的德国霍奇金淋巴瘤研究小组预后不良因素为：①大纵隔；②无B症状但血沉≥50mm/h，或B症状伴血沉≥30mm/h；③超过三个部位；④结外受侵。

【考点】淋巴瘤的 Ann Arbor 分期及预后不良因素

提问2：患者下一步的治疗方案包括

    A. ABVD 方案化疗 2~4 周期

    B. ABVD 方案化疗 4~6 周期

    C. ABVD 方案化疗 6~8 周期

    D. 受累野放疗

    E. 自体干细胞移植

【答案】BD

【解析】对于早期霍奇金淋巴瘤，预后不良组，推荐

给予 ABVD 方案化疗 4~6 周期联合受累野局部放疗。

【考点】霍奇金淋巴瘤的综合治疗

提问 3:患者行 ABVD 方案化疗 4 周期疗效评价基本 CR。按照患者目前情况,接下来可选的治疗为

    A. 因为患者疗效评价 CR,所以等待观察

    B. 继续原方案化疗 2 周期之后进行累及受累野放疗

    C. 因为患者疗效评价 CR,所以巩固治疗,采用自体骨髓干细胞移植

    D. 对疗前受累的区域进行累及受累野放疗

    E. 患者存在众多不良预后因素,所以应采用次全淋巴结放疗

【答案】BD

【解析】对于早期霍奇金淋巴瘤,预后不良组,推荐给予 ABVD 方案化疗 4~6 周期联合受累部位的局部放疗。

【考点】霍奇金淋巴瘤的综合治疗

提问 4:对于该患者,受累野放疗的照射范围和剂量是

    A. 双颈部 + 双锁骨上区 + 纵隔区域

    B. 左颈部 + 左锁骨上区 + 纵隔区域

    C. 20Gy

    D. 30Gy

    E. 40Gy

【答案】D

【解析】本题考察受累野照射范围和剂量,对于受累野照射范围主要是基于疗前淋巴瘤侵及的部位,该患者 PET 提示淋巴瘤侵及双颈部、双锁骨上区及纵隔,故照射范围应包括。对于照射剂量,根据德国霍奇金淋巴瘤研究小组 HD8 研究结果,早期霍奇金淋巴瘤预后不良组给予 4 周期 ABVD 及之后给予 20Gy 或 30Gy 受累野放疗的效果有差别,故目前推荐对于早期预后不良组霍奇金淋巴瘤应给予 30Gy 放疗,HD11 研究结果显示,对于预后不良组霍奇金淋巴瘤,20Gy 放疗组的 5 年 DFS 劣于 30Gy。

【考点】霍奇金淋巴瘤的放疗剂量

案例三:患者,女,39 岁,工人。间断发热、鼻塞 8 周余。患者 8 周前无明显诱因出现咳嗽伴发热,体温最高 39.1℃,持续 4 日,伴鼻塞。行鼻咽喉镜:双侧鼻腔鼻中隔黏膜糜烂明显,余无异常。活检病理:NK/T 细胞淋巴瘤。颈部 MRI:鼻中隔偏曲,鼻中隔左侧、双侧鼻甲、右侧筛窦软组织增厚,在 T_1WI 上呈等信号,在 T_2WI/FS 上呈高信号,增强扫描不均匀强化。右侧颈部可见肿大淋巴结,在 T_2WI/FS 上呈高信号,上颌窦、筛窦可见炎症。胸腹盆 CT:无异常。患者自发病以来体重无明显下降,有盗汗,可湿透睡衣。辅助检查:血、尿、便常规均正常。乳酸脱氢酶 475U/L。骨髓穿刺涂片:未见骨髓受侵。乙型肝炎五项:均阴性。

提问 1:NK/T 细胞淋巴瘤的典型临床表现为

    A. 结外受侵常见

    B. 结内受侵常见

    C. 发病年龄小、病变进展缓慢

    D. B 症状多见

    E. B 症状少见

【答案】AD

【解析】NK/T 细胞淋巴瘤的中位发病年龄 35~45 岁,结外受侵常见,最常见的累及部位为鼻腔、鼻旁窦、皮肤和骨髓。B 症状常见。

【考点】NK/T 细胞淋巴瘤的典型临床表现

提问 2:NK/T 细胞淋巴瘤主要与哪种病毒无关

    A. CMV　　　　B. HBV

    C. HCV　　　　D. EBV

    E. HPV

【答案】ABCE

【解析】对于结外 NK/T 细胞淋巴瘤的病因至今尚不清楚。然而在 EBV 与 NK/T 细胞淋巴瘤之间有强烈的联系,且与患者的种族无关,提示 EBV 可能是致病源。95% 以上的 NK/T 细胞淋巴瘤 EBER 阳性。

【考点】NK/T 细胞淋巴瘤的病因

提问 3:此患者分期为

    A. ⅠB 期　　　　　B. ⅡA 期

    C. ⅡB 期　　　　　D. ⅢA 期

    E. ⅢB 期　　　　　F. ⅣB 期

【答案】C

【解析】NK/T 细胞淋巴瘤分为 3 型:鼻腔、鼻型、播散型。鼻腔 NK/T 细胞淋巴瘤的临床分期沿用 Ann Arbor 分期系统。局限于鼻腔及周围组织为ⅠE 期,可分为两类:肿瘤局限于鼻腔未直接侵犯邻近鼻腔的器官或组织称为局限ⅠE 期,若侵犯则为超腔ⅠE 期。此患者原发于鼻腔,右侧颈部淋巴结受侵,且出现发热,最高温度超过 38℃,连续 3 日以上,盗汗,符合 B 症状,因此分为ⅡEB 期。

【考点】NK/T 细胞淋巴瘤的分期

提问 4:此患者的推荐治疗模式包括

    A. 手术

B. 放疗

C. 化疗

D. 免疫治疗

E. 自体造血干细胞移植

【答案】BC

【解析】对于早期鼻腔 NK/T 细胞淋巴瘤,现有研究表明:近期疗效方面,放疗优于化疗,以放疗为首程治疗或短程化疗后放疗的 CR 率达到 52%~100%,显著高于以化疗为主要治疗手段的疗效。早期鼻腔 NK/T 细胞淋巴瘤虽然近期疗效较好,但是多数患者治疗失败是由于远处播散,化疗进一步提高这类患者的远期生存率,目前对于早期 NK/T 淋巴瘤应用免疫治疗的相关证据较少,不作为常规推荐治疗。造血干细胞移植在 NK/T 细胞淋巴瘤中疗效尚不明确,不作为常规治疗。

【考点】NK/T 细胞淋巴瘤的治疗原则

提问 5:该患者放疗的剂量可为

A. 30Gy　　　　B. 40Gy

C. 20Gy　　　　D. 50Gy

E. 52Gy

【答案】DE

【解析】鼻腔 NK/T 细胞淋巴瘤的放疗剂量一般是≥50Gy。

【考点】鼻腔 NK/T 细胞淋巴瘤放疗

案例四:患者,女,57 岁,患者 3 年前无意间发现双颈多发无痛性淋巴结肿大,约 1~2cm 大小,不伴发热、乏力、盗汗,未予重视。淋巴结缓慢增大来院就诊。颈胸腹盆 CT 见:双颈、前上纵隔、2R、4R、4L 可见多枚肿大淋巴结,最大约 2.7cm×3.5cm。右颈部淋巴结活检病理示:非霍奇金淋巴瘤,滤泡性淋巴瘤,中心母细胞 3 个 / 高倍视野;免疫组化:CD20(+),Bcl-2(+),Bcl-6 (+),CD10 (+),PAX-5(+),CD3 (−)。患者发病以来,饮食夜眠可,大小便如常,无明显体重下降。骨髓细胞学正常。病程中无发热、盗汗。血常规:白细胞计数 $4.7×10^9$/L,血小板计数 $188×10^9$/L,血红蛋白 130g/L。生化:ALT 36U/L;AST 36U/L;LDH 255U/L;$β_2$ 微球蛋白:3.7mg/L(正常值为 0.7~1.8mg/L);骨髓穿刺细胞学:骨髓未见受侵。

提问 1:该患者的病理分级和分期

A. Ⅰ级,ⅡA 期　　B. Ⅱ级,ⅢA 期

C. Ⅲ级,ⅢB 期　　D. Ⅱ级,ⅣA 期

E. Ⅰ级,ⅡB 期

【答案】A

【解析】滤泡性淋巴瘤的病理分级是根据高倍镜下

中心母细胞的数目来分级的。0~5 个为Ⅰ级,6~15 个为Ⅱ级,15 个以上为Ⅲ级。非霍奇金淋巴瘤的临床分期目前采用 Ann Arbor 分期系统;该患者侵及颈部及纵隔都是横膈一侧的淋巴结区,因此仍为Ⅱ期;且该患者 6 个月内无明显原因发热、盗汗、体重减轻 >10%;无 B 症状;答案为 A。

【考点】滤泡性淋巴瘤的分级及分期

提问 2:以下采用的预后评估标准及预后评分中,正确的是

A. FLIPI　2 分　中危

B. FLIPI　1 分　低危

C. FLIPI　3 分　高危

D. IPI　3 分　中高危

E. IPI　4 分　中危

【答案】B

【解析】滤泡性淋巴瘤预后指数(FLIPI):以下五项各记 1 分,年龄≥60 岁,骨髓受侵,血红蛋白 <12g/L,$β_2$ 微球蛋白水平高于正常,受累淋巴结最大直径 >6cm。低危 0~1 分;中危 2 分;高危≥3 分。本例患者仅 $β_2$ 微球蛋白水平高于正常,记 1 分,所以是低危。

【考点】滤泡性淋巴瘤的预后评估标准及预后评分

提问 3:该患者下一步治疗方案不推荐

A. 化疗

B. 放疗

C. 自体干细胞移植

D. 参加临床试验选择治疗

E. 免疫治疗

【答案】ACDE

【解析】患者为ⅡA 期,FLIPI 评分 1 分。属于低危患者,滤泡性淋巴瘤属于惰性淋巴瘤,晚期滤泡性淋巴瘤首先选择观察与等待。如果有症状或者瘤负荷大时考虑化疗,早期滤泡性淋巴瘤首选局部放疗,放疗仍是早期滤泡性淋巴瘤的唯一根治性治疗手段。

【考点】滤泡性淋巴瘤的治疗原则

提问 4:该患者的可选的放疗剂量是

A. 30Gy　　　　B. 24Gy

C. 4Gy　　　　D. 40Gy

E. 50Gy

【答案】BC

【解析】对于惰性淋巴瘤患者而言,放疗剂量推荐 24Gy,4Gy 方案也是一种有用的治疗方案。

【考点】滤泡性淋巴瘤的放疗剂量

案例五:患者,男,56 岁,患者 1 年前发现双侧颈部肿块,约 2cm×3cm,质地软,无压痛,无红肿,未予重视。20 日前肿物变大,约 4cm×5cm。行肿物活检,病理示:形态符合滤泡性淋巴瘤 3 级,

伴有弥漫浸润；免疫组化：CD20(+++)，CD21(++)，Bcl-2(++)，CD3(−)，Ki-67>40%。10 日前于医院就诊，查 CT 示：双颈部及锁骨上多发肿大淋巴结，大者短径 1.7cm，符合淋巴瘤。目前患者有盗汗（夜间睡觉可湿透床单），无发热，无胸闷气喘，无水肿，近 3 个月体重无明显变化。辅助检查：血常规示，白细胞计数 6.95×10^9/L，血红蛋白 112×10^9/L。血生化无异常。骨髓穿刺涂片正常。

提问 1：按照 Ann Arbor 分期标准，此患者为分期为

    A. ⅡB 期   B. ⅢA 期

    C. ⅢB 期   D. ⅡA 期

    E. ⅠB 期

【答案】A

【解析】Ann Arbor 分期详见"案例一"解析。此患者横膈一侧多发淋巴结受累，属于Ⅱ期，有盗汗，无大肿块，故分期属于ⅡB 期。

【考点】滤泡性淋巴瘤的 Ann Arbor 分期

提问 2：患者最佳治疗模式包括

    A. 受累野放疗   B. 观察，定期复查

    C. 化疗   D. 手术

    E. 淋巴细胞输注

【答案】AC

【解析】此例为 3 级滤泡性淋巴瘤，治疗应按侵袭性淋巴瘤（如弥漫大 B 细胞淋巴瘤）处理。局限期弥漫大 B 细胞淋巴瘤（≤ 60 岁且没有不良危险因素）患者采用以阿霉素为基础的化疗后放疗，可以获得良好的远期预后。在 SWOG 8736 研究中，局限期侵袭性非霍奇金淋巴瘤患者 CHOP（3 周期）化疗后放疗者的 5 年无进展生存率（77% 对比单纯 CHOP 组的 64%）和总生存率（82% 对比单用 CHOP 组的 72%）明显提高。ECOG(E1484) 研究显示，对于单用 CHOP（8 周期）已达 CR 的弥漫大 B 细胞淋巴瘤患者，加用放疗延长了无病生存期。所以推荐化疗联合局部放疗。

【考点】滤泡 3 级淋巴瘤的治疗原则

提问 3：该患者化疗方案不推荐的是

    A. 单药美罗华   B. R-CHOP

    C. XELOX   D. ABVD

    E. EP

【答案】ACDE

【解析】滤泡性淋巴瘤 3 级按照弥漫大 B 细胞淋巴瘤治疗原则治疗。R-CHOP 是弥漫大 B 细胞淋巴瘤标准一线方案，目前不推荐单用美罗华；XELOX 为卡培他滨联合奥沙利铂，是消化道肿瘤常用化疗方案，ABVD 是霍奇金淋巴瘤常用的化疗方案，EP 是肺癌常用的化疗方案。

【考点】滤泡性淋巴瘤 3 级的化疗方案

提问 4：该患者 R-CHOP 化疗 6 周期后达 CR，下一步放疗的剂量

    A. 30Gy   B. 36Gy

    C. 60Gy   D. 45Gy

    E. 50Gy

【答案】AB

【解析】滤泡性淋巴瘤 3 级按照弥漫大 B 细胞淋巴瘤治疗原则治疗。R-CHOP 是弥漫大 B 细胞淋巴瘤标准一线方案。对于局限期弥漫大 B 细胞淋巴瘤（Ⅰ或Ⅱ期）患者，如果无不良预后因素（LDH 增高、Ⅱ期、年龄大于 60 岁、ECOG 评分≥2 分）且无大肿块，应该使用 R-CHOP 3 周期联合放疗 30~36Gy；或采用 R-CHOP 6~8 周期，在此基础上可以联合 30~36Gy 受累野放疗。而如果存在不良预后因素且无大肿块，应使用 R-CHOP 3 周期联合放疗 30~36Gy；或采用 R-CHOP 6~8 周期，在此基础上可以联合 30~36Gy 受累野放疗。对于有大肿块的Ⅰ或Ⅱ期患者，应给予 R-CHOP 6~8 周期，在此基础上可以联合 30~40Gy 受累野放疗。

【考点】滤泡性淋巴瘤 3 级的放疗剂量

案例六：患者，女，42 岁，农民。患者 1 年前出现间断上腹隐痛，饭后饱胀感并伴有呕吐，曾做胃镜检查提示活动性胃炎，近 1 个月来，腹痛、呕吐较前频繁。纤维胃镜发现胃底和胃体部弥漫结节样病变，幽门螺杆菌检查阳性。经活检病理诊断为胃黏膜相关淋巴组织淋巴瘤。CT 检查提示：胃底及胃体部胃壁弥漫增厚，胃体小弯侧多发小淋巴结，大者短径不足 1.0cm，余颈部、胸部、腹部、腹膜后及盆腔未见明显肿大淋巴结。发病以来无明显发热、盗汗，因食欲及进食量下降，体重下降约 6kg。

提问 1：黏膜相关淋巴组织淋巴瘤常见的原发部位为

    A. 肺   B. 唾液腺

    C. 眼睑   D. 胃肠道

    E. 皮肤   F. 甲状腺

【答案】D

【解析】黏膜相关淋巴组织淋巴瘤是一类独立的具有惰性临床过程和较好预后的非霍奇金 B 细胞淋巴瘤。西方国家该病发病率占所有非霍奇金淋巴瘤的 8%~9%，我国黏膜相关淋巴组织淋巴瘤的发病率高达 11.7%，仅次于弥漫大 B 细胞淋巴瘤和滤泡性淋巴瘤，而列居第三位。黏膜相关淋巴瘤可发生于全身各处，包括胃肠道（最常见）、肺、唾液腺、皮肤及甲状腺。

【考点】黏膜相关淋巴组织淋巴瘤的原发部位

提问2:原发胃黏膜相关淋巴组织淋巴瘤的致病因素**不包括**

A. 慢性浅表性胃炎

B. 慢性萎缩性胃炎

C. 幽门螺杆菌感染

D. 胃溃疡

E. 胆囊炎

【答案】ABDE

【解析】黏膜相关淋巴组织淋巴瘤的病因学机制为微生物感染引起的慢性炎症或自身免疫性疾病的免疫反应刺激了B细胞的恶性增殖。在原发胃黏膜相关淋巴组织淋巴瘤病例中,90%以上可检出幽门螺杆菌感染,并且根除幽门螺杆菌可以治愈近2/3的患者。目前认为幽门螺杆菌感染是胃黏膜相关淋巴组织淋巴瘤的致病因素。

【考点】胃黏膜相关淋巴组织淋巴瘤的主要致病原因

提问3:该患者当时的临床分期**错误**的是

A. ⅠEA 期　　　　B. ⅠEB 期

C. ⅡEA 期　　　　D. ⅡEB 期

E. ⅠXA 期　　　　F. ⅠXB 期

【答案】BCDEF

【解析】Ⅰ期是因为仅有胃部受侵,因患者胃小弯侧淋巴结短径均小于1cm,不能认为受侵;E是指受侵器官为胃,属于淋巴结外受侵部位;A是因无B症状,因患者无发热、盗汗,体重虽有下降6kg,但不是B症状所定义的不明原因的体重下降,而是因胃部不适,进食减少有关。无X是因为无大于10cm的大肿块。

【考点】胃黏膜相关淋巴组织淋巴瘤的主要致病原因临床分期

提问4:该患者**不应**采用的治疗方式是

A. 定期观察

B. 手术

C. 抗幽门螺杆菌治疗 + 每 3 个月复查胃镜

D. 手术 + 放疗

E. 手术 + 化疗

【答案】ABDE

【解析】胃黏膜相关淋巴组织淋巴瘤与 Hp 的关系密切,仅根除 Hp 的治疗可以使 70% 以上病变局限的患者病变完全消退,故对于病变局限的胃黏膜相关淋巴组织淋巴瘤,根除 Hp 治疗可作为一线治疗手段。对 Hp 阳性的患者使用标准的抗 Hp 治疗,并且在治疗完成后 3 个月内镜复查 Hp 根除情况及病变消退情况。如初次治疗后 Hp 仍然阳性,可继续采用根除 Hp 的三联或四联疗法及复查内镜,直至 Hp 完全根除。

【考点】胃黏膜相关淋巴组织淋巴瘤的治疗原则

提问5:患者经标准抗幽门螺杆菌治疗后 3 个月,复查胃镜提示胃窦处溃疡好转,胃体和胃窦

部弥漫结节样病变较前缩小。以后患者每隔 3 个月定期复查胃镜,1 年后,患者再次出现胃痛、恶心及饭后饱胀感;复查胃镜提示原胃窦、胃体处病变再次出现,再次抗幽门螺杆菌治疗症状无缓解,复查胃镜病变无明显改善。该患者目前应该采用的治疗策略**不包括**

A. 全身化疗

B. 局部放疗

C. 中药

D. 免疫治疗

E. 最佳支持治疗

【答案】ACDE

【解析】对于ⅠE 期且 Hp 阴性或者抗 Hp 治疗无效的胃黏膜相关淋巴组织淋巴瘤患者,可以考虑手术治疗、放疗或化疗。但考虑到手术创伤大、并发症多及术后生活质量差,手术治疗的地位逐渐下降。放疗疗效好并已代替手术成为抗 Hp 治疗失败患者的首选方案,研究表明单独放疗可使 98.8% 的ⅠE~ⅡE 期 MALT 淋巴瘤患者病变完全消退;ⅠE~ⅡE 期所有患者 5 年生存率达 98%。

【考点】胃黏膜相关淋巴组织淋巴瘤的放疗原则

提问6:该患者放疗的靶区范围及剂量

A. 全胃

B. 胃内增厚部位

C. 全胃加胃周淋巴引流区域

D. 20Gy

E. 30Gy

【答案】CE

【解析】早期胃黏膜相关淋巴组织淋巴瘤放疗的靶区范围是:全胃加胃周淋巴引流区域,剂量是 30~36Gy,CR 率在 95%~100%。

【考点】胃黏膜相关淋巴组织淋巴瘤的放疗靶区及剂量

第六节　妇科肿瘤

一、子宫内膜癌、卵巢癌

【A1 型题】

1. 卵巢癌中对放射线最敏感的肿瘤是

A. 无性细胞瘤　　　B. 颗粒细胞瘤

C. 浆液性腺癌　　　D. 黏液腺癌

E. 库肯勃瘤

【答案】A

【解析】此题主要考查卵巢癌不同病理类型对放射线

的敏感性。无性细胞瘤对放射线高度敏感,放疗可治愈。

【考点】卵巢癌放射敏感病理类型

2. 关于子宫内膜癌的放疗,以下说法中**不正确**的是

A. 术前放疗的目的在于灭活肿瘤细胞,减少复发、扩散的机会

B. 任何期别的患者均应行术前放疗

C. 诊刮内膜病理为 G_3 者可行术前腔内放疗

D. Ⅱ期患者可行术前放疗

E. MRI、CT 示深肌层受侵的患者可行术前放疗

【答案】B

【解析】子宫内膜癌术前放疗通常用于部分Ⅱ期宫颈肿瘤较大不能直接行根治性手术者。

【考点】子宫内膜癌术前放疗指征

3. 子宫内膜癌腔内放射治疗时 F 点代表

A. 子宫底部肿瘤受量

B. 子宫底颈肿瘤受量

C. 子宫底体肿瘤受量

D. 子宫腔内肿瘤受量

E. 子宫腔外肿瘤受量

【答案】A

【考点】子宫内膜癌后装治疗 F 点定义

4. 子宫内膜癌腔内放射治疗时 F 点概念是

A. 宫腔源顶端旁开 2cm

B. 穹窿上 2cm,子宫中轴外 2cm

C. 穹窿上 2cm,子宫中轴外 5cm

D. 穹窿上 5cm,子宫中轴外 2cm

E. 穹窿上 2cm,子宫中轴外 3cm

【答案】A

【考点】子宫内膜癌后装治疗 F 点概念

5. 子宫内膜癌的治疗原则是

A. 各期均可以腔内放射治疗为主,辅以外照射、激素等综合治疗

B. 以手术为主,辅以放射治疗、化学治疗、激素等综合治疗

C. 晚期患者放射治疗和手术均可,辅以化学治疗或激素治疗

D. 各期均应以放射治疗为主,辅以化学治疗或激素治疗

E. Ⅰ期以放射治疗为主,辅以化学治疗或激素治疗

【答案】B

【考点】子宫内膜癌治疗原则

6. 子宫内膜癌不良组织学类型**不包括**

A. 腺鳞状细胞癌　　B. 透明细胞癌

C. 内膜样腺癌　　　D. 浆液性乳头状癌

E. 鳞状细胞癌

【答案】C

【解析】子宫内膜样癌是子宫内膜癌最常见的病理类型,约占80%,是相对预后良好的组织学类型。

【考点】子宫内膜癌不良组织学类型

7. 子宫内膜癌术后放疗适应证**不包括**

A. 癌浸润子宫肌层 2/3

B. 有淋巴结转移

C. 病理为高分化子宫内膜样腺癌

D. 宫颈间质受侵

E. 浆液性乳头状腺癌

【答案】C

【解析】此题主要考查子宫内膜癌术后放疗的适应证。子宫内膜样癌是子宫内膜癌最常见的病理类型,是相对预后良好的组织学类型,其中高分化子宫内膜样癌预后最好,不是子宫内膜癌术后的高危因素。

【考点】子宫内膜癌不良组织学类型

8. 子宫内膜癌预后较好的原因**不包括**

A. 早期癌占 80% 以上

B. 症状出现早,易确诊

C. 手术、放疗、药物均有效

D. 肿瘤生长慢,扩散转移晚

E. 防癌普查能早期发现

【答案】E

【考点】子宫内膜癌预后

9. 关于子宫内膜癌淋巴结转移的说法,**错误**的是

A. 子宫内膜癌的腹主动脉旁淋巴结转移率较宫颈癌高

B. 子宫内膜癌有无淋巴结转移对预后无明显影响

C. 病变肌层浸润越深,淋巴结转移率越高

D. 组织分化越低,淋巴结转移率越高

E. 子宫内膜癌盆腔淋巴结阳性者 30%~50% 出现腹主动脉淋巴结转移

【答案】B

【解析】此题考查子宫内膜癌淋巴结转移的预后和高危因素。淋巴结转移是子宫内膜癌的预后不良因素之一,故 B 错误。子宫内膜癌淋巴结转移的高危因素包括病理类型、肌层浸润深度、组织学分级、CA12-5 水平等,故 C、D 正确。子宫内膜癌的腹主动脉旁淋巴结转移率较宫颈癌高,故 A 正确。子宫内膜癌盆腔淋巴结阳性者约 30%~50% 出现腹主动脉旁淋巴结转移,故 E 正确。

【考点】子宫内膜癌淋巴结转移

10. 子宫内膜癌术后,肿瘤侵犯膀胱黏膜的病理分期

A. ⅡB
B. ⅢB
C. ⅢC
D. ⅣA
E. ⅣB

【答案】D

【解析】此题考查子宫内膜癌的分期。根据 FIGO 2009 版子宫内膜癌分期:肿瘤侵及膀胱和 / 或直肠黏膜为ⅣA 期。

【考点】子宫内膜癌分期

【A2 型题】

1. 患者,女,老年,绝经后阴道出血,超声提示子宫内膜增厚 1.1cm 与肌层不清,最可能的诊断为

A. 子宫内膜癌
B. 直肠癌
C. 阴道癌
D. 宫颈癌
E. 膀胱癌

【答案】A

【解析】此题考查子宫内膜癌的常见症状。绝经后阴道出血是子宫内膜癌最常见的症状,未绝经者表现为出血性月经紊乱,其他症状包括阴道异常排液、下腹痛,以及下肢、腰骶痛等,晚期患者还可出现贫血、消瘦和恶病质等表现。

【考点】子宫内膜癌的症状

2. 患者,女,67 岁,出现绝经后阴道出血,经完善检查,考虑子宫内膜癌,最重要的诊断依据为

A. 诊断性刮宫
B. MRI
C. CT
D. PET/CT
E. 超声

【答案】A

【解析】子宫内膜癌的最重要的诊断依据为组织学检查,需行诊断性刮宫。

【考点】子宫内膜癌的最重要的诊断依据

3. 患者,女,64 岁,子宫诊刮为子宫内膜样腺癌 G₃,完善盆腔 MRI、腹部 CT、胸部 CT 及浅表淋巴结超声,分期诊断为ⅠB 期。首选治疗方案为

A. 手术治疗
B. 外放疗
C. 化疗
D. 同步放化疗
E. 靶向治疗

【答案】A

【解析】子宫内膜癌首选治疗方案为手术治疗。

【考点】子宫内膜癌的首选治疗方案

4. 患者,女,58 岁,出现绝经后阴道出血,经子宫内膜诊刮提示子宫内膜样腺癌。下列选项中,子宫内膜癌的高危因素**不包括**

A. 肥胖
B. 高血压
C. 糖尿病
D. 晚绝经
E. 类风湿关节炎

【答案】E

【解析】目前已知的子宫内膜癌的高危因素主要包括:生殖内分泌失调性疾病、肥胖、高血压、糖尿病、初潮早与绝经晚、不孕不育、卵巢肿瘤、外源性雌激素、遗传因素、长期服用三苯氧胺和吸烟、饮酒等不良生活方式。

【考点】子宫内膜癌高危因素

5. 患者,女,62 岁,因“绝经后阴道出血 3 个月”就诊。超声提示子宫内膜异常增厚,经子宫内膜诊刮,病理提示子宫内膜癌。此患者最可能的病理类型为

A. 子宫内膜样腺癌
B. 透明细胞癌
C. 肉瘤
D. 浆液性腺癌
E. 鳞状细胞癌

【答案】A

【解析】内膜样腺癌是子宫内膜癌最常见的病理类型,约占 80%。

【考点】子宫内膜癌最常见病理类型

6. 患者,女,59 岁,出现绝经后阴道出血,完善子宫内膜诊刮及相关检查,考虑子宫内膜癌。子宫内膜癌激素依赖型的病理类型为

A. 子宫内膜样腺癌
B. 透明细胞癌
C. 肉瘤
D. 浆液性腺癌
E. 鳞状细胞癌

【答案】A

【解析】激素依赖型子宫内膜癌大部分为内膜样腺癌,少部分为黏液腺癌。

【考点】子宫内膜癌激素依赖型病理类型

7. 患者,老年女性,出现绝经后阴道出血。完善子宫内膜诊刮及相关检查,考虑子宫内膜癌。子宫内膜癌非激素依赖型病理类型常见的为

A. 子宫内膜样腺癌
B. 透明细胞癌、浆液性腺癌
C. 肉瘤
D. 癌肉瘤
E. 鳞状细胞癌

【答案】B

【解析】非激素依赖型子宫内膜癌包括浆液性癌、黏液性癌、透明细胞癌、癌肉瘤、鳞状细胞癌等。

【考点】子宫内膜癌非激素依赖型病理类型

8. 患者,老年女性,出现绝经后阴道出血,行子宫诊刮为子宫内膜样腺癌。完善检查后行全子宫双附件切除及盆腔淋巴结清扫,术后病理提示高 - 中分化子宫内膜样癌,病灶浸润 >1/2 肌层,未累及宫颈下段及宫颈间质,双侧宫旁未见癌,盆腔淋巴结可见癌转移(2/30)。考虑分期为

A. ⅠB　　　B. ⅢA　　　C. ⅢB

D. ⅢC　　　E. ⅡB

【答案】D

【解析】根据 FIGO 2009 版子宫内膜癌分期:盆腔淋巴结转移,诊断为ⅢC 期。

【考点】子宫内膜癌分期

9. 患者,女,老年,出现绝经后阴道出血 3 个月,子宫诊刮为子宫内膜样腺癌,完善检查后行全子宫双附件切除及盆腔淋巴结清扫,术后病理提示低分化子宫内膜样癌,病灶浸润 <1/2 肌层,未累及宫颈下段及宫颈间质,双侧宫旁未见癌,淋巴结未见癌转移。考虑分期为

A. ⅠB　　　B. ⅠA　　　C. ⅣA

D. ⅡA　　　E. ⅡB

【答案】B

【解析】根据 FIGO 2009 版子宫内膜癌分期:病灶浸润 <1/2 肌层,诊断为ⅠA 期。

【考点】子宫内膜癌分期

10. 患者,女,80 岁,经子宫内膜诊刮考虑子宫内膜癌,完善分期检查未见远处转移征象,已行子宫内膜癌根治术,术后病理提示高 - 中分化子宫内膜样癌,病灶浸润 <1/2 肌层,淋巴血管间隙受累,未累及宫颈下段及宫颈间质,双侧宫旁未见癌,淋巴结未见癌转移。患者存在的高危因素为

A. 淋巴血管间隙受累

B. 80 岁

C. 子宫内膜增厚

D. 绝经后阴道出血

E. 淋巴结未见转移

【答案】A

【解析】子宫内膜癌的高危因素主要包括:组织学分级为 G₃、非内膜样癌、淋巴血管间隙受累、肌层浸润深度 ≥1/2、宫颈间质受侵、淋巴结转移。

【考点】子宫内膜癌高危因素

11. 患者,女,60 岁,绝经后阴道出血,子宫诊刮为子宫内膜样腺癌。已行子宫内膜癌根治术,术后病理提示高 - 中分化子宫内膜样

癌,病灶浸润 <1/2 肌层,淋巴血管间隙未受累,累及宫颈间质,双侧宫旁未见癌,淋巴结未见癌转移。患者存在的高危因素为

A. 中分化子宫内膜样癌

B. 累及宫颈间质

C. 子宫内膜增厚

D. 绝经后阴道出血

E. 淋巴结未见转移

【答案】B

【考点】子宫内膜癌高危因素

12. 患者,女,70 岁,因"绝经后阴道出血 3 个月"就诊。经子宫诊刮为子浆液性癌,术后病理提示浆液性癌,病灶浸润 <1/2 肌层,淋巴血管间隙未受累,未累及宫颈下段及宫颈间质,双侧宫旁未见癌,淋巴结未见癌转移,患者存在的高危因素为

A. 浆液性癌　　　B. 70 岁

C. 子宫内膜增厚　　D. 绝经后阴道出血

E. 淋巴结未见转移

【答案】A

【解析】浆液性癌属于非内膜样癌,为高危因素。

【考点】子宫内膜癌高危因素

13. 患者,女,80 岁,绝经后阴道出血,超声提示子宫内膜增厚 1.1cm,与肌层不清,子宫诊刮为透明细胞癌,术后病理提示透明细胞癌,病灶浸润 <1/2,淋巴血管间隙未受累,未累及宫颈下段及宫颈间质,双侧宫旁未见癌,淋巴结未见癌转移。患者存在的高危因素为

A. 透明细胞癌　　　B. 80 岁

C. 子宫内膜增厚　　D. 绝经后阴道出血

E. 淋巴结未见转移

【答案】A

【解析】透明细胞癌属于非模样癌,为高危因素。

【考点】子宫内膜癌高危因素

14. 患者,女,80 岁,诊断子宫内膜癌,行子宫内膜癌根治术,术后病理提示透明细胞癌,病灶浸润肌层大于 1/2,淋巴血管间隙受累,累及宫颈下段及宫颈间质,双侧宫旁未受累,淋巴结未见癌转移,患者临床分期为

A. Ⅱ　　　B. ⅠA　　　C. ⅠB

D. Ⅲ　　　E. Ⅳ

【答案】A

【解析】根据 FIGO 2009 版子宫内膜癌分期:病灶累及宫颈间质,诊断为Ⅱ期。

【考点】子宫内膜癌分期

15. 患者,女,60岁,因"腹胀"就诊。血肿瘤标志物提示 CA12-5 升高,妇科超声提示右下腹包块。患者临床考虑最可能为
   A. 卵巢癌　　　　B. 直肠癌
   C. 结肠癌　　　　D. 膀胱癌
   E. 肛管癌
   【答案】A
   【解析】卵巢癌早期症状不明显,晚期因肿块增大或腹盆腔积液出现相应症状,表现为下腹不适、腹胀、食欲下降等,伴有乏力、消瘦等症状。CA12-5 是最为常用的卵巢癌肿瘤标志物。
   【考点】卵巢癌诊断

16. 患者,女,60岁,发现腹胀、腹部包块 3 个月,妇科超声提示右下腹包块,腹部 CT 提示右侧附件区包块,大小 3cm,髂血管旁多发淋巴结最大为 2cm。下列说法错误的是
   A. 行细针穿刺抽吸活检,种植转移风险小
   B. 行手术治疗
   C. 根据术后病理确诊
   D. 建议行肿瘤减灭术
   E. 手术治疗为主的综合治疗
   【答案】A
   【解析】卵巢癌不建议细针穿刺抽吸活检为首选,易种植转移。
   【考点】卵巢癌诊断

17. 患者,女,60岁,腹胀、腹部包块,CA12-5 升高。妇科超声提示右下腹包块,腹部 CT 提示右侧附件区包块,大小 5cm,髂血管旁多发淋巴结最大为 2cm,患者近 2 个月出现心肌梗死,PCI 术后,现口服阿司匹林。下列说法正确的是
   A. 行细针穿刺抽吸活检,种植转移风险大,需向患者及家属告知
   B. 行手术治疗
   C. 根据术后病理确诊
   D. 行肿瘤减灭术
   E. 手术治疗为主的综合治疗
   【答案】A
   【解析】卵巢癌不建议首选细针穿刺抽吸活检,易种植转移,如无法手术巨块患者,细针穿刺抽吸活检为必要的处理。
   【考点】卵巢癌诊断

18. 患者,女,50岁,因"腹胀、腹部包块"就诊。血肿瘤标志物 CA12-5 升高,临床考虑卵巢癌。卵巢恶性生殖细胞肿瘤不包括

   A. 无性细胞瘤　　　B. 未成熟畸胎瘤
   C. 胚胎瘤
   E. 癌肉瘤　　　　　D. 内胚窦(卵黄囊)瘤
   【答案】E
   【考点】卵巢癌病理

19. 患者,女,60岁,因"腹胀、腹部包块"就诊。妇科超声提示右下腹包块伴中等量腹水,腹部 CT 提示右侧附件区包块,伴髂血管旁多发淋巴结转移、腹水。下一步治疗首选
   A. 观察
   B. 行放化疗治疗
   C. 后装治疗
   D. 行手术分期 + 肿瘤减灭术
   E. 行姑息治疗
   【答案】D
   【解析】以腹胀、腹部包块为主要症状,影像学检查提示右侧附件区肿块,伴淋巴结转移、腹水,首先考虑诊断为卵巢癌。术前或术中评估有卵巢外转移的中晚期卵巢癌,首选治疗为肿瘤细胞减灭术。
   【考点】卵巢癌治疗

20. 患者,女,60岁,因"腹胀、腹部包块"就诊。完善腹部超声及腹盆 CT,考虑卵巢癌。下面说法错误的是
   A. 行新辅助化疗后行肿瘤减灭术,获益仍有争议
   B. 行新辅助化疗需明确病理
   C. 对有巨块型Ⅲ、Ⅳ患者有获益
   D. 首选手术分期 + 肿瘤减灭术
   E. 任何分期都可行新辅助化疗
   【答案】E
   【解析】此题主要考查卵巢癌新辅助化疗。卵巢癌的初次手术包括全面的分期手术及肿瘤细胞减灭术。临床判断为早期的患者应实施全面分期手术,明确最终的分期。临床判断为中晚期的患者应行肿瘤细胞减灭术,故 D 正确。新辅助化疗主要用于中晚期卵巢癌难以实现满意减瘤或年老体弱难以耐受手术者,故 C 正确,E 错误。新辅助化疗前应取得病理学诊断,故 B 正确。目前尚无证据表明新辅助化疗能改善卵巢癌的预后,故 A 正确。
   【考点】卵巢癌治疗

【A3/A4 型题】

(1~3 题共用题干)

患者,女,50岁,绝经后阴道出血 4 个月,超声提示子宫内膜增厚,与肌层不清,子宫诊刮为子宫内膜样腺癌,术后病理提示低分化子宫内膜样癌,病灶浸润 >1/2 肌层,未累及宫颈下段及宫颈

间质,双侧宫旁未见癌,淋巴结未见癌转移。

1. 该患者诊断为
    A. 子宫内膜癌ⅠB期
    B. 子宫内膜癌Ⅱ期
    C. 子宫内膜癌ⅢA期
    D. 子宫内膜癌Ⅲ期
    E. 子宫内膜癌Ⅳ期
【答案】A
【解析】根据FIGO 2009版子宫内膜癌分期:病灶浸润>1/2肌层,诊断为ⅠB期。
【考点】子宫内膜癌分期

2. 该患者术后高危因素为
    A. 低分化子宫内膜样癌
    B. 子宫内膜增厚与肌层不清
    C. 50岁女性
    D. 淋巴结未见癌转移
    E. 双侧宫旁未见癌
【答案】A
【解析】子宫内膜癌高危因素主要包括:组织学分级为G₃、非内膜样癌、淋巴血管间隙受累、肌层浸润深度≥1/2、宫颈间质受侵、淋巴结转移。组织学分级低分化(G_3)为高危因素。
【考点】子宫内膜癌的高危因素

3. 患者术后辅助治疗**错误**为
    A. 观察
    B. 单纯盆腔调强放疗
    C. 单纯后装治疗
    D. 盆腔外照射+后装治疗
    E. 盆腔外照射+化疗
【答案】A
【解析】子宫内膜癌ⅠB期G₃患者术后辅助治疗原则为放疗(盆腔外照射 ± 近距离放疗)± 化疗。
【考点】子宫内膜癌术后辅助治疗原则

(4~6题共用题干)
患者,女,70岁,因"绝经后阴道出血6个月"就诊。超声提示子宫内膜不规则增厚。
4. 为明确诊断,下一步诊疗首选
    A. 诊断性刮宫　　　B. MRI
    C. CT　　　　　　D. 全身PET/CT
    E. 骨扫描
【答案】A
【解析】子宫内膜癌诊断的金标准为病理,即诊断性刮宫。
【考点】子宫内膜癌诊断

5. 该患者需要进一步检查的肿瘤标志物为
    A. CA12-5　　B. CA15-3　　C. SCC
    D. NSE　　　E. PSA
【答案】A
【考点】子宫内膜癌诊断

6. 患者膀胱镜提示病灶累及膀胱,则患者分期为
    A. 子宫内膜癌ⅡB　　B. 子宫内膜癌ⅢA
    C. 子宫内膜癌ⅢC　　D. 子宫内膜癌ⅣA
    E. 子宫内膜癌ⅣB
【答案】D
【解析】根据FIGO 2009版子宫内膜癌分期:子宫内膜癌侵及膀胱,诊断为ⅣA期。
【考点】子宫内膜癌的分期

(7~9题共用题干)
患者,女,70岁,绝经后阴道出血3个月,超声提示子宫内膜增厚1.4cm。
7. 患者最可能的诊断为
    A. 子宫内膜癌　　　　B. 直肠癌
    C. 阴道癌　　　　　　D. 宫颈癌
    E. 膀胱癌
【答案】A
【解析】绝经后阴道出血是子宫内膜癌最常见的症状。
【考点】子宫内膜癌的诊断

8. 该患者诊断为子宫内膜癌,最常见的病理类型为
    A. 子宫内膜样腺癌　　B. 透明细胞癌
    C. 肉瘤　　　　　　　D. 浆液性腺癌
    E. 鳞状细胞癌
【答案】A
【解析】子宫内膜癌最常见病理类型为内膜样腺癌。
【考点】子宫内膜癌的病理

9. 患者诊断为子宫内膜样腺癌,KPS评分90分,临床分期为ⅠB期,首选治疗方式为
    A. 手术治疗　　　　　B. 外放疗
    C. 化疗　　　　　　　D. 同步放化疗
    E. 靶向治疗
【答案】A
【解析】Ⅰ期子宫内膜癌首选手术治疗。
【考点】子宫内膜癌的治疗

(10~12题共用题干)
患者,女,60岁,绝经后阴道出血4个月,超声提示子宫内膜增厚1.5cm,侵及深肌层。

10. 患者最可能的诊断为
 A. 子宫内膜癌　　 B. 直肠癌
 C. 阴道癌　　　　 D. 宫颈癌
 E. 膀胱癌
【答案】A
【解析】绝经后阴道出血是子宫内膜癌最常见的症状。
【考点】子宫内膜癌的诊断

11. 该患者诊断为子宫内膜癌，G_3 表示为
 A. 低分化　　 B. 中分化　　 C. 高分化
 D. 中低分化　 E. 中高分化
【答案】A
【解析】G_3 为低分化。
【考点】子宫内膜癌的病理

12. 该患者诊断为子宫内膜癌，G_1 表示为
 A. 低分化　　 B. 中分化　　 C. 高分化
 D. 中低分化　 E. 中高分化
【答案】C
【解析】G_1 为高分化。
【考点】子宫内膜癌的病理

（13~15 题共用题干）

患者，女，50 岁，因绝经后阴道出血就诊，超声提示子宫内膜增厚，已行子宫内膜癌根治术。术后病理提示腹主动脉旁淋巴结阳性。

13. 患者分期为
 A. 子宫内膜癌 ⅠB　 B. 子宫内膜癌 ⅠA
 C. 子宫内膜癌 ⅡB　 D. 子宫内膜癌 ⅢA
 E. 子宫内膜癌 ⅢC
【答案】E
【解析】根据 FIGO 2009 版子宫内膜癌分期：腹主动脉旁淋巴结转移为 ⅢC 期。
【考点】子宫内膜癌分期

14. 子宫内膜癌非激素依赖型病理类型常见的为
 A. 子宫内膜样腺癌
 B. 透明细胞癌、浆液性腺癌
 C. 肉瘤
 D. 癌肉瘤
 E. 鳞状细胞癌
【答案】B
【解析】非激素依赖型子宫内膜癌包括浆液性癌、黏液性癌、透明细胞癌、癌肉瘤、鳞状细胞癌等。
【考点】子宫内膜癌非激素依赖型病理类型

15. 子宫内膜癌激素依赖型病理类型为
 A. 子宫内膜样腺癌　 B. 透明细胞癌
 C. 肉瘤　　　　　　 D. 浆液性腺癌
 E. 鳞状细胞癌

【答案】A
【解析】激素依赖型子宫内膜癌大部分为内模样腺癌，少部分为黏液样腺癌。
【考点】子宫内膜癌激素依赖型病理类型

（16~18 题共用题干）

患者，女，50 岁，绝经后阴道出血，超声提示子宫内膜增厚 1.1cm 与肌层不清。右侧腹股沟肿大淋巴结，大小 2cm。超声引导下穿刺活检的为子宫内膜样腺癌。

16. 患者分期为
 A. 子宫内膜癌 ⅠB　 B. 子宫内膜癌 ⅠA
 C. 子宫内膜癌 Ⅱ　　 D. 子宫内膜癌 ⅣB
 E. 子宫内膜癌 ⅢC
【答案】D
【解析】根据 FIGO 2009 版子宫内膜癌分期：腹股沟淋巴结转移为 ⅣB 期。
【考点】子宫内膜癌分期

17. 该患者术后诊断为子宫内膜癌，G_3 表示为
 A. 低分化　　 B. 中分化　　 C. 高分化
 D. 中低分化　 E. 中高分化
【答案】A
【解析】G_3 为低分化。
【考点】子宫内膜癌病理

18. 该患者术后诊断为子宫内膜癌，G_2 表示为
 A. 低分化　　 B. 中分化　　 C. 高分化
 D. 中低分化　 E. 中高分化
【答案】B
【解析】G_2 为中分化。
【考点】子宫内膜癌病理

（19~21 题共用题干）

患者，女，60 岁，腹胀、腹部包块，CA12-5 升高，妇科超声提示右下腹包块，腹部 CT 提示右侧附件区包块，大小 5cm，髂血管旁多发淋巴结最大为 2cm。

19. 患者临床考虑最可能为
 A. 卵巢癌　　 B. 直肠癌　　 C. 结肠癌
 D. 膀胱癌　　 E. 肛管癌
【答案】A
【解析】以腹胀、腹部包块为主要症状，CA12-5 升高，影像学检查提示右侧附件区包块，伴淋巴结转移，首先考虑诊断为卵巢癌。
【考点】卵巢癌症状

20. 患者下一步诊疗为
 A. 行观察

B. 行放化疗治疗

C. 后装治疗

D. 行手术分期 + 肿瘤减灭术

E. 行姑息治疗

【答案】D

【解析】术前或术中评估有卵巢外转移的中晚期卵巢癌,首选治疗为肿瘤细胞减灭术。

【考点】卵巢癌治疗

21. 临床考虑卵巢癌,卵巢恶性生殖细胞肿瘤**不包括**

A. 无性细胞瘤　　　B. 未成熟畸胎瘤

C. 胚胎瘤　　　　　D. 内胚窦(卵黄囊)瘤

E. 癌肉瘤

【答案】E

【考点】卵巢癌病理

(22~24 题共用题干)

患者,女,60 岁,腹胀、腹部包块,CA12-5 升高,妇科超声提示右下腹包块,腹部 CT 提示右侧附件区包块,大小 5cm,髂血管旁多发淋巴结最大为 2cm,行肿瘤细胞减灭术,术后病理提示卵巢浆液性肿瘤,盆腔淋巴结 2/7。

22. 患者国际妇产科联盟(FIGO)分期为

A. ⅢC　　　B. ⅠA　　　C. ⅡB

D. ⅡA　　　E. ⅠB

【答案】A

【解析】根据 FIGO 分期:区域淋巴结转移者,诊断为ⅢC 期。

【考点】卵巢癌分期

23. 患者下一步诊疗为

A. 行观察

B. 行化疗治疗

C. 后装治疗

D. 行手术分期 + 肿瘤减灭术

E. 行姑息治疗

【答案】B

【解析】中晚期卵巢癌术后应行辅助化疗。

【考点】卵巢癌治疗

24. 患者 CA12-5 再次升高,PET/CT 提示腹膜转移下一步首选治疗为

A. 观察　　　　　　B. 肿瘤细胞减灭术

C. 局部姑息放疗　　D. 靶向治疗

E. 后装治疗

【答案】B

【解析】卵巢癌腹膜复发者可行二次肿瘤细胞减灭术。

【考点】卵巢癌复发后治疗

二、宫颈癌及外阴癌

【A1 型题】

1. 宫颈癌的发生和以下哪种病毒感染相关

A. EBV　　　　　　B. 人乳头瘤病毒

C. 乙型肝炎病毒　　D. 丙型肝炎病毒

E. 人类疱疹病毒 4 型

【答案】B

【解析】此题考查宫颈癌的病因。宫颈癌是目前世界上唯一病因明确、可以预防的癌症,有研究报道,99.7% 的宫颈癌由 HPV 病毒导致。

【考点】宫颈癌病因

2. 宫颈癌ⅠA 期是指宫颈上皮癌组织

A. 达基底膜

B. 达宫颈腺体

C. 累及宫颈内膜腺体

D. 穿透基底膜,深度不超过 5.0mm

E. 累及腺体穿透基底膜至深肌层

【答案】D

【解析】此题考查宫颈癌ⅠA 期的概念。2018 年FIGO 分期ⅠA 期为镜下浸润癌,间质浸润深度≤5.0mm。

【考点】宫颈癌分期

3. 关于宫颈癌前病变的说法,以下**错误**的是

A. 大部分 CINⅠ无须治疗,可自然消退

B. CINⅡ可以选择冷冻、激光治疗或宫颈环形电切术(LEEP)

C. CINⅢ的患者可以选择 LEEP 或冷刀宫颈锥切术

D. 一般情况下 CINⅢ并非切除子宫的指征

E. 妊娠期合并 CINⅢ为防止产后发生浸润性宫颈癌,需要在生产前行锥切术

【答案】E

【考点】宫颈癌前病变的处理原则

4. 以下关于早期宫颈癌说法,**错误**的是

A. 放疗与手术疗效相当

B. 手术的优点是可以保留卵巢,甚至保留生育功能

C. 放疗的缺点是卵巢功能衰竭,提前进入更年期;且晚期可能存在肠道和泌尿系统损伤

D. 手术的缺点是创伤较大,术后有可能仍要放化疗

E. 老年女性首选手术,年轻女性则首选放疗

【答案】E

【解析】此题主要考查早期宫颈癌的治疗。对于早期宫颈癌,放疗与手术疗效相当,则根据患者有无生育要求等来选择手术或放疗,年轻女性多首选手术,老年女性常首选放疗。

【考点】早期宫颈癌的治疗选择

5. 关于宫颈癌的分期,以下选项正确的是
   A. 肿瘤侵及宫旁,但未达盆壁,CT发现肾盂积水,为ⅢB期
   B. 肿瘤已侵犯阴道但未达下1/3,且无明显宫旁浸润,为ⅡB期
   C. 肉眼检查可以区分ⅠA和ⅠB期
   D. 膀胱黏膜有泡状水肿属于Ⅳ期
   E. 宫旁组织增厚,使肿瘤与盆壁间距离缩短,但子宫组织增厚为非结节状者,应定为Ⅲ期

【答案】A

【解析】此题考查宫颈癌的分期。ⅠA期浸润癌只能经显微镜下确认,无法肉眼区分。肿瘤已侵犯阴道但未达下1/3,无明显宫旁浸润为ⅡA期,有明显宫旁浸润为ⅡB期。宫旁组织增厚若为非结节状,无法判定为Ⅲ期。肿瘤侵及盆壁和/或导致肾盂积水或无功能肾,为ⅢB期。Ⅳ期是指肿瘤播散超出真骨盆或浸润膀胱或直肠黏膜,而膀胱黏膜有泡状水肿并不考虑为肿瘤浸润。

【考点】宫颈癌的分期

6. 以下关于宫颈腺癌预后的说法,正确的是
   A. 宫颈管腺癌普通型预后同鳞状细胞癌相似
   B. 胃型腺癌/黏液性癌预后较普通型宫颈管腺癌预后较好
   C. 绒毛状腺癌表浅浸润者也较易出现淋巴结转移
   D. 子宫内膜样腺癌预后较差
   E. 胃型腺癌/黏液性癌5年无病生存率达70%

【答案】A

【解析】此题考查宫颈腺癌的病理常见亚型预后相关知识。宫颈管腺癌普通型预后与鳞状细胞癌相似,所有分期约为77%。胃型腺癌/黏液性癌预后较差,5年无病生存率约30%。绒毛状腺癌表浅浸润者预后极佳,罕见淋巴结转移。子宫内膜样腺癌预后较好。

【考点】宫颈腺癌的病理类型

7. 近距离照射中A点和B点定义描述,正确的是
   A. A点位于宫颈外口上方2cm,中轴线旁开2cm,B点为A点水平向外延伸3cm
   B. A点位于阴道穹窿上方2cm,中轴线旁开2cm,B点为A点水平向外延伸5cm

C. A点位于阴道穹窿上方2cm,中轴线旁开2cm,B点为A点水平向外延伸3cm
   D. A点位于宫颈外口上方2cm,中轴线旁开2cm,B点根据盆腔位置不同而不同
   E. A点和B点都根据患者解剖位置和肿瘤位置不同而不同

【答案】A

【考点】近距离照射中A点和B点的概念

8. 高剂量率后装腔内治疗中所指的高剂量率是
   A. 0.03Gy/min以上　　B. 0.1Gy/min以上
   C. 0.2Gy/min以上　　D. 0.3Gy/min以上
   E. 0.4Gy/min以上

【答案】C

【解析】此题考查后装腔内治疗的种类。根据剂量率可分为三种:高剂量率(HDR),剂量率>0.2Gy/min;低剂量率(LDR),剂量率0.01~0.03Gy/min;中剂量率(MDR),剂量率介于高低剂量率之间。后装放射源目前最常用者为^{60}Co、^{192}Ir和^{137}Cs。

【考点】后装腔内治疗的种类

9. 关于宫颈癌近距离放疗,以下描述正确的是
   A. 宫颈癌根治术后患者,没有必要进行近距离放疗
   B. 宫颈癌根治性放疗,随着外放疗技术提高,可以替代近距离放疗
   C. 宫颈癌小肿瘤或者消退迅速的肿瘤,可以适当减少近距离放疗的剂量
   D. 为了肿瘤消退更快,宫颈癌近距离放疗需要和外照射同时开始
   E. 所有的宫颈癌患者都需要进行外照射和近距离放疗

【答案】C

【解析】宫颈癌根治术后,尤其是切缘近或者切缘阳性的患者,外照射后可采用近距离放疗对阴道残端推量放疗。即使开展立体定向放疗(SBRT),近距离放疗目前仍不能被取代。相关指南推荐,对部分极早期患者(如ⅠA2期),也可以选择单纯近距离放疗。

【考点】宫颈癌近距离放疗

10. 影响外阴癌预后的最主要因素是
    A. 病灶大小　　　　B. 病灶侵及深度
    C. 肿瘤分化程度　　D. 有无淋巴结转移
    E. 治疗措施

【答案】D

【解析】此题主要考查外阴癌的预后相关因素。外阴癌的预后与病灶的大小、部位、细胞分化程度、有无淋巴结转移、治疗措施等有关,主要取决于有无淋巴结转移。无淋巴结转移的5年生存率为90%,有淋巴结转移

者约 50%。

【考点】外阴癌的预后因素

【A2 型题】

1. 患者,女,44 岁,因"月经量增多"而就诊,妇科体检时发现宫颈病变侵犯双侧宫旁,未达盆壁,阴道浸润已达下 1/3。临床分期属于

   A. ⅠB1 期　　　B. ⅠB2 期　　　C. ⅡA2 期

   D. ⅡB 期　　　E. ⅢA 期

   【答案】E

   【考点】宫颈癌的临床国际妇产科联盟(FIGO)分期

2. 患者,女,47 岁,因"不规则阴道流血 4 个月"就诊。完善相关检查,明确为宫颈癌ⅡB 期,拟行同步放化疗。患者推荐的化疗方案是

   A. 紫杉醇

   B. 托泊替康

   C. 顺铂

   D. 吉西他滨

   E. 紫杉醇 + 顺铂 + 贝伐珠单抗

   【答案】C

   【解析】局部晚期宫颈癌同步放化疗标准化疗方案为以铂为基础的化疗,单药常用药物为顺铂。

   【考点】局部晚期宫颈癌同步放化疗的化疗方案

3. 患者,女,58 岁,绝经 8 年,阴道出血 6 个月。HPV 58 阳性宫颈细胞学检查示宫颈非典型鳞状细胞,进一步处理是

   A. 次全子宫切除术　　B. 全子宫切除术

   C. 宫颈锥切术　　　　D. 阴道镜 + 颈管搔刮

   E. 宫颈组织活检

   【答案】D

   【解析】宫颈细胞学检查常用的手段是宫颈液基薄层细胞学检查(TCT),在显微镜下观察宫颈脱落细胞,HPV 16/18 之外的高危阳性,如 TCT 发现非典型鳞状细胞,建议阴道镜 + 颈管搔刮;如为高级别鳞状上皮内病变,则建议宫颈锥切术。

   【考点】宫颈癌前病变筛查后的处理原则

4. 患者,女,41 岁,出现白带带血 1 个月。妇科查体发现宫颈糜烂,子宫经产大小,宫颈活检报告示 CIN Ⅲ级。下一步最合适的处理是

   A. 宫颈锥切术　　　　B. 全子宫切除术

   C. 宫颈微波治疗　　　D. 宫颈刮片

   E. 定期随访

   【答案】A

   【解析】宫颈组织活检如果发现宫颈上皮内瘤变(CIN)Ⅲ级,建议行宫颈锥切术,由于全子宫切除术可能

导致术后发现宫颈癌而手术范围不够,不建议直接行全子宫切除术。

【考点】宫颈癌前病变的治疗原则

5. 患者,女,37 岁,阴道出血半年,排尿困难 1 个月。妇科查体:阴道质硬,肿瘤累及阴道下 1/3,顶端狭窄,宫颈显示不清。三合诊:双侧骶主韧带缩短、质硬,均达侧盆壁。盆腔 MRI:符合宫颈癌,侵犯阴道下 1/3、双侧宫旁,双侧髂血管旁多发淋巴结,考虑转移。腹部 CT:双侧肾盂及输尿管扩张积水。此患者的临床分期为

   A. ⅡB 期　　　B. ⅢA 期　　　C. ⅢB 期

   D. ⅢC1r 期　　E. ⅣA 期

   【答案】D

   【解析】根据 2018 年 FIGO 分期,双侧髂血管旁多发淋巴结为ⅢC1r 期。

   【考点】宫颈癌的临床分期

6. 患者,女,35 岁,经妇科查体诊断为:宫颈鳞状细胞癌ⅠB1 期,影像学除外远处转移。手术应选择

   A. 宫颈锥切术

   B. 全子宫切除术

   C. 全子宫 + 双附件切除术

   D. 全子宫 + 双附件切除术和盆腔淋巴结清扫术

   E. 全子宫 + 输卵管切除术(保留卵巢)和盆腔淋巴结清扫术

   【答案】E

   【解析】早期宫颈癌可以选择根治性手术或根治性放疗,两者疗效相当,对年轻患者建议行根治性手术,保留卵巢功能,对绝经后患者建议根治性放疗。

   【考点】早期宫颈癌的治疗原则

7. 患者,女,48 岁,阴道出血 5 个月,加重 1 个月。妇科查体:宫颈溃疡型肿物 5cm,外形消失,穹窿消失,宫旁增厚,未达盆壁。病理提示高分化鳞状细胞癌。治疗应该首选

   A. 全子宫 + 双附件切除术和盆腔淋巴结清扫术

   B. 同步放化疗

   C. 宫颈锥切后决定下一步治疗方案

   D. 新辅助化疗后手术

   E. 新辅助化疗后放疗

   【答案】B

   【解析】此患者为宫颈癌患者。FIGO 分期为ⅡB 期。

ⅡB 期宫颈癌患者首选同步放化疗。

【考点】宫颈癌的治疗原则

8. 患者,女,38 岁,因"接触性出血"就诊,
HPV16 阳性,妇科查体示宫颈中度糜烂,TCT
检查示 CIN Ⅱ 级,进一步检查为

A. 碘试验　　　　　B. 再行宫颈涂片

C. 分段诊刮术　　　D. 宫颈锥切术

E. 严密观察随访

【答案】D

【解析】HPV 16 阳性,出现 CIN Ⅰ~Ⅲ级,均建议行宫
颈锥切术。

【考点】宫颈癌前病变筛查后的处理原则

9. 患者,女,45 岁,出现不规则阴道流血 6 个
月,妇科查体提示宫体前位,大小正常,活动
欠佳,宫颈至阴道顶端可见肿块,双侧穹窿增
厚,宫旁浸润,已达盆壁,经宫颈活检病理为
鳞状细胞癌。对其最适合的治疗是

A. 次广泛性子宫切除术

B. 宫颈癌根治术及盆腔淋巴结清扫术

C. 单纯放疗

D. 同步放化疗

E. 新辅助化疗后行全子宫切除

【答案】D

【解析】此患者为宫颈癌患者。FIGO 分期为ⅢB 期。
ⅢB 期宫颈癌患者首选同步放化疗。

【考点】宫颈癌的治疗原则

10. 患者,女,中年,以"不规则阴道流血"就诊。
完善妇科查体示宫颈菜花样肿物 2cm,局限
于宫颈,活检病理证实为宫颈鳞状细胞癌。
以下说法正确的是

A. 放疗效果优于手术

B. 手术效果优于放疗

C. 手术效果与放疗相近

D. 放疗后再手术效果好

E. 手术后再放疗效果好

【答案】C

【解析】此患者 FIGO 分期为ⅠB1 期。早期宫颈癌患
者手术效果与放疗相近,可根据患者是否需要保留卵巢
功能来进行选择。

【考点】宫颈癌的治疗原则

11. 患者,女,32 岁,阴道排液增多 2 个月。行宫
颈多点活检结果为宫颈 3°和 6°CIN Ⅲ级,累
及腺体。下一步应行

A. 宫颈刮片

B. 阴道镜检查

C. 宫颈锥切术病理检查

D. 染色体检查

E. 碘试验

【答案】C

【解析】CIN Ⅲ级,累及腺体仍然是癌前病变,建议行
宫颈锥切明确有无癌变,根据锥切结果确定下一步治
疗方案。

【考点】宫颈癌前病变的治疗

12. 患者,女,44 岁,因"阴道排液增多及阴道出
血"就诊。行宫颈活体组织病理检查为 CIN
Ⅲ级,临床考虑浸润癌可能,应进行的检查是

A. 宫颈刮片

B. 阴道镜检查

C. 宫颈锥切术病理检查

D. 染色体检查

E. 碘试验

【答案】C

【解析】阴道镜下宫颈组织活检为不确定是否伴有
浸润时,需要进一步行宫颈锥切术明确有无浸润癌,决
定下一步的治疗方案。宫颈锥切术通常是确切无浸润,
又不宜二次活检时进行。

【考点】宫颈癌的诊断

13. 患者,女,49 岁,因"阴道出血半年"就诊。
妇科体检时发现宫颈肿物 6cm,病变侵犯双
侧宫旁,达盆壁,阴道上 1/3 受侵。该患者
选择根治性放疗,A 点总剂量至少需要达到
的剂量是

A. 65Gy　　　　B. 70Gy　　　　C. 75Gy

D. 80Gy　　　　E. 85Gy

【答案】E

【解析】对于未接受手术的初治宫颈癌患者,根治性
放疗需要外照射加近距离放疗,指南推荐,体积小的肿
瘤 A 点总剂量要达到 80Gy,体积大的肿瘤要≥85Gy。

【考点】宫颈癌腔内放疗的剂量

14. 患者,女,59 岁,绝经 8 年,因"同房后阴道
出血 3 个月"就诊。当地医院行宫颈 TCT
示 CIN Ⅲ级,行宫颈锥切术后示肿瘤切缘阳
性,CIN Ⅲ级。下一步治疗最合适的是

A. 筋膜外全子宫切除术 + 盆腔淋巴结清
扫术

B. 全子宫切除术

C. 再次行宫颈锥切术

D. 次全子宫切除术

E. 宫颈切除术

【答案】B

【解析】锥切切缘阳性为切缘有残留的宫颈上皮内瘤变病变，即切缘未净，这种情况要根据患者的年龄、生育要求和是否要求保留子宫来选择处理方法。如年龄较轻、有生育要求的患者，或强烈要求保留子宫的患者可行二次宫颈锥切术。如年龄较大，无生育要求可行全子宫切除术。

【考点】宫颈锥切术后切缘阳性的处理原则

15. 患者，女，35岁，因"同房后阴道出血2个月"就诊。当地医院发现宫颈低分化鳞状细胞癌，完善检查。盆腔MRI：宫颈占位，向上累及宫体下段，向下累及阴道上1/3，宫旁、盆壁受累，双侧髂血管旁淋巴结多发肿大，考虑转移。腹部CT：双肾盂输尿管重度积水。其他检查未见异常。下一步治疗最合适的是

　　A. 盆腔淋巴结切除术

　　B. 同步放化疗

　　C. 泌尿外科处理肾盂输尿管积水

　　D. 全子宫 + 双附件切除术

　　E. 全子宫 + 双附件切除术 + 盆腔淋巴结清扫

【答案】C

【解析】该患者为局部晚期宫颈癌，伴双侧肾盂及输尿管积水，需先请泌尿外科处理肾盂及输尿管积水问题后再进行下一步治疗，避免出现肾后性肾衰竭。

【考点】局部晚期宫颈癌处理原则

16. 患者，女，36岁，阴道出血半年。妇科查体：阴道质硬，肿瘤累及阴道下1/3，顶端狭窄，宫颈显示不清，三合诊：双侧骶主韧带缩短、质硬，均达侧盆壁。病理活检：宫颈穹窿中分化鳞状细胞癌。盆腔MRI：符合宫颈癌，侵犯阴道下1/3、双侧宫旁和膀胱，双侧髂血管旁多发淋巴结，考虑转移。腹部CT：腹膜后多发肿大淋巴结，部分可疑融合，考虑转移，双侧肾盂及输尿管重度扩张积水。行膀胱镜检查发现双侧输尿管开口被肿物覆盖，反复尝试寻找输尿管开口失败，遂行双侧肾盂造瘘术。胸部CT及浅表淋巴结超声未见异常。关于下一步治疗，以下说法**不正确**的是

　　A. 同步放化疗

　　B. 化疗方案可以选择顺铂

　　C. 外照射放疗包括盆腔延伸野及腹主动脉旁淋巴结照射

　　D. 为降低不良反应，近距离治疗常采用低剂量率照射

　　E. 由于肿瘤退缩一般比较明显，放疗期间需每周进行 CBCT 验证

【答案】D

【解析】患者出现髂总或腹主动脉旁淋巴结转移，则需进行盆腔延伸野及腹主动脉旁淋巴结照射，同步放化疗的化疗方案目前仍推荐以顺铂为主的化疗。近距离治疗中常采用高剂量率放射治疗。

【考点】宫颈癌的治疗原则

17. 患者，女，68岁，发现外阴肿物6个月。近1个月进行性增大，病灶大小约5cm，表面溃疡，达阴道下1/3，无淋巴结肿大。组织病理活检为鳞状细胞癌，其分期为

　　A. ⅠA 期　　　　B. ⅠB 期　　　　C. Ⅱ期

　　D. Ⅲ期　　　　E. Ⅳ期

【答案】C

【解析】此题主要考查对外阴癌FIGO分期的掌握。本例肿瘤侵及阴道，无淋巴结转移，属于Ⅱ期。

【考点】外阴癌分期

18. 患者，女，55岁，外阴右侧大阴唇鳞状细胞癌，直径大小约1.5cm，浸润深度约0.5mm，该患者的最佳治疗方法应是

　　A. 广泛外阴切除术

　　B. 局部病灶扩大切除或单侧外阴切除术

　　C. 单侧外阴切除 + 腹股沟淋巴结清扫术

　　D. 广泛性外阴切除术 + 腹股沟淋巴结切除术

　　E. 单纯放疗或化疗

【答案】B

【解析】此题主要考查对外阴癌治疗原则的掌握。根据题意初步诊断为外阴癌ⅠA期。ⅠA期手术治疗方案是局部病灶扩大切除或单侧外阴切除术。

【考点】外阴癌治疗原则

19. 患者，女，60岁，外阴右侧大阴唇高分化鳞状细胞癌。距离中线 <1cm，直径2.5cm，浸润深度1.5cm，局限于外阴，双侧腹股沟淋巴结阴性。最佳治疗方案是

　　A. 外阴广泛切除术

　　B. 外阴广泛切除 + 单侧腹股沟淋巴结清扫术

　　C. 外阴广泛性局部切除 + 双侧腹股沟淋巴结清扫术

　　D. 外阴广泛性局部切除 + 双侧腹股沟淋巴结清扫术 + 放疗

　　E. 放疗 + 化疗

【答案】C

【解析】此题主要考查对外阴癌的分期和治疗选择的掌握程度。根据病史诊断为外阴鳞状细胞癌ⅠB期，可行广泛外阴切除或外阴广泛性局部切除＋腹股沟淋巴结清扫术。

【考点】外阴癌的分期和治疗原则

20. 患者，女，60岁，发现外阴部肿物3个月。妇科查体：双侧大阴唇下1/4及会阴后联合可见溃疡样质硬肿物5cm，下缘侵犯肛门和直肠黏膜，质硬，固定。阴道口4~7点可见质硬肿物，向阴道内累及长约3cm，质硬，无压痛；左侧腹股沟触及肿大淋巴结，大小约3cm×2cm，质硬，固定。肿物活检报告为中分化鳞状细胞癌。最合适的治疗方法是

A. 病灶广泛切除＋双侧腹股沟淋巴结切除

B. 单纯外阴切除＋双侧腹股沟淋巴结切除

C. 外阴广泛切除＋单侧腹股沟淋巴结切除

D. 外阴广泛切除＋双侧腹股沟淋巴结切除

E. 外阴及腹股沟区根治性放疗＋同步化疗

【答案】E

【考点】外阴癌的治疗原则

【A3/A4 型题】

（1~3 题共用题干）

患者，女，48岁，3年前绝经，1个月前无明显诱因出现阴道出血。妇科查体：外阴正常，阴道畅，上1/3僵硬，宫颈消失，结节状肿物约5cm，与后穹窿连接成片，僵硬。病理活检示低分化鳞状细胞癌。三合诊示左侧间隙变窄。盆腔MRI示：宫颈占位，向上累及至宫体中部，向下累及阴道上段；右侧髂外血管旁可见肿大淋巴结，考虑转移。

1. 结合妇科查体，患者的 2018 年 FIGO 分期是

A. ⅠB2 期　　B. ⅡA2 期　　C. ⅢC1r 期

D. ⅢA 期　　　E. ⅢB 期

【答案】C

【解析】此题考查国际妇产科联盟(FIGO)2018 年修订后的临床分期：癌灶超越宫颈，阴道浸润未达下1/3，有宫旁浸润，但未达盆壁。FIGO 分期考虑淋巴结转移状态，ⅢC1r。

【考点】宫颈癌的 FIGO 分期

2. 宫颈癌外照射包括的淋巴结区域常规为

A. 闭孔、髂内外、髂总、腹主动脉旁及腹股沟淋巴引流区

B. 闭孔、骶前、髂内外、髂总淋巴引流区

C. 腹股沟浅、髂内外、部分髂总、腹主动脉旁淋巴引流区

D. 髂内外、部分髂总、骶前淋巴结、腹主动脉旁淋巴引流区

E. 髂总、腹主动脉旁淋巴引流区

【答案】B

【解析】此题考虑宫颈癌外照射的范围。外照射淋巴结区域常规包括闭孔、骶前、髂内、部分髂外及髂总淋巴引流区，对于治疗前同时发现腹主动脉旁淋巴结转移或髂总淋巴结转移者，可做延伸野照射。

【考点】宫颈癌外照射的范围

3. 下列与患者的预后**无关**的因素是

A. 病理类型　　　B. 患者的经济因素

C. 有无淋巴结转移　　D. 总治疗疗程过长

E. FIGO 分期

【答案】B

【解析】此题考查宫颈癌的预后因素。病理类型、临床分期、有无淋巴结转移都会影响患者的预后。总治疗疗程过长会影响治疗的效果，也会影响患者的预后。

【考点】宫颈癌的预后因素

（4~6 题共用题干）

患者，女，47岁，当地医院取节育环时发现宫颈病变，行锥切，病理示宫颈6点、8点中低分化鳞状细胞癌。完善胸腹部CT、浅表淋巴结超声，未见远处转移。后在当地医院行全子宫＋双附件切除术＋盆腔淋巴结清扫，术后病理示宫颈5~9点均可见低分化鳞状细胞癌，浸润深度达1/3~2/3肌层，有脉管癌栓及神经侵犯，双侧宫旁组织未见癌侵及，盆腔淋巴结可见转移 3/25。

4. 根据术后病理，目前患者的术后分期为

A. $pT_{1a}N_1$　　　　　B. $pT_{1b}N_1$

C. $pT_{1b}N_2$　　　　　D. $pT_{2a}N_1$

E. $pT_{2a}N_2$

【答案】B

【考点】宫颈癌术后 TNM 分期

5. 结合患者目前诊断及分期，下一步最佳治疗方案是

A. 术后观察

B. 术后单纯外照射

C. 术后外照射＋后装腔内放疗

D. 术后辅助化疗

E. 术后同步放化疗

【答案】E

【解析】宫颈癌术后若有高危因素(淋巴结转移、宫旁浸润、切缘阳性)之一者,需考虑行术后补充盆腔外照射 + 顺铂同期化疗 ± 阴道近距离放疗。或者根据是否存在中危因素(肿瘤大小、间质浸润、淋巴脉管间隙阳性)补充盆腔外照射 ± 顺铂同期化疗。

【考点】宫颈癌术后放疗的适应证

6. 如果患者选择术后放疗,以下说法正确的是
  A. 放疗范围需要包括阴道断端下 2cm
  B. 盆腔淋巴引流区不需要包括髂外淋巴引流区
  C. 术后放疗剂量需要 50Gy 以上达到更好的局部控制
  D. 对于不能切除的肿大淋巴结,需要在盆腔淋巴引流区放疗的基础上追加放疗剂量 10~15Gy
  E. 患者盆腔淋巴结转移,必须进行延伸野放疗

【答案】D

【解析】宫颈癌术后放疗需要包括阴道断端下 3~4cm,宫旁及邻近的淋巴结瘤床,确定淋巴结转移时,放疗上界需要根据情况进行延伸野放疗。推荐标准分割放疗,剂量为 45~50Gy,对于不能切除的肿大淋巴结,需要追加放疗剂量 10~15Gy,注意放疗不良反应。

【考点】宫颈癌术后放疗

(7~10 题共用题干)

患者,女,35 岁,平素月经较规律,因"阴道不规则少量流血 2 个月"就诊。完善超声检查提示宫颈可见隆起型肿物,宫内早孕。妇科查体:宫颈肿物,直径 5cm,右侧穹窿受累,右侧宫旁受累 2/3。宫颈经活检病理示鳞状细胞癌。

7. 患者的 FIGO 分期是
  A. ⅠB2   B. ⅡA1   C. ⅡA2
  D. ⅡB   E. ⅢB

【答案】D

【考点】宫颈癌 FIGO 分期

8. 还需要完善的常规检查不包括
  A. 胸部 CT   B. 腹部 CT
  C. 颈部淋巴结超声   D. 盆腔 MRI
  E. 骨扫描

【答案】E

【考点】宫颈癌的分期检查

9. 患者宫颈癌合并妊娠,以下说法正确的是
  A. 宫颈鳞状细胞癌和腺癌合并妊娠的处理原则不同
  B. 应放弃本次妊娠,首选放化疗

  C. 需要先行剖宫取胎术再进行放化疗
  D. 如保留胎儿愿望强烈,可选择宫颈广泛切除术 + 盆腔淋巴结清扫术
  E. 如保留胎儿愿望强烈,可以等到妊娠 28 周以后先行剖宫产,然后放疗

【答案】B

【考点】宫颈癌合并妊娠的治疗原则

10. 宫颈癌放射治疗后,下列选项中错误的是
  A. 坚持阴道冲洗
  B. 定期复诊
  C. 复诊时可根据情况决定是否补充治疗
  D. 如果治疗结束时效果很好,可 1 年后复查
  E. 宫颈癌治疗结束后 2 年内建议每 3 个月随访一次

【答案】D

【考点】宫颈癌放疗后的随访

(11~13 题共用题干)

患者,女,52 岁,1 年前无明显诱因出现月经不规律,2 个月前出现阴道不规则出血,量较多。妇科查体:外阴未见异常,阴道畅,宫颈肿物占据整个宫颈,约 3cm,累及左侧穹窿,已达阴道下 1/3,左侧宫旁组织增厚,未达盆壁,双侧附件未见异常,双侧主骶韧带未见明显增粗。进一步行宫颈活检示中分化鳞状细胞癌。完善分期检查,盆腔 CT 示宫颈占位,未见明确肿大淋巴结;胸部、腹部 CT 未见转移征象。

11. 该患者的 FIGO 分期属于
  A. ⅢB 期   B. ⅢA 期   C. ⅡB 期
  D. ⅡA 期   E. ⅣA 期

【答案】B

【解析】此题考查国际妇产科联盟(FIGO)分期,2009 年修订后的临床分期:癌灶超越宫颈,阴道浸润已达下 1/3,宫旁浸润未达盆壁,临床分期为ⅢA 期。

【考点】宫颈癌的 FIGO 分期

12. 该患者入院完善相关检查,行 CT 发现右肾肾盂积水,除外尿路结石压迫,考虑右侧肾盂积水是肿瘤压迫造成。则该患者的临床分期为
  A. ⅡA 期   B. ⅡB 期   C. ⅢA 期
  D. ⅢB 期   E. ⅣA 期

【答案】D

【解析】此题考查国际妇产科联盟(FIGO)分期,2009 年修订后的临床分期:癌灶浸润凡有肾盂积水或肾无功能者,除非已知其他原因所致,均列入ⅢB 期。

【考点】宫颈癌的 FIGO 分期

13. 患者下一步治疗是

A. 手术切除

B. 全身化疗为主

C. 外照射联合化疗

D. 外照射联合内照射

E. 外照射 + 内照射联合化疗

【答案】E

【解析】患者诊断为宫颈癌ⅢB 期，为局部晚期，其根治性治疗为外照射 + 内照射联合化疗。

【考点】宫颈癌的治疗原则

(14~16 题共用题干)

患者，女，32 岁，妇科查体发现宫颈中度糜烂，行活检提示：CIN Ⅲ级。

14. 该患者下一步最合适的治疗是

A. 放疗

B. 宫颈锥切术

C. 全子宫切除术 + 盆腔淋巴结清扫术 + 腹主动脉旁淋巴结取样

D. 全子宫切除术

E. 次全子宫切除术

【答案】B

【考点】宫颈癌的治疗原则

15. 患者选择宫颈锥切术，术后病理提示低分化腺癌，切缘阴性，浸润肌层超过 1/2，有脉管癌栓及神经侵犯。则下一步治疗是

A. 外照射

B. 外照射 + 内照射 + 化疗

C. 观察

D. 外照射 + 化疗

E. 外照射 + 内照射

【答案】B

【解析】此患者锥切术后病理类型为低分化腺癌，有脉管癌栓及神经侵犯，应行外照射 + 内照射 + 化疗。

【考点】宫颈癌治疗的原则

16. 患者放疗 A 点的总剂量为

A. 45~50Gy　　　　B. 50~60Gy

C. 60~70Gy　　　　D. 70~75Gy

E. 80~85Gy

【答案】E

【解析】患者针对原发肿瘤和有风险的区域淋巴结进行照射，接受外照射的放疗剂量约为 45Gy(40~50Gy)；原发肿瘤采用近距离加量照射，对 A 点行 30~40Gy(低剂量率照射的等效剂量)的额外照射。A 点总剂量达

80Gy 至 85Gy 或更高(大体积宫颈肿瘤)。

【考点】宫颈癌治疗的原则

(17~19 题共用题干)

患者，女，55 岁，发现右颈部肿物 2 个月。完善全身 PET/CT 发现宫颈肿物，约 3cm，累及穹窿，左侧宫旁组织增厚，未达盆壁，右颈部及盆腔多发肿大淋巴结，SUV 值 21.9，考虑转移，其他部位未见异常。行宫颈活检示中分化鳞状细胞癌。

17. 患者目前分期是

A. ⅡA　　　B. ⅡB　　　C. ⅢB

D. ⅣA　　　E. ⅣB

【答案】E

【解析】此题考查国际妇产科联盟(FIGO)分期，2018 年修订后的临床分期：右颈淋巴结转移属于远处转移，临床分期为ⅣB 期。

【考点】宫颈癌临床分期

18. 患者下一步比较合适的治疗选择是

A. 全身化疗　　　　B. 放疗

C. 同步放化疗　　　D. 靶向治疗

E. 生物治疗

【答案】A

【解析】患者诊断为晚期宫颈癌，肿瘤负荷较大，应先行全身化疗缩小肿瘤病灶，再制定个体放化疗方案。

【考点】晚期宫颈癌的治疗原则

19. 关于该患者治疗，下列说法**不正确**的是

A. 晚期肿瘤，失去局部治疗机会，只能选择全身化疗

B. 颈部淋巴结转移，有可治疗的局部病灶，可以选择个体化放疗 + 全身化疗

C. 可选择先放疗再化疗，也可先化疗再放疗

D. 如果患者体质弱，可以选择单纯放疗或者单药化疗

E. PD-1 抑制剂可以用于 MSI-H/dMMR 亚型的二线治疗

【答案】A

【解析】晚期宫颈癌转移灶相对局限者，如全身治疗效果可，应针对转移灶行局部治疗。

【考点】颈部淋巴结转移的晚期宫颈癌的个体化治疗

(20~24 题共用题干)

患者，女，68 岁。既往有外阴色素减退病史 9 年伴瘙痒，近 1 年外阴瘙痒症状较前明显加重、伴疼痛。查体：见外阴色素脱失，右侧大阴唇有一直径 3cm 不规则肿物，距离中线 >2cm，质硬，表

面溃疡,浅表淋巴结未触及明显肿大。

20. 该患者首先考虑的诊断是

  A. 外阴白塞病

  B. 外阴硬化萎缩性苔藓

  C. 外阴鳞状细胞癌

  D. 外阴基底细胞癌

  E. 外阴恶性黑色素瘤

【答案】C

【解析】此题主要考查外阴鳞状上皮增生的恶变以及与其他溃疡型肿物的鉴别诊断。

【考点】外阴鳞状上皮增生的转归

21. 为明确本病的诊断,行病理活检,结果为外阴鳞状细胞癌,间质浸润达到 1.5mm,其 FIGO 分期应该为

  A. ⅠA 期 B. ⅠB 期 C. Ⅱ 期

  D. Ⅲ 期 E. Ⅳ 期

【答案】B

【解析】此题主要考查 FIGO 2021 年外阴癌分期方法。据此分期,肿瘤局限于外阴或会阴,无淋巴结转移,病灶直径 >2cm 或间质浸润 >1.0mm,为ⅠB 期。

【考点】外阴癌的分期

22. 首选的治疗方法是

  A. 外阴广泛性切除

  B. 外阴次广泛切除 + 腹股沟淋巴结清扫术

  C. 外阴广泛切除术 + 腹股沟淋巴结评估

  D. 单纯放疗

  E. 放疗后行右侧外阴切除术

【答案】C

【解析】此题主要考查外阴癌的手术治疗原则。ⅠB 期外阴癌应行外阴广泛切除术 + 腹股沟淋巴结评估。

【考点】外阴癌的手术治疗原则

23. 术后病理发现 2 处腹股沟淋巴结转移,无包膜外侵,下一步治疗选择为

  A. 系统性腹股沟淋巴结清扫术

  B. 腹股沟淋巴结清扫术 + 盆腔淋巴结清扫

  C. 放疗 + 同步化疗

  D. 单纯化疗

  E. 放疗后行右侧外阴切除术

【答案】C

【解析】此题主要考查早期外阴癌术后辅助治疗原则。手术后发现淋巴结阳性的患者建议外照射 ± 同步化疗。

【考点】外阴癌术后辅助治疗原则

24. 放疗范围需要包括

  A. 腹股沟转移淋巴结

  B. 腹股沟淋巴引流区

  C. 腹股沟淋巴引流区 + 外阴

  D. 腹股沟淋巴引流区 + 盆腔淋巴引流区

  E. 腹股沟淋巴引流区 + 盆腔淋巴引流区 + 外阴

【答案】D

【解析】此题主要考查早期外阴癌术后辅助放疗范围。术后腹股沟淋巴结阳性靶区一般包括双侧腹股沟淋巴引流区,如有以下指征应行双侧盆腔 + 腹股沟区放疗:①淋巴结包膜外侵;②有≥2 处腹股沟淋巴结转移。

【考点】外阴癌术后放疗

【案例分析题】

案例一:患者,女,42 岁,出现阴道不规则流血 5 个月。妇科查体示:宫颈可见菜花状肿物,直径约 5cm,右侧穹窿受累,达阴道下 1/3,右侧宫旁组织增厚但未累及盆壁,活检病理提示中分化鳞状细胞癌。

提问 1:在下列 HPV 亚型中,与此患者发病关系最密切的是

  A. HPV 6 型 B. HPV 16 型

  C. HPV 18 型 D. HPV 31 型

  E. HPV 35 型

【答案】BC

【解析】此题主要考查宫颈癌的流行病学特点。宫颈癌的发生与 HPV 显著相关。HPV 分为三种类型:高危型(12 个)包括 16、18、31、33、35、39、45、51、52、56、58、59,引起 CINⅡ级以上的宫颈病变率超 90%,高危型持续感染是宫颈癌的主要病因。疑似高危型(8 个)包括 26、53、66、67、68、70、73、82。低危型(11 个)包括 6、11、40、42、43、44、54、61、72、81、89,主要导致湿疣类病变和 CIN,其引发宫颈癌率不到 5%。目前最常见的 HPV 亚型为 16 型和 18 型。

【考点】宫颈癌的流行病学

提问 2:该患者若行放疗,其腔内照射的有效范围包括

  A. 宫颈

  B. 阴道

  C. 盆腔淋巴引流区

  D. 宫旁三角区

  E. 盆壁组织

  F. 宫体

【答案】ABDF

【解析】宫颈癌的放疗,照射区包括肿瘤原发病灶及盆腔转移区域。肿瘤原发病灶的治疗目前仍以腔内照射为主,其照射有效范围包括宫颈、阴道、宫体及宫旁三角

区。盆腔转移区域的治疗目前以腔外照射为主,其照射范围包括宫旁组织(子宫旁、宫颈旁及阴道旁组织)、盆壁组织及盆腔淋巴引流区。腔内照射与体外照射相互配合,在盆腔范围内形成一个以宫颈为中心的有效照射区。

【考点】宫颈癌的放疗范围

提问3:该患者行放射治疗,可能出现的急性不良反应是

    A. 腹泻、便血、里急后重

    B. 乏力、恶心、呕吐

    C. 尿频、尿急、尿痛

    D. 股骨颈骨折

    E. 膀胱挛缩

    F. 直肠阴道瘘

【答案】ABC

【解析】宫颈癌放疗的早期不良反应包括:①全身反应,乏力、食欲不振、恶心、呕吐及血象变化等;②直肠反应,里急后重、腹泻、便血、黏液便等;③膀胱反应,尿频、尿急、尿痛、血尿、排尿困难等;④阴道外阴反应,表现为阴道黏膜充血水肿、疼痛及分泌物增多等。晚期不良反应包括:①放射性肠炎,多数发生在放疗结束后半年到1年内;②放射性膀胱炎,多数发生在放疗后1年以上;③盆腔纤维化;④生殖器官的改变,表现为阴道弹性消失、阴道变窄、宫颈及宫体萎缩变小,卵巢纤维化则功能消失而出现绝经期症状等。

【考点】宫颈癌放疗中常见的不良反应

案例二:患者,女,67岁,因"外阴瘙痒10余年,加重1年,发现外阴肿物4个月"入院。查体:一般情况可。血压130/80mmHg,心率68次/min,呼吸20次/min;心肺腹未见明显异常;阴蒂、左侧大阴唇和小阴唇变白、质地粗糙,左侧大阴唇可见一溃疡型肿物,大小约4cm×3cm×3cm,质韧,活动差,暗红色;肿物侵及阴道和尿道口内;右侧大小阴唇外观正常;阴道分泌物少;宫颈光滑,触之无出血,子宫萎缩,双侧附件未触及异常;左侧腹股沟可触及直径1.5cm大小结节3个,质硬、固定、无压痛。血常规、尿便常规、肝肾功能、凝血功能检查均无明显异常。

提问1:在有助该患者诊断的信息收集中,还需要特别注意与发病相关的因素包括

    A. 吸烟史

    B. 人乳头瘤病毒(HPV)感染史

    C. 避孕器具应用史

    D. 妊娠分娩次数

    E. 是否曾经外阴上皮内瘤变

    F. 长期外阴慢性炎症,如外阴硬化性苔藓和外阴鳞状上皮增生

    G. 肥胖、高血压、糖尿病、梅毒等

【答案】ABEFG

【解析】此题主要考查外阴恶性肿瘤的发病相关因素。目前没有证据表明外阴恶性肿瘤与避孕器具(如避孕套、阴道隔膜、宫内节育环)和妊娠分娩次数相关。HPV、吸烟和外阴上皮内瘤变(VIN)倾向于多灶性病变,多见于年轻女性;外阴鳞状上皮增生和外阴硬化性苔藓倾向于单灶性病变,多见于年老患者。

【考点】外阴恶性肿瘤的相关发病因素

提问2:为明确诊断,下列可作为候选的辅助检查有

    A. 病灶刮片病理检查

    B. 活体组织病理检查

    C. 阴道镜检查

    D. 宫腔镜检查

    E. 腹腔镜检查

    F. 膀胱镜检查

    G. 直肠镜检查

    H. 超声检查

    I. 影像学检查

【答案】BCFGHI

【解析】此题主要考查外阴恶性肿瘤的辅助检查内容。病灶表面刮片病理检查只能观察细胞情况而不能判断组织学全貌且常常漏检,故不适用。阴道镜观察外阴皮肤定位活检可提高组织活检阳性检出率。影像学和膀胱镜、直肠镜检查有助于帮助了解有无局部或远处转移。宫腔镜和腹腔镜不是外阴恶性肿瘤辅助诊断的优先候选。

【考点】外阴恶性肿瘤诊断的辅助检查

提问3:可供该患者选择的治疗措施包括

    A. 局部病灶扩大切除

    B. 单侧外阴切除

    C. 广泛性外阴切除

    D. 广泛性外阴切除+双侧腹股沟淋巴结切除+受累器官的相应部分切除

    E. 广泛性外阴切除+双侧腹股沟、盆腔淋巴结切除+受累器官的相应部分切除

    F. 化疗

    G. 放疗

【答案】EFG

【解析】此题主要考查外阴恶性肿瘤的治疗原则。因为肿物已经侵及尿道口内(下尿道),属Ⅳ期。患者一般情况尚好,可行广泛性外阴切除+双侧腹股沟、盆腔淋巴结切除+受累器官的相应部分切除,如需要可辅以

必要的化疗或放疗,也可以选择直接放化疗。

【考点】外阴恶性肿瘤的治疗原则

第七节 软组织肉瘤

【A1 型题】

1. 关于软组织肉瘤,以下描述**错误**的是

 A. 多起源于间叶组织

 B. 易发生血行转移

 C. 局部复发是导致死亡的主要原因

 D. 对化疗相对不敏感

 E. 放疗分割方式影响其对放疗的敏感性

【答案】C

【解析】此题考查软组织肉瘤的基本特点。软组织肉瘤导致死亡的主要原因是血行播散,重要脏器转移出现的功能衰竭为主要死因。

【考点】软组织肉瘤的基本特点

2. 软组织肉瘤发生最常见的部位是

 A. 躯干 B. 头部 C. 颈部

 D. 四肢 E. 内脏

【答案】D

【解析】此题考查软组织肉瘤发生的常见部位,其中四肢最多见,多见于下肢(45%),其中 75% 发生于膝盖以上,第二常见的部位是躯干。

【考点】软组织肉瘤发生的常见部位

3. 下列最常见的软组织肉瘤是

 A. 恶性纤维组织细胞瘤

 B. 平滑肌肉瘤

 C. 横纹肌肉瘤

 D. 尤因肉瘤

 E. 滑膜肉瘤

【答案】A

【解析】软组织肉瘤发病率构成的基本数据:恶性纤维组织细胞瘤 25%~35%,脂肪肉瘤 25%~30%,滑膜肉瘤 10%~15%,平滑肌肉瘤、横纹肌肉瘤各 5%~10%。

【考点】软组织肉瘤的发病率

4. 软组织肉瘤最常见的转移部位是

 A. 肺 B. 肝 C. 骨

 D. 脑 E. 肾

【答案】A

【考点】软组织肉瘤的常见转移部位

5. 软组织肉瘤最主要也是唯一可能的根治性手段是

 A. 放疗 B. 化疗 C. 手术

 D. 靶向治疗 E. 免疫治疗

【答案】C

【解析】软组织肉瘤的根治性手段是手术。除手术外,其他治疗手段均为辅助治疗或姑息治疗手段,无法达到根治的效果。

【考点】软组织肉瘤的根治性手段

6. 软组织肉瘤化疗的基石是

 A. 拓扑异构酶抑制剂

 B. 氟尿嘧啶类药物

 C. 紫杉类药物

 D. 蒽环类药物

 E. 铂类药物

【答案】D

【解析】软组织肉瘤化疗药物的基石是蒽环类药物,最经典的化疗方案为蒽环类药物联用异环磷酰胺。

【考点】软组织肉瘤的化疗药物

7. 发生于肢体的局部中晚期软组织肉瘤治疗策略中放疗与手术的选择,目前最倾向于

 A. 手术 + 术后放疗 B. 手术 + 术中放疗

 C. 术前放疗 + 手术 D. 单纯放疗

 E. 单纯手术

【答案】C

【解析】软组织肉瘤局部中晚期病例,一般选择术前放疗,可以降低肿瘤负荷,同时减少手术截肢率,这是目前认为最优的选择方案。

【考点】发生于肢体的局部中晚期软组织肉瘤治疗策略

8. 关于隆突性皮肤纤维肉瘤,以下描述**错误**的是

 A. 病程进展缓慢,呈惰性

 B. 病理常见 CD34 阳性

 C. 完整切除后很少出现局部复发

 D. 存在 t(17;22)染色体异位的,对于伊马替尼治疗有效

 E. 多发于躯干及四肢

【答案】C

【解析】考查隆突性皮肤纤维肉瘤的基本特点,其完整切除后仍有较高的复发率。

【考点】软组织肉瘤的根治性手段

9. 软组织肿瘤术前放疗的意义**不包括**

 A. 使肿瘤缩小,提高肿瘤切除率

 B. 不必再进行化疗

 C. 降低肿瘤细胞的活力

 D. 减少局部种植或脱落细胞的存活概率

 E. 减少周围亚临床病灶

【答案】B

【解析】考查软组织肿瘤术前放疗的意义,术前放疗并不能取代化疗的意义,除B选项外,其他项均正确。

【考点】软组织肿瘤术前放疗的意义

10. 软组织肉瘤组织间插植尤其适于
   A. 组织学低分级　　B. 组织学中分级
   C. 组织学高分级　　D. 术后复发
   E. 远处转移灶
【答案】C
【解析】考查组织间插值在软组织肉瘤中的应用价值,最适合的类型是大肿瘤、组织学高分级、手术切缘(+)的辅助放疗。
【考点】组织间插值的应用

【A2 型题】

1. 患者,男,26 岁,以"右大腿滑膜肉瘤术后 1 周"来诊,其术后放疗开始的最佳时间是术后
   A. 5~10 日　　　　B. 10~20 日
   C. 4~6 个月　　　D. 1~2 个月
   E. 3 个月
【答案】B
【考点】软组织肉瘤的根治性手段

2. 患者,女,58 岁,因"左下肢脂肪肉瘤术后为行术后放疗"就诊,术后病理显示切缘阴性。其术后放疗的 CTV 的放疗合适剂量是
   A. 45~50Gy　　　B. 50~55Gy
   C. 55~60Gy　　　D. 60~65Gy
   E. 65~70Gy
【答案】A
【解析】考查软组织肉瘤术后放疗的剂量,一般认为临床靶区(CTV)应给予 45~50Gy,后可考虑行瘤床靶区(GTVtb)加量,总剂量到 60~66Gy。
【考点】软组织肉瘤术后放疗的剂量

3. 患者,女,58 岁,因"左下肢脂肪肉瘤术后为行术后放疗"就诊,术后病理显示切缘阴性,其术后放疗瘤床的合适剂量是
   A. 45~50Gy　　　　B. 50~55Gy
   C. 55~60Gy　　　　D. 60~66Gy
   E. 66~70Gy
【答案】B
【解析】考查软组织肉瘤术后放疗的剂量,一般认为瘤床应给予 60~66Gy。
【考点】软组织肉瘤术后放疗的剂量

4. 患者,男,49 岁,因"左大腿平滑肌肉瘤"就诊,如选择组织间插植治疗,一般选择瘤床横向旁开
   A. 0.5~1.0cm　　　B. 1.0~1.5cm
   C. 1.5~2.0cm　　　D. 2.0~2.5cm
   E. 2.5~3.0cm

【答案】C
【解析】考查软组织肉瘤术后放疗采用组织间插值时,应外放的范围,一般纵向 2~3cm,横向 1.5~2.0cm。

5. 患者,男,49 岁,因"左大腿平滑肌肉瘤"就诊,如选择组织间插植治疗,一般选择瘤床纵向旁开
   A. 0~1cm　　　B. 1~2cm　　　C. 2~3cm
   D. 3~4cm　　　E. 4~5cm
【答案】C
【解析】软组织肉瘤术后放疗采用组织间插值时,应外放的范围,一般纵向 2~3cm,横向 1.5~2.0cm。
【考点】软组织肉瘤组织间插值的外放范围

6. 患者,男,49 岁,因"左大腿平滑肌肉瘤"就诊,如选择组织间插植治疗结合外照射放疗,其近距离治疗照射剂量不超过
   A. 15Gy　　　B. 20Gy　　　C. 25Gy
   D. 30Gy　　　E. 35Gy
【答案】B
【解析】软组织肉瘤术后放疗采用组织间插值时,采用的剂量一般不超过 20Gy。
【考点】软组织肉瘤组织间插值的处方剂量

7. 患者,男,49 岁,因"左大腿平滑肌肉瘤"就诊,如选择组织间插植治疗,最佳时机是术后
   A. 2~3 日　　　　B. 4~6 日
   C. 6~10 日　　　D. 10~15 日
   E. 15~20 日
【答案】B
【解析】考查软组织肉瘤术后放疗采用组织间插值最佳的时机,根据既往研究,一般选择术后 4~6 日较为适宜。
【考点】软组织肉瘤组织间插值的外放范围

8. 患者,男,55 岁,因"右上肢恶性纤维组织细胞瘤"接受术后放疗,下列最不可能与放疗相关的并发症是
   A. 伤口不愈　　　　B. 感染脓肿
   C. 肾功能异常　　　D. 坏死溃疡
   E. 放射性骨折
【答案】C
【解析】考查软组织肉瘤上肢术后放疗常见的副作用。以上选项中除肾功能异常一般与放疗无关外,其他情况均可出现。
【考点】软组织肉瘤术后放疗常见的副作用

9. 患者,女,13 岁,右大腿肿物扩大切除术后。病理示:滑膜肉瘤,肿瘤大小 4.5cm×2.1cm×3.2cm。根据 AJCC/UICC 分期标准,该患者的 T 分期是

A. T_1 B. T_2 C. T_3

D. T_4 E. T_0

【答案】A

【解析】肢体软组织肉瘤的TNM分期(以下均是肿瘤最大径):T_1:肿瘤 <5cm;T_2:肿瘤 5~10cm;T_3:肿瘤10~15cm;T_4:肿瘤 >15cm。

【考点】肢体软组织肉瘤的TNM分期

10. 患者,男,9岁,左大腿横纹肌肉瘤术后,分期 $pG_3T_3N_0M_0$,关于术后放疗错误的是

   A. 照射肢体全周径,以保证患儿肢体对称发育

   B. 承重骨至少保护横截面的一半

   C. 避免照射全关节腔

   D. 避免照射大肌腱

   E. 术后放疗可降低局部复发的风险

【答案】A

【解析】考查肢体肿瘤放疗的基本原则。不横贯肢体全周的原因是为了避免体液回流受阻,一般应至少保留 2~3cm 的条形区(引流条)。

【考点】肢体肿瘤放疗的基本原则

11. 患者,男,27岁,腹膜后占位根治术后,病理示:纤维肉瘤,大小 2.6cm × 3.8cm × 3.5cm。根据第8版AJCC分期,该患者的T分期是

A. T_1 B. T_2 C. T_3

D. T_4 E. T_0

【答案】A

【解析】考查腹膜后软组织肉瘤的分期。根据第8版分期手册,腹膜后软组织肉瘤的分期与肢体软组织肉瘤相同,均为:T_1:肿瘤 <5cm;T_2:肿瘤 5~10cm;T_3:肿瘤10~15cm;T_4:肿瘤 >15cm。

【考点】腹膜后软组织肉瘤的分期

12. 患者,男,9岁,左大腿横纹肌肉瘤术后,术后放疗中应避免照射肢体全周。主要的目的是

   A. 减轻皮肤的急性放射反应

   B. 减轻肌肉的晚期放射损伤

   C. 避免肢体发生淋巴水肿

   D. 避免静脉炎的发生

   E. 避免动脉炎的发生

【答案】C

【解析】考查肢体肿瘤放疗的基本原则。不横贯肢体全周的原因是为了避免体液回流受阻,避免发生淋巴水肿,故一般应至少保留 2~3cm 的条形区。

【考点】肢体肿瘤放疗的基本原则

13. 患者,男,48岁,右上肢脂肪肉瘤术后,侵犯大血管,G_3,邻近切缘,术后应该采取的治疗是

A. 化疗   B. 放疗   C. 热疗

D. 免疫治疗   E. 再手术

【答案】B

【解析】考肢体软组织肉瘤的放疗的适应证。侵犯大血管,G_3,邻近切缘均为术后局部复发的高危因素,需行术后放疗。

【考点】肢体软组织肉瘤的放疗的适应证

14. 患者,男,48岁,右上肢脂肪肉瘤术后,其后放射治疗,放疗医师选择使用组织补偿的原因是

   A. 避免表面低剂量而引起局部复发

   B. 保护切口皮肤

   C. 减少放射损伤

   D. 使肿瘤剂量分布均匀

   E. 避免皮下组织硬化

【答案】A

【解析】考查使用组织补偿的目的。其目的在于取消组织建成,避免因表面低剂量造成的肿瘤复发。

【考点】组织补偿的目的

15. 患者,男,34岁,以"左大腿肿物迅速增大"来诊。完善检查后,下列情况中最宜行术前放疗的是

   A. 低分级小肿瘤   B. 高分级小肿瘤

   C. 低分级大肿瘤   D. 高分级大肿瘤

   E. 任何分级大肿瘤

【答案】D

【解析】考查术前放疗的适应证,传统认为高分级大肿瘤最适宜接受术前放疗。不过应注意的是,目前的观点越来越强调术前放疗对肢体保存的意义,所以术前放疗的适应证较过去略有扩展。

【考点】术前放疗适应证

16. 患者,男,34岁,以"左大腿肿物迅速增大"来诊,活检提示横纹肌肉瘤,此肿瘤的早期发展模式为

   A. 直接侵犯

   B. 贯穿筋膜层

   C. 贯穿肌肉

   D. 贯穿骨

   E. 沿肌腔隙的纵向扩展

【答案】E

【解析】考查软组织肉瘤的早期发展模式。一般认为肌肉筋膜是天然的屏障,只有发展到一定程度后,肿瘤才会突破筋膜向外发展。

【考点】软组织肉瘤的早期发展模式

17. 患者,女,26岁,以"体检发现腹膜后巨大软组织影"来诊,MRI首先考虑软组织肉瘤,

肿物与周边组织及血管神经无明显粘连。此时最佳的治疗方案是

A. 手术　　　B. 放疗　　　C. 化疗

D. 靶向治疗　　E. 观察

【答案】A

【解析】腹膜后软组织的首选治疗方式是手术。

【考点】腹膜后软组织首选治疗方式

18. 患者,女,59岁,因"乳腺癌术后放疗后10年,无诱因出现左侧乳腺肿物"就诊。如考虑放疗相关肿瘤,以下最有可能的病理类型是

A. 恶性纤维组织细胞瘤

B. 血管肉瘤

C. 横纹肌肉瘤

D. 脂肪肉瘤

E. 滑膜肉瘤

【答案】B

【解析】乳腺癌放疗后软组织肉瘤,出现概率最高的为血管肉瘤。

【考点】乳腺癌放疗后软组织肉瘤

19. 患者,男,63岁,以"左下肢滑膜肉瘤"来诊,其最常见的染色体变异是

A. t(X;18)(p11;q11)

B. t(Y;18)(p11;q11)

C. t(X;18)(p13;q13)

D. t(Y;18)(p13;q13)

E. t(X;19)(p11;q11)

【答案】A

【考点】滑膜肉瘤特征性的染色体异位

20. 患者,女,85岁,诊断为腹壁高分级平滑肌肉瘤,确定其分级的三个主要依据是

A. 分化程度、血管受侵、坏死程度

B. 分化程度、分裂活性、坏死程度

C. 分化程度、分裂活性、核仁大小

D. 分化程度、胞核异型性、核仁大小

E. 血管受侵、胞核异型性、坏死程度

【答案】B

【解析】软组织肉瘤的分级依据主要包括分化程度、分裂活性、坏死程度。

【考点】软组织肉瘤的分级依据

21. 患者,女,63岁,因"下肢肿物活检提示恶性纤维组织细胞瘤"来诊,此患者同时合并远处转移的概率约为

A. 10%　　　B. 20%　　　C. 30%

D. 40%　　　E. 50%

【答案】A

【考点】软组织肉瘤初诊合并远处转移的概率

22. 患者,女,38岁,因"下肢肿物"就诊。完善检查后诊断为:左大腿横纹肌肉瘤,$cT_1N_0M_0$。此患者最适合的治疗方案是

A. 单纯手术　　　　　B. 单纯放疗

C. 化疗　　　　　　　D. 手术+术后放疗

E. 术前放疗+手术

【答案】A

【解析】T_1分期软组织肉瘤的治疗原则应以单纯手术为主。

【考点】T_1分期软组织肉瘤的治疗原则

【A3/A4 型题】

(1~3 题共用题干)

患者,男,39岁,以"超声发现腹膜后软组织影"来诊。完善病史及体格检查,无明显阳性发现。

1. 此时首选的进一步诊疗方案

A. 手术

B. 完善腹部 MRI、CT 等检查

C. 组织活检以明确肿物性质

D. 放射治疗

E. 全身化疗

【答案】B

【解析】考查腹膜后软组织肿物的最佳诊疗方案。第一步应该是明确肿物的性质、大小及范围,第二步考虑是否行组织活检,对于预计可手术完整切除的肿物,可以不活检直接手术。

【考点】腹膜后软组织肿物的诊疗方案

2. 该患者行腹部 MRI 提示肿物大小约 4cm,包绕腹主动脉,并侵犯血管外膜,向右压迫下腔静脉。下一步应进行的检查或治疗是

A. 手术切除　　　　　B. 放射治疗

C. 组织活检　　　　　D. 免疫治疗

E. 全身化疗

【答案】C

【解析】考查腹膜后软组织肿物的最佳诊疗方案,对于考虑手术无法完整切除的肿物应行组织活检以明确肿物性质。

【考点】腹膜后软组织肿物的诊疗方案

3. CT 引导下肿物活检提示为分化差的脂肪肉瘤。下一步诊疗方案是

A. 手术切除　　　　　B. 放射治疗

C. 完善全身检查　　　D. 免疫治疗

E. 全身化疗

【答案】C

【解析】考查腹膜后软组织肿物的最佳诊疗方案。明确组织病理为恶性后,应完善全身检查,明确目前分期,然后决定进一步治疗方案。

【考点】腹膜后软组织肿物的诊疗方案

(4~6题共用题干)

患者,男,65岁,以"左下肢肿物迅速增大"来诊。MRI提示肿物主要位于股四头肌,与股骨关系密切,活检病理示中分化横纹肌肉瘤。

4. 若拟行术前放疗,一般给予剂量为
   A. 45~50Gy   B. 70Gy以上
   C. 55~60Gy   D. 60~65Gy
   E. 65~70Gy

【答案】A

【解析】一般认为,软组织肉瘤术前放疗的剂量应给予50Gy左右。

【考点】软组织肉瘤术前放疗的剂量

5. 术前放疗CTV建议,按MRI显示的病变纵向外放的范围为
   A. 1cm   B. 2cm   C. 6cm
   D. 4cm   E. 5cm

【答案】D

【解析】考查软组织肉瘤术前放疗CTV纵向外放范围。一般认为应纵向外放4cm,环周外放1.5~2cm。

【考点】软组织肉瘤术前放疗的外放范围

6. 经术前放疗+手术完整切除肿瘤后,综合文献报道,本例患者的5年局部控制率至少可达到
   A. 90%   B. 80%   C. 70%
   D. 60%   E. 50%

【答案】B

【解析】考查软组织肉瘤术前放疗+手术的疗效,其5年局部控制率一般为85%~95%。

【考点】软组织肉瘤的疗效

(7~9题共用题干)

患者,男,3岁,以"下颌部肿物"来诊。查体示患儿发育正常,右下颌部可及肿物,质硬,固定,颈部未及明确肿大淋巴结。余无明显阳性体征。

7. 目前应首选的诊疗方案是
   A. 完善头颈部CT
   B. 完善头颈部MRI
   C. 手术切取肿物活检
   D. 行颈部超声
   E. 行外照射放疗

【答案】B

【解析】考查儿童头颈部软组织肉瘤的诊疗原则。本例应首先完善MRI明确肿瘤的范围,MRI有较好的软组织分辨率,可更好地明确肿瘤与血管神经的关系,以及与周围正常器官的关系。

【考点】儿童头颈部软组织肉瘤的诊疗原则

8. MRI提示肿物中心位于右侧腮腺区,包绕面神经,侵犯下颌骨、翼外肌及翼腭窝,活检提示胚胎型横纹肌肉瘤,全身检查未见明确远处转移。此时最影响儿童生长发育的治疗方案为
   A. 手术切除肿物
   B. 新辅助化疗
   C. 营养支持治疗
   D. 外照射放疗
   E. 放射性粒子植入治疗

【答案】D

【解析】考查儿童头颈部软组织肉瘤的诊疗原则。外照射会影响儿童生长发育,导致颅骨、下颌骨发育畸形,一般不建议用于儿童肿瘤的治疗。

【考点】儿童头颈部软组织肉瘤的诊疗原则

9. 该患儿行新辅助化疗后,2周期后复查MRI肿瘤缩小,4周期后复查MRI考虑为病情稳定(SD),与家属沟通拒绝手术治疗。此时可考虑选择的治疗方案是
   A. 中药治疗
   B. 加大剂量新辅助化疗
   C. 营养支持治疗
   D. 外照射放疗
   E. 放射性粒子植入治疗

【答案】E

【解析】考查儿童头颈部软组织肉瘤的诊疗原则。本例患者病变侵犯骨骼及神经,化疗后肿瘤有缩小,但后2周期化疗肿瘤缩小不理想,因家属拒绝手术,放射性粒子植入可达到良好的局部控制,可作为非手术治疗的一种选择。

【考点】儿童头颈部软组织肉瘤的诊疗原则

(10~12题共用题干)

患者,男,43岁,下肢MRI提示左侧股四头肌内肿物大小约$5cm \times 6cm \times 7cm$,未侵及股骨及骨盆。活检病理提示低分化滑膜肉瘤。

10. 根据第8版AJCC分期,患者的T分期是
    A. T_1 B. T_2 C. T_3
    D. T_4 E. T_0

【答案】B

【解析】肢体软组织肉瘤的TNM分期（以下均是肿瘤最大径）：T_1，肿瘤<5cm；T_2，肿瘤5~10cm；T_3，肿瘤10~15cm；T_4，肿瘤>15cm。

【考点】肢体软组织肉瘤的TNM分期

11. 对于本例患者，目前认为手术联合放疗可代替以往的截肢手术，保留肢体的手术联合放疗与单纯保留肢体的手术相比，复发率降低了

    A. 5%~10%   B. 10%~15%

    C. 15%~20%   D. 20%~25%

    E. 25%~30%

【答案】D

【解析】考查软组织肉瘤联合放疗的价值。既往的研究提示，保肢手术加放疗可获得与截肢术相似的局部控制，与单纯保肢手术相比，复发率降低了20%~25%。

【考点】软组织肉瘤放疗的价值

12. 如患者需行化疗，则首选的药物是

    A. 长春新碱   B. 长春瑞滨

    C. 吉西他滨   D. 阿霉素

    E. 紫杉醇

【答案】D

【解析】软组织肉瘤化疗药物的基石是蒽环类药物，最经典的化疗方案为蒽环类药物联用异环磷酰胺。

【考点】软组织肉瘤的化疗药物

(13~15题共用题干)

患者，男，53岁，以"右大腿肿物"就诊。

13. 当活检病理是下列哪种类型时，最有可能出现腹股沟淋巴结转移

    A. 平滑肌肉瘤

    B. 脂肪肉瘤

    C. 骨肉瘤

    D. 横纹肌肉瘤

    E. 恶性纤维组织细胞瘤

【答案】D

【解析】软组织肉瘤中易发生淋巴结转移的亚型包括横纹肌肉瘤、滑膜肉瘤、上皮样肉瘤、透明细胞瘤。

【考点】软组织肉瘤中易发生淋巴结转移的亚型

14. MRI提示那种情况时，可考虑行单纯手术

    A. 肿瘤<5cm，低分级

    B. 肿瘤>5cm，低分级

    C. 肿瘤<5cm，高分级

    D. 肿瘤>5cm，高分级

    E. 肿瘤>10cm，低分级

【答案】A

【解析】考查软组织肉瘤单纯手术的适应证。当肿瘤<5cm，低分级，尤其是位于浅表部位时，可考虑行单纯手术治疗。

【考点】软组织肉瘤单纯手术的适应证

15. 本例患者接受手术后，术后大病理提示切缘阳性，拟行术后放疗，瘤床应给予的剂量是

    A. 45~50Gy   B. 50~55Gy

    C. 55~60Gy   D. 60~66Gy

    E. 66~70Gy

【答案】E

【解析】考查软组织肉瘤术后放疗的剂量。切缘阳性的患者瘤床部位应在50Gy的基础上，加量16~20Gy，总剂量66~70Gy。

【考点】软组织肉瘤术后放疗的剂量

(16~18题共用题干)

患者，女，39岁，声嘶2个月。间接喉咽镜示：喉部肿物。

16. 进一步应首先完善的检查是

    A. 纤维鼻咽喉镜及活检

    B. 食管镜

    C. 颈部CT

    D. 胸部CT

    E. 腹部超声

【答案】A

【解析】声带肿物的诊疗原则：应首先完善鼻咽喉镜并对可疑部位活检。

【考点】声带肿物的诊疗原则

17. 完善鼻咽喉镜，提示左侧构会厌襞肿物，活检病理示软骨肉瘤。下一步应首选的治疗方案为

    A. 手术切除

    B. 外照射放疗(EBRT)

    C. 化疗

    D. 立体定向放疗(SBRT)

    E. 免疫治疗

【答案】A

【解析】头颈部软组织肉瘤的治疗应首选手术治疗。

【考点】头颈部软组织肉瘤的治疗原则

18. 该肿瘤最常见的分期是

    A. T_1 B. T_2 C. T_3

    D. T_4 E. T_0

【答案】A

【解析】考查头颈部软骨肉瘤的常见分期。一般发现时为低分级，T_1分期。

【考点】声带肿物的诊疗原则

第三篇　基本技能

第一章　基本急救技能

【A1 题型】

1. 人工呼吸（成人）通气频率是
   A. 6~8 次 /min　　　B. 8~10 次 /min
   C. 10~12 次 /min　　D. 12~14 次 /min
   E. 14~16 次 /min
   【答案】C
   【考点】急危重患者的生命支持理论,心肺复苏

2. 成人心肺复苏时打开气道的最常用方式为
   A. 仰头抬颏法
   B. 双手推举下颌法
   C. 托颏法
   D. 环状软骨压迫法
   E. 头部平举法
   【答案】A
   【考点】心肺复苏

3. 盐酸肾上腺素单次皮下注射的常用剂量是
   A. 0.025~0.1mg　　　B. 0.25~1g
   C. 0.025~1mg　　　　D. 0.25~1mg
   E. 1~2mg
   【答案】D
   【考点】急救药物应用方法

4. 首选用药为利多卡因的疾病是
   A. 室性心律失常
   B. 心房颤动
   C. 心房扑动
   D. 阵发性室上性心动过速
   E. 房室传导阻滞
   【答案】A
   【考点】急救药物应用指征

5. 心肺复苏胸外按压的频率为
   A. 80~100 次 /min　　B. 100~120 次 /min

   C. 至少 120 次 /min　　D. 60~80 次 /min
   E. 40~60 次 /min
   【答案】B
   【考点】急危重患者的生命支持理论,心肺复苏

6. 心肺复苏时,单人或双人复苏胸外按压与通
   气的比率为
   A. 30:2　　　B. 15:2　　　C. 30:1
   D. 15:1　　　E. 20:1
   【答案】A
   【考点】急危重患者的生命支持理论,心肺复苏

7. 诊断心搏骤停迅速可靠的指标是
   A. 大动脉搏动消失
   B. 呼吸停止
   C. 瞳孔散大
   D. 血压测不出
   E. 听诊器听不到心音
   【答案】A
   【考点】心肺复苏

8. 心肺复苏中胸外按压的部位为
   A. 双乳头之间胸骨正中部
   B. 心尖部
   C. 胸骨中段
   D. 胸骨左缘第五肋间
   E. 胸部中上段
   【答案】A
   【考点】心肺复苏

9. 成人心肺复苏时胸外按压的深度为
   A. 至少胸廓前后径的一半
   B. 至少 3cm
   C. 至少 5cm
   D. 至少 6cm
   E. 至少 2cm

【答案】C
【考点】心肺复苏

10. 心肺复苏时急救者在电击除颤后应
    A. 立即检查心率或脉搏
    B. 先行胸外按压,在5组(或者约2分钟)心肺复苏后再进行心跳检查
    C. 立即进行心电图检查
    D. 调节好除颤仪,准备第二次除颤
    E. 观察呼吸情况
【答案】B
【考点】心肺复苏

【A2题型】

1. 患者,女,30岁,在医院行增强CT检查,注射碘造影剂后突发呼吸困难,喉头喘鸣,嘴唇发绀。医务人员立即给予肾上腺素皮下注射的同时,缓解呼吸困难的措施宜首选
    A. 气管内插管   B. 面罩吸氧
    C. 放置口咽管   D. 环甲膜穿刺
    E. 气管切开
【答案】D
【解析】环甲膜穿刺是临床上对于有呼吸道梗阻、严重呼吸困难的患者采用的急救方法之一。具有简便、快捷、有效的优点。
【考点】急危重患者的生命支持理论

2. 胃癌患者,女,55岁,突发面色苍白、出冷汗,呕血不止。此时应首先给予的急救措施是
    A. 快速输血
    B. 快速补液
    C. 口服去甲肾上腺素
    D. 手术止血
    E. 肌内注射凝血酶
【答案】B
【解析】当机体失血过多时,需要补液及时补充血容量,使血液循环得以正常进行,才能保护重要脏器的正常功能。否则,容易导致失血性休克,甚至死亡。临床上按照先晶后胶、先盐后糖、血容量严重不足时及时输血的原则进行补充血容量。
【考点】急危重患者的生命支持理论

3. 肺癌患者,男,55岁,不明原因晕厥,心电图示宽QRS波型心动过速,心室率150次/min,血压60/45mmHg。治疗宜选用
    A. 临时心脏起搏器植入
    B. 肾上腺素
    C. 直流电复律

D. 毛花苷C
E. 阿托品
【答案】C
【解析】依据晕厥、心电图示宽QRS波型心动过速,判断患者出现室性心动过速。室性心动过速伴有明显血流动力学障碍(如低血压、休克、心力衰竭或脑心供血不足等)症状时,应迅速终止室性心动过速,否则危及生命。直流电复律是最简便、快速且有效的治疗措施。
【考点】常见急症的临床处理

4. 乳腺癌患者,女,30岁。近期上呼吸道感染,肌内注射青霉素后突然晕倒,血压测不到。最主要的抢救是
    A. 静脉滴注低分子右旋糖酐
    B. 静脉滴注地塞米松
    C. 立即静脉注射肾上腺素
    D. 静脉注射间羟胺
    E. 静脉注射去甲肾上腺素
【答案】C
【解析】患者出现青霉素过敏性休克的表现,应该尽快抢救治疗。抢救青霉素过敏首选药物是肾上腺素。肾上腺素可以通过β受体效应使支气管快速舒张,通过α受体效应使外周小血管收缩,还能对抗部分I型变态反应的介质释放,因此是救治过敏性休克的首选药物。
【考点】常见急症的临床处理

5. 乳腺癌患者,女,40岁。既往:哮喘病史。突发呼气性呼吸困难,烦躁不安,持续5小时,静脉注射氨茶碱无效。查体:满肺哮鸣音,有肺气肿征,心率130次/min,律齐,无杂音,血压110/70mmHg。紧急处理可用
    A. 毛花苷C静脉推注
    B. 呋塞米静脉推注
    C. 吗啡皮下注射
    D. 氢化可的松或甲泼尼龙静脉滴注
    E. 大剂量青霉素静脉滴注
【答案】D
【解析】全身应用糖皮质激素作为哮喘持续状态的一线药物,应该尽早使用。
【考点】常见急症的临床处理

6. 肺癌患者,男,50岁,小量咯血(痰中带血丝)。下列处理中合适的是
    A. 给可待因0.03g
    B. 10%葡萄糖酸钙10ml
    C. 安静休息,消除紧张情绪
    D. 6-氨基己酸4~6g
    E. 垂体后叶素5~10U

【答案】C

【解析】肺癌患者小量咯血无须特殊药物处理。嘱患者安静休息,消除患者紧张情绪。尽快给予抗肿瘤治疗。

【考点】常见急症的临床处理

7. 肺癌患者,女,44 岁,大量胸腔积液,呼吸困难,穿刺抽液时突然面色苍白,出冷汗,血压下降。应给予的处理是

　A. 氨茶碱 + 葡萄糖静脉滴注

　B. 毛花苷 C 0.4mg 缓慢静脉推注

　C. 平卧,0.1% 肾上腺素 0.5ml 皮下注射

　D. 立即快速输注低分子右旋糖酐

　E. 静脉快速滴注升压药物

【答案】C

【解析】胸膜反应,表现为胸腔穿刺过程中患者出现头晕、面色苍白、出汗、心悸、胸部压迫感或剧痛、血压下降、脉细、肢体发凉、昏厥等。发现胸膜反应,应立即停止抽液,让患者平卧、吸氧,必要时皮下注射肾上腺素。

【考点】常见急症的临床处理

8. 肺癌患者,男,56 岁,腰背痛 2 个月,双下肢无力麻木半个月,排尿不畅,便秘。体格检查:双下肢张力增高,下肢肌力 4 级,腱反射亢进,巴宾斯基征(+),脐部以下感觉减退。最能明确诊断的辅助检查是

　A. 腰椎穿刺、脑脊液检查

　B. 腰椎 MRI

　C. 胸椎 MRI

　D. 颈椎 MRI

　E. 头颅 MRI

【答案】C

【解析】患者有下肢的运动、感觉障碍,查体有明显感觉障碍平面,双侧皮质脊髓束损害体征,提示病变可能累及第 10 胸髓,需尽快行胸椎 MRI 检查。

【考点】常见急症的辅助检查

9. 早期直肠癌患者,男,49 岁。既往:冠心病病史。因"突发心前区疼痛 30 分钟"来急诊就诊,心电图示 V_1~V_4 导联 ST 段抬高 2~5mm,血压 140/85mmHg,确诊急性心肌梗死。最佳治疗方案是

　A. 药物保守治疗

　B. 择期经皮冠状动脉介入治疗

　C. 急诊溶栓治疗

　D. 急诊冠状动脉搭桥术

　E. 急诊经皮冠状动脉介入治疗

【答案】E

【解析】急性ST 段抬高心肌梗死患者早期治疗的关键在于开通梗死相关血管,直接经皮冠状动脉介入治疗可以及时、有效和持续地开通梗死相关血管,尽可能挽救濒死心肌,降低患者急性期的死亡风险并改善长期预后。

【考点】常见急症的临床处理

10. 肺癌患者,男,55 岁,突然摔倒,意识丧失。经心肺复苏后恢复自主心率,仍昏迷。血压 80/60mmHg,血氧饱和度 80%(呼吸机辅助通气),D- 二聚体 12μg/dl,可能的诊断为

　A. 急性肺栓塞

　B. 急性心肌梗死

　C. 心脏压塞

　D. 脑出血

　E. 急性主动脉综合征

【答案】A

【解析】肺栓塞是肺癌患者常见的并发症。急性肺栓塞的典型症状为呼吸困难、胸痛和咯血,称为肺梗死三联征。晕厥虽不常见,但无论是否存在血液动力学障碍均可发生,有时是急性肺栓塞的唯一或首发症状。急性肺血栓形成时,凝血和纤溶系统同时激活,可引起血浆 D- 二聚体水平升高。

【考点】常见急症的临床诊断

11. 白血病患者,男,68 岁,因肺炎用抗生素连续治疗,近日发现口腔黏膜有白色附着物,用棉签拭去附着物可见出血。考虑口腔病变是由于

　A. 维生素缺乏

　B. 凝血功能障碍

　C. 铜绿假单胞菌感染

　D. 病毒感染

　E. 真菌(霉菌)感染

【答案】E

【解析】口腔真菌感染主要表现在口腔黏膜表面有散在的白色斑块或斑点,白斑与黏膜结合紧密、不易擦去、黏膜充血、口角处有糜烂和渗出物。

【考点】常见急症的临床诊断

12. 患者,女,35 岁,因"得知有肺癌后心情沮丧,被发现意识不清 2 小时"送诊。查体:体温 35.6℃,血压 90/60mmHg,呼吸 12 次 /min,脉搏 100 次 /min;浅昏迷,压眶反射存在,双侧瞳孔等大,直径 2mm,对光反射迟钝;呼吸浅慢,双肺无啰音,心率 100 次 /min,律齐,四肢肌张力减低,腱反射减低。该患者可能的诊断及治疗措施是

A. 一氧化碳中毒,高压氧治疗

　　B. 镇静催眠药中毒,立即洗胃

　　C. 酒精中毒,给予纳洛酮促醒

　　D. 有机磷中毒,立即洗胃

　　E. 急性脑血管意外,甘露醇脱水

【答案】B

【解析】镇静催眠药的急性中毒症状为嗜睡、神志恍惚甚至昏迷、言语不清、瞳孔缩小、共济失调、腱反射减弱或消失,呼吸减慢或不规则,严重时呼吸浅慢甚至停止。

【考点】常见急症的临床诊断及处理

【A3/A4 题型】

(1~3 题共用题干)

男性胃癌患者术后,60 岁,既往有糖尿病病史。出现昏迷,血糖 36mmol/L,尿酮体阴性,血压 90/60mmHg,心率 125 次/min。

1. 最可能的诊断是

　　A. 糖尿病高渗性昏迷

　　B. 糖尿病酮症酸中毒

　　C. 感染性休克

　　D. 低血糖

　　E. 甲亢危象

【答案】A

【解析】糖尿病高渗性昏迷为糖尿病的急性并发症,临床诊断的依据主要根据患者血糖监测,往往大于 33.3mmol/L,同时血浆渗透压大于 320mmol/L,伴有精神意识障碍;患者尿常规酮体阴性或弱阳性,血电解质提示不存在酸中毒,可以诊断为糖尿病高渗性昏迷。

【考点】常见急症的临床诊断及处理

2. 最合适的处理是

　　A. 利尿　　　　B. 补液　　　　C. 抗感染

　　D. 醒脑　　　　E. 镇静

【答案】B

【考点】常见急症的临床诊断及处理

3. 胰岛素的合理用法是

　　A. 大剂量胰岛素肌内注射

　　B. 小剂量胰岛素皮下注射

　　C. 小剂量胰岛素静脉注射

　　D. 大剂量胰岛素皮下注射

　　E. 大剂量胰岛素静脉注射

【答案】C

【解析】糖尿病高渗性昏迷为糖尿病的急性并发症,需要积极补液扩容以及小剂量的胰岛素持续静脉滴注。

【考点】常见急症的临床诊断及处理

(4~5 题共用题干)

男性脑瘤患者术后,30 岁,原有发作性意识丧失,四肢抽搐史,服药后已两年未发作,近来自动停药。今晨开始又多次发作,在 2 次发作之间意识不清,来院急诊时有频繁发作伴昏迷。

4. 患者此种情况应属于的情况是

　　A. 癫痫大发作　　　　B. 癫痫持续状态

　　C. 杰克逊癫痫　　　　D. 精神运动性发作

　　E. 肌阵挛性癫痫

【答案】B

【解析】癫痫持续状态表现为癫痫连续发作之间意识未完全恢复又频繁再发,或发作持续 30 分钟以上不自行停止。

【考点】常见急症的临床诊断及处理

5. 急诊控制病情最有效的措施是

　　A. 苯妥英钠 0.25g 肌内注射

　　B. 苯巴比妥 0.2g 肌内注射

　　C. 安定 10~20mg 静脉缓慢注射

　　D. 副醛 8~10ml 保留灌肠

　　E. 异戊巴比妥 500mg 静脉缓慢注射

【答案】C

【解析】地西泮(安定)是治疗成人或儿童各型癫痫状态的首选药物。

【考点】常见急症的临床诊断及处理

(6~8 题共用题干)

患者,女,40 岁,乳腺癌化疗输液中,输液 0.5 小时后突然寒战,继之高热,体温 40℃,并伴有头痛、恶心、呕吐。

6. 根据上述表现,此患者可能出现的情况是

　　A. 发热反应

　　B. 过敏反应

　　C. 心脏负荷过重反应

　　D. 空气栓塞

　　E. 静脉炎

【答案】A

【解析】输液反应中发热反应最为常见。临床表现主要为发冷、寒战、继而发热,体温可达 40~42℃;可伴恶心、呕吐、头痛、头昏、烦躁不安、谵妄等;严重者可有昏迷、血压下降,出现休克和呼吸衰竭等症状而导致死亡。

【考点】常见急症的临床诊断及处理

7. 上述反应产生的主要原因可能是

　　A. 溶液中含有对患者致敏的物质

　　B. 溶液中含有致热物质

　　C. 输液速度过快

D. 溶液温度过低

E. 患者是过敏体质

【答案】B

【解析】输液过程中出现发热反应常见原因:输入致热物质(致热原、死菌、游离的菌体蛋白或药物成分不纯)、输液瓶清洁消毒不完善或再次被污染;输入液体消毒、保管不善变质;输液管表层附着硫化物等所致。

【考点】常见急症的临床诊断及处理

8. 下列处理中**错误**的是

A. 减慢输液速度

B. 立即停止输入此组液体

C. 物理降温

D. 给予抗过敏药物或激素治疗

E. 保留输液器具和溶液进行监测以查找原因

【答案】A

【解析】输液过程中一旦出现发热反应,必须立即停止输液,更换输液器及液体(保留备查),做好抢救治疗准备。

【考点】常见急症的临床诊断及处理

(9~13题共用题干)

男性肺癌患者,69岁,给予EP方案化疗,采用5%葡萄糖溶液1 000ml及0.9%的氯化钠溶液1 000ml水化,滴速为70滴/min。1小时左右时,患者咳嗽、咳粉红色泡沫痰,呼吸急促,大汗淋漓。

9. 根据患者的临床表现,该患者可能出现的情况是

A. 发热反应

B. 过敏反应

C. 心脏负荷过重的反应

D. 空气栓塞

E. 细菌污染反应

【答案】C

【解析】老年患者输液量多,速度过快时易引起循环负荷过重(肺水肿)。表现为呼吸困难、心动过速、端坐呼吸,伴有咳嗽、喘息、痰中带血等。

【考点】常见急症的临床诊断及处理

10. 首先应做的事情是

A. 减慢输液速度

B. 给患者吸氧

C. 安慰患者

D. 立即停止输液

E. 协助患者取端坐卧位,两腿下垂

【答案】D

【解析】老年患者输液量多,速度过快时易引起循环负荷过重(肺水肿)。处理方法首先应立即停止输液,减少心脏负荷。

【考点】常见急症的临床诊断及处理

11. 为了减轻呼吸困难的症状,可采用

A. 5%~10% 乙醇湿化加压给氧

B. 10%~20% 乙醇湿化加压给氧

C. 30%~50% 乙醇湿化加压给氧

D. 5%~10% 乙醇湿化低压给氧

E. 30%~50% 乙醇湿化低压给氧

【答案】C

【解析】急性肺水肿时,吸氧流量在短时间内通常需达4~6L/min,需给予患者高流量吸氧,通常30%~50%乙醇湿化加压给氧。

【考点】常见急症的临床诊断及处理

12. 为缓解症状,可协助患者采取的体位是

A. 仰卧,头偏向一侧,防止窒息

B. 左侧卧位,防止空气阻塞肺动脉口

C. 端坐位,两腿下垂,减少回心血量

D. 抬高床头15~30cm,减少回心血量

E. 抬高床头20°~30°,以利于呼吸

【答案】C

【解析】急性肺水肿时,患者取端坐位,两腿下垂以减少静脉回流,减轻心脏负荷。

【考点】常见急症的临床诊断及处理

13. 该患者药物治疗选择为

A. 不宜选用洋地黄类药物

B. 洋地黄类药物无效

C. 需要用较大剂量洋地黄类药物

D. 洋地黄类药物的剂量应减少

E. 洋地黄类药物可使病情恶化

【答案】D

【解析】洋地黄类药物主要作用是直接加强心肌收缩力,增加心脏每搏血量,从而使心脏收缩末期残余血量减少,舒张末期压力下降,有利于缓解肺水肿。而输液引起的肺水肿主要原因为过多的液体进入静脉,通过血液循环到达右心房、右心室和肺动脉,从而引起了肺动脉压力增高,引起肺水肿;主要治疗为尽量减少回心血量,静脉使用利尿剂,必要时使用强心药物。

【考点】常见急症的临床诊断及处理

(14~18题共用题干)

女性肺癌患者,45岁,突发咯血,鲜红色伴深红色血块,量约400ml,患者神志清,冷汗,血压130/80mmHg,心率110次/min。

14. 患者大咯血时，应采取的体位是
    A. 健侧卧位　　　　　B. 患侧卧位
    C. 平卧位　　　　　　D. 俯卧位
    E. 坐位
【答案】B
【解析】临床上许多疾病(如肺结核、肺癌、支气管扩张等)都会引起咯血。当患者出现咯血，尤其是大咯血时，一般采取患侧卧位。患侧卧位的原因：一方面是避免大咯血时堵塞气道引起窒息，另一方面是减少患侧病原体流入健侧导致病原体播散。
【考点】常见急症的临床诊断及处理

15. 大咯血是指 24 小时咯血量超过
    A. 100ml　　　　　　B. 200ml
    C. 300ml　　　　　　D. 400ml
    E. 500ml
【答案】E
【解析】临床上一般把 24 小时内咯血量≤100ml 称为少量咯血，100~500ml 称为中等咯血，>500ml 称为大咯血。
【考点】常见急症的临床诊断及处理

16. 患者大咯血，首选给予的止血药为
    A. 酚磺乙胺　　　　　B. 垂体后叶素
    C. 卡巴克络　　　　　D. 维生素 K
    E. 抗血纤溶芳酸
【答案】B
【解析】患者大咯血首选止血药为垂体后叶素。垂体后叶素可直接作用于血管平滑肌，用药后肺小动脉收缩，肺内血容量减少，肺循环压力降低，有利于肺血管破裂处血凝块的形成达到止血作用。
【考点】常见急症的临床诊断及处理

17. 大咯血的患者突然停止咯血，张口目瞪，两手乱抓。应首先考虑
    A. 休克　　　　　　　B. 呼吸衰竭
    C. 窒息　　　　　　　D. 左心衰竭
    E. 脑出血
【答案】C
【解析】窒息是咯血最严重的并发症，是导致大咯血患者死亡的最主要原因。窒息先兆征象：患者咯血过程突然中断，出现呼吸急促发绀、烦躁不安、精神极度紧张、有濒死感等。
【考点】常见急症的临床诊断及处理

18. 如给予该患者垂体后叶素止血，用药量应为
    A. 5~10U 加入 25% 葡萄糖液 40ml 缓慢静脉注射，15~20 分钟后，垂体后叶素加入 5% 的葡萄糖液按 0.1U/(kg·h)速度静脉滴注
    B. 20~30U 加入 25% 葡萄糖液 40ml 缓慢静脉注射，15~20 分钟后，垂体后叶素加入 5% 的葡萄糖液按 0.1U/(kg·h)速度静脉滴注
    C. 30~40U 加入 25% 葡萄糖液 40ml 缓慢静脉注射，15~20 分钟后，垂体后叶素加入 5% 的葡萄糖液按 0.1U/(kg·h)速度静脉滴注
    D. 5~10U 加入 25% 葡萄糖液 40ml 缓慢静脉注射，15~20 分钟后，垂体后叶素加入 5% 的葡萄糖液按 0.5U/(kg·h)速度静脉滴注
    E. 5~10U 加入 25% 葡萄糖液 40ml 缓慢静脉注射，15~20 分钟后，垂体后叶素加入 5% 的葡萄糖液按 1U/(kg·h)速度静脉滴注
【答案】A
【考点】常见急症的临床诊断及处理

第二章　专业基本技能

第一节　常规模拟定位和剂量计算

【A1 型题】

1. 源皮距(SSD)照射时剂量计算**不需要**的条件是
   A. 射线能量　　　　B. 机架角度
   C. 照射距离　　　　D. 肿瘤深度
   E. 照射面积
   【答案】B
   【考点】常规模拟定位和剂量计算

2. 等中心(SAD)照射时改变哪项参数会导致靶区位置变化
   A. 改变机架角度　　B. 改变照射野
   C. 旋转小机头　　　D. 平移治疗床
   E. 加楔形板
   【答案】D
   【考点】常规模拟定位和剂量计算

3. 电子线相邻照射时,射野衔接的原则是
   A. 80% 等剂量曲线在所需深度相交
   B. 50% 等剂量曲线在所需深度相交
   C. 80% 等剂量曲线在皮肤表面相交
   D. 50% 等剂量曲线在皮肤表面相交
   E. 100% 等剂量曲线在所需深度相交
   【答案】B
   【考点】常规模拟定位和剂量计算

4. 矩形野的长、宽分别是 10cm 和 6cm,则其等效方形野边长为
   A. 6.5cm　　　B. 7.0cm　　　C. 7.5cm
   D. 8.0cm　　　E. 8.5cm

【答案】C
【考点】常规模拟定位和剂量计算

5. 需要达到有效治疗深度为 3cm 时推荐的电子束的能量为
   A. 8~11MeV　　　　B. 9~12MeV
   C. 10~13MeV　　　 D. 12~14MeV
   E. 8~10MeV
   【答案】B
   【考点】常规模拟定位和剂量计算

6. 等剂量曲线是指
   A. 模体中剂量接近的点的连线
   B. 模体中剂量相差 10% 以内的点的连线
   C. 模体中剂量相差 1% 以内的点的连线
   D. 模体中剂量相同的点的连线
   E. 模体中剂量低于某个指定剂量的所有点的连线
   【答案】D
   【考点】常规模拟定位和剂量计算

7. 喉癌患者外照射时,两楔形野交角 120°,治疗时应选的楔形板角度是
   A. 15°　　　　　　B. 30°
   C. 45°　　　　　　D. 60°
   E. 90°
   【答案】B
   【考点】常规模拟定位和剂量计算

8. 常用非均匀组织修正方法**不包括**
   A. 组织空气比法
   B. 有效源皮距法
   C. 等剂量曲线移动法
   D. 组织空气比的指数校正法
   E. 有效衰减系数法
   【答案】B
   【考点】常规模拟定位和剂量计算

9. 下述情况,**不建议**使用楔形板的是
    A. 乳腺两野切线照射
    B. 盆腔前后野对穿照射
    C. 上颌窦正交野照射
    D. 颈部左右两野照射
    E. 在三野照射(1前野和两侧野)
    【答案】B
    【考点】常规模拟定位和剂量计算

10. 临床上,当处方剂量给定到参考点时,对于参考点的选择,国际辐射单位与测量委员会(ICRU)给出的建议**不包括**
    A. 参考点的剂量应与临床相关
    B. 参考点应能清晰明确地定义
    C. 参考点的位置应方便剂量精确给定
    D. 参考点应避开高剂量梯度区
    E. 参考点必须位于射野中心轴上
    【答案】E
    【考点】常规模拟定位和剂量计算

第二节　CT定位及放疗靶区勾画、妇科后装治疗

【A1型题】

1. 关于直肠癌患者术后放疗定位的描述,**错误**的是
    A. 一般取俯卧位
    B. 一般选择腹盆固定架固定体位
    C. 需口服肠道显影剂
    D. 需喝水憋尿,充盈膀胱
    E. 需提前1日行肠道准备
    【答案】E
    【解析】此题考查直肠癌患者术后放疗定位的注意事项。无须行肠道准备。
    【考点】直肠癌患者术后放疗的注意事项

2. 肺癌放疗定位,在常规扫描的基础上,增加4D-CT扫描的目的是
    A. 协助确定GTV　　B. 协助确定CTV
    C. 协助确定ITV　　D. 协助确定PTV
    E. 协助确定OAR
    【答案】C
    【解析】肺癌放疗4D-CT扫描的目的,在于保护确定内靶区(ITV)。
    【考点】肺癌放疗4D-CT扫描的目的

3. 宫颈癌后装治疗采用的技术一般是
    A. EBRT　　　B. HDR　　　C. LDR
    D. SBRT　　　E. PDR
    【答案】B
    【解析】此题考查后装治疗的基本技术,以及对常见技术名词的缩写的掌握。EBRT,外放射治疗;HDR,高剂量率近距离治疗;LDR,低剂量率近距离治疗;SBRT,体部立体定向放疗;PDR,脉冲近距离治疗。
    【考点】高剂量率放射治疗

4. 高剂量率近距离放射治3疗的剂量学特点**不包括**
    A. 剂量梯度衰减快
    B. 对周围正常组织影响小
    C. 剂量均匀度好
    D. 剂量衰减符合"平方反比定律"
    E. 总治疗时间与源的剂量率相关
    【答案】C
    【解析】考查高剂量率近距离放射治疗的剂量学特点。在近距离放射治疗中无法达到较好的剂量均匀度,也没有必要。
    【考点】高剂量率放射治疗的剂量学特点

5. 宫颈癌腔内放射治疗采用二维治疗计划时,"A"点指的是
    A. 阴道穹窿垂直向上2cm,与子宫中轴线外2cm交叉处
    B. 阴道穹窿垂直向上2cm,与子宫中轴线外5cm交叉处
    C. 阴道穹窿垂直向下2cm,与子宫中轴线外1cm交叉处
    D. 阴道穹窿垂直向上3cm,与子宫中轴线外5cm交叉处
    E. 阴道穹窿垂直向下3cm,与子宫中轴线外2cm交叉处
    【答案】A
    【解析】宫颈癌腔内放射治疗的重要参考点"A"点的位置,位于阴道穹窿垂直向上2cm,与子宫中轴线外2cm交叉处。
    【考点】宫颈癌腔内放射治疗的重要参考点"A"点的位置

6. 宫颈癌腔内放射治疗采用二维治疗计划时,"B"点指的是
    A. 阴道穹窿垂直向上2cm,与子宫中轴线外2cm交叉处
    B. 阴道穹窿垂直向上2cm,与子宫中轴线外5cm交叉处

C. 阴道穹窿垂直向下 2cm,与子宫中轴线外 1cm 交叉处

D. 阴道穹窿垂直向上 3cm,与子宫中轴线外 5cm 交叉处

E. 阴道穹窿垂直向下 3cm,与子宫中轴线外 2cm 交叉处

【答案】B

【解析】宫颈癌腔内放射治疗的重要参考点"B"点的位置,位于"A"点外侧 3cm。

【考点】宫颈癌腔内放射治疗的重要参考点"B"点的位置

7. 亚临床病灶指一般临床检查方法不能发现、肉眼也看不到、显微镜下也是阴性的病灶,这种病灶常常位于肿瘤主体的周围或远隔部位,有时是多发病灶,亚临床病灶加原发肿瘤对应于放疗靶区定义的

A. GTV　　　　B. CTV　　　　C. ITV

D. PTV　　　　E. OAR

【答案】B

【解析】考查 CTV 的定义,CTV 主要包括 GTV 和亚临床病灶。GTV,大体靶体积;CTV,临床靶体积;ITV,内靶体积;PTV,计划靶体积;OAR,危及器官。

【考点】CTV 的定义

8. 在 CTV 的基础上外放一定范围,以代表摆位误差、器官运动等不确定因素。该新生成的靶区称为

A. GTV　　　　B. CTV　　　　C. ITV

D. PTV　　　　E. OAR

【答案】D

【考点】PTV 的定义

9. 根据 4D-CT,确定肿瘤因呼吸及脏器运动所覆盖的范围,此范围构成的区域称为

A. GTV　　　　B. CTV　　　　C. ITV

D. PTV　　　　E. OAR

【答案】C

【考点】ITV 的定义

10. 影像学可见的肿瘤病灶定义为

A. GTV　　　　B. CTV　　　　C. ITV

D. PTV　　　　E. OAR

【答案】A

【考点】GTV 的定义

【A2 型题】

1. 患者,女,43 岁,身高 165cm,体重 54kg。因"右侧乳腺癌"接受右侧保乳术,术后病理

示:乳腺浸润性导管癌,肿瘤大小 2cm×1cm×1cm,腋窝淋巴结转移 0/15。术后放疗的体位应选择

A. 俯卧位双手置于头侧

B. 俯卧位双手置于体侧

C. 侧卧位

D. 仰卧位双手置于头侧

E. 仰卧位双手置于体侧

【答案】D

【解析】乳腺癌保乳术后全乳照射时采取的体位:采取乳腺托架,双手置于头侧,握住托架立柱。

【考点】乳腺癌保乳术后照射范围,全乳照射时采取的体位

2. 患者,女,25 岁,诊断鼻咽癌 $cT_3N_2M_0$,拟行放射治疗,定位时体位与固定放射可选择

A. 俯卧位双手置于体侧,真空垫固定

B. 俯卧位双手置于头侧,体膜固定

C. 仰卧位双手置于体侧,头部网膜固定

D. 仰卧位双手置于体侧,头颈肩网膜固定

E. 仰卧位双手置于额前,体膜固定

【答案】D

【解析】鼻咽癌采取的体位:仰卧位双手置于体侧,头颈肩网膜固定。

【考点】鼻咽癌放疗体位与固定方式

3. 患者,男,36 岁,诊断为硬腭癌。分期检查显示肿瘤局限于硬腭,无淋巴结转移,定位时嘱患者"张口含瓶"的目的是

A. 减少对舌体的照射

B. 减少对硬腭的照射

C. 消除口腔内空腔,消除入射的组织建成效应,增加硬腭剂量

D. 减少对上颌窦的照射

E. 增加体位固定的稳定性

【答案】A

【解析】"张口含瓶"的目的:减少不必要的组织照射。本题患者为硬腭癌,肿瘤位于上颌部,含瓶的目的在于保护下颌部的组织器官,此处主要是舌体。

【考点】头颈部放疗"张口含瓶"的目的

4. 患者,男,64 岁,诊断为直肠癌 $cT_3N_1M_0$,拟行术前放疗,嘱其定位前口服造影剂,其目的在于

A. 显影胃　　　　　　B. 显影直肠

C. 显影膀胱　　　　　D. 显影小肠

E. 显影肾脏

【答案】D

【解析】直肠癌定位口服造影剂的目的:主要是显影小肠,方便靶区勾画时对于肠道的勾画。

【考点】直肠癌放疗定位口服造影剂的目的

5. 患者,男,64岁,诊断为霍奇金淋巴瘤 Ann Arbor 分期Ⅱ期 A。患有糖尿病,二甲双胍治疗中。拟行放疗,患者在接受定位增强 CT 扫描后至少多久方可恢复服药

   A. 24 小时　　B. 48 小时　　C. 36 小时

   D. 12 小时　　E. 72 小时

【答案】B

【解析】此题考查二甲双胍对增强 CT 扫描的影响。目前认为,肾功能正常的患者在注射造影剂前,不必停用二甲双胍,而用后必须停用 48 小时,复查肾功能正常后才可恢复用药;肾功能异常的患者使用造影剂前 48 小时须暂停二甲双胍,之后还须停药 48 小时,复查肾功能正常后才可恢复用药。

【考点】二甲双胍对增强 CT 扫描的影响

6. 患者,男,84岁,诊断为前列腺癌 $cT_1N_0M_0$, Gleason 评分3分,PSA 1μg/L。拟行放射治疗,其靶区的下界定义为

   A. 耻骨联合下缘

   B. 坐骨结节水平

   C. 阴茎球向上 5mm

   D. 梨状肌下缘

   E. 股骨头出现的层面

【答案】C

【解析】早期前列腺癌的靶区勾画下界应为阴茎球向上 5mm。

【考点】前列腺癌的靶区勾画

7. 患者,男,75岁,诊断为前列腺癌 $cT_3N_1M_0$。Gleason 评分9分,PSA 105μg/L。拟行给予盆腔淋巴引流区,其中靶区**不包括**

   A. 闭孔淋巴结　　　B. 髂内淋巴结

   C. 髂外淋巴结　　　D. 髂总淋巴结

   E. 腹股沟淋巴结

【答案】E

【解析】中晚期前列腺癌的盆腔引流区照射范围不包括腹股沟淋巴引流区。

【考点】中晚期前列腺癌的盆腔淋巴引流区

8. 患者,女,59岁,乳腺癌改良根治术后拟行放疗。术后病理示:乳腺浸润性小叶癌,肿瘤大小 3cm×2.5cm×2cm,腋窝淋巴结转移 4/32。其靶区**不包括**

   A. 同侧内乳区　　B. 同侧腋窝

   C. 手术切口以上胸壁　D. 同侧锁骨上区

   E. 手术切口以下胸壁

【答案】B

【解析】此题考查乳腺癌改良根治术后的靶区定义。根据 NCCN 指南,靶区包括胸壁以及淋巴引流区,近两年发表的随机对照研究提示内乳区照射可获得生存获益,故引流区包括锁骨上区和内乳区,但腋窝复发率极低,无须接受照射。

【考点】乳腺癌改良根治术后的靶区定义

9. 患者,女,41岁,左侧乳腺癌保乳术后拟行放疗。其危及器官勾画应包括冠脉血管,正确的血管应为

   A. 左室后支　　　B. 左对角支

   C. 左回旋支　　　D. 左前降支

   E. 右后降支

【答案】D

【解析】此题考查左侧乳腺癌对心脏冠脉血管的评估,最重要的是左前降支,应勾画出来。

【考点】乳腺癌冠脉血管的勾画

10. 患者,男,53岁,诊断为直肠癌中段腺癌 $cT_3N_1M_0$。肠镜示肿瘤下界距肛缘 5cm,拟行术前放疗,其 CTV **不包括**的区域为

   A. 髂内　　　　　B. 骶前

   C. 原发肿瘤　　　D. 腹股沟

   E. 直肠系膜区

【答案】D

【解析】此题考查直肠癌的靶区勾画原则,腹股沟非常规包括的区域。

【考点】直肠癌靶区勾画

11. 患者,男,36岁,以"便血"就诊。直肠指诊提示直肠前壁肿物,质硬固定,进一步完善肠镜及活检提示,直肠下段溃疡型中分化腺癌。MRI 提示肿瘤侵犯肛管,无明显肿大淋巴结。拟行术前放疗,本例 CTV **不应含**的区域为

   A. 髂内　　　　　B. 骶前

   C. 腹主动脉旁　　D. 腹股沟

   E. 直肠系膜区

【答案】C

【解析】此题考查直肠癌的靶区勾画原则。对于下段直肠侵犯肛管的病例,治疗范围应包括腹股沟区。

【考点】直肠癌靶区勾画

12. 患者,女,48岁,诊断为霍奇金淋巴瘤Ⅰ期,累及右侧颈部。该患者若行放疗,受累野包括

   A. 右侧颈部、右侧锁骨上区

   B. 双侧颈部、右侧锁骨上区

C. 左侧颈部、左侧锁骨上区

D. 右侧颈部、双侧锁骨上区

E. 双侧颈部、双侧锁骨上区

【答案】A

【解析】此题考查淋巴瘤的颈部受累野的定义。一侧颈部受侵,受累野为同侧颈部及同侧锁骨上区。

【考点】淋巴瘤的颈部受累野的定义

13. 患者,男,35岁,诊断为鼻咽癌 $cT_3N_2M_0$,需行根治性放疗,其颈部Ⅱ区淋巴结的下界和后界分别为

A. 舌骨下缘、颈内静脉后缘

B. 环状软骨下缘、颈内静脉后缘

C. 舌骨下缘、胸锁乳突肌后缘

D. 环状软骨下缘、胸锁乳突肌后缘

E. 舌骨下缘、颈横动脉

【答案】C

【考点】颈部淋巴结Ⅱ区的定义

14. 患者,男,64岁,诊断为肺癌 $cT_2N_3M_0$,患者存在4L、4R、5、7区肿大淋巴结,其中4R区的上下界分别为

A. 主动脉弓上方、横膈

B. 隆突、奇静脉下缘

C. 主动脉弓上方、隆突

D. 肺尖、横膈

E. 主动脉弓上方、奇静脉下缘

【答案】E

【考点】纵隔淋巴结区4R区的定义

15. 患者,男,64岁,诊断为肺癌 $cT_2N_3M_0$,患者存在4L、4R、5、7区肿大淋巴结,其中5区又称为

A. 主动脉下淋巴结区

B. 上气管旁淋巴结区

C. 最上纵隔淋巴结区

D. 隆突下淋巴结区

E. 血管前淋巴结区

【答案】A

【考点】纵隔淋巴结区5区的定义

16. 患者,女,52岁,诊断为宫颈癌ⅢA期,以下哪个结构受侵时靶区需包括腹股沟区

A. 子宫体　　　B. 阴道上 1/3

C. 阴道下 1/3　　D. 宫旁

E. 盆腔侧壁

【答案】C

【考点】宫颈癌靶区勾画的原则

17. 患者,女,52岁,诊断为宫颈癌ⅢA期,外照射放疗20次评估,拟行后装近距离放射治疗,以下哪种情况最需考虑行组织间插植治疗

A. 大肿瘤,阴道病灶厚

B. 大肿瘤,阴道病灶薄

C. 小肿瘤,宫旁受侵

D. 小肿瘤,阴道病灶厚

E. 大肿瘤,宫旁受侵

【答案】C

【考点】组织间插植治疗的适应证

18. 患者,男,55岁,诊断为胃癌 $cT_4N_1M_0$,若行术前放疗,其第7区淋巴结为

A. 幽门上淋巴结

B. 幽门下淋巴结

C. 贲门右淋巴结

D. 胃左动脉淋巴结

E. 肝总动脉淋巴结

【答案】D

【考点】胃癌的淋巴结分区

19. 患者,女,32岁,诊断为胶质母细胞瘤,术后需行放射治疗。其CTV定义为GTV外放

A. 1~1.5cm　　　B. 1.5~2cm

C. 2~2.5cm　　　D. 2.5~3cm

E. 3~3.5cm

【答案】D

【考点】胶质母细胞瘤CTV

20. 患者,女,56岁,诊断为宫颈鳞状细胞癌ⅡB期。完成外照射放疗后,需接受后装腔内放射治疗,治疗时的体位应为

A. 俯卧位

B. 仰卧位双手置于体侧

C. 仰卧位双手置于额前

D. 截石位

E. 侧卧位

【答案】D

【解析】后装治疗的体位一般选择截石位。

【考点】后装治疗的体位

第三节　头颈部大出血抢救处理

【A1 型题】

1. 鼻咽癌患者放疗后出现大出血的常见原因不包括

A. 鼻咽癌出现鼻咽部大出血可以是肿瘤侵犯相应动脉和静脉引起

B. 局部晚期肿瘤侵犯颈内动脉引起破裂出血可以是致死性的

C. 放疗后鼻腔及鼻咽部黏膜干燥,血管脆性增加,造成微血管的破裂

D. 放疗后鼻咽局部黏膜糜烂、感染、溃疡,血管破裂出血

E. 鼻咽癌肺转移侵犯支气管黏膜造成出血

【答案】E

【解析】鼻咽癌肺转移常分布于肺周围带,不易造成支气管黏膜损伤出血,即使出血也为咯血,不是鼻腔鼻咽部出血。

【考点】鼻咽癌放疗后出血原因

2. 对于鼻咽癌患者放疗后出现鼻腔鼻咽部大出血的处理,不恰当的是

   A. 适当镇静

   B. 将患者头侧向一边,吸氧、保持呼吸道通畅

   C. 禁食水、补液、抑酸,维持患者血容量,积极配血,出血量大时可考虑输血治疗

   D. 局部鼻腔填塞止血治疗

   E. 因鼻咽局部感染与出血关系不大,不必抗感染治疗

【答案】E

【解析】鼻咽局部感染是造成鼻咽癌患者放疗后出血的重要因素之一,如存在局部感染征象,也需要进行抗感染治疗。

【考点】鼻咽大出血处理方法

3. 对于鼻咽癌患者放疗后鼻腔鼻咽部大出血,有效的止血方法不包括

   A. 冰盐水肾上腺素局部喷洒

   B. 前鼻孔或后鼻孔填塞止血

   C. 止血气囊快速经鼻插入鼻咽填塞,控制出血

   D. 介入动脉栓塞止血

   E. 颈外动脉结扎术

【答案】A

【解析】冰盐水肾上腺素局部喷洒只能收缩鼻黏膜小血管,对大出血的效果欠佳。

【考点】鼻咽大出血处理方法

4. 图 3-1 显示的鼻腔鼻咽部局部止血方法为

   A. 前鼻孔填塞止血

   B. 后鼻孔填塞止血

C. 止血套填塞止血

D. 气囊或水囊压迫止血

E. 前鼻孔填塞 + 后鼻孔填塞止血

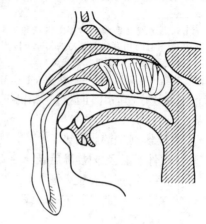

图 3-1 鼻腔鼻咽部局部止血示意图

【答案】A

【考点】鼻咽大出血处理方法

5. 图 3-2 显示的鼻腔鼻咽部局部止血方法为

   A. 前鼻孔填塞止血

   B. 后鼻孔填塞止血

   C. 止血套填塞止血

   D. 气囊或水囊压迫止血

   E. 前鼻孔填塞 + 后鼻孔填塞止血

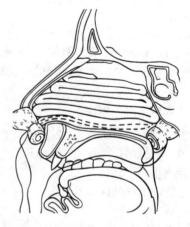

图 3-2 鼻腔鼻咽部局部止血方法

【答案】B

【考点】鼻咽大出血处理方法

6. 关于鼻出血处理,下列选项中错误的是

   A. 轻微出血采用局部止血法

   B. 找不到出血点可行凡士林纱条鼻腔填塞

   C. 凡鼻出血均可采用鼻后孔填塞

D. 有明确出血点可采用烧灼法

E. 局部止血的同时可适当全身应用止血药

【答案】C

【解析】鼻前庭出血时采用鼻后孔填塞效果不佳。

【考点】鼻咽大出血处理方法

7. 关于鼻腔填塞,下列说法**错误**的是

A. 出血较剧时,可行鼻腔填塞

B. 凡士林纱条填塞时间至少1周

C. 前鼻孔填塞未能奏效者可用前后鼻孔填塞

D. 鼻咽部气囊可替代后鼻孔纱球

E. 应辅以抗生素

【答案】B

【解析】凡士林纱条填塞时间不可超过1周,以免引起鼻腔感染、坏死。

【考点】鼻咽大出血处理方法

8. 后鼻孔填塞术中,止血纱球固定目的是

A. 减少不适感

B. 防止并发中耳炎

C. 防止下坠引起窒息

D. 防止进食时食物流入鼻腔

E. 操作简单快速

【答案】C

【解析】止血纱球固定目的是防止下坠引起窒息。

【考点】鼻咽大出血处理方法

【A2型题】

1. 患者,男,53岁,主因"咽部不适1年余"入院。完善检查后诊断为:下咽高分化鳞状细胞癌$cT_{4b}N_{2c}M_0$ Ⅳ期。行2周期TPF方案诱导化疗后缩小,疗效为SD。后完成下咽原发病灶、转移淋巴结及淋巴引流区放疗:95% PGTV 70Gy/95%PTV 60Gy/33f,同步顺铂单药化疗2周期,评效PR。患者同步放化疗后2个月,间断咳嗽,黄白色痰,伴有明显异味,今日剧烈咳嗽后出现咯血,约600ml鲜血。下一步诊疗措施**不恰当**的是

A. 适当镇静

B. 将患者头侧向一边,吸氧、保持呼吸道通畅

C. 禁食水、补液、抑酸,维持患者血容量,积极配血,出血量大时可考虑输血治疗

D. 必要时气管切开或气管插管

E. 因出血与局部感染可能无关,不必抗感染治疗

【答案】E

【解析】下咽局部感染是造成患者放疗后出血的重要因素之一,如存在局部感染征象,也需要进行抗感染治疗。

【考点】下咽癌出血处理方法

2. 某鼻咽癌患者放疗期间出现鼻咽出血300~400ml。此时最好的急诊止血措施是

A. 加大放疗剂量止血

B. 使用强效止血药

C. 鼻咽塞子填塞压迫

D. 气管插管预防窒息

E. 配合大剂量化疗

【答案】C

【解析】鼻腔血管比较丰富,鼻咽癌在放疗期间出现大出血,放疗、止血药等都是止血方法,但作为急诊止血方法仍以填塞压迫止血法最好。

【考点】鼻咽出血处理方法

3. 某鼻咽癌患者放疗期间出现鼻咽大出血,此时患者最合适的体位是

A. 仰卧平躺

B. 侧卧位头低脚高

C. 侧卧位头高脚低

D. 侧卧位或半卧位,头高脚低,头偏向一侧,口鼻张开呈略低体位

E. 俯卧位

【答案】D

【解析】鼻咽大出血时患者体位以侧卧位头偏向一侧,口鼻张开略向下为宜,保持呼吸道通畅,易于出血排出,以防血块滞留于口咽、喉腔、气管而造成窒息。

【考点】鼻咽出血处理方法

4. 患者,男,50岁,3个月前患者无明显诱因出现咽部疼痛,食欲下降,自服草珊瑚含片半月余,症状无缓解,出现间断吞咽困难、食欲不振等症状。消炎及中药治疗2周后无明显好转。2周前患者自觉左侧颈部肿块,质韧偏硬,无压痛,活动度欠佳,进行性增大,约4cm×4cm。1周前无明显诱因出现发热,最高达40.5℃,无咳嗽、咳痰等症状,对症处理后体温可降至正常。入院行电子食管胃镜检查:距门齿18cm食管黏膜不规则增生,表面充血糜烂,弹性差。病理:食管高分化鳞状细胞癌。CT图像如图3-3所示。今日患者进食质硬食物后出现呕鲜红色血,量约500ml。下列处理中**不恰当**的是

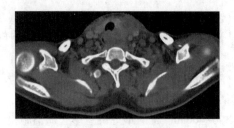

图 3-3 CT 图像

A. 适当镇静

B. 将患者头侧向一边,吸氧、保持呼吸道通畅

C. 禁食水、补液、抑酸,维持患者血容量,积极配血,出血量大时可考虑输血治疗

D. 观察病情进展,与患者家属交代病情

E. 准备器材,内镜下止血

【答案】D

【解析】图像显示颈段食管癌阻塞食管管腔,内镜检查示肿物表面糜烂,弹性差,质硬食物下咽时划破肿块表面造成大出血,应按照上消化道出血处理,不能等待自行愈合。

【考点】上消化道出血处理方法

5. 患者,男,50 岁,主因"咽部不适半年余"入院。电子喉镜检查示:右侧口咽扁桃体窝处肿物,表面深溃疡伴坏死血痂。病理示:扁桃体高分化鳞状细胞癌。入院行第 1 周期 TPF 方案诱导化疗,输液过程中,患者出现口鼻出血,约 500ml 鲜血。护士呼叫值班医生,作为值班医生首先应该进行的处理是

A. 向患者家属交代病情

B. 将患者头侧向一边,口鼻张开呈略低体位,清理血块,防止误吸及窒息,保持呼吸道通畅

C. 禁食水、补液、抑酸,维持患者血容量,积极配血,出血量大时可考虑输血治疗

D. 必要时气管切开或气管插管

E. 填塞压迫止血

【答案】B

【解析】所有选项均为值班医生需要做的,但除 B 外其他的选项均为在确保患者无误吸和窒息、呼吸道通畅的情况下才能进行。所以发现患者病情后首先做的是确保患者体位正确,保证呼吸道通畅。

【考点】口咽癌患者出血处理方法

第四节 直接／间接喉镜、鼻咽镜技术

【A1 型题】

1. 最常用且简便的喉镜检查方法是
   A. 显微喉镜检查　　　B. 间接喉镜检查
   C. 直接喉镜检查　　　D. 纤维喉镜检查
   E. 喉动态镜检查

【答案】B

【考点】喉镜分类

2. 喉水肿所致呼吸困难达到急救程度时,应首先
   A. 吸高浓度纯氧
   B. 人工呼吸
   C. 静脉注射糖皮质激素
   D. 解除梗阻,保持呼吸道通畅
   E. 急行纤维喉镜检查

【答案】D

【解析】气道梗阻处理原则:其他工作可以开展的前提是呼吸道通畅。

【考点】喉水肿处理

3. 需要了解声带振动和发音频率的喉部检查法是
   A. 间接喉镜　　　B. 纤维喉镜
   C. 电子喉镜　　　D. 显微喉镜
   E. 动态喉镜

【答案】E

【解析】动态喉镜检查借助发出不同频率的闪头,照在声带上,观察声带黏膜的运动情况。

【考点】动态喉镜特点

4. 间接鼻咽镜检查中,不应该的是
   A. 受检者端坐
   B. 受检者张口用鼻呼吸
   C. 检查者左手将舌牵出口外
   D. 将鼻咽镜加温
   E. 将鼻咽镜置于软腭与咽后壁之间

【答案】C

【解析】间接鼻咽镜检查时,检查者左手持压舌板将舌向下压,以便于视野观察。

【考点】间接鼻咽镜使用方法

5. 检查鼻咽部常用的方法不包括
   A. 间接鼻咽镜检查　　　B. 鼻咽内镜检查
   C. 鼻咽触诊　　　　　D. 影像学检查
   E. 前鼻镜检查

【答案】E

【解析】前鼻镜检查为鼻部检查项目。

【考点】鼻咽部检查方法

【A2 型题】

1. 患者,男,40 岁,广西人,鼻塞伴回吸性涕血 2 个月,就诊后拟行鼻咽部检查,下列选项中**错误**的是
    A. 鼻咽镜尽量不触及周围组织,以免引起恶心而妨碍检查
    B. 咽反射敏感的可喷 1% 可卡因
    C. 鼻咽部触诊主要用于成人
    D. 检查时要转运镜面角度,依次观察鼻咽各壁
    E. 鼻咽内镜检查可全面观察鼻咽部

【答案】C

【解析】鼻咽部触诊主要用于儿童。

【考点】鼻咽部检查特点

2. 患者,女,30 岁,因体检发现甲状腺左叶结节,穿刺提示甲状腺乳头状癌,行"甲状腺左叶及峡部切除术",术后出现声调降低,拟行间接喉镜检查。关于间接喉镜检查,正确的是
    A. 检查目的是局限于了解喉部病变
    B. 镜面放在酒精灯上加热,主要是为了消毒
    C. 检查时让患者发"yi……yi"声,是想了解患者声嘶程度
    D. 间接喉镜中显示的图像为喉的前后倒像
    E. 检查时让患者发"yi……yi"声,可了解声带运动情况

【答案】E

【解析】间接喉镜可以了解喉部病变和声带运动。镜面加热是为了减少镜面雾气产生而影响观察。间接喉镜显示的图像是喉的镜面图像。发"yi……yi"声是为了观察声带运动情况。

【考点】间接喉镜检查方法

3. 患者,男,41 岁。既往长期大量吸烟饮酒史。声音嘶哑半年余,进行性加重伴咽部不适 1 个月。就诊于耳鼻喉科门诊,行电子喉镜检查如图 3-4,取活检病理未回报。此患者最有可能的诊断是

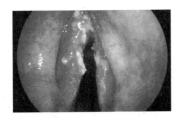

图 3-4 电子喉镜检查图

A. 右侧声门上型喉癌
B. 右侧声门型喉癌
C. 左侧声门型喉癌
D. 左侧声门上型喉癌
E. 左侧声带良性肿物

【答案】C

【解析】肿物位于左侧声带,表面糜烂、溃疡、坏死、有污苔,符合恶性表现。

【考点】喉镜检查读图

4. 患者,男,42 岁,因"咽部不适 3 个月,进行性呼吸不畅 1 个月"就诊于耳鼻喉科门诊。行电子喉镜检查如图 3-5。对此肿物的描述正确的是

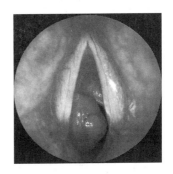

图 3-5 电子喉镜检查图

A. 左侧声门下型肿物
B. 左侧声门型肿物
C. 左侧声门上型肿物
D. 右侧声门型肿物
E. 右侧声门下型肿物

【答案】A

【解析】肿物位于左侧,图像显示位于声带下方,为声门下型。

【考点】喉镜检查读图

5. 患者,男,40 岁,广西人,鼻塞伴回吸性涕血 2 个月,就诊后拟行电子鼻咽镜检查,检查结果如图 3-6。对此描述最确切的是

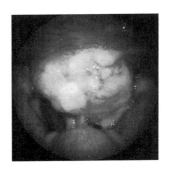

图 3-6 电子鼻咽镜检查图

A. 腺样体增生肥大

B. 鼻咽顶壁肿物侵犯后鼻孔

C. 鼻咽右侧壁肿物

D. 鼻咽左侧壁肿物

E. 后鼻孔肿物

【答案】B

【解析】鼻咽癌好发于鼻咽顶壁及侧壁咽隐窝，此图为顶壁巨大肿物侵犯后鼻孔。

【考点】鼻咽镜检查读图

第四篇　模拟试卷及答案

模拟试卷

【A1 型题】

1. 关于慢性胰腺炎时腹痛发生的机制,下列说法**错误**的是
   - A. 胆管扩张
   - B. 胆汁刺激肠道
   - C. 胰管高压或胰实质内高压
   - D. 胰腺周围神经损伤
   - E. 中枢神经重塑及疼痛增敏

2. 以下分子标志物对阿来替尼(alectinib)有疗效预测价值的是
   - A. *C-MET* 扩增
   - B. *ROS1*
   - C. *ALK* 融合基因
   - D. *EGFR* T790M 突变
   - E. *EGFR* 19del

3. 巴雷特食管(Barrett 食管)与下述哪种病变的发生有关
   - A. 食管溃疡
   - B. 食管慢性炎
   - C. 食管鳞状细胞癌
   - D. 食管腺癌
   - E. 食管憩室

4. 肿瘤细胞异型性明显的表现**不包括**
   - A. 细胞核大
   - B. 核仁明显
   - C. 胞质丰富
   - D. 核深染
   - E. 核分裂象易见

5. 预后**最差**的子宫内膜癌类型是
   - A. 高分化子宫内膜样癌
   - B. 中分化子宫内膜样癌
   - C. 透明细胞癌
   - D. 浆液性癌
   - E. 伴黏液分化的子宫内膜样癌

6. Krukenberg 瘤是
   - A. 卵巢浆液性癌
   - B. 卵巢子宫内膜样癌
   - C. 卵巢透明细胞癌
   - D. 胃肠道癌转移至卵巢
   - E. 卵巢黏液性癌

7. 早期胃癌的定义是根据
   - A. 有无转移
   - B. 肿瘤的大小
   - C. 肿瘤的形态
   - D. 有无溃疡
   - E. 肿瘤限于黏膜或黏膜下层

8. 关于胃淋巴瘤的表述,**不正确**的是
   - A. 肾门水平以下的淋巴结肿大是其与胃癌的鉴别点之一
   - B. 增厚的胃壁稍有囊变、坏死
   - C. 常有胃周脂肪、脏器受累
   - D. 胃壁尚有一定的柔软性
   - E. 胃是消化道淋巴瘤最好发的部位

9. 以下属于成骨性肿瘤的是
   A. 骨巨细胞瘤　　　　　　B. 非骨化性纤维瘤　　　　　C. 骨软骨瘤
   D. 骨样骨瘤　　　　　　　E. 骨化性纤维瘤

10. 当一种核素的原子序数大于 82 时,通常会发生什么类型的衰变
   A. α　　　　　　　　　　B. β⁻　　　　　　　　　　C. β⁺
   D. 轨道电子捕获　　　　　E. γ

11. 后装治疗机常用的铱 -192 放射源半衰期是多少天
   A. 5.27　　　B. 8.3　　　C. 28.1　　　D. 59.4　　　E. 74

12. 放射性活度的国际单位是
   A. 居里(Ci)　　　　　　　B. 贝克勒尔(Bq)　　　　　C. 伦琴(R)
   D. 克镭当量(gRa)　　　　E. 戈瑞(Gy)

13. 总散射因子 SC,P 随射野大小的变化为
   A. 随射野的增大而增大　　　　　　B. 随射野的增大而减小
   C. 随射野的增大保持不变　　　　　D. 随射野的增大无规律变化
   E. 随射野的增大先增大后降低

14. 随着电子束能量的增加,如下特性中**错误**的是
   A. 表面剂量增加　　　　　　　　　B. 高剂量坪区变宽
   C. 剂量梯度区剂量梯度减小　　　　D. X 射线污染减小
   E. 有效治疗深度增加

15. 若 a、b 分别为矩形野的长和宽,则等效方野边长 S 的计算公式为
   A. S=2(a×b)/(a+b)　　　B. S=(a×b)/(a+b)　　　C. S=(a×b)/2(a+b)
   D. S=2(a×b)/(a+b)2　　　E. S=(a×b)2/(a+b)

16. CT 模拟定位的过程**不包括**
   A. 确定患者治疗体位
   B. 选择合适的条件,进行扫描
   C. 利用 X 线片确定等中心位置
   D. 移床和激光灯确定等中心在膜(皮肤)上的位置并做标记
   E. 将患者扫描图像和等中心位置等定位信息传至计划系统

17. 靶区勾画和计划设计阶段的工作,**不包括**
   A. 确定肿瘤的位置和范围　　　　　B. 确定危及器官的位置和范围
   C. 给出处方剂量　　　　　　　　　D. 给出射野参数
   E. 在加速器上验证患者剂量

18. 以下哪项为电离辐射引起细胞产生的致死性损伤
   A. 照射 3 日后能被完全修复的损伤　　B. 富氧条件下,可以部分修复的损伤
   C. 任何条件下,损伤完全不能修复　　D. 富氧条件下,可以完全修复的损伤
   E. 照射 2 小时后可以部分修复的损伤

19. 以下 OER 值高的射线是
   A. 快中子　　　　　　　　B. 负 π 介子　　　　　　　C. β 射线
   D. α 粒子　　　　　　　　E. 碳离子

20. α/β 的临床意义在于
   A. 衡量组织的放射敏感性
   B. 用于计算正常组织受照的耐受性

C. 反映了生物组织受分次剂量改变的影响程度

D. 主要为理论值,实际应用价值不大

E. 此概念的提出基于一个正确性尚有争论的假说

21. 关于加速超分割放疗的生物学基础,以下选项中**错误**的是

    A. 每日多次照射,敏感期细胞杀灭,不敏感期细胞处于同步化

    B. 给予一定时间间隔,允许正常组织亚致死性损伤修复

    C. 缩短疗程,降低肿瘤细胞的加速再增殖,提高治愈率

    D. 分次剂量减少,保护晚反应组织

    E. 对氧依赖增加,OER 值提高

22. 下列选项中,属于皮肤黏膜Ⅱ度损伤的是

    A. 红斑   B. 溃疡   C. 干性脱皮   D. 渗液   E. 有剧痛

23. 鼻咽癌放疗后最常见的并发症为

    A. 咽痛   B. 嗅觉丧失   C. 张口受限

    D. 面部肿胀   E. 口干

24. 口腔癌最常见的症状是

    A. 肿块结节出现

    B. 白色平滑式鳞状斑块出现

    C. 口腔中无明显原因的麻木,灼热或干燥感

    D. 口腔中无明显原因的溃疡,疼痛,牙齿松动,张口受限

    E. 说话或吞咽时,发生困难或不正常

25. 当怀疑食管占位时,确诊的手段是

    A. 胸部增强 CT   B. 食管增强 MRI   C. PET/CT

    D. 内镜下组织活检   E. 上消化道造影

26. 胸部 CT 检查对肺癌的诊断,下列选项中**不正确**的是

    A. 能显示肿瘤与大血管的关系   B. 能显示肿瘤与心包的关系

    C. 能显示肿瘤是否侵犯纵隔   D. 能显示肿瘤淋巴结转移范围

    E. 能显示淋巴结性质

27. 根据 AJCC 第 8 版分期,以下关于肺癌远处转移病灶的分期,描述正确的是

    A. 所有血行转移均为 M_{1a}

    B. 原发肿瘤同一肺叶内的转移病灶仍为 T_3 病变

    C. 除原发肿瘤同一肺叶内卫星转移灶外,其他肺内转移均为 M_{1a}

    D. 恶性胸腔积液分期为 M_{1b}

    E. 肝转移分期为 M_{1a}

28. 以下选项中是胃癌,尤其是肠型胃癌公认的发展模式的是

    A. 正常胃黏膜—浅表性胃炎—肠上皮化生—慢性萎缩性胃炎—异型增生—胃癌

    B. 正常胃黏膜—浅表性胃炎—慢性萎缩性胃炎—肠上皮化生—异型增生—胃癌

    C. 正常胃黏膜—慢性萎缩性胃炎—肠上皮化生—异型增生—胃癌

    D. 正常胃黏膜—慢性萎缩性胃炎—肠上皮化生—胃癌

    E. 正常胃黏膜—慢性萎缩性胃炎—异型增生—胃癌

29. 胃癌放疗时常用的同期化疗药物**不包括**

    A. 紫杉醇   B. 环磷酰胺   C. 替吉奥

    D. 奥沙利铂   E. 卡培他滨

30. 下列选项中是肝癌首选的普查手段的是
    A. 腹部超声　　　　　　　　B. 腹部增强 CT　　　　　　C. 腹部增强 MRI
    D. 肝脏介入造影　　　　　　E. PET/CT

31. 肛管癌照射野的上界通常为
    A. 第 5 腰椎体上缘　　　　　B. 第 5 腰椎体下缘　　　　　C. 第 4 腰椎体上缘
    D. 第 4 腰椎体下缘　　　　　E. 第 3 腰椎体上缘

32. 无浸润性膀胱原位癌的病变
    A. 限于固有层　　　　　　　B. 限于膀胱黏膜层　　　　　C. 达膀胱浅肌层
    D. 达膀胱深肌层　　　　　　E. 侵犯膀胱壁外

33. 保乳术后放疗禁忌证不包括
    A. 大乳房　　　　　　　　　　B. 不同象限内多个肿瘤
    C. 肿瘤切缘持续阳性　　　　　D. 妊娠期妇女
    E. 既往曾进行乳腺放疗

34. 以下关于乳腺黏液腺癌的描述不正确的是
    A. 相对少见　　　　　　　　　B. 病理特点:有大量细胞外黏液
    C. 肿瘤生长缓慢　　　　　　　D. 腋窝淋巴结转移常见
    E. 预后较好

35. 关于霍奇金淋巴瘤,以下描述不正确的是
    A. 诊断时多为早期,多见于年轻人
    B. 绝大多数原发于淋巴结,原发于结外部位的少见
    C. 组织学上可见少数 R-S 细胞及其变异细胞,周围大量非肿瘤反应性细胞
    D. 30%~50% 伴有淋巴瘤 B 症状
    E. 发生于老年人预后相对较差

36. 子宫内膜癌腔内放射治疗时 F 点概念是
    A. 宫腔源顶端旁开 2cm　　　　　　B. 穹窿上 2cm,子宫中轴外 2cm
    C. 穹窿上 2cm,子宫中轴外 5cm　　　D. 穹窿上 5cm,子宫中轴外 2cm
    E. 穹窿上 2cm,子宫中轴外 3cm

37. 宫颈癌的发生和以下哪种病毒感染相关
    A. EBV　　　　　　　　　　　B. 人乳头瘤病毒　　　　　　C. 乙型肝炎病毒
    D. 丙型肝炎病毒　　　　　　　E. 人类疱疹病毒 4 型

38. 软组织肉瘤最主要也是唯一可能的根治性手段是
    A. 放疗　　　　　　　　　　　B. 化疗　　　　　　　　　　C. 手术
    D. 靶向治疗　　　　　　　　　E. 免疫治疗

39. 宫颈癌后装治疗采用的技术一般是
    A. EBRT　　　B. HDR　　　C. LDR　　　D. SBRT　　　E. PDR

【A2 型题】

40. 患者,男,32 岁,诊断为风湿性心脏病,重度二尖瓣狭窄伴轻度关闭不全,心功能Ⅱ~Ⅲ级,超声心动图显示二尖瓣口开放面积 $0.8cm^2$。为该患者推荐的首选治疗方法是
    A. 内科药物治疗　　　　　　　B. 外科行人工机械二尖瓣置换术
    C. 经皮穿刺二尖瓣球囊扩张成形术　　D. 外科二尖瓣分离术
    E. 外科行二尖瓣生物瓣置换术

41. 患者,男,75岁,确诊慢性阻塞性肺疾病5年,平时不规律用药。咳嗽、咳痰伴呼吸困难加重5日,伴食欲缺乏。既往:高血压10年。入院查体:脉搏108次/min,呼吸22次/min,血压140/90mmHg,嗜睡,口唇发绀,双肺可及大量痰鸣音,心律齐,P2>A2,腹部(−),双下肢轻度可凹形水肿。入院后查动脉血气:pH 7.20,PaO$_2$ 45mmHg,PaCO$_2$ 85mmHg,HCO$_3^-$ 27mmol/L(不吸氧)。此患者最恰当的处理措施为
    A. 鼻导管高流量吸氧　　　　　　　　B. 储氧面罩低流量吸氧
    C. 无创呼吸机辅助通气　　　　　　　D. 气管插管,呼吸机辅助通气
    E. 气管切开,呼吸机辅助通气

42. 患者,男,30岁,饮酒后情绪激动,出现腹痛向肩胛部放射,伴呕吐。查体:血压90/65mmHg 脉搏120次/min,全腹压痛、反跳痛、肌紧张,肠鸣音消失。白细胞计数22×10^9/L,中性粒细胞百分比69%,淋巴细胞百分比11%,血清淀粉酶410U,血钙1.8mmol/L。该患者最可能的诊断是
    A. 急性梗阻性化脓性胆管炎　　　　　B. 急性出血坏死型胰腺炎
    C. 溃疡病急性穿孔　　　　　　　　　D. 急性化脓性阑尾炎
    E. 绞窄性肠梗阻

43. 患者,男,19岁,发热、乏力、左侧胸痛4周,干咳1周。胸部X线片示左侧胸腔积液,结合胸腔积液化验诊断为左侧结核性胸膜炎。治疗方案为2SHRZ/7HR,早期加用泼尼松辅助治疗。应用泼尼松的目的是
    A. 防止病灶播散　　　　　　　　　　B. 发挥抗炎作用
    C. 预防发生其他部位的结核　　　　　D. 替代治疗
    E. 减轻毒性症状,促进胸腔积液吸收

44. 患者,女,56岁,诊断为弥漫大B细胞淋巴瘤,免疫组化示:CD10(−),Bcl-6(+),MUM-1(−)。患者的诊断为
    A. NGCB　　　　　　　　　　　　　　B. GCB
    C. 皮肤B细胞淋巴瘤　　　　　　　　D. 非特指型弥漫大B细胞淋巴瘤
    E. 以上均不是

45. 患者,女,54岁,乳腺癌骨转移病史,近期出现全身软弱、倦怠、昏睡、木僵、精神失常、心律失常。以下最可能的原因为
    A. 肾功能不全　　　　　B. 高钙血症　　　　　C. 心功能不全
    D. 脑转移　　　　　　　E. 低钠血症

46. 患者,女,43岁,诊断为乳腺癌根治术后,T$_3$N$_1$M$_0$,HER-2阳性,术后辅助曲妥珠单抗治疗时间为
    A. 9周　　　B. 6个月　　　C. 1年　　　D. 2年　　　E. 5年

47. 患者,男,56岁,左半结肠癌根治术后Ⅲ期。以下辅助化疗,**不考虑**的方案为
    A. Xelox方案　　　　　　　B. FOLFIRI方案　　　　　　　C. FOLFOX方案
    D. 单药卡培他滨方案　　　　E. 临床试验

48. 患者,女,40岁,月经期间出现乳房胀痛1年,无乳头溢液、溢血。查体:双侧乳房可及多发肿块、大小不一、质韧、活动度可、轻压痛。首先考虑的疾病是
    A. 乳房纤维瘤　　　　　　B. 乳房脂肪瘤　　　　　　C. 乳腺癌
    D. 乳管内乳头状瘤　　　　E. 乳房囊性增生病

49. 患者,男,56岁,因"右上腹胀痛,伴食欲下降及间断低热3个月"就诊。既往酗酒35年,门诊检查乙型肝炎表面抗原及丙型肝炎抗体阴性,甲胎蛋白(AFP)56ng/L;外院行MRI平扫检查提示肝萎缩,形态不规则,肝右叶见多发肿物,最大3cm,T$_1$稍低信号T$_2$稍高信号,胰腺质地不均匀。该患者最有可能的诊断是

A. 肝血管瘤　　　　　　　　B. 原发性肝癌　　　　　　　C. 肝腺瘤

D. 肝血管肉瘤　　　　　　　E. 胰腺癌肝转移

50. 患者,女,65 岁,因"间断上腹不适 1 个月"就诊。既往体健,否认吸烟及酗酒。门诊化验 CA19-9 105U/L,MRI 检查提示胰管广泛扩张,最宽处 15mm,胰管内可见多发结节,增强后见结节强化。该患者最有可能的诊断是

A. 胰头癌　　　　　　　　　B. 慢性胰腺炎　　　　　　　C. 胰腺假性囊肿

D. 自身免疫性胰腺炎　　　　E. 胰腺导管内乳头状黏液肿瘤

51. 患者,女,15 岁,肺门淋巴结肿大,穿刺病理显示大片干酪样坏死,伴肉芽肿形成。为明确诊断应进一步做的检查是

A. PAS 染色　　　　　　　　B. 抗酸染色　　　　　　　　C. 弹力染色

D. 卡红染色　　　　　　　　E. 胶体铁染色

52. 患者,女,35 岁,因"阴道不规则出血"就诊。检查发现子宫底占位,病理诊断为中分化子宫内膜样癌,免疫组化检测显示 MSH2 和 MSH6 阳性,而 PMS2 和 MLH1 阴性。提示患者

A. 存在 HPV 感染　　　　　　B. 存在 EBV 感染　　　　　　C. 存在错配修复基因缺陷

D. 存在染色体不稳定性　　　　E. 存在 APC 基因突变

53. 患者,女,35 岁,慢性腹泻、腹痛 2 年余,体重下降。腹部 CT 检查提示,小肠多节段均匀增厚;增强扫描呈均匀强化,肠腔变窄,肠系膜血管增多,可见梳样征,肠系膜内可见肿大淋巴结,肛周可见窦道形成。以下最可能的诊断是

A. 溃疡性结肠炎　　　　　　B. 克罗恩病　　　　　　　　C. 淋巴瘤

D. 肠结核　　　　　　　　　E. 小肠、结肠腺癌

54. 患者,男,65 岁,左腰部疼痛 2 个月,肉眼血尿 2 日。行泌尿系 CT 检查,示左输尿管中段壁不均匀增厚,腔内可见一软组织密度小结节灶,增强扫描呈中度强化,近端左肾盂、输尿管梗阻扩张。下列最可能的诊断是

A. 移行细胞癌　　　　　　　B. 输尿管结石　　　　　　　C. 输尿管血块

D. 输尿管结核　　　　　　　E. 输尿管转移瘤

55. 患者,男,45 岁。既往:吸烟史。右肺小细胞肺癌局限期拟行同步放化疗,放疗计划审核过程中,对控制放射性肺纤维化**无益**的因素是

A. 肺受照射体积　　　　　　B. 总剂量　　　　　　　　　C. 分次数

D. 分次量　　　　　　　　　E. 最大剂量

56. 患者,男,67 岁。左肺鳞状细胞癌 $T_3N_2M_0$ Ⅲ B 期,同步放化疗至第 5 周,出现发热;体温 38.3℃,持续性干咳伴呼吸困难,下地自主活动困难;指尖 PO_2 40mmHg,面罩吸氧后 PO_2 90mmHg;胸部 CT 示与射野方向一致的渗出性改变,血培养持续阴性,抗生素治疗无效,考虑诊断放射性肺炎。按 NCI-CTC 4.0,该患者放射性肺炎分级为

A. 1 级　　　B. 2 级　　　C. 3 级　　　D. 4 级　　　E. 5 级

57. 患者鼻咽癌,原计划治疗方案是 70Gy/35f,由于最开始 3 次发生给量错误,将 2Gy/f 给成了 4Gy/f,接下来将恢复 2Gy/f 治疗,为弥补治疗失误不增加晚反应损伤,患者需要接受几次治疗(已知纤维化的 α/β=3.5,BED=D 总[1+d 分/(α/β)])

A. 20　　　B. 16　　　C. 18　　　D. 17　　　E. 21

58. 患者,男,因"发现右颈肿物 3 个月,回吸性涕血 2 个月"来医院咨询。关于鼻咽癌,下列描述正确的是

A. 鼻咽癌多为高分化鳞状细胞癌

B. 鼻咽癌易早期出现颈部淋巴结转移

C. 局部常见的转移部位为颈深下淋巴结和颈前淋巴结

D. 下颈锁骨上区不需照射

E. 鼻咽癌以放疗为主,宜择立体定向放疗

59. 患者,男,65 岁,回吸性涕血 2 个月。查体:发现鼻咽肿物,双颈部未触及明显肿大淋巴结。鼻咽肿物活检提示低分化鳞状细胞癌,鼻咽 MRI 示肿瘤侵犯鼻咽左侧壁,左顶后壁,破坏蝶骨斜坡。双颈部未见明确肿大淋巴结。胸部 CT、腹部超声、全身骨扫描等未发现远处转移征象。根据目前的研究进展和循证医学原则,给该患者的推荐治疗方案为

A. 诱导化疗 + 放射治疗   B. 根治性放疗 + 手术挽救   C. 放射治疗 + 辅助化疗

D. 单纯根治性放射治疗   E. 同期放化疗

60. 患者,女,56 岁,吞咽疼痛 2 个月。查体发现颈深上淋巴结肿大。CT 提示右侧梨状窝肿物。患者所患疾病最有可能的是

A. 上颌窦癌   B. 下咽癌   C. 鼻咽癌

D. 喉癌   E. 鼻咽部淋巴瘤

61. 患者,男,61 岁,因"左上颌牙齿松动伴疼痛拔除左上颌后牙,拔牙后局部间断出血并局部肿胀,伴张口受限"就诊。行 CT 示:左侧上齿龈肿物,侵犯上颌窦底壁,可见软组织肿块,大小 49.8mm × 52.5mm,未见跨越中线,左侧颌下及颈深间隙可见多发淋巴结,较大者约 15mm × 10mm。左上齿龈局部肿块取病理示:鳞状细胞癌。此患者的 AJCC 第 8 版分期为

A. cT_3N_1 B. cT_3N_2 C. $cT_{4a}N_1$

D. $cT_{4a}N_2$ E. $cT_{4b}N_1$

62. 患者,女,49 岁,口腔舌侧溃疡半年余,4 个月前发现右侧颈部肿物,取病理诊断舌高分化鳞状细胞癌,行舌癌切除术 + 右颈淋巴结清扫,颈部 Ⅰ b、Ⅱ 区见淋巴结转移。该患者拟行术后放疗,对周围危及器官的限量定义**错误**的是

A. 腮腺:平均剂量 <26Gy,或至少一侧 V30<50%

B. 内耳、耳蜗:平均剂量 ≤45Gy,V55<5%

C. 颞下颌关节:最大剂量 <70Gy

D. 晶状体:最大剂量 <15Gy

E. 口腔:平均剂量 <40Gy

63. 患者,男,63 岁,无明显诱因出现左侧面部麻木感 2 个月。鼻内镜检查示:左侧下鼻甲后端可见大量干酪样分泌物及干痂,中鼻甲肥大肿胀,中鼻道大量分泌物。鼻窦 CT 示:左侧上颌窦肿物伴慢性炎症,鼻息肉,鼻中隔右偏。下一步最合适的治疗方案是

A. 放疗   B. 化疗   C. 放疗 + 化疗

D. 手术 ± 放疗   E. 观察

64. 患者,男,57 岁,因颌面部肿胀伴麻木行 CT 检查示上颌窦占位,行右侧上颌骨扩大切除术。术后病理:腺样囊性癌,实性型为主,肿瘤大小 6.5cm × 4.7cm × 5cm,可见神经侵犯;侵透上颌骨达周围纤维脂肪组织;后方切缘平滑肌组织中可见肿瘤浸润;肿瘤距门齿约 0.6cm,侵犯硬腭,广泛破坏骨质,但未累及黏膜;眶下壁及中、下鼻甲黏膜未受累。另送右侧泪囊未见肿瘤,硬腭前端及硬腭中段可见肿瘤浸润,翼突根部未见肿瘤,颞肌于纤维组织中可见肿瘤浸润。完善胸部 CT 检查示:双肺多发小结节,倾向转移。腹部检查未见异常。该患者下一步诊疗方案为

A. 化疗   B. 局部放疗

C. 局部放疗后序贯系统治疗   D. 观察

E. 再次手术保证阴性切缘

65. 患者,男,58岁,3个月前无意中发现右侧腮腺区肿物,黄豆大小,后肿物逐渐长大。CT示右腮腺区多发占位性病变。全身麻醉下行"右侧腮腺区肿物摘除+右侧Ⅱ区颈清扫术+面神经解剖术+右侧腮腺深叶部分及浅叶切除术"。术后病理:右腮腺小细胞癌,多灶性,大者2.5cm×1.5cm,神经侵犯阳性,脉管癌栓阳性,肿物周围淋巴结转移3/8,右颈Ⅱ区0/1。下一步治疗方案是

    A. 术后化疗　　　　　　 B. 术后放疗　　　　　　 C. 术后放化疗

    D. 观察　　　　　　　　 E. 术后靶向治疗

66. 患者,男,55岁,进食时胸骨后不适2个月。胃镜提示距门齿26~28cm黏膜隆起,当地医院行内镜下黏膜剥离术(ESD);术后病理提示:中分化鳞状细胞癌,肿瘤侵犯至黏膜下,切缘(−)。患者下一步处理为

    A. 放射治疗　　　　　　 B. 手术　　　　　　　　 C. 同步放化疗

    D. 化疗　　　　　　　　 E. 再次 ESD

67. 患者,男,50岁,食管癌术后,术后病理提示:下段食管中分化鳞状细胞癌,肿瘤侵犯肌层,未侵犯外膜,淋巴结4/15转移。下一步处理更好的是

    A. 随访观察　　　　　　 B. 术后化疗,序贯放疗　　 C. 术后化疗

    D. 术后同步放化疗　　　 E. 术后放疗,序贯化疗

68. 患者,男,56岁,因胸闷行胸部 X 线检查发现右侧大量胸腔积液。行胸腔穿刺见黄色胸腔积液,比重 1.018,蛋白 32g/L,Rivalta 试验阳性,胸腔积液中乳酸脱氢酶(LDH)与血清中 LDH 的比值 >0.6。判断为

    A. 漏出性胸腔积液　　　 B. 渗出性胸腔积液　　　 C. 血性胸腔积液

    D. 乳糜性胸腔积液　　　 E. 化脓性胸腔积液

69. 患者,女,55岁,无吸烟史。近半年出现刺激性干咳,无其他不适。胸部 CT 示:左肺上叶周围型不规则肿物。CT 引导下肺肿物穿刺活检,病理形态学倾向腺癌,下列免疫组化阳性结果能支持该诊断的是

    A. Syn、CgA、CD56　　　 B. TTF-1、CK7 及 NapsinA　 C. p63、CK5/6

    D. Ki-67　　　　　　　　 E. ER

70. 患者,女,60岁,体检发现左肺上叶 1cm 实性结节,完善病理及分期检查,诊断左肺上叶周围型腺癌 $cT_1N_0M_0$ Ⅰ A 期。以下治疗原则中**错误**的是

    A. 如患者心肺功能好,首选根治性手术治疗

    B. 如患者无法耐受标准肺叶切除术,可考虑行楔形切除术

    C. 如患者无法耐受开胸手术,可考虑行胸腔镜下肺叶切除术

    D. 如患者无法耐受手术,可考虑行根治性立体定向消融(SABR)放射治疗

    E. 对该期别患者,术中不需行纵隔淋巴结活检取样

71. 患者,男,35岁,2个月前出现少量咯血,后间断咳嗽,偶有白色黏痰。体力评分90分。胸部CT示:左肺中心型肿物与肺门淋巴结融合,约 5.2cm×4.6cm,与左肺动脉关系密切,纵隔、双侧锁骨上区多发淋巴结肿大,倾向转移,余未见异常。气管镜取左肺上叶表面溃烂肿物活检,病理示小细胞肺癌。头颅 MRI、腹盆超声、骨扫描等检查未见转移征象。既往体健。下列描述正确的是

    A. 标准化疗方案是依托泊苷单药

    B. 化疗同时需联合胸部放疗,但开始时间越晚越好

    C. 化疗后 PR 的患者,GTV 应根据化疗前影像所示的肿瘤范围确定

    D. 化疗 1 周期即达 CR 的患者,仍需行同步放疗

    E. 化疗后转移淋巴结影像不可见的患者,CTV 不需要包括该淋巴引流区

72. 患者,女,56岁,诊断Ⅲ B期左肺腺癌,同步放化疗后1年,出现头痛、呕吐症状,ECOG评分1分。头颅MRI:见右额顶叶一约2cm转移灶伴周围大片水肿带。向患者推荐的最佳治疗方案为

    A. 全脑放疗 + 全身化疗　　　　　　　B. 脑病灶立体定向放疗 + 全身化疗

    C. 仅行全身化疗　　　　　　　　　　 D. 仅行全脑放疗

    E. 仅行脑病灶立体定向放疗

73. 患者,男,56岁,半年前出现胸闷,未在意。近1个月出现逐渐加重的呼吸困难、吞咽不畅。胸部增强CT考虑胸腺瘤可能大。开胸探查,术中见前上纵隔一包膜完整肿物,锐性分离。送检快速病理回报:送检增生淋巴组织,内见部分上皮样细胞。根据WHO 2004胸腺上皮肿瘤病理学分类,属于哪一型

    A. A 型　　　　B. B1 型　　　　C. B2 型　　　　D. B3 型　　　　E. AB 型

74. 初治胃癌患者,完善腹部CT检查:胃底贲门部胃壁增厚,较厚处15mm,增强扫描强化明显,与正常胃壁分界不清,浆膜面模糊,病变后方与胰腺脂肪间隙尚清晰。胃周见多发淋巴结影,约4个,最大径10mm。胸部CT及盆腔CT未见异常,该患者的分期是(AJCC第7版分期)

    A. $cT_3N_1M_0$　　　　　　　 B. $cT_{4a}N_1M_0$　　　　　　　C. $cT_3N_2M_0$

    D. $cT_{4a}N_2M_0$　　　　　　 E. $cT_{4b}N_1M_0$

75. 患者,男,58岁,诊断为胃窦部黏液腺癌,行"远端胃根治性切除 + 毕Ⅱ式吻合术"后,下列**不是**胃窦部的淋巴引流区的是

    A. 1、3　　　　　　　　　　B. 4sa　　　　　　　　　　C. 5、6、7、8a、9

    D. 11p　　　　　　　　　　E. 12a

76. 患者,男,49岁,主因"上腹部不适5个月"入院,完善分期检查,超声内镜提示距门齿41~44cm胃食管结合部可见溃疡型占位,侵及部分胃底及小弯,基底凹凸不平,累及1~4层,齿状线受侵消失不清。完善分期检查考虑胃食管结合部中分化腺癌$cT_3N_2M_0$。该患者拟行术前放化疗 + 手术治疗,下列描述**不正确**的是

    A. 对于术前评估为临界可切除的胃癌,新辅助放疗后间隔4~8周行手术治疗

    B. 新辅助放疗后间隔 <4 周行手术治疗,可能会因放疗后水肿增加手术难度

    C. 同步放化疗时的化疗方案首选含氟尿嘧啶类的方案,如卡培他滨、5-FU、替吉奥,可考虑联合铂类

    D. 新辅助放疗应行选择性淋巴结照射(ENI)

    E. 术前同步化疗优于单纯放疗

77. 患者,男,40岁,主因"消瘦乏力20日"就诊,近期体重下降5kg。既往有慢性乙型肝炎,肝硬化病史。腹部CT增强检查示肝右后叶见8cm×9cm病灶,动脉期强化,静脉期、延迟期密度减低,余肝内未见异常。少量腹水。体格检查:巩膜黄染,腹部稍膨隆,右上腹触及质硬、表面不光滑包块,以下最可能的诊断是

    A. 原发性肝癌　　　　　　B. 肝脓肿　　　　　　　　C. 肝硬化

    D. 转移性肝癌　　　　　　E. 慢性肝炎

78. 患者,男,60岁,主因"食欲减退伴乏力7日"就诊,腹部超声发现肝左叶多灶占位,腹部增强CT示肿瘤最大径≤5cm,未累及血管,胸部CT未见转移。既往乙型肝炎病史20年。遂行肝占位根治术,术后病理:肝细胞癌Ⅲ级,淋巴结0/2。该患者肿瘤病理分期为

    A. Ⅰ期　　　　B. Ⅱ期　　　　C. ⅢA 期　　　　D. ⅢB 期　　　　E. ⅢC 期

79. 患者,男,60岁,肠镜提示距肛门3~8cm溃疡型肿物,病理示腺癌。行盆腔MRI示:直肠中下段肠壁不规则增厚,肛提肌受侵,直肠系膜内可见4枚肿大淋巴结,胸腹CT无转移征象。根据目前检查,该患者的临床分期为(AJCC第7版2010)

A. $T_2N_1M_0$　Ⅲ A 期　　　　　B. $T_2N_{2a}M_0$　Ⅲ B 期　　　　　C. $T_3N_{2a}M_0$　Ⅲ B 期

D. $T_{4b}N_1M_0$　Ⅲ C 期　　　　　E. $T_{4b}N_{2a}M_0$　Ⅲ C 期

80. 患者,女,52 岁,肠镜发现距离肛门 6~8cm 肿物,病理活检为腺癌,完善分期检查未见远处转移。行直肠癌低位前切除术,术后病理分期为 pT_3N_1,术后放疗靶区**不包括**

A. 骶前区　　　　　　　　B. 吻合口　　　　　　　　C. 坐骨直肠窝

D. 髂内淋巴引流区　　　　E. 闭孔淋巴引流区

81. 患者,男,45 岁,3 个月前出现间断便血。肠镜发现距肛门 2cm 肿物,活检病理中分化鳞状细胞癌,盆腔 MRI 提示肛管后壁见一肿物,约 $35mm \times 20mm$,累及肛门外括约肌,盆腔、双侧髂血管旁及腹股沟区未见肿大淋巴结。完善全身检查未见远处转移。该患者首选治疗方案是

A. 同步放化疗　　　　　　B. 手术 + 术后放疗　　　　C. 单纯手术治疗

D. 单纯化疗　　　　　　　E. 单纯放疗

82. 患者,男,50 岁,主因"便血 3 个月"就诊。直肠指诊:距肛门 2cm 可及肿物,边界不清,质硬,活动度差,指套染血(+)。下一步需完善的检查**不包括**

A. 胸部 CT　　　　B. 腹部 CT　　　　C. 盆腔 MRI　　　　D. 骨扫描　　　　E. 肠镜

83. 患者,男,40 岁,无痛肉眼血尿 2 个月。膀胱镜检查提示右侧壁 $3cm \times 2.5cm \times 2cm$ 大小乳头状新生物,膀胱部分切除术后发现病变侵犯膀胱壁浅肌层,UICC 分期为

A. T_a　　　　B. T_{is}　　　　C. T_1　　　　D. T_{2a}　　　　E. T_{1b}

84. 患者,男,24 岁,右侧阴囊肿物行睾丸切除,病理提示睾丸精原细胞瘤,$3cm \times 4cm \times 4.5cm$,伴脉管癌栓,同侧睾丸白膜、精索、肉膜、阴囊未见侵犯,腹部 CT,胸部纵隔 CT 均未见异常。术前哪项化验指标对于患者预后影响最大

A. CA12-5　　B. β-HCG　　C. AFP　　　　D. LDH　　　　E. CA15-3

85. 患者,男,68 岁,ECOG 评分 0 分。血清 tPSA $8\mu g/L$,前列腺癌根治术后,病理提示:前列腺腺癌。Gleason 评分 4+4=8 分,右侧叶 21/53(+),左侧叶 0/54,局部可见包膜外脂肪肿瘤浸润,右侧尖部切缘可见肿瘤浸润,精囊(−),左侧闭孔淋巴结 0/2,右侧闭孔淋巴结 0/3。骨扫描未见骨转移征象。该患者术后病理分期为

A. pT_{3a}　　　　B. pT_{3b}　　　　C. pT_{2a}　　　　D. pT_{2b}　　　　E. pT_{2c}

86. 患者,女,48 岁,因"体检发现右乳 $2cm \times 2cm$ 结节"就诊。穿刺活检病理为:浸润性乳腺癌。下列选项中,常规术前检查**不包括**

A. 乳腺及淋巴结超声　　　　B. 胸部 X 线或 CT 检查　　　　C. 乳腺钼靶

D. 腹部超声　　　　　　　　E. 头颅 MRI

87. 患者,女,68 岁,定期体检乳腺钼靶提示:可见左乳内上象限结节,另有直径 3mm 的爆米花样钙化。下列选项中关于钼靶的描述,正确的是

A. 乳腺钼靶常包括内外侧位及头足位　　　B. 需使乳腺组织充分展平,不能包括胸肌组织

C. 临床可触及的肿块在 X 线上均能显示　　D. 该患者的报告中需描述肿块边界、形态、密度

E. 该患者的钙化灶提示恶性疾病

88. 患者,女,55 岁,因"发现左乳肿物 1 个月"就诊。行乳腺癌改良根治术,术后使用靶向治疗的病理检测指征,下列选项正确的是

A. 免疫组化 HER-2(−)

B. 免疫组化 HER-2(++)

C. 原位杂交单探针每个细胞 HER-2 拷贝数 =3.0

D. 原位杂交单探针每个细胞 HER-2 拷贝数 =4.0

E. 原位杂交双探针 HER-2/CEP17=3.0

89. 患者,女,53 岁,因"发现左乳肿物 2 周"就诊。查体:左乳外下象限一 4cm×3cm 大小肿物,质硬,可活动,伴左乳腺弥漫性增大,皮肤红肿,皮温增高,无乳头溢液。腋窝未触及肿大淋巴结。乳腺肿物细针穿刺为癌。乳腺超声提示:左乳 10 点可探及等回声结节,大小 36mm×32mm×24mm,形态不规则,边界欠清晰,边缘毛刺状;乳腺皮肤及皮下脂肪组织层增厚明显,回声增强,皮下脂肪组织层内可见条带状扩张的淋巴管回声。则该患者最可能的临床分期为

A. $T_2N_0M_0$ ⅡA 期   B. $T_3N_0M_0$ ⅡB 期   C. $T_4N_0M_0$ ⅢA 期

D. $T_2N_1M_0$ ⅡB 期   E. $T_4N_0M_0$ ⅢB 期

90. 患者,女,68 岁,因"发热伴盗汗 3 个月"入院。入院查体:ECOG 评分 2 分,双颈可及多个肿大淋巴结,心肺无异常,腹部膨隆,肝肋下 5 指可及,移动性浊音阴性。超声检查示腹膜后多发淋巴结肿大,肝脏多发性占位病变,考虑为转移瘤。血清 LDH 正常范围内。颈部淋巴结切除活检病理为:非霍奇金淋巴瘤,外周 T 细胞淋巴瘤(非特指)。该患者国际预后指数(IPI)应为

A. 1 分   B. 2 分   C. 3 分   D. 4 分   E. 5 分

91. 患者,男,26 岁,因"胸闷、气促 1 周"入院。胸部 CT 示纵隔巨大肿块,纵隔镜活检示"霍奇金淋巴瘤",诊断为霍奇金淋巴瘤 ⅠA 期,行 6 周期 ABVD 方案化疗后,患者胸闷症状消失,复查胸部 CT 示纵隔肿块较前明显缩小,但仍有残留。下一步治疗方案首选

A. 继续 ABVD 方案化疗 2~4 周期   B. 手术切除残留病灶

C. 纵隔区放疗   D. 自体干细胞移植

E. 异体干细胞移植

92. 患者,男,65 岁,双侧下眼睑肿胀、疼痛 2 个月。4 年前因三度房室传导阻滞植入永久性心脏起搏器。查体:双下眼睑水肿,可触及明显的肿物。头部 CT:双下眼睑增大,未见相关颈部淋巴结肿大。肿物切除活检示黏膜相关淋巴组织(MALT)淋巴瘤。全面查体未发现其他病灶。诊断:双下眼睑局限性 MALT 淋巴瘤。治疗首先选择

A. 手术   B. 放化疗综合治疗   C. 化疗

D. 放疗   E. 抗 Hp 治疗

93. 患者,老年女性,出现绝经后阴道出血。完善子宫内膜诊刮及相关检查,考虑子宫内膜癌。子宫内膜癌非激素依赖型病理类型常见的为

A. 子宫内膜样腺癌   B. 透明细胞癌、浆液性腺癌   C. 肉瘤

D. 癌肉瘤   E. 鳞状细胞癌

94. 患者,女,35 岁,经妇科查体诊断为:宫颈鳞状细胞癌 ⅠB1 期,影像学除外远处转移。手术应选择

A. 宫颈锥切术

B. 全子宫切除术

C. 全子宫 + 双附件切除术

D. 全子宫 + 双附件切除术和盆腔淋巴结清扫术

E. 全子宫 + 输卵管切除术(保留卵巢)和盆腔淋巴结清扫术

95. 患者,女,48 岁,阴道出血 5 个月,加重 1 个月。妇科查体:宫颈溃疡型肿物 5cm,外形消失,穹隆消失,宫旁增厚,未达盆壁。病理提示高分化鳞状细胞癌。治疗应该首选

A. 全子宫 + 双附件切除术和盆腔淋巴结清扫术

B. 同步放化疗

C. 宫颈锥切后决定下一步治疗方案

D. 新辅助化疗后手术

E. 新辅助化疗后放疗

96. 患者,女,44岁,因"阴道排液增多及阴道出血"就诊。行宫颈活体组织病理检查为原位癌,不能完全除外浸润癌时,应进行的检查是
    A. 宫颈刮片   B. 阴道镜检查   C. 宫颈锥切术病理检查
    D. 染色体检查   E. 碘试验

97. 患者,男,9岁,左大腿横纹肌肉瘤术后,分期 $pG_3T_3N_0M_0$,关于术后放疗错误的是
    A. 照射肢体全周径,以保证患儿肢体对称发育
    B. 承重骨至少保护横截面的一半
    C. 避免照射全关节腔
    D. 避免照射大肌腱
    E. 术后放疗可降低局部复发的风险

98. 患者,女,26岁,以"体检发现腹膜后巨大软组织影"来诊,MRI首先考虑软组织肉瘤,肿物与周边组织及血管神经无明显粘连。此时最佳的治疗方案是
    A. 手术   B. 放疗   C. 化疗
    D. 靶向治疗   E. 观察

99. 肺癌患者,男,55岁,突然摔倒,意识丧失。经心肺复苏后恢复自主心率,仍昏迷。血压80/60mmHg,血氧饱和度80%(呼吸机辅助通气),D-二聚体 $12\mu g/dl$,可能的诊断为
    A. 急性肺栓塞   B. 急性心肌梗死   C. 心脏压塞
    D. 脑出血   E. 急性主动脉综合征

100. 患者,男,36岁,诊断为硬腭癌。分期检查显示肿瘤局限于硬腭,无淋巴结转移,定位时嘱患者"张口含瓶"的目的是
    A. 减少对舌体的照射
    B. 减少对硬腭的照射
    C. 消除口腔内空腔,消除入射的组织建成效应,增加硬腭剂量
    D. 减少对上颌窦的照射
    E. 增加体位固定的稳定性

101. 某鼻咽癌患者放疗期间出现鼻咽出血300~400ml。此时最好的急诊止血措施是
    A. 加大放疗剂量止血   B. 使用强效止血药   C. 鼻咽塞子填塞压迫
    D. 气管插管预防窒息   E. 配合大剂量化疗

【A3/4 型题】

(102~104 题共用题干)

患者,男,38岁,酗酒后出现上腹部剧痛,伴恶心、呕吐、腹胀。查体:脉搏 120 次/min,血压 80/50mmHg,腹膨隆,肠鸣音减弱。化验检查:血钙 1.45mmol/L,PaO_2 50mmHg,血糖 13.54mmol/L。

102. 该患者最可能的诊断为
    A. 溃疡合并穿孔   B. 机械性肠梗阻   C. 急性化脓性胆囊炎
    D. 重症急性胰腺炎   E. 急性心肌梗死

103. 该患者最首要的治疗措施
    A. 抗生素抗感染   B. 胃肠减压   C. 补充血容量
    D. 内镜下胰管括约肌切开术   E. 给予生长抑素

104. 最可能的并发症为
    A. 急性腹膜炎   B. 腹腔脓肿形成   C. 消化道出血
    D. 急性呼吸窘迫综合征   E. 胰性脑病

（105～107题共用题干）

患者，女，50岁，因"直肠癌根治术后2年，发现肝肿物1周"就诊。患者2年前因直肠癌行术前放疗后接受直肠癌根治术，术后病理 pT₃N₁，术后规律化疗半年，后定期复查。既往：25年前因车祸输血感染乙型肝炎。查体：无特殊阳性体征。化验检查提示 CEA $10.1\mu g/L$，AFP 正常；CT 检查提示脂肪肝，肝右叶见单发肿物，呈牛眼征，直径3cm，紧贴门静脉右支根部。

105. 该患者最有可能的诊断是
    A. 原发性肝细胞癌   B. 转移性肝癌   C. 肝血管肉瘤
    D. 肝腺瘤   E. 肝内胆管细胞癌

106. 为进一步明确该患者肝脏肿瘤性质及有无肝内其他病变，该患者下一步首选的检查是
    A. PET/CT   B. ^{99}Tc^m-SPECT   C. 肝动脉造影
    D. 肝脏超声   E. 肝脏 MRI

107. 该患者需行右半肝切除，为判断该患者能否耐受半肝切除，下列检查无必要的是
    A. Child-Pugh 评分   B. 肝吲哚菁绿排泄检查
    C. CT 三维重建评估肝体积   D. CT 血管造影术
    E. ^{99}Tc^m-SPECT

（108～110题共用题干）

患者，男，68岁，间断血尿2个月，伴尿频、尿急1周，泌尿系 CT 提示膀胱内菜花样肿物，尿常规红细胞（++）。查体未见明显异常。

108. 此患者最可能的诊断是
    A. 膀胱平滑肌瘤   B. 膀胱癌   C. 膀胱嗜铬细胞瘤
    D. 膀胱肾源性腺瘤   E. 慢性膀胱炎

109. 该肿瘤的好发位置是
    A. 膀胱三角区   B. 膀胱顶壁   C. 膀胱颈
    D. 膀胱前壁   E. 膀胱侧壁

110. 该肿瘤最常见的病理类型是
    A. 鳞状细胞癌   B. 腺癌   C. 移行细胞癌
    D. 混合癌   E. 未分化癌

（111～113题共用题干）

患者，女，26岁，孕37周。因"鼻塞3个月，间断血涕1个月"就诊。查体：发现鼻咽右侧壁隆起，咽隐窝消失。双上颈多个肿大淋巴结，最大的直径约4cm，行鼻咽镜检查发现右侧咽隐窝消失，局部可见菜花样新生物，鼻咽肿物活检证实为鼻咽低分化鳞状细胞癌。

111. 需要进一步检查**不包括**
    A. 鼻咽 MRI   B. 全身 ECT   C. 胸部 CT
    D. 腹部及颈部超声   E. 盆腔 MRI

112. 患者诉近几天颈部肿块增大明显，鼻塞症状加重。关于下一步治疗，下面说法合理的是
    A. 局部放疗对胎儿没有影响，可以直接按常规行根治性放疗
    B. 建议等待患者分娩后再进行抗肿瘤治疗
    C. 由于妊娠期鼻咽癌进展迅速，可征求妇产科意见终止妊娠，尽快开始放化疗
    D. 如局部进展迅速，可考虑先行手术切除术，避免放化疗对胎儿的影响，根据手术情况行放疗
    E. 妊娠鼻咽癌预后较好，妊娠终止后往往能自行消退，建议密切观察

113. 患者 MRI 检查发现,肿瘤累及了破裂孔、岩尖,并往后发展侵犯至后颅窝,则可能出现的综合征是

    A. 眶上裂综合征　　　　　B. 眶间综合征　　　　　C. 垂体蝶窦综合征

    D. 颈静脉孔综合征　　　　E. 岩蝶综合征

(114~116 题共用题干)

患者,男,50 岁,主诉:进食后胸骨后烧灼痛半年。体格检查:颈部、双锁上未及肿大淋巴结。

114. 确诊的检查手段是

    A. 心电图　　　　　　　　B. 食管造影　　　　　　C. 胸部 CT

    D. PET/CT　　　　　　　E. 胃镜及病理活检

115. 患者进行了胃镜检查,提示:距门齿 26~30cm 管腔狭窄,病理提示:食管鳞状细胞癌。胸部 CT 提示食管气管沟可见数个 5mm 大小淋巴结。腹盆腔 CT 未见异常。下一步处理为

    A. 手术切除　　　　　　　B. 术前放化疗　　　　　C. 根治性放化疗

    D. 术前化疗　　　　　　　E. 术前放射治疗

116. 患者直接进行了手术切除,术后病理提示:中分化鳞状细胞癌,长度 5cm,肿瘤侵犯至外膜。食管周 4/6 淋巴结转移。下一步处理为

    A. 辅助放射治疗　　　　　B. 辅助同步放化疗　　　C. 中医中药

    D. 随访观察　　　　　　　E. 免疫治疗

(117~118 题共用题干)

患者,男,52 岁,吸烟,20 年前曾患右上肺结核已治愈,平素体健。近 3 个月来咳嗽、痰中带血,经抗感染对症治疗后症状好转。复查胸部 X 线片示:右肺门旁 3cm×3cm 左右肿块影,边缘模糊,右肺尖有钙化。

117. 纤维支气管镜下于右肺中叶内段开口处取活检,病理示:中分化鳞状细胞癌。进一步完善全身检查,初步诊断为右肺鳞状细胞癌 $cT_2N_2M_0$,纵隔 7 组淋巴结转移。下列各项治疗方案的选择中**不合适**的是

    A. 若仅有纵隔 7 组单个淋巴结且直径 <3cm,可首先考虑根治性手术治疗

    B. 若通过术前新辅助化疗,病变明显缩小,仍可行根治性手术治疗

    C. 对于该患者,标准的纵隔淋巴结取样应包括 2R、4R、7、8 及 9 组,每组至少取样 1 枚淋巴结

    D. 若术后病理证实 N_2,在 R0 切除的情况下,完全不用考虑术后辅助放疗

    E. 若肺门多个淋巴结阳性或包膜受侵的患者,也可考虑行术后辅助放疗

118. 若患者行紫杉醇联合顺铂方案新辅助化疗,向患者告知紫杉醇毒性可**不包括**

    A. 脱发　　　　　　　　　　　B. 剂量限制性中性粒细胞减少

    C. 过敏反应:低血压　　　　　D. 剂量累积性周围神经病变

    E. 严重腹泻

(119~121 题共用题干)

患者,男,63 岁,主因"进食哽噎 2 个月"入院。上消化道造影:胃食管结合部可见充盈缺损,钡剂通过受阻。行胃镜检查提示贲门癌侵及胃体,病理:低分化腺癌。超声内镜:距离门齿 42~46cm 溃疡型病变,累及齿状线、胃体小弯及前后壁,病灶呈低回声,侵及 1~5 层,胃周 1.2.3 组多发肿大淋巴结,数量 >3。腹部 CT:胃底贲门壁增厚,较厚处约 15mm,与正常胃壁分界不清,浆膜面模糊;胃周 1.2.3 组多发小淋巴结,数量 >4。

119. 下列选项中,该患者需完善的检查**不包括**
    A. 胸部 CT
    B. 盆腔 CT
    C. 超声内镜
    D. 头颅 MRI
    E. 上消化道造影

120. 胸部 CT 及盆腔 CT 未见异常。该患者的临床分期为
    A. $cT_3N_1M_0$
    B. $cT_{4a}N_1M_0$
    C. $cT_3N_2M_0$
    D. $cT_{4a}N_2M_0$
    E. $cT_{4b}N_1M_0$

121. 该患者适合的治疗方式及推荐剂量
    A. 根治性放疗 60Gy/30f
    B. 术前放疗 50Gy/25f + 手术
    C. 手术 + 术后放疗 45Gy/25f
    D. 化疗
    E. 靶向治疗

(122~124 题共用题干)

患者,女,47 岁,便血 3 个月,排便次数增多,伴肛门坠胀感。查体:体温 36.5℃,左侧腹股沟可触及一枚肿大淋巴结,直径约 2cm,质硬,活动度差;直肠指诊:距肛门 2cm 可及肿物,边界不清,质硬,活动度差,指套染血(+)。完善胸腹 CT 未见异常。

122. 该患者最可能的诊断是
    A. 肛管癌
    B. 痔疮
    C. 直肠息肉
    D. 直肠癌
    E. 肛周脓肿

123. 为明确诊断,首选的检查为
    A. 盆腔 MRI
    B. 盆腔 CT
    C. PET/CT
    D. 肠镜 + 活检
    E. 钡剂造影

124. 该患者首选治疗方案是
    A. 同步放化疗
    B. 化疗
    C. 手术切除
    D. 继续观察
    E. 放疗

(125~126 题共用题干)

患者,男,66 岁,ECOG 评分 0 分。血清 tPSA 22μg/L,MRI 提示前列腺双侧外周带异常信号,包膜光整,精囊、淋巴结、骨盆未见转移征象,穿刺病理诊断前列腺癌,Gleason 评分 4+4=8 分。

125. 按照诊疗常规,患者下一步需做的检查是
    A. 腹部增强 CT
    B. 胸部增强 CT
    C. 全身骨扫描
    D. 全身 MRI-DWI
    E. 全身 PET/CT

126. 结合现有资料,患者的首选治疗方式应为
    A. 放射性粒子植入术
    B. 前列腺癌根治术 + 盆腔淋巴结清扫
    C. 根治性外放疗
    D. 内分泌治疗 + 根治性外放疗
    E. 内分泌治疗 + 根治术

(127~129 题共用题干)

患者,女,33 岁,因"发现左乳肿物 2 周"就诊。查体:左乳外象限一 5cm×3cm 大小肿物,质硬,可活动,乳腺皮肤正常。左腋窝未触及肿大淋巴结。乳腺肿物细针穿刺为癌。患者行左乳腺癌保乳术 + 腋窝淋巴结清扫术,术后病理:左乳浸润性导管癌,肿瘤大小 4cm×2.5cm,可见脉管癌栓,切缘阴性。腋窝可见淋巴结转移癌(3/13)。ER(80%+),PR(60%+),HER-2(+)。

127. 该患者的术后病理分期为

A. $pT_2N_1M_0$ ⅡB 期   B. $pT_2N_2M_0$ ⅡB 期   C. $pT_2N_1M_0$ ⅢA 期

D. $pT_2N_2M_0$ ⅢA 期   E. $pT_1N_2M_0$ ⅢA 期

128. 该患者的术后治疗策略,下列**不正确**的是

    A. 该患者需要辅助化疗   B. 该患者需要辅助放疗

    C. 该患者需要辅助内分泌治疗   D. 该患者需要辅助靶向治疗

    E. 放疗可以和内分泌治疗同时进行

129. 该患者保乳术后放疗的描述,正确的是

    A. 放疗会影响乳房的美观,故全乳剂量不宜超过 40Gy

    B. 会导致放射性肺炎,最好全程以电子线照射

    C. 若肿瘤小于 2cm、切除完全、腋窝无淋巴结转移,则可不行放疗

    D. 瘤床补量照射可提高局部控制率

    E. 即使放疗局部复发率仍会较高,故采用改良根治术更可靠

(130~131 题共用题干)

患者,女,62 岁,7 年前行左乳腺癌改良根治术,术后病理:左乳浸润性导管癌Ⅲ级,大小 1.5cm×1.5cm×1.2cm,切缘阴性。免疫组化:ER(−),PR(+>75%),HER-2(+++),腋窝淋巴结未见癌转移(0/16)。术后行 AC 方案辅助化疗及口服内分泌治疗 5 年,后定期复查。2 个月前发现左胸壁手术切口外下方一无痛小结节。后结节逐渐长大,来就诊。查体:左胸壁手术刀口外下方见一 1cm×1cm 大小结节,表面稍红,可活动。左腋窝及锁骨上区未触及肿大淋巴结。

130. 该患者下一步处理应为

    A. 密切观察   B. 结节为肿瘤复发,应行抗肿瘤治疗

    C. 左胸壁结节穿刺细胞学检查   D. 胸部增强 CT

    E. 全身 PET/CT 检查

131. 该患者胸壁结节细胞学检查提示癌,全身其他部位检查未见异常,则下一步治疗应首选

    A. 胸壁放疗   B. 全身化疗   C. 内分泌治疗

    D. 手术   E. 同步放化疗

(132~134 题共用题干)

患者,女,35 岁,上腹部隐痛 1 年,进食后明显。当地医院行胃镜检查,发现胃体溃疡,碳 14 呼气试验阳性。行活检病理:结合组织形态及免疫组化符合黏膜相关淋巴组织(MALT)淋巴瘤。CT 检查:胃腔充盈可,胃体黏膜增厚,符合淋巴瘤。

132. 本例患者检测 t(14;18);t(11;18)没有突变,目前分期为 Ⅰ 期,下一步应接受的治疗为(放、内)

    A. 根治性手术   B. 肿块切除术   C. 化疗

    D. 根治性放疗   E. 抗 Hp 治疗

133. 如果抗 Hp 疗效不佳,病变局部进展,再次活检后发现无大细胞转化,仍为 MALT 淋巴瘤,下一步处理为

    A. 根治性手术   B. 肿块切除术   C. 根治性化疗

    D. 根治性放疗   E. 继续抗 Hp 治疗

134. 目前认为胃 MALT 淋巴瘤 Ⅰ 期根治性放疗的恰当射野是

    A. 仅对有病变的胃部病灶照射   B. 全胃照射

    C. 全胃 + 区域淋巴引流区   D. 上腹部照射

    E. 全腹照射 + 胃缩野照射

(135~138题共用题干)

患者,女,45岁,发现左锁骨上区无痛性肿块,不伴发热、盗汗、体重下降。当地医院行锁骨上肿物切取活检病理示:弥漫大B细胞淋巴瘤(DLBCL)。免疫组化:Ki-67 阳性率70%,CD20(+++),行全身PET/CT检查显示左颈部多发肿大淋巴结,最大SUV值15。血乳酸脱氢酶正常。目前诊断为:弥漫大B细胞淋巴瘤I期,累及左颈部淋巴结。

135. 弥漫大B细胞淋巴瘤关于预后预测的IPI评分项目**不包括**

    A. 年龄>60岁   B. PS评分≥2分   C. 乳酸脱氢酶增高

    D. 结外受累部位>1个   E. 血沉升高

136. 患者6周期R-CHOP化疗后,疗效评价达CR,下一步推荐治疗方案是

    A. 继续完成2周期化疗,使总疗程数达到8周期

    B. 目前达到CR,继续观察

    C. 目前达到CR,继续利妥昔单抗单药维持治疗

    D. 为巩固疗效,行骨髓干细胞移植

    E. 受累野的放疗

137. 本例患者行累及野放疗,应包括的部位是

    A. 同侧颈部   B. 同侧颈部+同侧锁骨上下区

    C. 双侧颈部   D. 双侧颈部+双侧锁骨上下区

    E. 双侧颈部+双侧锁骨上下区+纵隔

138. 本例患者推荐的放疗剂量是

    A. 20~30Gy   B. 30~40Gy   C. 40~45Gy

    D. 45~50Gy   E. 50~55Gy

(139~141题共用题干)

患者,女,47岁,当地医院取节育环时发现宫颈病变,行锥切术,病理示宫颈6点、8点中低分化鳞状细胞癌。完善胸腹部CT、浅表淋巴结超声,未见远处转移。后在当地医院行全子宫+双附件切除术+盆腔淋巴结清扫,术后病理示宫颈5~9点均可见低分化鳞状细胞癌,浸润深度达1/3~2/3肌层,有脉管癌栓及神经侵犯,双侧宫旁组织未见癌侵及,盆腔淋巴结可见转移3/25。

139. 根据术后病理,目前患者的术后分期为

    A. $pT_{1a}N_1$ B. $pT_{1b}N_1$ C. $pT_{1b}N_2$

    D. $pT_{2a}N_1$ E. $pT_{2a}N_2$

140. 结合患者目前诊断及分期,下一步最佳治疗方案是

    A. 术后观察   B. 术后单纯外照射

    C. 术后外照射+后装腔内放疗   D. 术后辅助化疗

    E. 术后同步放化疗

141. 如果患者选择术后放疗,以下说法正确的是

    A. 放疗范围需要包括阴道断端下2cm

    B. 盆腔淋巴引流区不需要包括髂外淋巴引流区

    C. 术后放疗剂量需要50Gy以上达到更好的局部控制

    D. 对于不能切除的肿大淋巴结,需要在盆腔淋巴引流区放疗的基础上追加放疗剂量10~15Gy

    E. 患者盆腔淋巴结转移,必须进行延伸野放疗

（142~145 题共用题干）

患者，女，68 岁。既往有外阴色素减退病史 9 年伴瘙痒，近 1 年外阴瘙痒症状较前明显加重、伴疼痛。查体：见外阴色素脱失，右侧大阴唇有一直径 3cm 不规则肿物，距离中线 >2cm，质硬，表面溃疡，浅表淋巴结未触及明显肿大。

142. 该患者首先考虑的诊断是
   A. 外阴白塞病　　　　　　　　B. 外阴硬化萎缩性苔藓　　　　C. 外阴鳞状细胞癌
   D. 外阴基底细胞癌　　　　　　E. 外阴恶性黑色素瘤

143. 为明确本病的诊断，行病理活检，结果为外阴鳞状细胞癌，间质浸润达到 1.5mm，其 FIGO 分期应该为
   A. ⅠA 期　　　　　　　　　　B. ⅠB 期　　　　　　　　　　C. Ⅱ 期
   D. Ⅲ 期　　　　　　　　　　E. Ⅳ 期

144. 首选的治疗方法是
   A. 外阴广泛性切除　　　　　　　　　B. 外阴次广泛切除 + 腹股沟淋巴结清扫术
   C. 外阴广泛切除术 + 腹股沟淋巴结评估　D. 单纯放疗
   E. 放疗后行右侧外阴切除术

145. 术后病理发现 2 处腹股沟淋巴结转移，无包膜外侵，下一步治疗选择为
   A. 系统性腹股沟淋巴结清扫术　　　　B. 腹股沟淋巴结清扫术 + 盆腔淋巴结清扫术
   C. 放疗 + 同步化疗　　　　　　　　　D. 单纯化疗
   E. 放疗后行右侧外阴切除术

（146~148 题共用题干）

患者，男，53 岁，以"右大腿肿物"就诊。

146. 当活检病理是下列哪种类型时，最有可能出现腹股沟淋巴结转移
   A. 平滑肌肉瘤　　　　　　　　B. 脂肪肉瘤　　　　　　　　　C. 骨肉瘤
   D. 横纹肌肉瘤　　　　　　　　E. 恶性纤维组织细胞瘤

147. MRI 提示哪种情况时，可考虑行单纯手术
   A. 肿瘤 <5cm，低分级　　　　B. 肿瘤 >5cm，低分级　　　　C. 肿瘤 <5cm，高分级
   D. 肿瘤 >5cm，高分级　　　　E. 肿瘤 >10cm，低分级

148. 本例患者接受手术后，术后大病理提示切缘阳性，拟行术后放疗，瘤床应给予的剂量是
   A. 45~50Gy　　　　　　　　　B. 50~55Gy　　　　　　　　　C. 55~60Gy
   D. 60~66Gy　　　　　　　　　E. 66~70Gy

（149~150 题共用题干）

男性脑瘤患者术后，30 岁，原有发作性意识丧失，四肢抽搐史，服药后已两年未发作，近来自动停药。今晨开始又多次发作，在 2 次发作之间意识不清，来院急诊时有频繁发作伴昏迷。

149. 患者此种情况应属于的情况是
   A. 癫痫大发作　　　　　　　　B. 癫痫持续状态　　　　　　　C. 杰克逊癫痫
   D. 精神运动性发作　　　　　　E. 肌阵挛性癫痫

150. 急诊控制病情最有效的措施是
   A. 苯妥英钠 0.25g 肌内注射　　　　　B. 苯巴比妥 0.2g 肌内注射
   C. 安定 10~20mg 静脉缓慢注射　　　　D. 副醛 8~10ml 保留灌肠
   E. 异戊巴比妥 500mg 静脉缓慢注射

【案例分析题】

案例一:患者,主诉"头痛 2 个月,发现右颈肿块 1 个月,近 1 周视物重影"。此外,患者近 3 个月来时有涕中带血。查体:右眼外展受限。双侧上颈可及肿大淋巴结,右侧 3cm×4cm,左侧 1cm×2cm,质地较硬,边界尚清,尚可活动。辅助检查:耳鼻喉内镜检查所见,右侧顶后壁外生型肿物,表面附着血痂及脓性分泌物,取病理,右侧咽隐窝饱满,右侧咽鼓管咽口、圆枕标志不清。左侧咽隐窝和咽鼓管咽口较清晰。病理报告:非角化鳞状细胞癌。鼻咽 CT 提示,右侧鼻咽肿物,咽旁间隙消失,咽后淋巴结肿大,颅底可见右侧破裂孔明显扩大。双颈上多发肿大淋巴结,右侧最大为 2.3cm×3.6cm,左侧最大为 0.8cm×1.7cm。同位素骨扫描阴性。胸部 CT 阴性。腹部超声检查未见明显异常。正常心电图。生化检查及血常规基本正常。

提问 1:初步诊断和分期(鼻咽癌 AJCC 第 8 版分期)

    A. 鼻咽未角化鳞状细胞癌 $T_4N_3M_0$ Ⅳa 期

    B. 鼻咽未角化鳞状细胞癌 $T_4N_2M_0$ Ⅳa 期

    C. 鼻咽未角化鳞状细胞癌 $T_3N_3M_0$ Ⅳa 期

    D. 鼻咽未角化鳞状细胞癌 $T_3N_2M_0$ Ⅲ 期

    E. 鼻咽未角化鳞状细胞癌 $T_2N_3M_0$ Ⅳa 期

    F. 鼻咽未角化鳞状细胞癌 $T_2N_2M_0$ Ⅲ 期

提问 2:该患者的下一步治疗策略是

    A. 手术 + 化疗   B. 同期放化疗 + 辅助化疗   C. 放疗 + 辅助化疗

    D. 放疗 + 靶向治疗   E. 放疗 + 中药治疗   F. 诱导化疗 + 同期放化疗

提问 3:该患者 GTV 勾画应**不包括**

    A. 右侧鼻咽   B. 右咽旁间隙   C. 颅底

    D. 受累淋巴结   E. 左侧海绵窦   F. 翼外肌

提问 4:患者危及器官至少应包括

    A. 脊髓   B. 脑干 / 颞叶   C. 视交叉 / 视神经

    D. 颞颌关节、下颌骨   E. 腮腺   F. 甲状腺

提问 5:放疗后的远期反应有

    A. 口腔干燥

    B. 牙齿损害

    C. 甲状腺功能减低、甲状旁腺功能下降

    D. 皮肤萎缩变薄、皮下硬结和纤维化

    E. 骨髓抑制

    F. 颞叶损伤

案例二:患者,男,78 岁,因"右面部疼痛 2 年,加重 3 个月"入院。查体:卡氏评分 80 分,血压 160/90mmHg。右面部明显肿胀范围 4cm×5cm,边界不清,有压痛,皮肤无红肿及破溃。口腔检查:右侧腭部有肿物突向口腔,未过中线,表面菜花状。心脏查体有心律不齐。余未见明显阳性体征。既往高血压史 10 年,糖尿病史 3 年。CT 检查提示:右侧上颌窦占位,向颜面部、鼻道、口腔突出,伴右侧上颌窦骨壁及上腭骨骨质破坏,双侧颈部未见肿大淋巴结。左侧上颌窦炎性改变。行右颊前庭切开黏膜取病理:中 - 低分化鳞状细胞癌。胸部 CT 未见明显异常,腹部超声未见异常,心电图报告频发室性期前收缩,血糖 11.2mmol/L,血常规、肝肾功能无异常,SCC 2.5μg/L。

提问 1:该患者的诊断是

A. 右上颌窦鳞状细胞癌　　　B. 高血压　　　　　　　　C. 心律不齐

D. 心功能不全　　　　　　　E. 糖尿病　　　　　　　　F. 鼻旁窦炎

提问2:该患者的分期和治疗原则

A. Ⅲ　　　　　　　　　　　B. Ⅳa　　　　　　　　　C. Ⅳb

D. Ⅳc　　　　　　　　　　E. 手术治疗　　　　　　　F. 同期放化疗

G. 单纯放疗

提问3:该患者放疗的范围应包括

A. 右上颌窦　　　　　　　　B. 右Ⅰ区淋巴结　　　　　C. 左Ⅰ区淋巴结

D. 右Ⅱ区淋巴结　　　　　　E. 左Ⅱ区淋巴结　　　　　F. 右Ⅲ区淋巴结

G. 右Ⅳ区淋巴结　　　　　　H. 右Ⅴ区淋巴结

提问4:该患者放疗前应常规做的准备是

A. 同侧颈淋巴结清扫术　　　B. 口腔处理　　　　　　　C. 控制血糖

D. 上颌窦开窗引流　　　　　E. 同侧眶内容物摘除术　　F. 营养评估或干预

提问5:该患者放疗的PGTV剂量应为

A. 30~40Gy　　　　　　　　B. 40~50Gy　　　　　　　C. 50~60Gy

D. 60~70Gy　　　　　　　　E. ≥70Gy　　　　　　　　F. 60Gy

案例三:患者,男,66岁,主因"进行性进食哽噎5个月"入院,患者5个月前无明显诱因出现进食哽噎,进行性加重,伴消瘦。无呕血、黑便、腹痛等不适。上消化道造影提示胃食管结合部充盈缺损。胃镜示:胃食管结合部溃疡型占位,活检质硬。病理回报:中分化腺癌。腹部CT示胃食管结合部胃壁增厚,增强扫描可见强化,腹段食管受累,浆膜面尚光滑,胃周1~3组、7组多发肿大淋巴结,短径8mm,成簇分布,数量为2。胸部及盆腔CT未见异常,为进一步诊治入院,病来食欲欠佳,大小便无殊,近3个月体重下降3kg。既往体健,否认肿瘤家族史。查体:ECOG评分1分,身高173cm,体重68kg。全身浅表淋巴结未触及。心肺无殊,腹部平坦,未见腹壁静脉曲张,腹软,全腹无压痛,肝脾肋下未触及,Murphy征(-),未触及腹部肿块。实验室检查:CEA 5.7U/ml

提问1:作为门诊首诊医生,以下考虑及处置**不正确**的是

A. 结合病史、症状、体征,超声及实验室检查,考虑诊断:胃食管结合部中分化腺癌 $cT_{4a}N_2M_0$

B. 为进一步明确病变侵犯范围,建议行超声内镜检查

C. 应加做免疫组化,明确HER-2及错配修复基因状态

D. 为保证患者营养状态,可考虑行空肠营养管置入

E. 建议先行新辅助治疗

提问2:关于该患者的病理及基因检测**不包括**

A. 微卫星不稳定性　　　　　B. HER-2　　　　　　　　C. Lauren分型

D. PD-1、PD-L1　　　　　　E. ER、PR

提问3:关于该患者的首程治疗,描述**不正确**的是

A. 经多学科会诊,该患者为临界可切除病灶,可考虑行术前放化疗 + 手术 + 化疗的治疗方案

B. 该病灶为不可切除病灶,建议根治性放化疗

C. 同步放化疗时的化疗方案首选含氟尿嘧啶类的方案,如卡培他滨、5-FU、替吉奥,可考虑联合铂类

D. 胃食管结合部高危淋巴引流区:邻近的食管周围、胃周、胰腺上、腹腔干淋巴结和脾门淋巴结区

E. 胃食管结合部原发癌,照射野应该包括远端食管3~5cm、左半横膈膜和邻近的胰体

提问 4:该患者放化疗后行手术治疗,术后病理回报:胃食管结合部可见局灶少许癌残留,低分化腺癌,侵及肌层,未见脉管癌栓及神经侵犯,食管及十二指肠断端均未见癌,网膜未见癌。淋巴结未见癌转移:1 组 0/2,2 组 0/5,3 组 1/6,4sa 组 0/2,4sb 组 0/4,4d 组 0/1,5 组 0/2,6 组 0/4,7 组 0/1,8 组 0/3,9 组 0/3,11p 组 0/1,11d 组 0/0,12 组 0/1。以下说法**不正确**的是

    A. 新辅助放疗后间隔 4~8 周行手术治疗

    B. 手术方式主要是全胃切除 +Roux-en-Y 吻合术

    C. 该患者病理符合 D2 根治术,R0 切除

    D. TRG 分级为 2 级

    E. 休息后继续行辅助化疗

提问 5:该患者完成治疗后 2 年,复查腹部 CT 发现肝脏 S5,S6 占位,复查肝脏 MR 提示,S5、S6 占位,倾向转移,余肝脏内未见异常。以下描述**不正确**的是

    A. 该患者适合选择以化疗为主的治疗方式,根据情况联合局部治疗

    B. 胃癌肝脏转移的预后较差,肝转移瘤的局部治疗存在争议

    C. 胃癌肝转移瘤的局部治疗手段有:手术、射频消融、SBRT 等

    D. 可以直接行手术切除

    E. 肝转移瘤的 SBRT 治疗,通常要求:靶区包括转移瘤,考虑呼吸运动及摆位误差形成 PTV,处方剂量 BED>80Gy,注意保护余肝,特别是一程放疗时肝脏受到一定剂量的照射

提问 6:如该患者初始治疗时即发现上述肝转移,关于治疗方案下列说法**不正确**的是

    A. 初治分期为Ⅳ期,应考虑以化疗为主的综合治疗

    B. 明确 HER-2 状态,可考虑联合靶向治疗

    C. 如患者原发灶慢性出血或梗阻,可考虑直接手术切除

    D. 肝内寡转移,根据化疗的情况决定是否接受手术切除原发灶及转移灶

    E. 可考虑入组临床试验

案例四:患者,女,45 岁,因"便血 3 个月"就诊。既往体健。查体:体温 37.0℃,左侧腹股沟区可触及数枚肿大淋巴结,质硬,活动度差,双肺呼吸音清,未闻及干湿啰音,腹软,无压痛,腹部未触及包块。直肠指诊:距肛门 1.5cm 可及肿物,以左侧壁为主,边界不清,手指不能通过,指套染血(+)。肠镜活检病理提示低分化鳞状细胞癌。

提问 1:该患者还需完善的常规检查包括

    A. 血常规   B. 肿瘤标志物   C. 胸部 CT

    D. 腹部 CT   E. 盆腔 MRI   F. 钡剂造影

    G. 超声心动图   H. 肝肾功能   I. 凝血功能

提问 2:完善全身检查未见远处转移,行同步放化疗,放疗靶区以下说法正确的是

    A. 上界在 L_5~S_1 之间   B. 上界在腹主动脉分叉处

    C. 包括髂内淋巴引流区   D. 包括髂外淋巴引流区

    E. 不包括骶前区   F. 包括直肠系膜区

    G. 包括腹股沟淋巴引流区   H. 包括坐骨直肠窝

    I. 男性包括前列腺、女性包括阴道和宫颈

提问 3:患者治疗过程中可能出现的不良反应包括

    A. 肛周皮肤破溃   B. 腹泻   C. 尿频、尿急、尿痛

    D. 白细胞减少   E. 肠梗阻   F. 手脚麻木

    G. 放射性脊髓炎   H. 皮肤色素沉着   I. 恶心、呕吐

案例五:患者,女,57 岁,患者 3 年前无意间发现双颈多发无痛性淋巴结肿大,1~2cm 大小,不伴发热、乏力、盗汗,未予重视。淋巴结缓慢增大来院就诊。颈胸腹盆 CT 见:双颈、前上纵隔、2R、4R、4L 可见多枚肿大淋巴结,最大约 2.7cm×3.5cm。右颈部淋巴结活检病理示:非霍奇金淋巴瘤,滤泡性淋巴瘤,中心母细胞 3 个 / 高倍视野;免疫组化:CD20(+),Bcl-2(+),Bcl-6(+),CD10(+),PAX-5(+),CD3(−)。患者发病以来,饮食夜眠可,大小便如常,无明显体重下降。骨髓细胞学正常。病程中无发热、盗汗。血常规:白细胞计数 $4.7×10^9$/L,血小板计数 $188×10^9$/L,血红蛋白 130g/L。生化:ALT 36U/L;AST 36U/L;LDH 255U/L;β_2 微球蛋白:3.7mg/L(正常值为 0.7~1.8mg/L);骨髓穿刺细胞学:骨髓未见受侵。

提问 1:该患者的病理分级和分期

    A. Ⅰ级,Ⅱ A 期   B. Ⅱ级,Ⅲ A 期   C. Ⅲ级,Ⅲ B 期

    D. Ⅱ级,Ⅳ A 期   E. Ⅰ级,Ⅱ B 期

提问 2:以下采用的预后评估标准及预后评分中,正确的是

    A. FLIPI 2 分 中危   B. FLIPI 1 分 低危   C. FLIPI 3 分 高危

    D. IPI 3 分 中高危   E. IPI 4 分 中危

提问 3:该患者下一步治疗方案**不推荐**

    A. 化疗   B. 放疗   C. 自体干细胞移植

    D. 参加临床试验选择治疗   E. 免疫治疗

提问 4:该患者可选的放疗剂量是

    A. 30Gy   B. 24Gy   C. 4Gy

    D. 40Gy   E. 50Gy

答　案

A1,A2,A3/4 型题(150题,每题1分,共150分)

题号	1	2	3	4	5	6	7	8	9	10
0+	B	C	D	C	D	D	E	C	D	A
10+	E	B	A	D	A	C	E	C	C	C
20+	E	D	E	D	D	E	B	B	B	A
30+	B	B	A	D	D	A	B	C	B	C
40+	D	B	E	B	B	C	B	E	B	E
50+	B	C	B	A	E	C	A	B	E	B
60+	D	D	D	C	C	B	D	B	B	E
70+	D	B	C	D	B	D	A	B	E	C
80+	A	D	D	D	A	E	D	E	E	D
90+	C	D	B	E	B	C	A	A	A	A
100+	C	D	C	D	B	E	D	B	A	C
110+	E	C	D	E	B	B	D	E	D	D
120+	B	A	D	A	C	B	A	D	D	C
130+	D	E	D	C	E	E	A	B	B	E
140+	D	C	B	C	C	D	A	E	B	C

案例分析题(5大题,每题10分,共50分)

案例一:

提问1:【答案】B

提问2:【答案】BF

提问3:【答案】EF

提问4:【答案】ABCDEF

提问5:【答案】ABCDF

案例二：
提问 1:【答案】ABCEF
提问 2:【答案】BG
提问 3:【答案】ABD
提问 4:【答案】BCDF
提问 5:【答案】E

案例三：
提问 1:【答案】A
提问 2:【答案】E
提问 3:【答案】B
提问 4:【答案】D
提问 5:【答案】D
提问 6:【答案】C

案例四：
提问 1:【答案】ABCDEH
提问 2:【答案】ACDFGH
提问 3:【答案】ABCDEFHI

案例五：
提问 1:【答案】A
提问 2:【答案】B
提问 3:【答案】ACDE
提问 4:【答案】BC

59柜